제4판

심전도 홀로서기

ECG, Self-Study

제4판 머리말

심전도는 한 세기가 넘게 가장 오래된 심장 검사법이나 지금도 가장 많이 시행되고 있는 필수 검사이다. 심전도는 휴대와 이동이 가능하고 심장 상태를 고통 없이 실시간으로 감시할 수 있기 때문에 신체 부착 또는 내장형으로까지 개발되어 진료 현장을 벗어나 일상생활에서 건강관리나 심장병 조기 진단이나 심장 사고의 사전 예측의 도구로까지 이용되고 있다.

심전도는 급속히 발전하는 분야는 아니지만 배우는 학생들에게는 언제나 제일 난해한 과목의 하나로 손꼽히고 있다. 의료진에게도 심전도 판독은 영상 검사나 검사실 검사와 달리 체계적인 분석과 논리적인 판단을 요구하기 때문에 큰 부담이 된다. 심전도 판독의 부담을 덜어주기 위해 1990년대부터 심전도에 자동진단기능이 내장되기 시작했고 지금은 성능이 심장내과 전임강사 수준으로 향상되었다. 4차 혁명의 시대를 맞아 심전도가 인공지능까지 갖게 되면 심전도 판독 능력은 유능한 교수 수준을 능가할 수 있다. 이러한 시대가 오면 심전도 공부가 필요 없다고 생각할 수도 있다. 그러나 심전도 공부는 계속될 것이고 계속 되어야 한다. 심전도 공부는 심전도 선이 그리는 파형이나 간격 이상의 유형을 파악하여 진단을 이끌어내는 기법을 공부하는 데 그치지 않기 때문이다. 심전도 공부는 세포막 이온 통로를 드나드는 이온의 분자 수준에서 활동으로부터 혈액 순환의 원동력을 만들어내는 박출 기관으로서 심장에 이르기까지 심장의 정상 생리 및 병태 생리를 이해하고 논리적인 추론 능력을 길러준다. 따라서 심전도 공부는 앞으로도 계속해야 할 가치가 있다.

심전도 홀로서기는 심전도를 처음 공부하는 학생이나 기초를 보강하여 홀로서기에 도전하는 의료인들의 심전도 공부에 도움을 드리고자 2006년에 초판을 선보였다. 그동안 뜨거운 호응에 힘입어 계속 개정판을 냈고 4판에 이르렀다. 여기까지 올 수 있도록 사랑과 격려를 아끼지 않은 선후배 동료 여러분의 뜨거운 사랑과 격려에 진심으로 감사드린다. 이번 4판 개정판에는 지난 30여 년간 심전도 연구와 교육에 전념한 저의 모든 지식과 경험을 남김없이 다 쏟아 넣었다. 완전무결을 바랐으나 흠과 티가 없지는 않겠지만 여러분의 심전도 공부에 친절한 길잡이가 되어 여러분 모두 심전도 홀로서기의 꿈을 이룰 수 있기를 간절히 바란다.

2020년 5월

학마을 연구실에서

조정관

제3판 머리말

심전도 홀로서기는 저자가 오랫동안 일선에서 심전도를 가르치면서 의학도는 물론 간호학, 임상병리학, 응급구조학 전공자에게 우리말 자습서의 필요성을 절감하고 선배 학자들로부터 배우고, 스스로 터득한 심전도 원리와 판독법들을 정리한 것이다. 수록된 모든 심전도와 그림들은 저자가 직접 모으고 그린 것들이다. 공부하면서 생기는 사소한 의문까지도 해소하고 나아갈 수 있도록 "이뭣고"에 소개하였고, 이해하기 어려운 내용은 "유레카"를 통해 저자 나름의 방법을 소개하여 이해를 돕고자 하였다.

심전도 홀로서기가 세상에 나온 지 9년이 지났다. 그동안 심전도 홀로서기가 홀로서기 할 수 있도록 많은 관심과 사랑을 베풀어 주신 여러 선생님들께 감사드린다. 첫 출판 후 2년 만에 일부를 개정하였으나 이번에는 완전히 새로 쓴다는 생각으로 전면적으로 고치고 보충하였다. 심전도도 늘 새롭게 발전하는 학문 가운데 하나이어서 J파증후군과 같이 그동안 새롭게 정립된 내용들을 최대한 추가하고 첫 판에서 미진한 부분을 보충하였다. 바뀌지 않는 부분도 보다 더 이해하기 쉽도록 문장을 다듬고 필요에 따라 그림도 고쳐 그렸다. 새롭게 개정된 심전도 홀로서기 3판이 여러분의 심전도 공부와 환자 진료에 큰 도움이 되기를 기대한다.

2015년 2월

무등산 아래 하안거에서

저자 조정관

초판 머리말

심전도는 1902년 아인토벤에 의해 사람에서 처음으로 기록된 이후 100년이 넘어 새로운 세기에 들어섰다. 심장병 진단에 심초음파기를 비롯한 고성능 영상진단기기들이 많이 이용되고 있지만 심전도는 1908년 상용화된 후 아직도 환자 진료의 시작에서부터 마지막 사망의 확인에까지 이용되는 필수적인 검사로 남아 있으며 중환자나 심혈관계에 영향을 줄 수 있는 시술이나 수술 환자의 상태를 감시하는 데에도 이용되고 있다. 무선통신 기술의 발달에 힘입어 심장 상태를 원격 감시하는 데에도 이용되어 심전도의 임상 이용은 더욱 확대되고 있다.

우리나라에서 심장병은 매우 빠른 속도로 증가하고 있으며 심장병으로 인한 사망률도 최근 10년 사이에 2배나 증가하여 심장병에 대한 관심이 커지고 있다. 이에 따라 심전도를 공부하려는 사람들도 더욱 많아졌다. 하지만 우리나라에는 우리말 심전도 교과서나 자습서가 너무 적다. 심전도에 대한 관심은 의학도에게만 국한되지 않고 우리나라 의료계 전반의 수준 향상과 전문화로 간호사, 의료기사, 응급구조사에 이르기까지 확대되고 있어 이들도 이해하기 쉬운 우리말 심전도 교과서의 필요성이 더욱 절실하게 되었다. 이것이 이 책을 쓰게 된 직접적인 동기가 되었다. 여기에 Brugada증후군이나 짧은 QT증후군과 같은 부정맥 증후군이 근래에 새로 발견되었기 때문에 이들에 대한 내용이 포함된 새로운 심전도 교과서가 필요하다고 생각되었다.

이 책은 심전도 공부를 처음으로 시작하는 학생이나 기초를 보강하기 원하는 의료인이 기초적인 심장의 구조와 전기생리로부터 심전도 기록의 기본 원리와 임상 응용에 이르기까지 핵심을 잘 이해하고 기억하여 실제 임상에서 잘 적용할 수 있도록 하는 데 최대한 역점을 두었다. 이 책은 총 일곱 마당으로 구성되어 있는데, 첫째와 둘째 마당에서는 심전도와 심장의 해부 및 전기생리에 대한 기초 지식, 셋째와 넷째 마당에서는 정상 및 비정상 심전도파의 생성 기전과 의미, 다섯째 마당에서는 다양한 심전도 변화를 이해하고 해석하는 데 도움이 되는 심전도 징후 및 현상, 여섯째 마당에서는 심장 율동 이상의 심전도 소견, 일곱째 마당에서는 실제 임상에서 심전도 분석을 잘 수행할 수 있도록 분석 과정과 기법을 소개하였다. 심전도에 대한 지식이 어느 정도 있는 경우에는 이 책을 처음부터 공부하지 않고 일곱째 마당부터 공부하는 것도 좋은 방법이다. 일곱째 마당을 공부하면서 생긴 의문은 앞 장에서 찾아 해결하면 될 것이다.

원리와 기전은 직접 만들고 편집한 많은 그림과 심전도를 이용하여 설명함으로써 이해를 돕고 잘 기억되도록 하였다. 또한 중간 중간에 "이뭣고?"라는 난을 두어 심전도를 공부하면서 생긴 의문을 풀 수 있도록 하였고 중요한 내용은 적어도 두세번 반복되도록 함으로써 자연스럽게 익혀지도록 하였다. 심전도 증례는 실제 환자로부터 얻은 전형적인 것들을 수록하여 현장감을 최대한 살리고 실전에서 곧바로 활용할 수 있게 하였다.

이 책은 그동안 배우고 익히고 가르치면서 얻은 지식과 경험에 근거하여 쓰여졌기 때문에 저의 뛰어 넘을 수 없는 한계와, 덮을 수 없는 허점과, 극복할 수 없는 맹점이 있을 것이다. 이런 부족함을 채워 줄 보다 완벽한 우리 심전도 책이 쏟아져 나오게 하는 데 이 "심전도 홀로서기"가 기폭제가 되기를 희망한다. 끝으로 저를 지금까지 가르치고 이끌어 주신 박옥규 교수님과 강정채 교수님, 젊은 교수 시절 심전기생리학에 입문하는 데 많은 도움과 가르침을 주신 연세의대 김성순 교수님과 펜실베니아대학 Mark E. Josephson 교수님, 저에게 좋은 심전도를 선물로 주신 많은 환자분들과 전남의대 순환기내과 교실원과 심장센터 의료진 모두에게 깊은 감사를 드린다. 또한 저를 잘 이해해주고 불평 한 마디 없이 원고를 꼼꼼하게 교정해준 아내 김희성과 수경, 익준, 윤경 세 아이들에게도 고마운 마음을 전한다.

2006년 봄을 기다리며 조정관

차 례

4 장　심전도 파와 분절의 이상 / 57

차 례

6 장　심전도 징후 및 현상 / 151

7 장　심전도 판독의 순서와 기법 / 171

8 장　심전도 홀로서기 연습 / 275

심전도 용어 정리

의학 용어가 학회와 학자들 사이에 일치되지 않는 경우가 많아 혼란스럽다. 심전도와 부정맥 관련 용어는 다행히 2001년 대한 의학협회에서 정한 4집 용어와 그동안 널리 사용해온 대한 의학협회 3집 용어(1992년 제정)가 크게 다르지 않고 새로 제정된 용어도 빈맥을 빠른맥으로, 세동을 잔떨림으로 바꾼 것처럼 한자말을 우리말로 바꾼 정도여서 그대로 두어도 이해하는 데 어려움이 없다. 따라서 본 책에서는 대한 의학협회 3집 용어를 주로 사용하였다. 대신 여기에 대한의학협회 제정 4집 용어와 2004년 대한 순환기학회 제정 순환기 용어를 수록하여 학생이나 젊은 학자들이 새로운 용어도 공부하고 익힐 수 있도록 하였다.

원어	관용어/의협 3집 용어//순환기 2004년 용어//의협 4집 용어
aberrant conduction	편위전도/이상전도//이상전도//이상전도
accelerated rhythm	가속성율동//가속성리듬//가속성리듬
accessory pathway	부전도로//부전도로//부전도로
action potential	활동전위//활동전위//활동전위
afterdepolarization	후탈분극//후탈분극//후탈분극
anterograde condcution	전향전도//앞방향전도//앞방향전도
antidromic conduction	역방향전도//역방향전도//역방향전도
asystole	무수축//무수축//무수축
atrial fibrillation	심방세동//심방세동/심방잔떨림//심방잔떨림/심방세동
atrial flutter	심방조동//심방조동/심방된떨림//심방된떨림/심방조동
atrial synchronous pacing	심방동조형 조율
atrial tachycardia	심방빈맥//심방빈맥//심방빠른맥/심방빈맥
atrioventricular block	방실전도차단//방실차단//방실차단
atrioventricular conduction	방실전도//방실전도//심방심실전도
atrioventricular dissociation	방실해리//방실해리//방실해리
atrioventricular junction	방실접합부//방실접합부//심방심실이음부

atrioventricular nodal reentry	방실결절 회귀//방실결절 회귀
atrioventricular (AV) node	방실결절//방실결절//방실결절
atrioventricular pathway	방실전도로//방실전도로//방실로
atrioventricular synchrony	방실조화//방실동시성//방실동시성
augmented unipolar lead	증폭 단극유도//증폭 단극유도//증폭 홑극유도
augmented limb lead	증폭 사지유도//증폭 사지유도//증폭 팔다리유도
automaticity	자동능//자발성/자동능//자발성/자동능
AV seqential pacing	방실순차조율//방실연속조율
bifascicular block	두섬유속차단//이지차단/양속차단//양속차단/두다발차단
bigeminal rhythm	이단맥율동//이단맥율동//이단맥리듬
bigeminy	이단맥//이단맥//이단맥
bipolar lead	쌍극유도//양극유도//두극유도/양극유도
bradyarrhythmia	서맥성부정맥//서맥성부정맥//느린부정맥/서맥부정맥
bradycardia	서맥//느린맥/서맥//느린맥
bundle branch block	각차단//각차단/다발갈래차단//다발갈래차단
capture beat	포획박동//포획박동//포획박동
cardiac arrest	심정지//심장정지//심장정지
cardiac pacemaker	심박조율기/심(장)박(동)조율기//심장박동조율기
cardiac pacing	심박조율//심박조율/심박조율
cardiac syncope	심장성실신//심장실신//심장실신
carotid sinus	경동맥동//목동맥팽대//목동맥팽대
carotid sinus massage	경동맥동압박//목동맥 마사지//목동맥팽대마사지
chest lead	흉부유도//흉부(벽)유도//흉부유도/가슴유도
chronotropic effect	심박수변동효과//심박수변동효과//심장박동수변동효과
complete AV block	완전방실차단//완전방실차단//완전방실차단/완전심방심실차단
concealed AV bypass tract	불현성 방실우회로//불현성 방실우회로

심전도 용어 정리

concealed conduction	불현전도//불현전도//
conduction system	전도계//전도계//흥분전도계
cor pulmonale	폐성심//폐성심//폐성심
coronary sinus rhythm	관정맥동율동//관(상)정맥동 리듬//심장굴율동/심장굴리듬
decremental conduction	감쇠전도//감쇠(성)전도
delta wave	델타파//델타파
dextrocardia	우심증//우심//오른심장증/우심증
dual AV nodal pathway	방실결절 이중전도로//이중 방실결절로
ectopic beat	이소성박동//이소(성)박동//딴곳박동/이소성박동
ectopic focus	이소병소//이소병소//딴곳초점/딴곳병터
ectopic tachycardia	이소성빈맥//이소성빈맥//딴곳빠른맥
entrainment	견인//끼워타기/편승
escape phenomenon	이탈현상//이탈현상/보충현상/이탈현상
escape beat	이탈박동//이탈박동/보충박동//이탈박동/보충박동
escape rhythm	이탈율동//이탈율동/보충율동//이탈리듬
extrasystole	기외박동//기외수축//주기외수축
fascicle	섬유속//섬유속//다발
fascicular block	섬유속차단//섬유속차단//다발차단
fibrillation	세동//세동//잔떨림/세동
flutter	조동//조동/된떨림//된떨림/조동
fusion beat	융합박동//융합박동//융합박동
hemiblock	섬유속차단//분지차단//반차단
His-Purkinje system	히스퍼킨제계//히스푸르키니에체계
idionodal rhythm	결절고유율동//결절고유율동//결절고유율동//결절특유율동
idioventricular rhythm	심실고유율동//심실고유리듬//심실고유율동/심실특유율동
indifferent electrode	기준전극//무관전극/기준전극//기준전극/무관전극

interference dissociation	간섭성해리//간섭성해리//간섭해리
isorhythmic dissociation	등율동성해리//등율성해리
junctional rhythm	방실접합부율동//접합부 율동//방실리듬
left anterior fascicular block	좌전섬유속차단//좌전섬유속차단//왼앞속차단/왼앞다발차단
left axis deviation	좌축편위//좌방축변위/좌축편위
left bundle branch block	좌각차단//좌각차단//왼다발갈래차단
left posterior fascicular block	좌후섬유속차단//좌후섬유속차단//왼뒤속차단/왼뒤다발차단
limb lead	사지유도//사지유도//사지유도/팔다리유도
long QT syndrome	긴QT증후군//긴QT증후군//
multifocal atrial tachycardia	다소성 심방빈맥//다소성 심방빈맥//다소성 심방빠른맥
orthodromic conduction	정방향전도//정방향전도//정방향전도
overdrive suppression	초과박동성 억제//초과박동성 억제//
P mitrale	승모판성 P파//승모판성 P파//
P pulmonale	폐성 P파//폐성 P파//
pacemaker	심박조율기//심박동기//길잡이/박동조율기/발동기
pacing	조율//조율//조율
pacing artifact	조율흔적//조율흔적//조율흔적
paroxysmal supraventricular tachycardia	발작성 심실상성 빈맥//발작성상심실성빈맥 발작심실위빠른맥/발작심실상성빈맥
preexcitation syndrome	조기흥분증후군//조기흥분증후군//조기흥분증후군
premature contraction	조기수축//조기수축//기외수축/조기수축
Purkinje fiber	퍼킨제섬유//푸르키니에섬유//심장전도근육섬유/푸르키니에 섬유
QT prolongation syndrome	QT(간격)연장증후군//QT간격연장증후군
reciprocal beat	상반맥박//재귀박동
reentry	회귀//회귀
retrograde conduction	역행전도//역행전도//역행전도/뒤방향전도

심전도 용어 정리

rhythm strips	율동기록지//심조율기록지//심조율기록지
right bundle branch	오른 다발갈래
right bundle branch block	우각차단//우각차단//오른다발갈래차단
sick sinus syndrome	동기능부전증//동기능부전증후군
sinoatrial block	동방차단//동방차단//굴심방차단
sinoatrial conduction	동방전도//동방전도//굴심방전도
sinoatrial node	동방결절//동방결절//굴심방결절
sinus arrest	동정지//동정지//굴심방정지
sinus arrhythmia	동부정맥//동부정맥//굴심방부정맥
sinus bradycardia	동서맥//동서맥//굴느린맥/동서맥
sinus exit block	동출구차단//동출구차단//굴출구차단
sinus (SA) node	동결절//동결절//굴심방결절
sinus pause	동휴지//동중지//동휴지
sinus rhythm	동율동//동율동/동리듬//굴리듬/동리듬
sinus tachycardia	동빈맥//동빈맥//굴빠른맥/동성빈맥
slow-pathway	완속전도로//서행전도로//
subendocardial	심내막하//심내막밑//심장내막밑/심장속막밑
subepicardial	심외막하//심외막밑//심장외막밑/심장바깥막밑
sudden cardiac death	돌연심장사//돌연 심장사//급성심장사
supernormal conduction	초정상전도//초정상전도//초정상전도
supraventricular tachycardia	상실성빈맥//상심실성빈맥/심실위빈맥//심실위빠른맥/심실상성 빠른맥
threshold	역치//문턱/문턱값//문턱/문턱값
trifascicular block	세섬유속차단//삼지차단/세속차단//세속차단/세다발차단
trigerred activity	촉발활동//방아쇠성활동//
unidirectional block	일방차단/일방향차단//한방향차단
unipolar lead	단극유도//단극유도//단극유도//홑극유도

vagal maneuver	미주신경항진술//미주신경항진술//미주신경 흥분수기
Valsalva maneuver	발살바법//Valsalva 조작
ventricular capture	심실포획/심실포착//심실포착//심실포착
ventricular fibrillation	심실세동//심실세동 //심실잔떨림,심실세동
ventricular flutter	심실조동//심실조동 // 심실된떨림//심실조동
ventricular preexcitation	심실조기흥분//심실 조기흥분//심실 조기흥분
ventricular standstill	심실정지//심실정지//심실정지
ventricular strain	심실긴장//심실긴장//심실긴장
ventricular tachycardia	심실빈맥//심실성 빈맥//심실빠른맥/심실성빈맥
ventriculoatrial conduction	실방전도//실방전도
vulnerability	취약성//취약성//취약성
vulnerable period	취약기//취약기//취약기
wandering pacemaker	유주심박조율기//유주심박조율기//유주박동조율기

1장 심전도 기록의 원리

1. 심전도(electrocardiogram: ECG)

심전도는 심장에서 일어나는 전기적인 활동을 파와 간격으로 표시한 것이다(**그림 1-1**). 심전도는 심장 전기 지도라고 할 수 있는데 일반 지도와 달리 전기활동의 크기와 방향과 속도를 보여주는 것이므로 내비게이션 운항 지도에 가깝다.

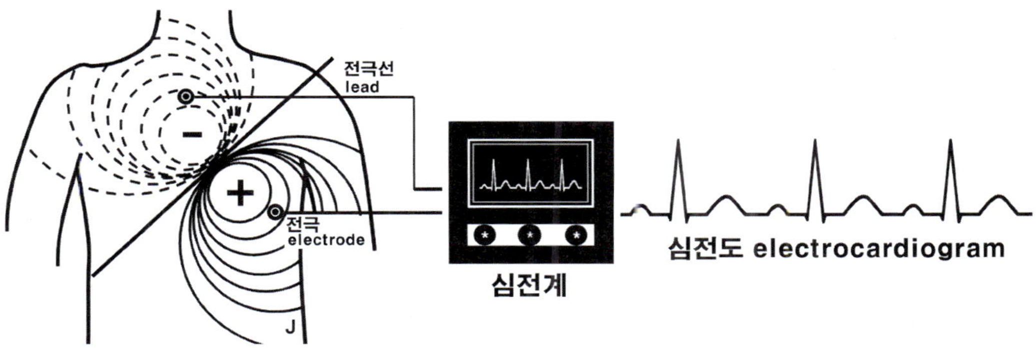

그림 1-1. 심전도 기록 원리 및 장치.
심전도는 심근의 탈분극과 재분극 과정에서 심근이 탈분극된 부분(−)과 분극된 부분(+)으로 나뉘고 이것이 시간에 따라 이동하는 것이 몸통을 통해 신체 표면에 전달된 것을 심전계가 신체 표면에 부착된 전극을 통해 검출하여 증폭 및 여과 과정을 거쳐 기록 용지에 기록하거나 영상표시장치(모니터)에 표시한 것이다.

1) 심장의 전기활동

심장의 전기적인 활동은 분극(세포 밖: 양성, 세포 안: 음성)된 안정 상태가 전기자극에 의해 깨지면서 세포 안과 밖의 극성이 뒤바뀌는 탈분극(depolarization)과 탈분극이 끝난 다음 다시 원래의 분극 상태로 되돌아가는 재분극(repolarization)으로 이루어진다. 심장에서 탈분극과 재분극은 일정한 시간이 소요되는 과정이고 이 과정 중에는 심장 조직이 분극된 부분과 탈분극된 부분으로 나뉘게 된다. 심장 조직이 극성이 다른 두 지역으로 나뉘게 됨에 따라 두 지역 사이에 전류가 흐르게 되고 이것이 심전도 파로 나타난다(**그림 1-1**).

심장이 혈액을 박출하는 펌프 기능은 심장의 수축과 확장에 의해서 유지되는데 심장근육의 수축은 전기자극에 의해서 심장근육세포가 탈분극하면서 일어나고 확장은 탈분극 완료 후 세포가 재분극하면서 일어난다. 따라서 심장의 기계적인 수축과 확장은 심장세포의 탈분극과 재분극이라는 전기적인 활동에 뒤따라 일어나는 현상이다. 심전도가 오랫동안 환자 진료에 널리 이용되고 있는 것은 고통이 없고 간편한 검사로 심장의 기계적인 활동 상태를 정확하게 파악할 수 있기 때문이다.

2) 심전도의 3요소

심장의 전기적인 활동은 움직이는 것이어서 벡터와 같이 세기, 속도, 방향의 3요소를 가지고 있다. 이것이 심전도에 표현될 때에는 전기활동의 세기와 방향은 심전도 파의 세로축 전위(크기와 음양 비)로 표현되고, 속도는 가로축 간격(시간)으로 표현된다. 따라서 심전도 판독 시 전위의 크기로 심전기 활동의 세기를, 음양 비로 방향을, 가로 시간 간격으로 속도를 파악해야 한다.

3) 심전도 검사의 3대 적응증

임상에서 심전도 검사를 시행하는 목적은 심장율동과 부정맥 위험도의 평가, 심근허혈 및 경색 등 심근 에너지 대사 상태의 평가, 심장의 구조적인 이상의 평가 등 크게 3가지이다.

2. 심전도 파의 생성 원리

심전기활동이 어떻게 심전도 파로 나타나는지는 심전도를 이해하고 판독하기 위해 필수적으로 알아야 할 사항이다. 심전기활동이 긴 띠 모양의 세포 하나에서 일어나는 것처럼 단순화한 단일 심근세포 모형(single cell model)을 이용하여 심장의 탈분극과 재분극 과정이 심전도 파로 기록되는 원리를 설명한다(**그림 1-2, 1-3**).

1) 단일 심근세포 모형

심전도는 다양한 유도로 구성되어 있고 심전기활동은 유도의 종류에 따라 각기 다른 모양으로 나타난다. 이는 유도의 탐색전극이 단일 세포의 3가지 대표적인 위치(왼쪽 끝, 오른쪽 끝, 중간 부위)에 있을 때 기록되는 특징적인 파형을 통해 이해할 수 있다(**그림 1-2, 1-3**).

단일 세포의 탈분극이 왼쪽 끝 부분에서 시작되면 세포는 탈분극된 지역과 아직 탈분극되지 않은 분극된 지역으로 나뉘고 그들 사이에 경계가 형성되고 전위 차에 따른 전류가 흐르게 된다. 탈분극 부분과 분극 부분 사이의 전위차는 경계면에서 가장 크고 이를 경계전위(boundary potential)라고 한다. 이 경계전위는 탈분극이 전진함에 따라 같이 이동한다. 세포 표면에 부착된 탐색전극에 기록되는 심전도 파는 경계전위와의 거리와 경계전위에 의해 형성되는 전기장의 극성에 의해서 결정된다. 즉, 탐색전극이 경계전위와 가까우면 큰 심전도 파가 기록되고, 탐색전극이 음성 전기장에 속해 있으면 음성 파가, 양성 전기장에 속하면 양성 파가 기록된다.

그림 1-2에서 보면, 단일 세포의 왼쪽 끝에서 탈분극이 시작됨에 따라 세포 표면이 탈분극되어 음성(−)인 부분과 아직 탈분극되지 않아 양성(+)인 부분으로 나뉘고 이들 사이에 경계면(경계전위)이 만들어진다(**그림 1-2, 2번**). 탈분극이 진행함에 따라 음성 지역이 늘어나는 반면에 양성 지역은 줄어들고 경계전위도 이동하게 된다(**그림 1-2, 2~4번**). 이 같은 탈분극의 진행과정은 탈분극의 진행을 마주보고 있는 탐색전극(유도ⓑ: 탈분극 종착지 유도)에는 탐색전극이 전기장의 양성 지역에 있으므로 양성 파가, 탈분극의 시작 방향에 있는 탐색전극(유도ⓐ: 탈분극 출발지 유도)에는 탐색전극이 전기장의 음성 지역에 있으므로 음성 파가 그려진다. 탈분극의 진행방향에 수직 위치에 있는 탐색전극(유도ⓒ)에는 경계전위가 탐색전극에 다가 갔다가 멀어지므로 양성 파와 음성 파가 복합된 이상성(biphasic) 파가 그려진다(**그림 1-2**).

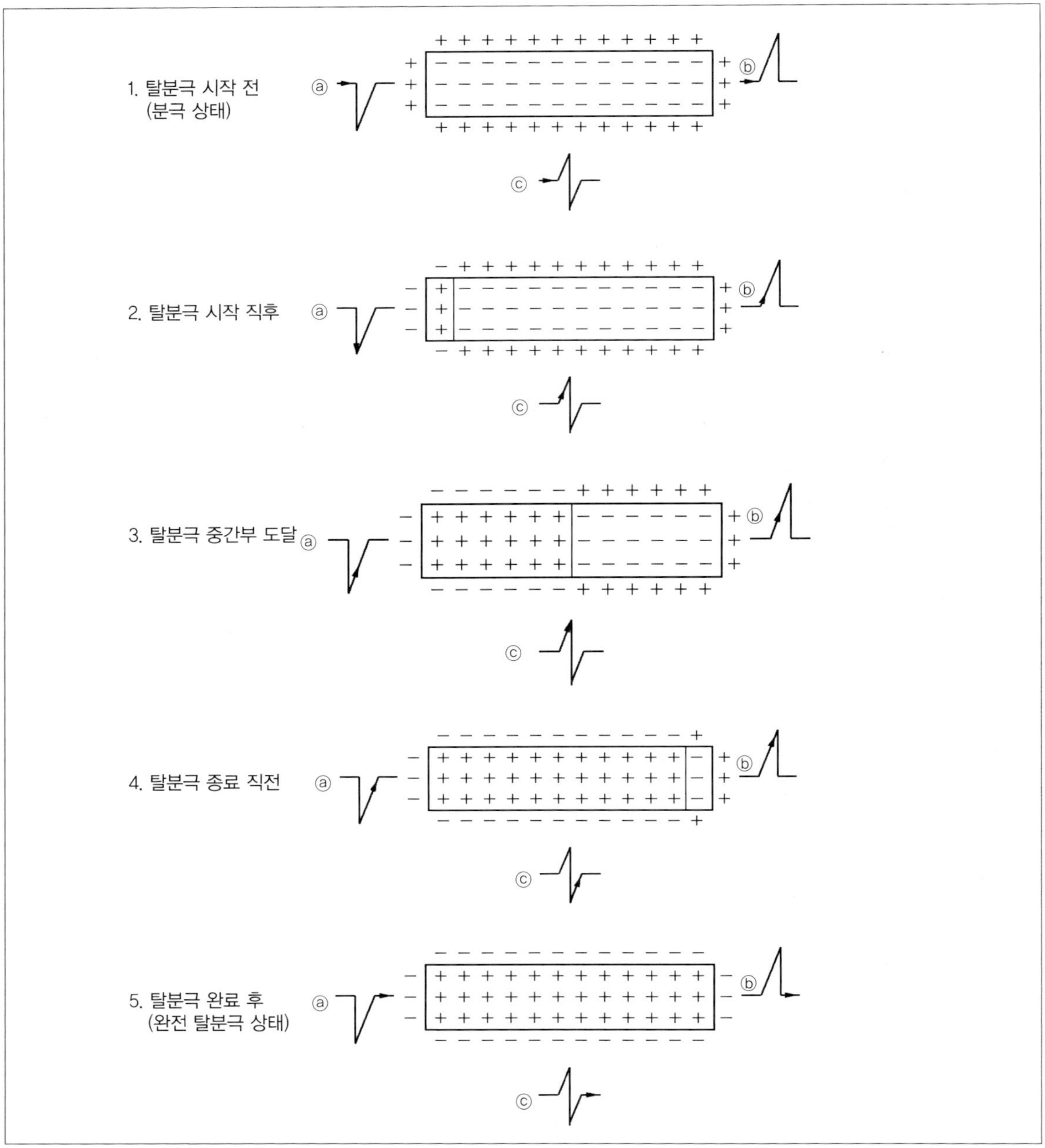

그림 1-2. 단일 심근세포 모형에서 탈분극(QRS) 파의 생성기전.

탈분극의 진행 방향에 대하여 위치가 다른 세 개의 전극(ⓐ: 후방, ⓑ: 전방, ⓒ: 수직 방향)에 각기 다른 심전도 파(ⓐ: 음성 파, ⓑ: 양성 파, ⓒ: 이상성(biphasic) 파가 기록되는 과정을 보여주고 있다. 각 시기에 해당되는 심전도 파가 화살촉(→)으로 표시되어 있다.

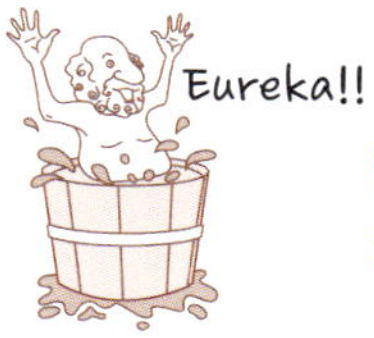

탈분극과 재분극 과정은 심전도에 자동차가 캄캄한 밤에 불을 켜고 전진과 후진을 반복하는 것과 같이 나타난다

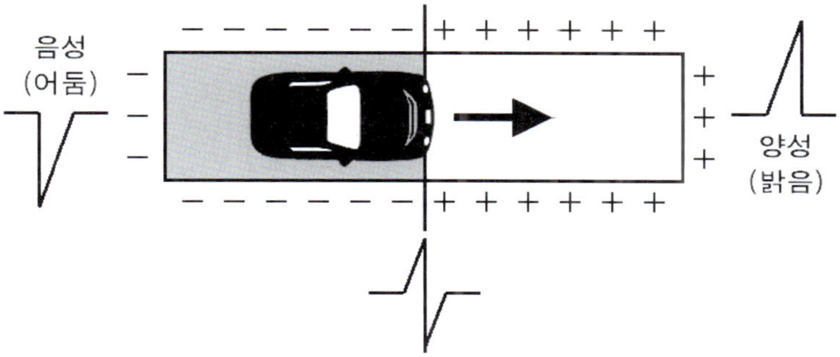

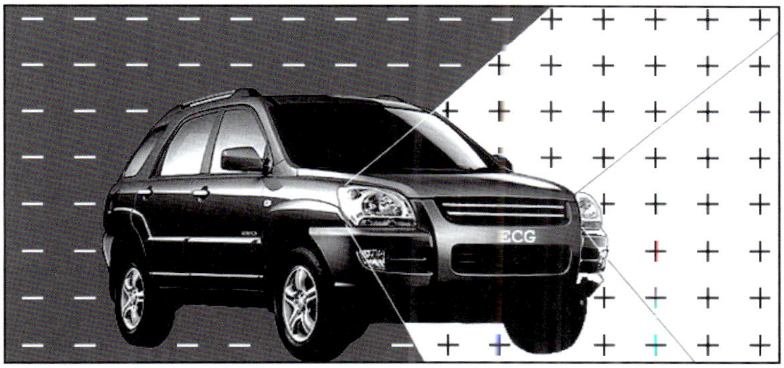

정리하면, 탐색전극이 탈분극의 진행 방향과 같은 축선에 있는 경우에는 극성이 하나인 단상성 파가 기록되는데 출발지 전극에는 완전 음성 파가, 종착지 전극에는 완전 양성 파가 기록된다. 전극이 진행 축에서 벗어나 있는 경우에는 음성 파와 양성 파가 복합된 이상성 파가 기록된다. 이 때 음양의 비는 출발지 방향으로 갈수록 음성 비가 커지고, 종착지 방향으로 갈수록 양성 비가 커지는 식으로 변한다. 이는 캄캄한 밤에 불을 켜고 달리는 자동차가 보는 위치에 따라 다르게 보이는 것과 같다. 즉, 자동차 뒤 쪽에 있는 사람은 자동차의 어두운 뒷모습이 점점 멀어지는 것을 보기 때문에 점점 작아지는 음성 파로 나타나고, 자동차를 앞에서 마주보고 있는 사람은 자동차의 환한 불빛이 점점 밝아지는 것을 보기 때문에 점점 커지는 양성 파로 나타난다. 진행 방향에 수직으로 옆에 서 있는 사람은

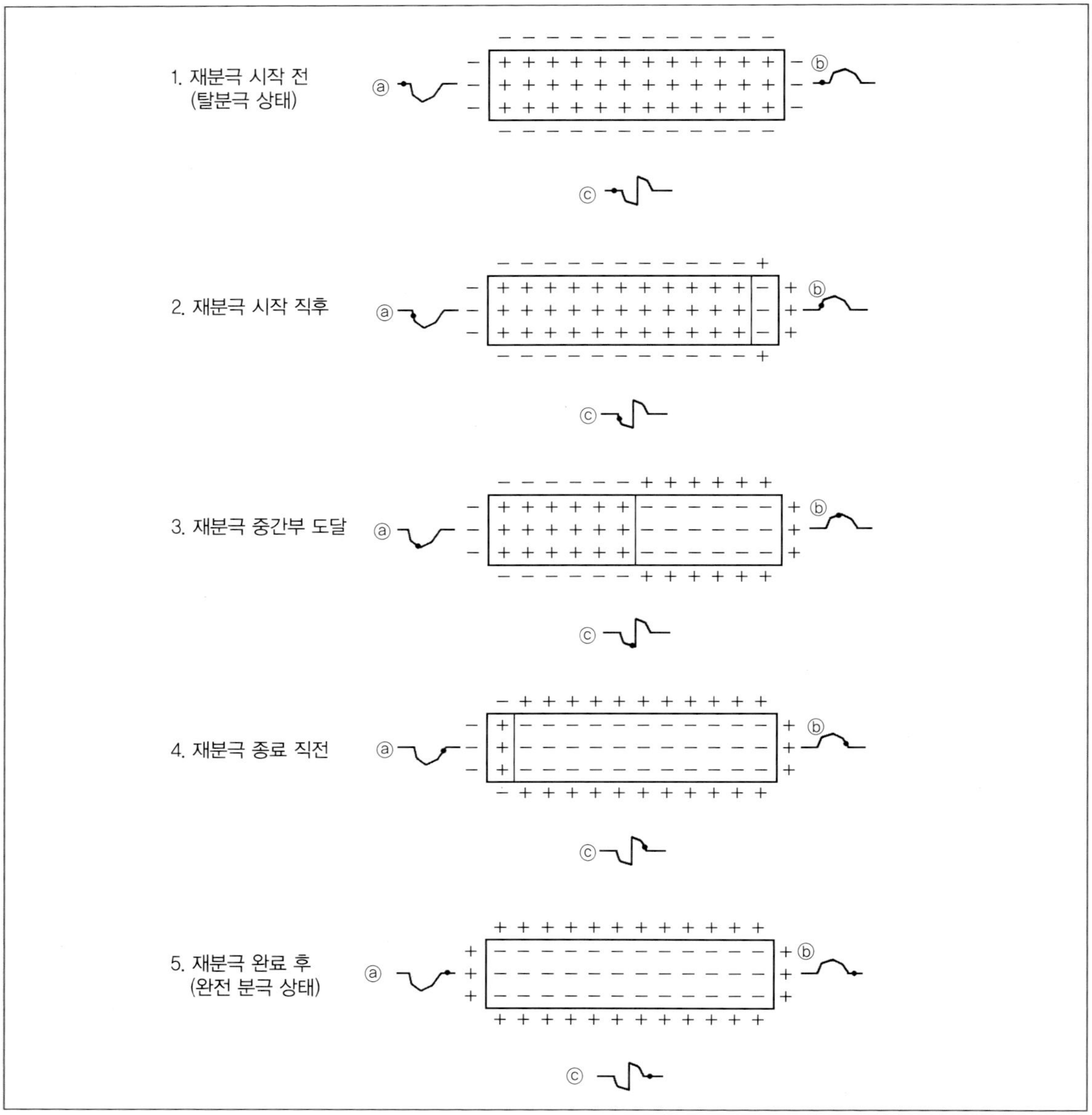

그림 1-3. 단일 심근세포 모형에서 재분극(T) 파의 생성기전.

재분극의 진행 방향에 대하여 위치가 다른 세 개의 전극(ⓐ: 전방, ⓑ: 후방, ⓒ: 수직 방향)에 각기 다른 심전도 파(ⓐ: 음성 파, ⓑ: 양성 파, ⓒ: 이상성(biphasic) 파가 기록되는 과정을 보여주고 있다. 각 시기에 해당되는 심전도 파가 둥근 점(•)으로 표시되어 있다. 재분극은 심근세포가 짧은 시간 동안에 동시적으로 일어나는 것이 아니어서 탈분극 파인 QRS파와 달리 모양이 둥글 넙적하다. 실제 T파는 자연스럽게 파형이 변하지만 이 그림에서는 재분극의 각 시기에 그려지는 파형을 강조하여 보여주기 위해 각 지게 그렸다.

자동차의 환한 불빛이 점점 다가 왔다가 어두운 뒷모습을 보이며 사라지는 것을 보게 되므로 크기가 같은 양성 파와 음성 파가 복합된 이상성 파로 나타난다. 수직 방향에서 종착지 방향으로 조금 기울어진 위치에 있는 사람은 환한 불빛을 더 많이 보고 어두운 뒷모습은 더 적게 보게 될 것이므로 음성 파보다 양성 파가 더 큰 이상성 파가 기록된다. 반면에 출발지 방향으로 조금 기울어진 위치에 있는 사람은 다가오는 환한 불빛은 적게 보고 어두운 뒷모습은 더 많이 보게 될 것이므로 양성 파보다 음성 파가 더 큰 이상성 파가 기록된다.

재분극 기간에 기록되는 심전도 파도 같은 원리로 기록된다. 실제 심장에서 재분극은 탈분극이 마무리되는 심외막 쪽 심근에서 시작하기 때문에 단일 심근세포 모형에서도 탈분극이 마무리되는 오른 쪽 끝에서 재분극이 시작되는 것으로 설명한다(**그림 1-3**). 이 결과 탈분극 파가 양성인 전극에서는 재분극 파도 양성이게 되고, 탈분극 파가 음성인 전극에서는 재분극 파도 음성이게 된다. 따라서 탈분극과 재분극 파의 극성이 같게 된다(**그림 1-3**). 재분극 파가 탈분극 파와 다른 점은 탈분극 파 보다 2배 이상 넓고 둥글다는 것이다. 이는 심실근세포의 탈분극은 퍼킨제섬유를 통해 짧은 시간에 일사불란하게 일어나지만 재분극은 제각각 느리게 진행되기 때문이다. 이는 자동차에서 전진은 빠르지만 후진은 느린 것과 같다.

2) 심전도 파 형태의 결정인자

심전도 파의 형태는 전위의 크기, 음양 비와 폭에 의해서 결정된다. 전위의 크기는 특정 유도에 비쳐진 전기활동의 세기를, 음양 비는 진행 방향을, 폭은 소요 시간 즉, 속도를 나타낸다(**그림 1-4**). 이를 사람에 비유하면 전위의 크기는 키(장신, 단신, 보통)에 해당되고, 전위의 음양 비는 성향(좌파, 우파, 중도)에 해당되고, 폭은 품(정상, 비만)에 해당된다(**그림 1-4**).

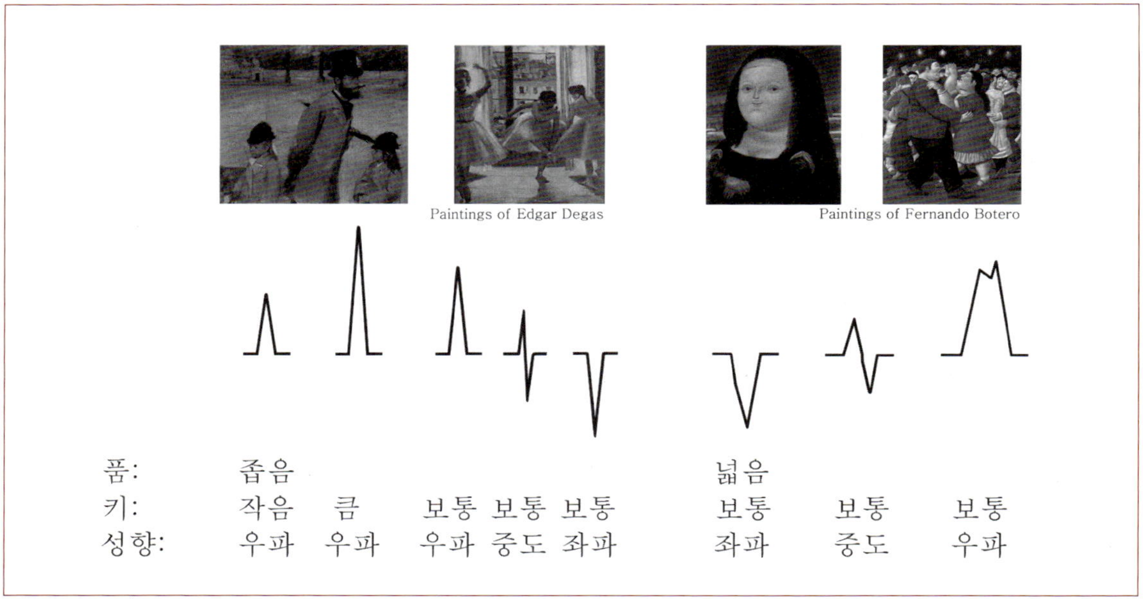

그림 1-4. 심전도 파 형태의 결정인자.

3. 심전도 유도

심전도 유도는 심장의 전기활동을 기록하거나 감시하기 위해 몸에 붙인 전극의 조합이다.

1) 심전도 유도의 기능

(1) 투시경으로서 기능

심전도 유도는 블랙박스와 같은 가슴 속에 감춰진 심전기활동을 들여다 보게 해주는 투시경과 같다(**그림 1-5**).

심전도에 12개의 유도가 있어 한 장의 심전도에 여러 모습의 심전도 파형이 뒤섞여 있는 것은 심전도 공부를 처음으로 시작하는 초보자에게는 매우 큰 부담이다. 하지만 이는 우리를 헷갈리게 하기 위함이 아니고 한 장의 심전도 기록으로 심장에서 일어나는 모든 이상을 한번에 보여주기 위함이다.

심장의 전기적인 활동은 좌우상하 어느 방향으로든지 진행할 수 있기 때문에 자기 앞밖에 보지 못하는 바늘구멍과 같이 제한된 시각과 시야를 가진 심전도 유도 하나로는 정확히 볼 수 없다. 표준 12

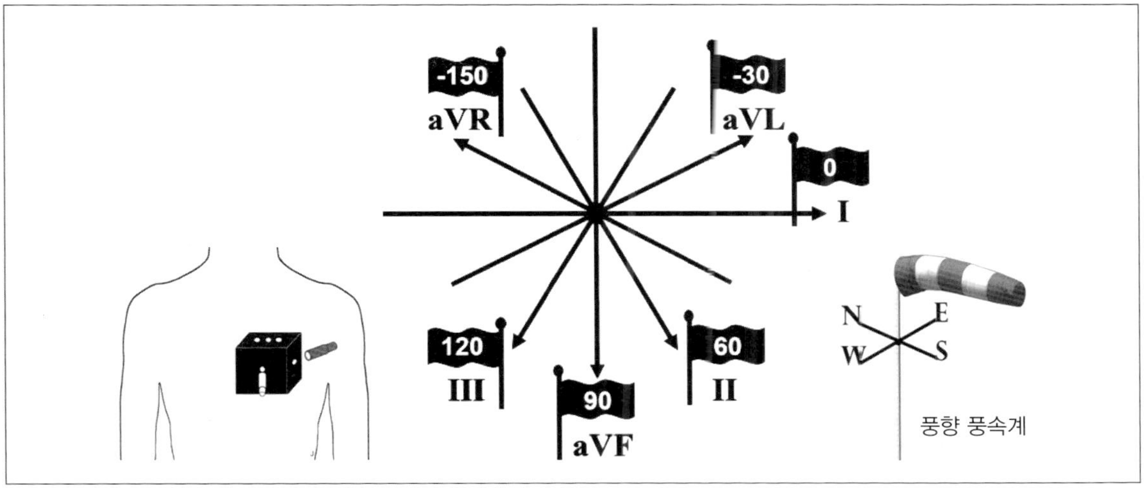

그림 1-5. 심전도 유도의 투시경과 풍향계로서 기능.

유도 심전도 체계는 심전도 유도 하나가 가지고 있는 시각과 시야의 한계(사각, blind angle)를 여러 유도를 통해 극복하기 위해서 개발된 것으로 360도 방향에 일정한 시각을 가진 수직면 유도(사지유도) 6개와 수평면 유도(흉부유도) 6개로 구성되어 있다(**그림 1-5**).

(2) 풍향계로서 기능

심전기활동은 움직이기 때문에 벡터라고 하며 방향이 있다. 심전기활동의 평균 진행 방향을 전기축(electrical axis)이라고 한다. 심전도 유도는 바람의 방향을 보여주는 풍향계처럼 심전기활동의 진행 방향(전기축)을 맨 눈으로도 바로 파악할 수 있게 해준다. 각 유도의 탐색전극이 위치한 곳에 풍향계의 바람주머니(wind sock) 또는 깃발이 있다고 생각하고 가장 크게 나부끼는 곳이 어디인지만을 확인하면 된다. 바람의 진행 방향에 있어 맞바람을 맞는 바람주머니가 가장 많이 뜨고, 가장 세게 나부낄 것이기 때문이다. 이것이 심전도에서는 심전도 파의 크기로 나타나기 때문에 가장 큰 양성 파가 기록된 유도의 방향이 바로 심전기활동의 방향이 된다(**그림 1-5**).

2) 심전도 유도의 종류

심전도 유도는 기록 방법에 따라 쌍극유도와 단극유도로 분류되고 기록 부위에 따라 사지유도와 흉부유도로 분류된다.

(1) 기록 방법에 따른 종류

① 쌍극유도(bipolar lead)

쌍극유도는 우리 몸의 두 곳에 전극을 부착하여 두 곳 사이의 전위 차를 기록하는 것이다. 따라서 쌍극유도는 무등산과 한라산, 한라산과 설악산, 독도의 동도와 서도 사이의 높이 차이를 측정하는 것과 같다(**그림 1-6**).

표준 12유도 심전도 가운데 사지유도 I, II, III 등 3개가 쌍극유도이다. 두 지점 가운데 양의 전극(탐색전극)이 부착된 곳이 관찰자의 눈(관점)이 있는 곳이다. 음의 전극과 양의 전극을 잇는 선이 시선이고 이 시선의 방위각이 해당 유도의 시각이 된다(**그림 1-6, 7**).

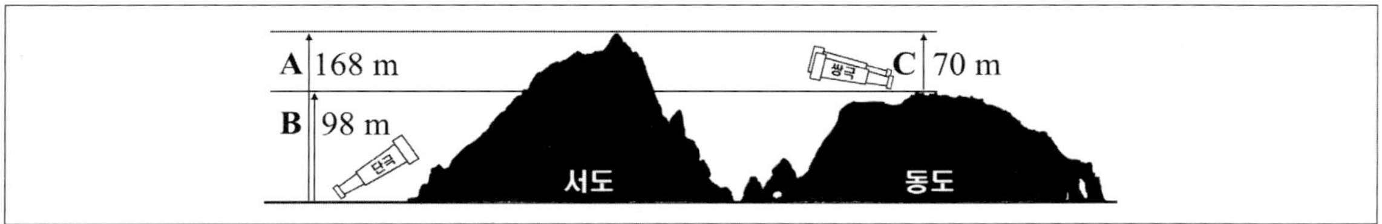

그림 1-6. 심전도 유도의 종류와 의미.
단극유도(A, B)는 어느 지점의 절대적인 높이와 방위를 측정하는 것이고 쌍극유도(C)는 어느 두 지점의 상대적인 높이와 방위를 측정하는 것이다. 독도 사진에서 A와 B는 서도와 동도의 절대적인 해발고도를 측정한 것으로써 단극유도와 같고, C는 서도의 동도에 대한 상대적인 높이를 측정하는 것이어서 쌍극유도와 같다.

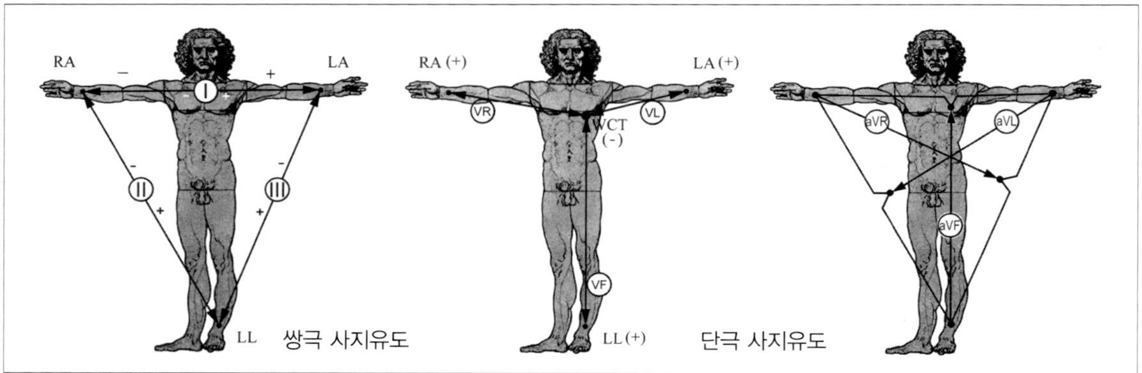

그림 1-7. 사지유도의 종류와 연결 방법.
(왼쪽) 쌍극 사지유도 가운데 유도 I은 RA에 음극을 붙이고 LA에 양극을 붙여, 유도 II는 RA에 음극을 붙이고 LL에 양극을 붙여, 유도 III는 LA에 음극을 붙이고 LL에 양극을 붙여 만든다. (가운데) 단극 사지유도 VR, VL, VF는 각각 RA, LA, LL에 양극을 붙이고 음극을 WCT(Wilson's central terminal)로 하여 만든다. (오른쪽) 증폭된 단극 사지유도는 기록하고자 하는 사지의 신호가 WCT에 입력되는 것을 차단하여 만들어진다. 따라서 양극은 기록하고자 하는 사지 전극이 되고 음극은 나머지 2개 사지의 신호를 합친 것이 된다. 쌍극유도나 단극유도의 연결 방향은 각 유도의 관찰 방향(시각 또는 방위각)이 된다.

이뭣고?

단극유도는 정말 전극이 하나일까?

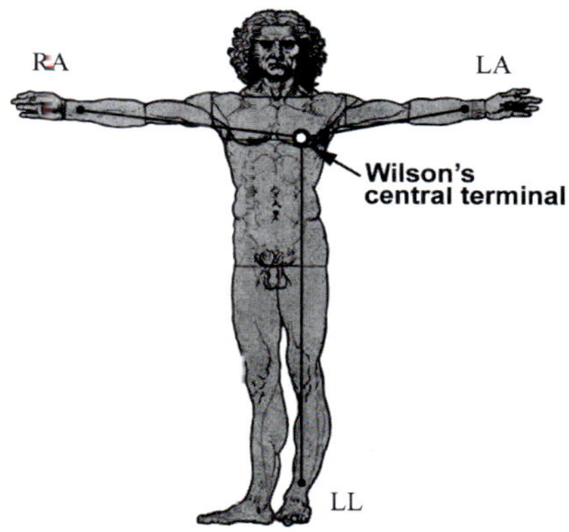

표준 12유도 심전도 유도 가운데 9개가 단극유도이다. 단극유도는 Wilson이 개발하였다. 단극유도라고 하면 "단극(unipolar)"이라는 단어로부터 전극이 하나인 유도이고, 이 때문에 전극을 하나만 부착하여 기록하는 유도라고 생각하기 쉽다. 그러나 그렇지 않다. 단극유도를 기록하기 위해서도 탐색전극(exploring electrode)과 기준 전극(indifferent electrode)이 필요하다. 단극유도에서 기준 전극은 윌슨의 중심단자(central terminal)이다.

윌슨의 중심단자는 오른팔, 왼팔, 왼발에 연결된 전극선 모두를 하나로 연결하여 만든다. 이렇게 하면 모든 심주기 동안 일정한 전위를 유지하기 때문에 모든 단극유도의 공통적인 기준 전극으로 이용된다. 즉, 윌슨의 중심단자는 절대적인 고도 측정에 기준이 되는 해수면과 같은 역할을 하는 것이다. 따라서 단극유도는 전극선이 적어도 3개는 있어야 가능하다.

② 단극유도(unipolar lead)

단극유도는 절대 기준인 해수면에서 무등산이나 한라산의 높이(해발고도)를 측정하는 것과 같다(그림 1-6). 유도의 표시에 "V"자가 들어가며 사지유도와 흉부유도가 있다. 단극유도에서 기준전극은 윌슨의 중심단자(Wilson's central terminal: WCT)가 되고 탐색전극은 사지유도의 경우 오른팔, 왼팔, 왼발에, 흉부유도의 경우 흉부 각 지점에, 식도유도의 경우 식도에 연결된 전극이 된다. 단극유도에서 관점은 탐색전극이 부착된 곳이며 시각은 윌슨의 중심단자(심장 전기 중심)와 탐색전극을 연결한 선의 방향이다(그림 1-7). 사지유도 가운데 aVR, aVL, aVF 등 3개가 단극유도이며 흉부유도(V_1, V_2, V_3, V_4, V_5, V_6)는 모두가 단극유도이다.

단극 사지유도는 원래 VR, VL, VF 유도로 개발되었으나 1942년에 Goldberger에 의해 증폭 단극 사지유도 aVR, aVL, aVF로 개량되었다(a는 augmented의 약자). 증폭 단극 사지유도는 단극 사지유도를 기록할 때 심전계 안에서 해당 사지로부터 윌슨의 중심단자로 신호가 입력되는 것을 자동으로 차단시켜서 만들어 지고 원래의 단극 사지유도 보다 크기가 1.5배 정도 커져서 분석하는 데 도움이 되므로 현대 심전도에서는 증폭 단극 사지유도를 표준 유드로 사용하고 있다.

이뭣고?

심전도 유도에서 관점은 왜 양의 전극이 부착된 곳일까?

심전도를 분석할 때 12개 유도 각각의 관점이 어디에 있는지 아는 것은 필수적이다. 지도를 읽을 때 먼저 지도에서 동서남북 방향이 어디인지 알아야 하는 것과 같다. 지도에는 나침반 모양의 방위 표시가 되어 있으나 심전도에는 이런 표시가 없다. 대신 심전도 유도가 나침반과 같은 역할을 한다. 심전도 유도 하나하나가 고유의 방향을 지시하기 때문이다. 심장의 전기적인 활동의 진행 방향을 알기 위해서는 우선 심전도 유도가 지시하는 관점의 방위각을 알아야 하는데 쌍극유도에서는 양의 전극이 부착된 곳이 관점이 있는 곳이고 그 곳의 방위각이 그 유도가 가리키는 방위각이 된다. 양의 전극이 부착된 곳이 관점이 되는 것은 사물이나 현상을 긍정적으로(positive로) 바라볼 때 바로 보이기 때문이다. 부정적으로(negative로) 보면 모든 것이 뒤집혀 보이기 때문에 올바른 관점이 될 수 없는 것이다. 단극유도에서는 기준 전극은 윌슨의 중심단자로 고정되어 있고 탐색전극만 위치가 달라지기 때문에 탐색전극이 부착된 곳이 바로 관점이 된다.

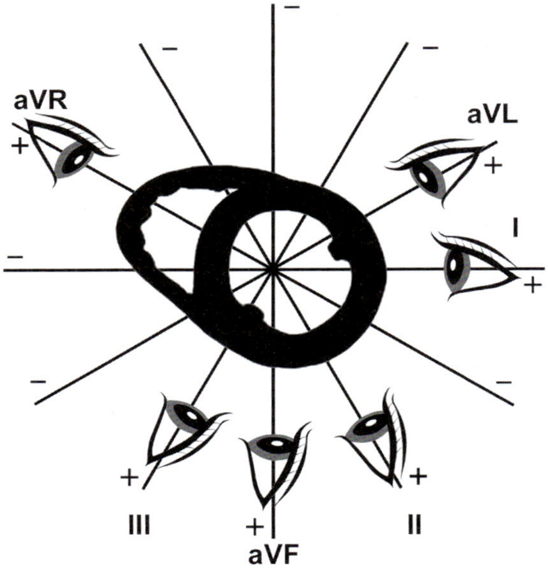

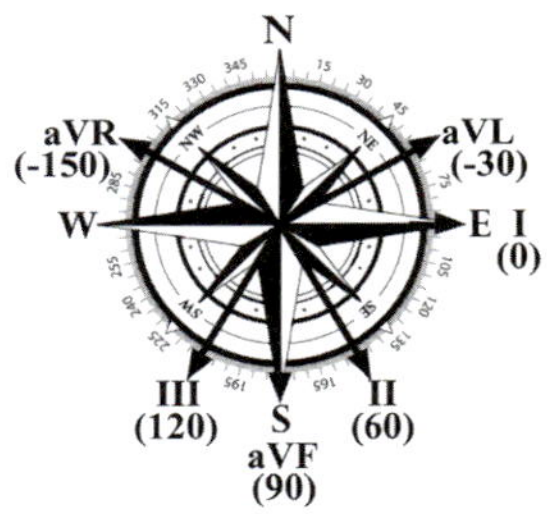

(2) 기록 부위에 따른 종류

① 사지유도

사지유도는 3개의 쌍극유도(I, II, III)와 3개의 단극유도(aVR, aVL, aVF)로 구성되어 있으며 심전기활동을 수직면(전두면)에 투사해준다. 쌍극유도 I은 오른 팔에 음극, 왼 팔에 양극을 붙이고, 유도

이뭣고?

왜 아인토벤은 쌍극유도에서 양의 전극을 왼팔과 왼다리에 붙였을까?

쌍극유도의 관점은 양의 전극이 부착된 곳인데 관점이 되는 양의 전극을 왜 왼팔이나 왼다리에 부착하도록 했을까? 다시 말해서 음양 한 쌍의 전극을 오른팔-왼팔(I), 왼팔-왼다리(III), 왼다리-오른팔(II)식으로 일정한 순서대로 부착하지 않고 오른팔-왼팔(I), 왼팔-왼다리(III), 오른팔-왼다리(II)로 부착한 이유가 뭘까? 이것은 심장의 정상적인 전기자극의 흐름이 오른쪽 위에서 왼쪽 아래 방향으로 흐르기 때문에 이러한 전기적인 활동을 마주 볼 수 있는 곳 즉, 사지 가운데 오른쪽 왼쪽 사지를 연결한 유도(I)에서는 왼팔에, 위아래 사지를 연결한 유도(II, III)에서는 왼다리에 관점을 두기 위함이다. 쌍극유도를 이렇게 만들었기 때문에 정상 사람의 심방이나 심실파가 사지유도 I, II에서는 항상 양성으로 III에서는 대부분 양성으로 나타나게 된다.

또한 유도 I의 전위와 유도 III의 전위를 합한 것은 유도 II의 전위와 같다는 "I + III = II"라는 아인토벤의 법칙도 유도 II를 유도 I이나 III와 같은 순서로 전극 부착하지 않고 오른손에 음의 전극, 왼발에 양의 전극을 붙였기 때문에 생긴 것이다. 즉, 폐쇄 회로를 연결하는 모든 전위차의 합은 영이 된다는 Kirchoff 법칙에 의해 I + II + III = 0가 될 것이 유도 II 전극의 부착 순서가 유도 I, III과는 반대로 바뀜에 따라 I +(−II) + III = 0이 되어 I + III = II이라는 아인토벤의 법칙이 탄생하게 된 것이다.

II는 오른 팔에 음극, 왼 발에 양극을 붙이고, 유도 III는 왼 팔에 음극, 왼 발에 양극을 붙여서 만든다(**그림 1-7, 왼쪽**). 단극 사지유도는 사지전극선을 전극선에 표시된 대로 해당 팔다리에 정확히 부착하기만 하면 심전계가 자동으로 기록해준다.

단극 사지유도는 증폭 단극 사지유도(aVR, aVL, aVF)를 표준 12유도로 사용하고 있다. 증폭 단극 사지유도는 기록하고자 하는 사지의 신호가 윌슨의 중심단자르 입력되는 것을 차단하기 때문에 기준 전극은 기록하고자 하는 사지를 제외한 2개의 사지 전극을 합친 것이 된다(**그림 1-7, 오른쪽**).

② 흉부유도

흉부유도 6개(V_1, V_2, V_3, V_4, V_5, V_6)는 모두 단극유도이다. 따라서 윌슨의 중심단자가 기준 전극이 되고 가슴 벽에 붙이는 가슴 전극이 탐색전극이 된다. 흉부유도는 심전기활동을 수평면에 투사해준다.

흉부유도 각각의 전극 부착 위치는 V_1은 4늑간 흉골 오른쪽 경계선, V_2는 4늑간 흉골 왼쪽 경계선, V_3는 V_2와 V_4의 중간 지점, V_4는 5늑간 왼쪽 쇄골 중간선, V_5는 V_4와 수평 위치 겨드랑 앞선, V_6는 V_4와 수평 위치 겨드랑 중간선이다(**그림 1-8**).

흉부유도 $V_{1\text{-}2}$는 우심방, 우심실, 심실중격을, $V_{3\text{-}4}$는 좌심실 전벽을 $V_{5\text{-}6}$는 좌심실 첨부와 측벽을, 마주 보고 있으므로 해당 지역의 전기적인 활동을 반영한다(**그림 1–9**).

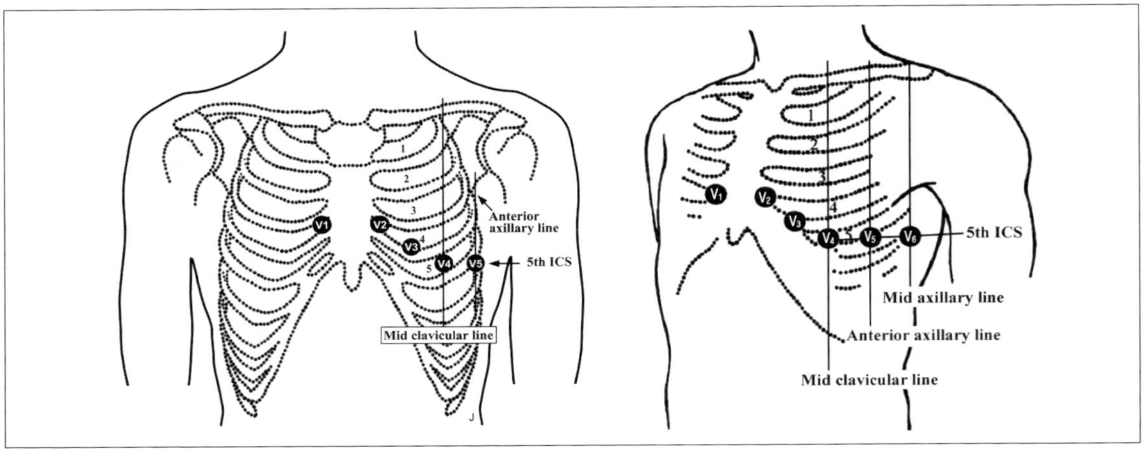

그림 1–8. 심전도 흉부유도 체계와 전극의 위치.
흉부유도 전극의 위치는 V_1: 4늑간 흉골 오른쪽 경계선, V_2: 4늑간 흉골 왼쪽 경계선, V_3: V_2와 V_4 사이, V_4: 5늑간 왼쪽 쇄골 중간선, V_5: V_4와 수평위치 겨드랑이 앞선, V_6: V_4와 수평 위치 겨드랑이 중간선이다. 흉골각 바로 밑에 있는 갈비뼈 사이 공간이 2번째 늑간이므로 이것을 기준으로 하여 4번째와 5번째 늑간을 찾아 전극을 붙인다.

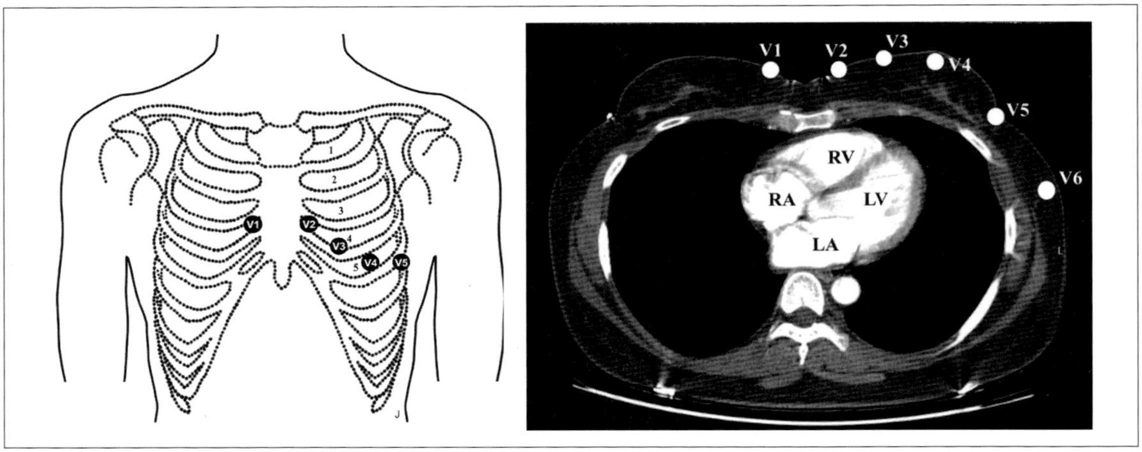

그림 1–9. 흉부유도와 심장의 각 방과의 관계를 보여주는 흉부전산화단층촬영 사진.
흉부유도 $V_{1\text{–}2}$는 우심방, 우심실, 심실중격을, $V_{3\text{–}4}$는 좌심실 전벽을, $V_{5\text{–}6}$는 좌심실 첨부와 측벽을 가까이에서 마주보고 있는 것을 보여준다.

우심실경색을 진단하기 위해서 우흉부유도 V_3R이나 V_4R 유도를 기록하기도 하고 좌심실 후벽경색을 보다 더 정확하게 진단하기 위해서 후흉부유도 V_7, V_8, V_9 유도를 기록하기도 한다. 흉부유도를 갈비뼈 하나 간격만큼 높여서 기록하는 고흉부유도(high chest leads)도 있는데 Brugada파를 기록하는 데 사용된다(**그림 1-10**).

③ 특수 유도

■ **우흉부유도**(right chest leads)

우흉부유도 V_3R, V_4R, V_5R, V_6R은 V_3, V_4, V_5, V_6 유도의 전극을 오른 가슴의 대칭이 되는 부위에 붙여서 만든다(**그림 1-10**).

■ **후흉부유도**(posterior chest leads)

후흉부유도 V_7, V_8, V_9는 전극을 V_6 유도와 같은 높이로 V_7 유도는 뒤 겨드랑선에, V_8 유도는 중간 견갑골선에, V_9 유도는 척추선에 붙여서 만든다(**그림 1-10**).

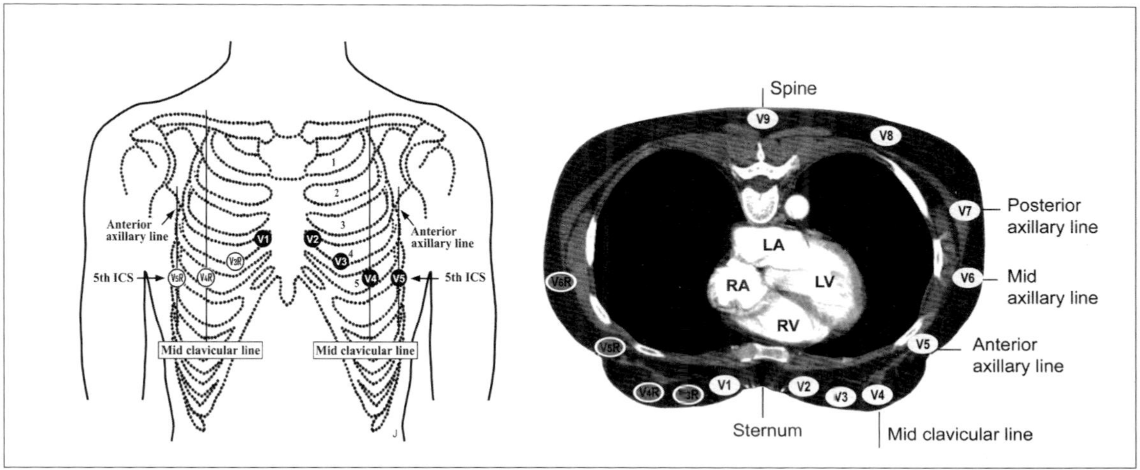

그림 1-10. 우흉부유도(right chest leads)**와 후흉부유도**(posterior chest leads).

우흉부유도 V_3R, V_4R, V_5R, V_6R은 V_3, V_4, V_5, V_6 유도의 전극을 반대쪽 으른 가슴에 붙여 기록한다. 후흉부유도(V_7, V_8, V_9)는 전극을 V_{4-6} 유도와 같은 높이로 V_7 유도는 뒤 겨드랑선에, V_8 유도는 중간 견갑골선데, V_9 유도는 척추선에 붙여서 기록한다.

■ **쌍극 흉부유도**(bipolar chest leads)

단극 흉부유도를 기록하기 위해서는 기준 전극으로 윌슨의 중심단자가 필요하기 때문에 오른 팔, 왼 팔, 왼 다리 등 세 곳에 전극선을 연결해야 하고 가슴에 또 하나의 탐색 전극을 부착하여야 하므로 4개의 전극이 필요하다. 하지만 쌍극 흉부유도는 2개의 전극선으로 흉부유도와 비슷한 심전도 파를 기록하기 위해 고안된 것으로, 환자 상태를 장시간 감시하거나 활동 중 율동을 기록할 때 매우 유용하게 사용된다.

쌍극 흉부유도는 다양하며 기준 전극(음극 선)의 위치에 따라 CR(오른 팔: RA), CL(왼 팔: LA), CM(흉골 상부: manubrium sterni), CS(오른 빗장뼈 밑: subclavicular fossa) 등으로 불리고 탐색전극(양극 선)이 위치된 위치에 따라 1(V_1 위치), 2(V_2 위치), 3(V_3 위치), 4(V_4 위치), 5(V_5 위치), 6(V_6 위치) 등으로 표기한다(예: CR1, CS5 등)(**그림 1–11**).

쌍극 흉부유도를 기록하고자 할 때는 표준 12유도 심전도에서 쌍극유도인 유도 I을 이용한다. 즉, CR1 유도는 심전도 감시기에서 유도 선택을 유도 I로 설정해 놓고 [이렇게 하면 오른 팔 유도가 음극(기준 전극)이 되고, 왼 팔 유도가 양극(탐색전극)이 됨], 오른 팔(RA) 전극선은 오른 팔에 그대로 두고, 왼 팔(LA) 전극선을 V_1 위치에 붙여서 만든다(**그림 1–11**). 심전도 파가 전반적으로 크게 과장되어 나오고 P파도 잘 보여 부정맥 진단에도 도움이 된다.

■ **변형 쌍극 흉부유도**(modified chest leads: MCL)

중환자실 등에서 환자 감시에 MCL 유도가 많이 이용되는데 이는 사지유도 3개를 이용하여 단극 흉부유도와 비슷한 심전도 파를 얻을 수 있기 때문이다. MCL 유도는 심전도 감시기의 유도를 유도 I로 설정하고 세 개의 사지유도 전극선 가운데 왼 팔 전극선(양극 선: +)을 기록하고자 하는 가슴 부위에 붙이고(예: MCL1: V_1 위치, MCL5: V_5 위치), 오른 팔 전극선(음극 선: −)은 왼쪽 어깨 근처에 붙이고, 나머지 전극선은 접지(G)로서 오른쪽 어깨 근처에 붙이면 된다(**그림 1–11**).

■ **식도유도**(esophageal leads)

흉부유도를 탐색전극으로 삼아 식도유도 선(관 또는 캡슐 형)에 연결하고 코 또는 입을 통해 식도에 15~25 cm 정도 넣은 다음에 심전도를 기록하는 것이다. 식도가 좌심방 뒷벽에 닿아 있기 때문에 심방 파(P파)가 심실 파(QRS파) 보다 더 크게 나온다. P파를 잘 구별할 수 없을 때 부정맥 진단에 도움이 되며 식도유도를 통해 심방을 자극함으로써 심실상성 빈맥을 멈추게 하는 데 이용되기도 한다.

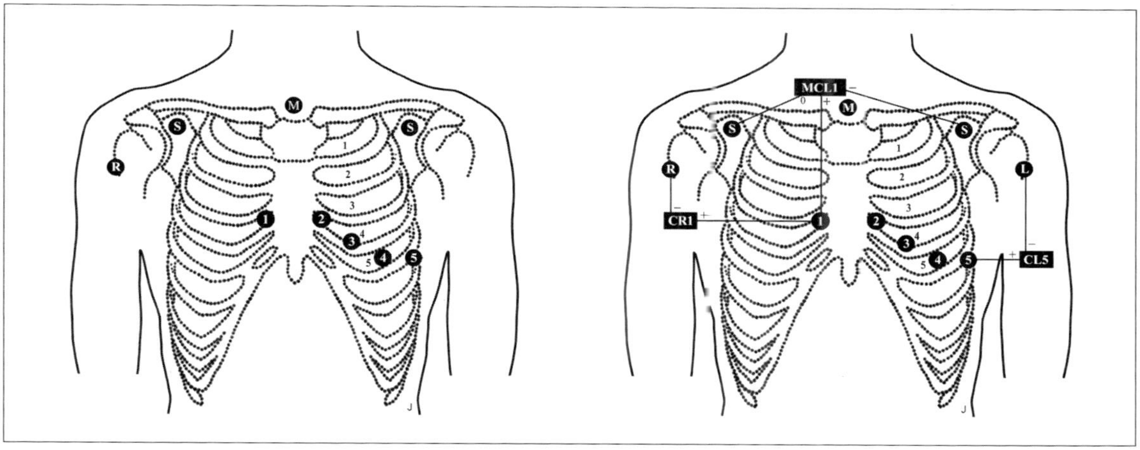

그림 1-11. 쌍극 흉부유도(CR, CS, CM, CL)와 변형 쌍극 흉부유도(MCL).
쌍극 흉부유도의 이름은 기준전극(음극 선)의 위치에 따라 CR(오른팔: RA), CL(왼팔: LA), CM(흉골 상부: manubrium sterni), CS(오른 빗장뼈 밑: subclavicular fossa) 등으로 불리고 탐색전극(양극 선)의 위치에 따라 1(V_1 위치), 2(V_2 위치), 3(V_3 위치), 4(V_4 위치), 5(V_5 위치), 6(V_6 위치) 등으로 표기한다. 중환자실 등에서 많이 사용되는 MCL 유도는 3개의 사지유도 선을 이용하여 만들어 진다. 심전도 감시기의 유도를 유도 I로 설정하고 왼 팔 전극선(양극 선: +)을 원하는 가슴에 붙이고(예: MCL5이면 V_5 위치), 오른 팔 전극선(음극 선: −)은 왼쪽 어깨 근처에 붙이고, 나머지 전극선은 접지(G)로서 오른쪽 어깨 근처에 붙여서 만든다.

■ **고흉부유도**(high chest leads)

$V_{1\text{-}3}$ 유도를 1~2개 늑간 위로 올려서 기록하는 것으로 Brugada파를 잘 기록하기 위해 사용된다. 의도하지 않게 전흉부유도 전극을 높게 부착하면 q파가 기록되어 심근경색으로 오인하게 될 수도 있으므로 유의해야 한다.

3) 전두면 6축체계(frontal plane hexa-axial system)

여섯 개의 사지유도에 의해서 만들어지는 방위각 체계를 말한다. 나침반과 같이 360도 방위에서 사지유도 각각이 지시하는 또는 사지유도 각각이 지향하는 관찰 방향의 방위각(시각)을 보여준다(**그림 1-12, 13**). 이를 통하여 심전기활동의 방향을 쉽게 파악할 수 있다.

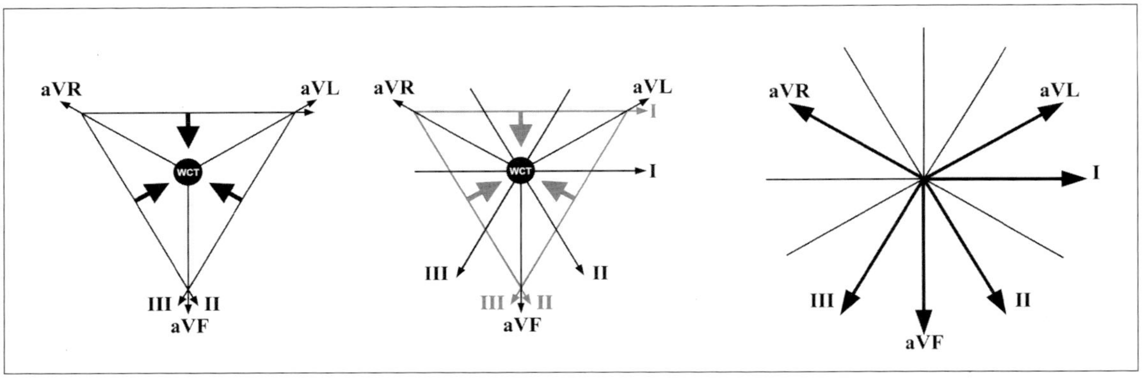

그림 1-12. 심전도 사지유도 체계.
사지유도는 오른팔(RA), 왼팔(LA), 왼다리(LL)에 전극을 붙여 만들어지는 3개의 쌍극유도와 3개의 단극유도로 구성되어 있다(오른쪽). 쌍극유도는 3개의 사지 전극 가운데 두 개를 짝지어 만들고(유도 I: RA–LA, 유도 II: RA–LL, 유도 III: LA–LL), 단극유도는 각각의 사지 전극을 윌슨의 중심단자(WCT)에 연결하여 만든다(aVR: RA–WCT, aVL: LA–WCT, aVF: LL–WCT)(왼쪽). 사지유도 여섯축체계(hexa-axial system, Cabrera's circle)는 사지유도 각각의 관점의 위치(+로 표시된 곳)와 방위를 보여 주고 이를 참조하면 심장의 전기적인 활동의 진행 방향을 쉽게 알 수 있다.

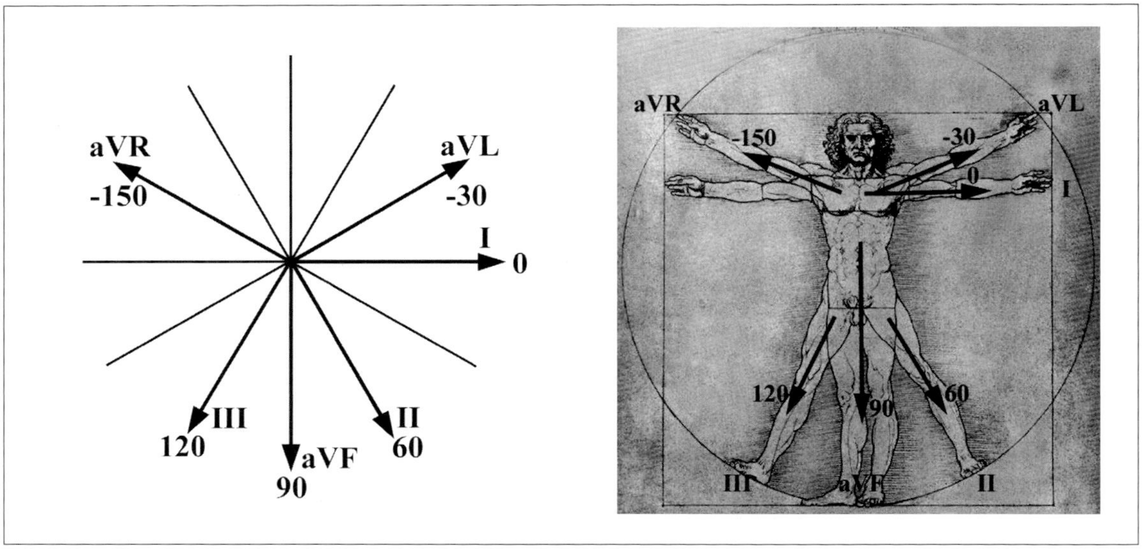

그림 1-13. 사지유도의 방위각을 잘 보여 주는 다빈치의 vitruvian man.
사지유도의 관점이 있는 위치(방위각)는 왼쪽 그림에서 I, II, III은 팔다리 두 개의 연결 방향으로, aVR, aVL, aVF는 윌슨의 중심단자(WCT)와 팔다리의 연결 방향으로 쉽게 추정할 수 있고, 다빈치의 그림 vitruvian man의 팔다리 위치를 연상하면 보다 더 쉽게 기억할 수 있다.

4) 심전도 유도의 담당지역 이름

심장의 특정 부위를 공통적으로 담당하는 심전도 유도들을 모아 담당지역 이름으로 자주 사용된다. I, aVL은 고측벽 유도(high lateral leads), II, III, aVF는 하벽 유도(inferior leads), aVR은 고중격 유도(high septal lead), V_1-V_2는 중격 유도(septal leads), V_3-V_4는 전벽 유도(anterior leads), V_2-V_4는 전중격 유도(anteroseptal leads), V_5-V_6는 첨부 유도(apical leads) 또는 전측벽 유도(anterolateral leads)라고 불린다(**그림 1-14**). 여기에 추가하여 V_7-V_9은 후벽 유도(posterior leads), V_3R-V_4R은 우흉부 유도라고 부른다. 심장의 국소적인 이상은 병변이 위치한 지역을 담당하는 심전도 유도에만 반영되므로, 이상 소견이 나타난 유도의 담당지역 이름으로 병변의 위치를 진단할 수 있다.

5) 효자유도

심전도 12유도 가운데 V_1과 유도 II는 율동이나 형태 분석에 특히 중요하고 유용하여 효자유도라고 부를 수 있다. V_1은 흉부유도 가운데 가장 오른쪽에 위치해 있고 심전기활동이 시작하는 우심방에 가장 가까워 심전기활동의 기원과 좌우 진행방향을 잘 보여준다. 유도 II는 심전기활동의 주된 진행방향에 위치하여 심전기활동을 정면에서 마주 보는 유도이기 때문에 심전기활동의 실상과 상하 진

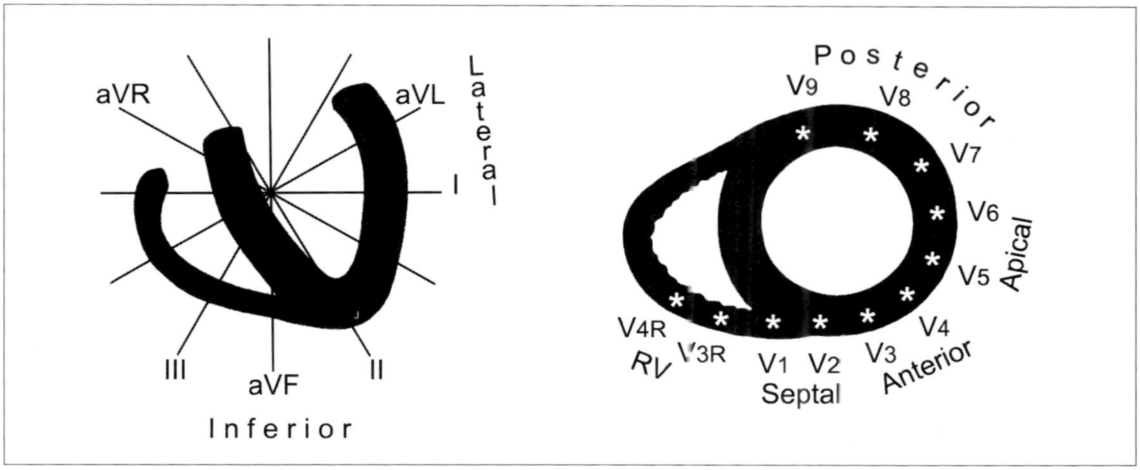

그림 1-14. 심전도 유도의 담당지역 명칭.

사지유도에서 I, aVL을 고측벽 유도, II, III, aVF를 하벽 유도라고 하고, aVR을 고중격 유도, 흉부유도에서 V_{1-2}를 중격 유도, V_{3-4}를 전벽 유도, V_{2-4}를 전중격 유도, V_{5-6}를 심첨부 또는 전측벽 유도, V_{7-9}를 후벽 유도, V_3R-V_6R를 우흉부 유도라고 하는 담당지역 명칭이 흔히 사용된다.

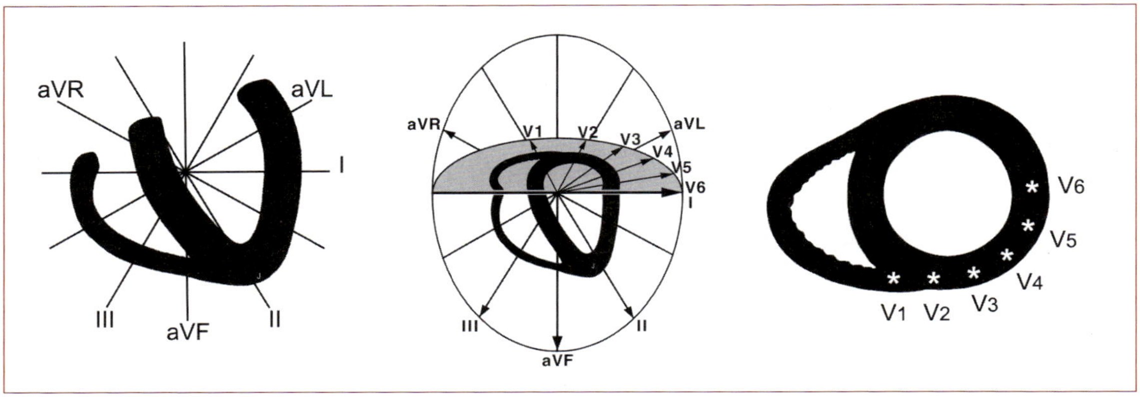

그림 1-15. 심전도 사지유도와 흉부유도 사이의 관계.
유도 I과 V_6 유도는 관점이 매우 유사하여 심전도 파도 비슷하게 나타난다.

행방향을 잘 보여준다. 따라서 이들 유도는 표준 12유도 심전도 기록지 아래 부분에 제공되는 율동띠 기록(rhythm strip)에 의례적으로 이용된다.

4. 심전도 기록의 표준

심전도는 가로 세로로 1 mm 간격으로 가는 선이 새겨지고 5 mm 간격으로 굵은 선이 그려진 모눈종이에 기록된다. 가로 간격은 시간 간격을, 세로 높이는 전위 세기를 나타낸다. 표준 기록 속도는 초당 25 mm이며, 표준 전위 증폭 비는 1 mV당 10 mm이다. 따라서 가로 눈금 1개(1 mm)는 0.04초(1초 ÷ 25 mm) 40 ms, 세로 눈금 1개(1 mm)는 0.1 mV(1 mV ÷ 10 mm)를 의미한다(그림 1-16).

율동의 빠르기나 전위의 크기에 따라 표준 속도 보다 2배로 빠르게 기록하거나 느리게 기록할 수 있고 전위 비도 2배로 증가시키거나 2배로 감소시킬 수 있다. 따라서 심전도 분석 시 기록지에 기호나 문자로 표시된 기록 속도와 전위 증폭 비를 먼저 확인해야 한다.

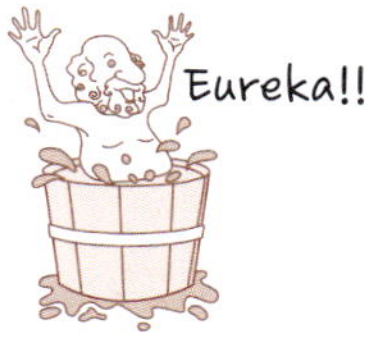

심전도 12 유도에도 효자가 따로 있다!

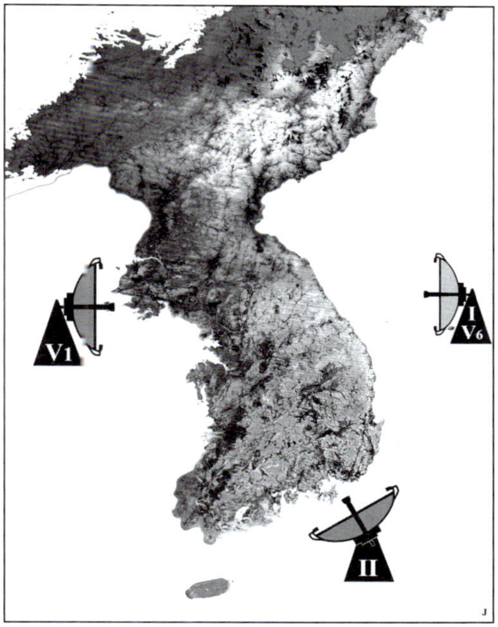

심전도를 판독할 때 12개 유도를 한 눈에 다 볼 수 없으므로 먼저 보아야 할 유도가 있고 나중에 보아도 되는 유도가 있을 것 같은데 정말 그럴까? 예수의 12제자 가운데에도 수제자가 따로 있고 여러 자녀 가운데에도 효자가 따로 있듯이, 심전도 유도에도 심전도 진단에 특별히 도움이 되는 효자유도가 따로 있다. 사지유도 II와 흉부유도 V_1이 바로 그것이다. 심근경색이나 허혈과 같은 국소 심근 질환이 아닌 거의 모든 심장질환은 이들만으로도 진단할 수 있다. 따라서 심전도를 판독할 때 다른 어떤 유도보다도 이들 효자유도를 먼저 보아야 한다. 효자유도 II는 아래(좌심실 첨부) 쪽에서 심전기활동을 마주 보는 유도이고, 효자유도 V_1은 정상 전기활동이 시작되는 동결절이 있는 우심방과 우심실에 가장 가까이 있는 유도이다. 우리나라 영공을 감시하는 관측소로 말하면 유도 II는 우리나라 남동쪽 거제도 관측소, 유도 V_1은 서쪽 백령도 관측소 정도가 된다. 다음으로 중요한 유도인 I과 V_6는 동쪽 끝, 독도 관측소에 해당한다. 이들 관측소로부터 우리나라 영공에서 항해하는 항공기의 비행 방향과 속도를 알 수 있는 것처럼 유도 II와 V_1만으로도 심장의 이상을 거의 모두 다 알 수 있다. 따라서 심전도를 판독할 때에는, 맨 먼저 효자유도인 II와 V_1을 보고 심장의 율동과 대략적인 심장 이상을 파악한 다음에 유도 I과 V_6를 보고 재확인하고, 마지막으로 나머지 유도를 보아 국소적인 이상을 파악하여 최종적인 결론을 내리는 식으로 분석한다.

최근에 그 동안 가장 무시되고 천대 받았던 aVR 유도가 좌주간지 또는 좌전하행지 근위부 병변의 예측과 심실빈맥, 브루가다증후군, 심낭염의 진단에 유용하다고 하여 주목을 받고 있다. 따라서 aVR 유도는 바리데기 공주유도라고 부를 수 있을 것 같다.

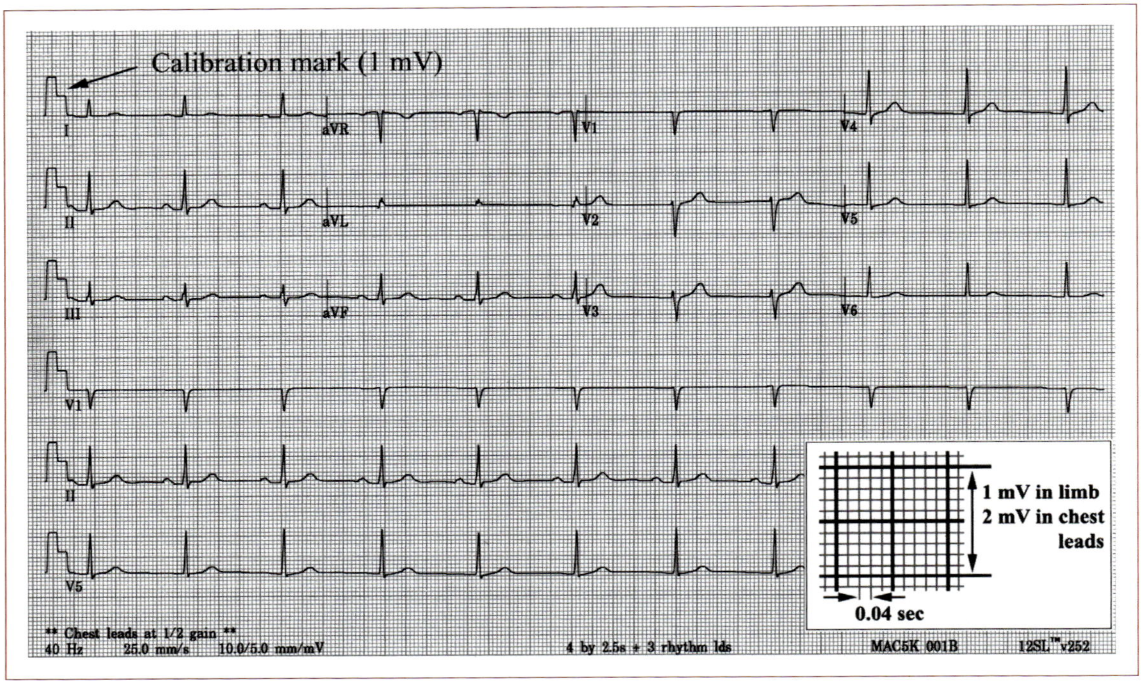

그림 1-16. 심전도 기록 예.
심전도 기록이 시작하는 곳에 유도 표시와 함께 1 mV가 세로 모눈 몇 개로 기록되는지 보여주고 있다(사지 유도에서는 10 mm로, 흉부유도에서는 5 mm로 기록되고 있다고 표시됨). 왼쪽 아래 밑에 흉부유도는 전위증폭 비가 표준 방법의 1/2이고 기록 속도는 25 mm/sec라고 표시되어 있다. *이 심전도는 저자가 50세일 때 기록된 것이다.

5. 심전도 기록의 오류와 잡신호

심전도 전극과 전극선의 부적절한 부착과 불량한 연결에 의해 잡신호(noise signal)나 인공물(artifact)이 생길 수 있고 이로 인해 심전도 분석이 어렵거나 잘못될 수 있다. 대표적인 원인을 소개한다.

1) 전극의 부적절한 부착

전극의 부적절한 부착은 사지유도와 흉부유도 부착 시 일어날 수 있다. 사지유도 전극의 부적절한 부착은 심전도 파를 완전히 뒤바꿔버리기 때문에 판독 시 크게 혼란이 온다. 반면 흉부유도에서는 심

이뭣고?

심전도 표준 기록 속도는 왜 25 mm/s일까?

가로 눈금 하나의 간격 0.04초(40 msec)은 심전도를 통해 맥박수나 간격을 측정하는 데 기본이 된다. 가로 눈금 하나의 간격 0.04초는 기록 속도가 25 mm/sec이기 때문이다(1초/25 mm = 0.04초/1 mm). 그렇다면 표준 기록 속도 25 mm/s는 어떻게 정해진 것일까? 이는 1 inch/s에서 유래한 것이라고 생각된다. 1 inch/s 이었던 것을 미터법으로 바꾸니 25 mm(1 inch)/s가 된 것이다.

전도 파의 형태가 완전히 뒤바뀌지는 않기 때문에 부착 오류를 쉽게 인지할 수 있어 판독하는 데 큰 어려움이 없다.

(1) 사지 전극의 부적절한 부착

가장 흔한 사지 전극 부착의 잘못은 오른 팔과 왼 팔을 바꿔 붙이는 양팔 유도 교환이다(**그림 1-17**). 이밖에도 다양한 조합의 잘못이 있을 수 있다. 사지 전극의 부적절한 부착은 비슷하여야 할 유도 I과 V_6가 판이하게 다른 것으로 의심할 수 있다.

사지 전극의 교환은 전극이 바뀌어도 극성은 변하지 않는 단극 사지유도를 통해 추정하는 것이 좋다. 각 단극유도에 전형적인 P파와 QRS파가 어느 단극유도에서 나오는지를 확인하면 된다. 즉, P파와 QRS파 모두 음성이어야 할 aVR 유도의 전형적인 심전도 파가 실제 심전도에서는 aVL 유도에서 보인다면 오른 팔 전극이 왼 팔에 부착된 것이다.

(2) 흉부 전극의 부적절한 부착

흉부 전극의 부적절한 부착의 가장 흔한 원인은 정확한 갈비뼈 간격을 잘못 선정하여 높이가 갈비뼈 한 개 정도 위나 아래에 붙여지는 것과 $V_{5,6}$가 각각 겨드랑 앞선과 옆선이 아니라 조금 앞에 붙여지는 것이다. 특히 V_6 유도를 겨드랑 앞선에 붙이는 경우가 잦다. 흉부 전극을 1-2늑간 위에 붙일 경우에는 QRS파가 간혹 QS파로 잘못 기록되어 심근경색으로 오인할 수도 있다.

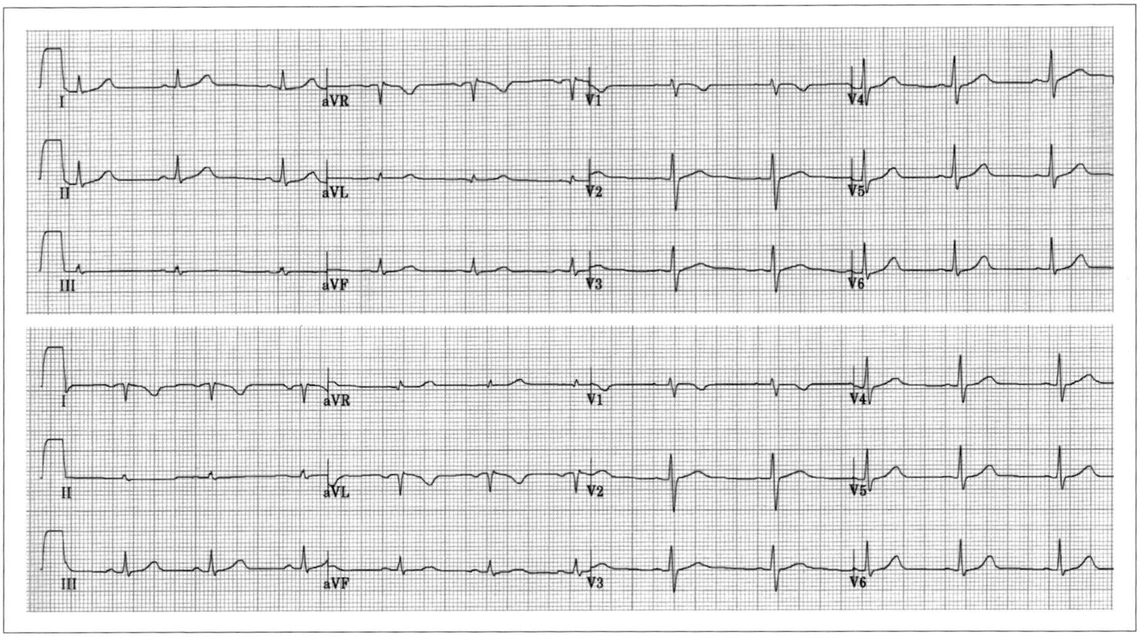

그림 1-17. 전극의 부적절한 부착.

(위) 정상적인 전극의 부착, (아래) 양팔 전극의 교환. 사지유도 전극의 부적절한 부착은 유도 I와 V_6가 판이하게 다른 것으로 의심할 수 있다. 유도 I에서 심전도파가 뒤집혀(음성화되어) 있고 단극 사지유도에서 P-QRS파 모두 음성이어야 하는 aVR형 심전도 파가 aVL 유도에서 나타나는 반면에 P-QRS파 모두 뚜렷하게 양성이어야 하는 aVF형 심전도 파는 그대로 aVF 유도에서 나타나므로 오른 팔과 왼 팔 전극이 바뀐 것을 알 수 있다.

2) 잡신호(noise signal)

(1) 전극의 불량한 접촉

피부의 각질이나 지방을 적절하게 제거하지 않거나 전극 자체의 변성, 오염 또는 접착력 저하로 전극과 피부의 접촉이 불량해진다. 전극과 피부의 불량한 접촉은 환자나 전극선의 움직임에 따라 심전도 파가 위아래로 움직이고(motion artifact), 여러 가지 잡신호로 오염된다(**그림 1-18**). 이를 예방하기 위해서는 피부를 잘 문질러서 깨끗이 닦고 변성이나 오염되지 않은 전극으로 피부에 단단히 부착하여야 한다.

(2) 전극선의 불량한 연결이나 차폐(shielding)

전극과 전극선, 전극선과 심전계 사이의 연결이 단단히 고정되지 않거나 전극선의 차폐 피복이 손상되면 외부 전기장이나 자기장으로부터 간섭을 받아 여러 가지 잡신호로 심전도 파가 변형된다. 이를 예방하기 위해서는 모든 연결 부위의 조임이 느슨해지지 않게 하고 전극선이 손상되지 않도록 주의해서 다루어 한다.

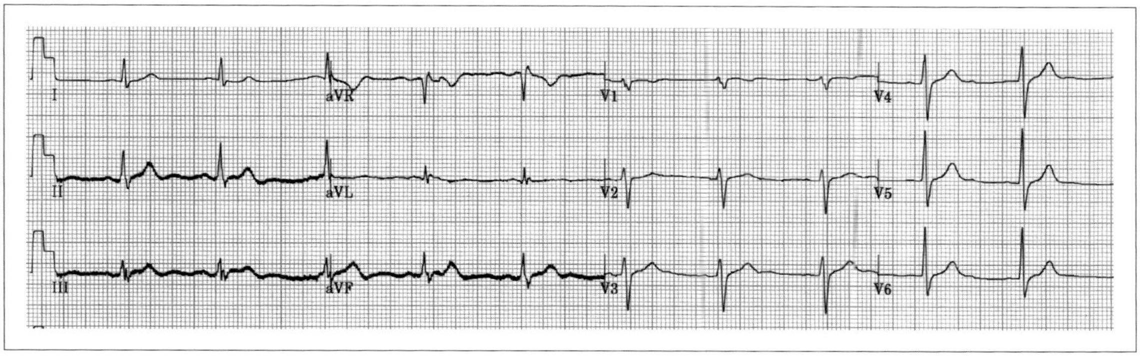

그림 1-18. 전극의 불량한 접촉에 의한 잡신호.
사지유도 전극의 접촉이 불량하여 외부 전기장이나 자기장의 영향을 받아 사지유도 II, III, aVF의 심전도 선이 잡신호로 오염되어 두껍게 보인다. 유도 I과 단극유도 aVR, aVL은 잡신호에 오염되어 있지 않은 것으로 보아 접촉 불량 전극은 왼발 전극임을 알 수 있다.

(3) 인공물

■ 근육 떨림

파킨슨병, 오한, 찬공기, 긴장 등에 의한 근육의 수축이나 경련에 의해 생기는 근전위(myopotential)가 심전도에 기록될 수 있다. 근전위의 크기는 0.5 mV까지 되며 빈도는 다양하다. 빠르게 나오면 심방조동이나 심방세동으로 오인될 수 있다(**그림 1-19, 위**). 감별은 빠른 심방 파(실제는 인공물)에 비해 심실파는 전혀 변화가 없는 점으로 한다.

이같은 인공물을 제거하기 위해서는 검사실 온도를 따뜻하게 하고 긴장을 최대한 풀어준 다음에 심전도를 기록하여야 한다.

■ 피부 자극

피부를 긁거나 가볍게 두드리는 것에 의해서도 QRS파와 비슷한 인공 심전도 파가 생겨 심실빈맥이나 심실세동으로 오인되는 경우가 있다(**그림 1-19, 아래**). 고양이 다양하고 T파가 뒤따라 나오지 않는 것이 특징이다.

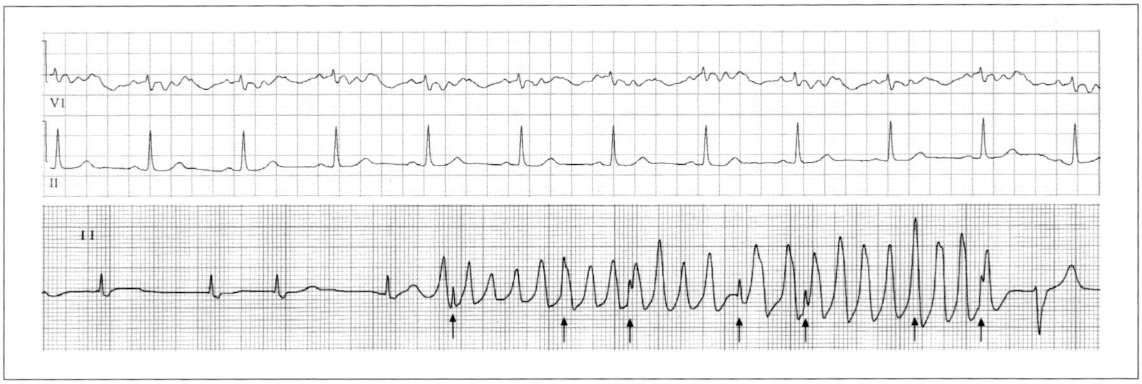

그림 1-19. 근육 떨림이나 피부 자극에 의한 인공물.

(위) 근육 떨림에 의한 인공물에 의해 V_1에서 기저선에 작은 파동이 계속 이어져서 심방세동으로 오인할 수 있다.

(아래) 피부 자극에 의한 인공물에 의해 다형 심실빈맥으로 오인할 수 있는 심전도이다. 인공물에 의한 심전도 파 안에 예리한 꼭지점을 가진 정상 심실파(화살표)가 숨어 있는 것이 보인다.

◈ 자율평가문제

1. 심전도는 심장의 (　　　) 활동을 심전도 기록지나 모니터 화면에 (　) 으로 나타낸 것이다.

전기적인
선

2. 심장의 펌프 기능은 심장의 주기적인 수축과(　　)에 의해 일어나며 심장의 수축과 이완은 심근세포의 (　　)과 재분극에 의해 일어난다.

이완
탈분극

3. 심근세포의 탈분극과 재분극이 진행되는 동안에 심근은 (　　)된 부분과 분극된 부분으로 (　　) 된다.

탈분극
나뉘게

4. 심근이 탈분극된 부분과 (　　)된 부분으로 나뉘어 있으면 두 지격 사이의 전위 차이 때문에 (　　)가 흐르게 되고 이 전류가 심전계에 검출되어 (　　) 선으로 나타난다.

분극
전류, 심전도

5. 탈분극 파와 (　　) 파가 심전도에 기록되는 것은 밤중에 전진과 (　　)을 반복하는 자동차 불빛이 여러 위치에서 (　　)되는 것과 같다.

재극, 후진
관찰

6. 탈분극이 전극을 향해 (　　)하면 양성 파가 기록되는데 이는 관찰자를 향해 전진할 때 관찰자의 눈에 자동차의 (　　) 불빛이 비추이는 것과 같다.

전진
밝은

7. 재분극이 심전도 전극이 부착된 쪽에서 시작하면 그 전극에 (　　) 파가 기록되는데 이는 자동차가 관찰자로부터 (　　)할 때 관찰자의 눈에는 자등차의 (　　) 면이 보이는 것과 같다.

양성
후진
밝은

8. 탈분극이나 재분극의 진행 방향에 (　　)으로 놓인 전극에는 심전도 파가 이상성으로 기록되는데 이는 자동차의 진행 방향에서 수직으로 비껴 선 (　　)의 눈에는 자기 (　　)을 지나가는 자동차의 밝은 앞 부분과 (　　) 뒤 부분 모두가 들어오게 되기 때문이다.

수직
관찰자
앞, 어둔

9. 표준 12유도 심전도는 6개의 사지유도와 6개의 ( )유도로 구성되어 있는데 각 유도는 고유의 ( )에서 심장의 전기적인( )을 관찰하여 기록한다.	흉부 시각, 활동
10. 사지유도는 심장의 전기적인 활동을 ( ) 위에서 관찰한 것을, 흉부유도는 수평면 위에서 관찰한 것을 보여 준다.	수직면
11. 흉부유도 V_1은 ( ) 늑간 가슴뼈 오른 경계선에, V_2는 제4 늑간 가슴뼈 왼 경계선에, V_3는 V_2와 ( ) 중간에, V_4는 제5 늑간 빗장뼈 ( ) 선에, V_5는 V_4와 같은 높이 겨드랑 앞 선에, V_6는 V_4와 같은 높이 겨드랑 ( ) 선에 전극을 붙여서 기록한다.	제4 V_4, 가운데 중간
12. 심전도 유도에서 관찰자의 ( )이 있는 곳은 쌍극유도에서는 ( )이 부착된 곳이고 ( )유도에서는 탐색전극이 부착된 곳이다.	눈, 양극 단극
13. 따라서 사지유도에서 관찰자의 눈이 있는 곳은 유도 I은 ( ) 손, 유도 II는 왼 발, 유도 III는 왼 발, 유도 aVR은 ( ) 손, aVL은 왼 손, aVF는 왼 발이다.	왼 오른
14. 심전도 유도가 주로 ( )하는 심장 부위에 근거하여 I, aVL은 측벽 유도, II, III, aVF는 ( ) 유도, V_{1-2}는 중격 유도, V_{3-4}는 ( ) 유도, V_{2-4}는 전중격 유도, V_{5-6}는 전측벽 유도, $V_{3-4}R$은 ( ) 유도라고 부른다.	반영 하벽, 전벽 우흉부
15. 심전도 기록지는 1 mm 간격으로 가는 선이 새겨지고 ( ) mm 간격으로 ( ) 선이 그려진 모눈종이이다. 표준 기록 ( )는 초당 25 mm이며, 표준 전위 증폭 비는 1 mV당 10 mm이다. 따라서 가로 눈금 1개는 ( )초이고, 세로 눈금 1개는 0.1 mV를 의미한다.	5, 굵은 속도 0.04

2장 심장의 구조와 전기생리

1. 심장의 전기생리학적 구조

심장은 해부학적으로는 2개의 심방, 2개의 심실, 그리고 심방의 전기자극을 심실에 전달해주는 방실결절(AV node), 히스속(His bundle), 각분지(bundle branch), 퍼킨제섬유(Purkinje fiber)로 구성된 방실전도계로 되어있다. 하지만 심전도적으로는 1개의 심방, 1개의 심실, 그리고 이들 사이를 연결시켜주는 방실접합부(AV junction)로 구성된 것처럼 나타난다(그림 2-1). 즉, 심전도에 좌우 심방이 하나의 심방파(P파)로, 좌우 심실이 하나의 심실파(QRS파)로, 그리고 이들이 방실접합부를 나타내는 PR분절에 의해 연결되어 있는 모습으로 나타난다.

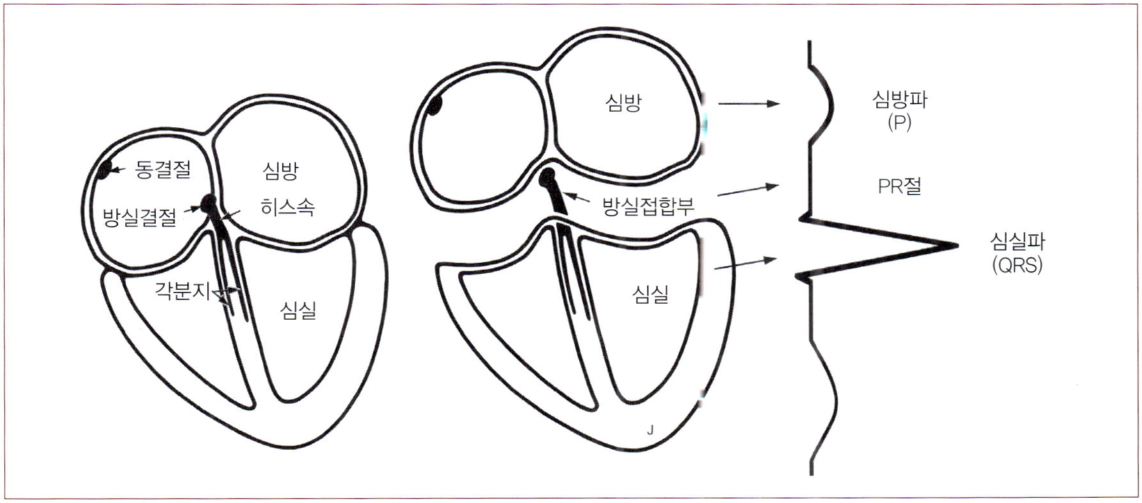

그림 2-1. 심장의 해부학적인 구조(왼쪽)와 전기생리학적인 구조(오른쪽).
심장은 전기생리학적으로는 심방, 심실, 그리고 이들을 연결하는 방실접합부로 되어 있어 심전도에 좌우 심방이 하나의 P파로, 좌우 심실이 하나의 QRS파로, 방실접합부는 PR분절로 나타난다.

방실접합부는 방실결절과 히스속의 활동을 체표 심전도로는 구별할 수 없기 때문에 이들을 하나로 아우르기 위해서 지어진 이름이다(**그림 2-1, 가운데**). PR분절은 심방의 전기자극이 심실로 내려가기 위해 방실접합부를 통과하는 시기이다. 방실접합부는 가는 전선과 같아서 흥분되어도 생성되는 전류가 작아 신체 표면에서는 검출되지 않기 때문에 아무런 심전도 파가 없는 등전위선(isoelectric line)으로 나타난다. 심장을 심실과 심실상성(supraventricle) 조직으로 분류할 경우에 방실접합부는 심방과 함께 심실상성 조직으로 분류된다. 방실접합부를 심실상성 조직으로 분류하는 것은 해부학적으로도 맞고, 방실접합부에서 기원하는 율동의 QRS파가 심방성일 때와 같이 "좁은 QRS파"로 나타나기 때문이다.

2. 심장의 자극 생성 및 전달 조직(자극전도계)

심장은 최상의 기능을 발휘하기 위해 모든 조직이 하나의 신호에 따라 움직이도록 되어있다. 이를 위해 심장에는 스스로 전기 신호 자극을 만들고(자동능) 전달하는 능력(전도능)을 가진 자극 생성 및 전달 조직인 자극전도계가 있다(**그림 2-2, 표 2-1**). 심장 자극전도계는 철저하게 상명하복하는 조직으로 정상에서는 최상위 지휘 조직인 동결절의 신호 자극에 따라 일사불란하게 움직이나 상위 전도 조직이 제 기능을 하지 못하거나 자극 전달이 부족할 때에는 하위 조직이 스스로 자극을 만들어 예비 심박조율기로서 기능을 발휘한다(**표 2-1**).

표 2-1. 자극전도계의 구성과 전기생리학적 특성

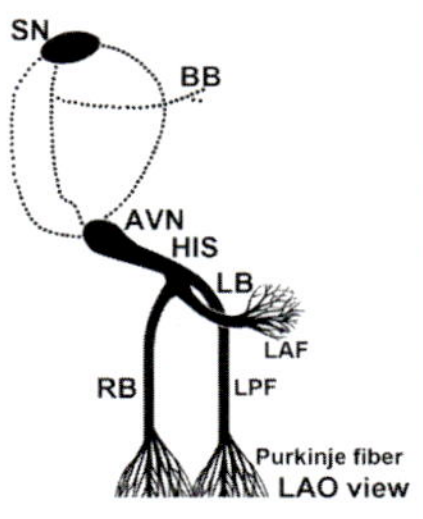

자극전도계	부 위		이온 통로	전도 속도	고유 율동수
	동방결절(SN)		Ca	0.05 m/s	60~100회/분
	결절간 전도로		Na	0.5 m/s	
	방실접합부	방실결절(AVN)	Ca	0.05 m/s	40~60회/분
		히스속(HIS)	Na	1 m/s	40~60회/분
	각분지(RB, LB)		Na	1 m/s	20~40회/분
	퍼킨제섬유		Na	4~5 m/s*	20~40회/분

*마라톤 선수의 달리기 속도와 비슷함. BB: Bachmann's bundle

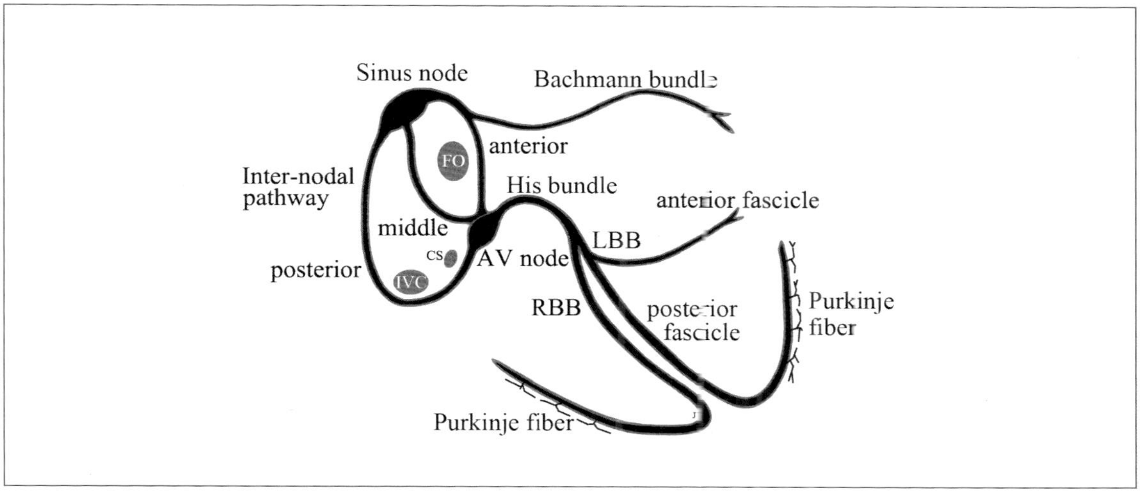

그림 2-2. 심장 자극전도계(cardiac conduction system).
심장 자극전도계는 심방에 있는 동결절(sinus node), 3개의 결절간전도로(inter-nodal pathway)와 바흐만속(Bachmann's bundle), 방실접합부에 있는 방실결절(AV node)과 히스속(His bundle), 심실에 있는 좌우 각분지(LBB, RBB)와 섬유속(fascicle), 퍼킨제섬유(Purkinje fiber)로 구성되어 있다. 이들은 철저히 상명하복하여 상위 조직의 신호 자극에 순종하고 상위 조직의 기능 저하 또는 전도차단 시에는 예비 심박조율기로서 기능을 발휘한다.

(1) 심방

① **동결절(sinus node, SA node)**: 정상 심장 율동을 지휘하는 최고 지휘소 및 자극발전소로서 상대정맥과 우심방이 만나는 곳의 우전측방에 위치하고 크기는 15×5×2 mm이다.

② 결절간전도로(inter-nodal pathway): 우심방에 동결절과 방실결절을 연결시켜주는 기능성 전도로로서 3개(전방, 중앙, 후방)가 있다. 전방 전도로는 동결절의 전상부에서 기원하여 심방중격의 앞쪽을 따라 내려가고, 중앙 전도로는 동결절의 후상부에서 기원하여 심방중격의 뒤쪽을 따라 내려가서 이들이 방실결절 부위에서 합쳐져서 방실결절에 이른다. 후방 전도로는 동결절의 하부에서 기원하여 분계능(crista terminalis)를 따라 내려가고 관상정맥동 입구를 지나 방실결절의 후방부로 들어간다. 결절간전도로는 결절간전도는 물론 심방중격과 관상정맥동을 통한 좌심방 전도에도 관여한다.

③ 심방간전도로(inter-atrial pathway, Bachmann's bundle): 바흐만속이라고 하며 전방 결절간전도로로부터 심방중격 부근에서 분리되어 일부는 우심방 부속지로 가고 나머지는 좌심방으로 주행하여 좌폐정맥과 좌심방 부속지에 이른다. 세 개의 결절간전도로와 함께 좌심방 전도에 관여하나 바흐만속 전도가 가장 빠르다. 따라서 바흐만속 차단은 심한 심방내 전도지연을 일으킨다.

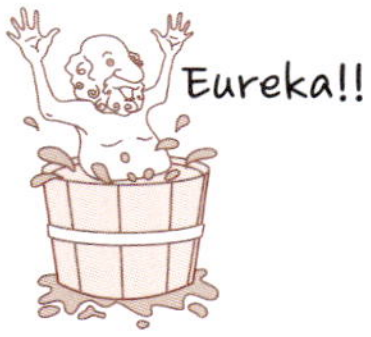

방실전도계는 콩나물과 같다.

방실전도계는 방실결절(AV node), 히스속(HIs bundle), 각분지(bundle branch), 섬유속(fascicle), 퍼킨제섬유(Purkinje fiber)로 구성되어 있는데 해부학적 형태가 콩나물과 매우 비슷하다. 콩나물 머리는 방실결절, 목은 히스속, 줄기는 각분지와 섬유속, 잔뿌리는 퍼킨제섬유가 된다.

콩이 발아하여 콩나물이 될 때, 콩(결절)이 두 개로 갈라져 떡잎이 되는데 처음에는 분리된 반쪽이 방향만 약간 틀어져서 그림과 같은 모습을 보인다. 이는 방실결절이 두 개의 전도로(이중전도로)로 쪼개져 있는 모습과 같다. 두 개의 떡잎 가운데 앞쪽 위에 있는 것이 급속전도로(fast pathway)가 되고, 뒤쪽 아래에 있는 것이 완속전도로(slow pathway)가 된다. 이제 방실전도계는 콩나물로 생각하자. 이는 성장과정에 방실결절이 두 개의 전도로로 분리되어 방실결절회귀성빈맥이 발생하는 것을 이해하는 데에도 도움이 된다.

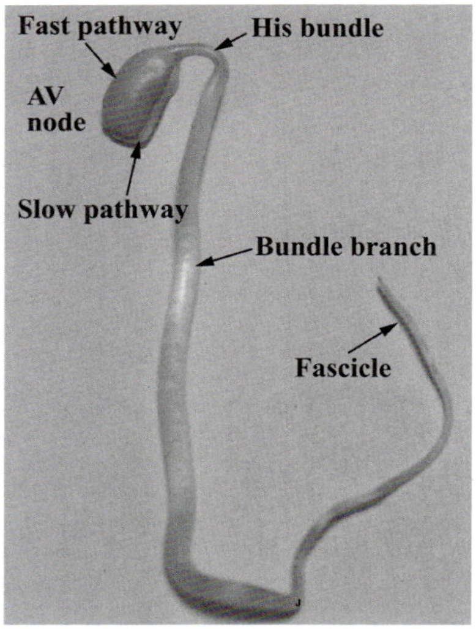

(2) 방실접합부

① 방실결절(AV node): 심방중격의 우심방 쪽 코흐 삼각지(Koch triangle) 안에 있고 크기는 6×3×1 mm 정도이다. 방실결절은 방실전도시간을 지연시켜 심방 수축 후 심실 충만에 필요한 시간을 충분히 벌어준다. 또한 심방 율동이 빨라지면 역으로 전도시간과 불응기를 연장시켜 빠른 자극의 전도를 지연시키고 차단함으로써 심실이 과도하게 자극받지 않도록 한다. 이와 같이 방실결절은 심장 자극의 방실전도 속도를 조정하여 심실 율동의 과속화를 예방하는 교통 통제소와 같은 역할을 한다. 방실결절이 전도 속도가 다른 두 개 이상의 전도로로 분리되어 있는 경우도 있는데 이럴 경우에는 방실결절회귀성 빈맥이 발생하는 병소가 되기도 한다.

② 히스속(His bundle): 방실결절에서 연속되는 두꺼운 전선과 같은 구조로 중심 섬유체(central fibrous body)를 뚫고 심실중격으로 내려가 막성(membranous) 심실중격과 근육성 심실중격의 경계부에서 좌우 각분지(bundle branch)로 나누어진다. 길이는 10~20 mm이고 폭은 2~3 mm이다.

(3) 심실

① 각분지(bundle branch): 우각분지는 심실중격의 우측 심근 안으로 들어가 결합조직으로 둘러싸인 채로 가지를 내지 않고 내려간다. 우심실 첨부 근처에서 조정띠(moderator band)를 타고 우심실 자유벽(free wall)로 건너가 전방 유두근에서 가지를 낸다. 좌각분지는 심실중격을 뚫고 대동맥 판막의 비관엽 아래로 나와 다시 좌전속(anterior fascicle)과 좌후속(posterior fascicle)으로 갈라진다. 이들은 각각 좌심실 자유벽의 전측방 유두근과 중격의 후내측 유두근 쪽으로 가지를 내어 분포한다.

② 퍼킨제섬유(Purkinje fiber): 각분지에서 가지쳐나온 퍼킨제섬유의 끝은 그물망(plexus)을 형성하여 심내막을 뚫고 들어가 심실벽 안쪽 1/3의 심근세포에 분포한다. 이로써 심실벽의 탈분극이 심내막 쪽에서 심외막 쪽으로 가로 방향으로 진행하게 된다.

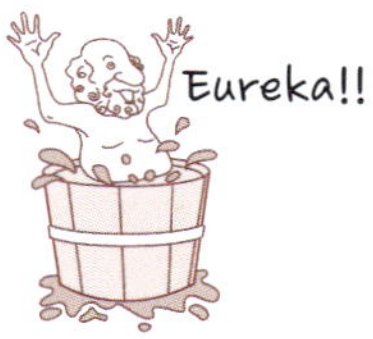

심장도 철학을 한다.

1. 좌우는 연대와 연합

심방은 좌우가 친구처럼 우정으로 연대한다 (우정 연대). 따라서 심방파인 P파의 왼쪽 전반부는 우심방이 만들고 오른쪽 후반부는 좌심방이 만들어 우정으로 연대하는 모습을 보여준다.

심실은 좌우가 연인처럼 사랑으로 연합한다 (사랑 연합). 따라서 심실파인 QRS파는 좌심실과 우심실이 사랑으로 연합하여 일심동체로 하나가 된 모습을 보여준다.

2. 상하는 소통과 배려

심방과 아래에 있는 심실은 하나로 통일된 소통 통로인 방실전도계를 통해 상하 긴밀히 소통하고 상호 배려하며 평생을 함께 하는 짝이 된다. 따라서 심전도에서 심방파인 P와 심실파인 R은 모자관계로부터 부부관계로까지 평생을 동행하는 모습을 보여준다.

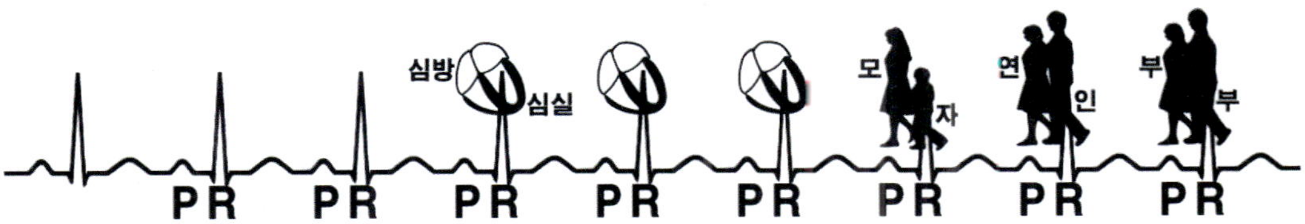

3. 심장세포의 전기생리학적 특성

심장세포는 크게 동방결절세포, 심방근세포, 방실결절세포, 퍼킨제섬유세포, 심실근세포로 구성되어 있다. 심장세포는 공통적으로 자극을 받아 흥분하고(흥분성), 흥분 자극을 인접 세포에 전달하는 성질을 가지고 있다(전도성). 심장세포는 한 번 탈분극하면 일정기간 동안에는 어떤 자극에도 반응하지 않는 성질이 있다(불응성). 이는 심장세포의 경련성 수축을 방지하여 수축과 이완을 반복적으로 계속할 수 있도록 한다.

방실결절은 다른 조직과는 달리 전도속도가 매우 느리고 자극의 간격이 짧아질수록 전도속도가 느려지는 특이한 성질(감속전도)이 있다. 이는 방실결절세포가 고속철도같이 치밀하게 연결된 히스속이나 각분지와 달리 징검다리처럼 엉성하고 구불구불하게 연결되어 있기 때문이다. 이는 심방 자극이 심실에 도달하는 시간을 늦춰서 심실에 피가 채워지는 시간을 충분히 벌어주기 위한 것이다. 심장조직의 전도속도는 심방이나 심실근섬유는 1 m/s, 방실결절 0.05 m/s, 히스속 1 m/s, 퍼킨제섬유 4~5 m/s이다.

심장세포 가운데 동방결절이나 방실결절과 같은 결절세포와 퍼킨제섬유세포는 스스로 탈분극하여 전기자극을 만들어 낼 수 있는 성질(자동성)을 가지고 있다. 자동성을 가진 자동 조직은 상위 조율 조직의 기능이 떨어지면 심박조율기의 역할을 담당할 수 있으므로 예비 또는 잠재적 심박조율기(subsidiary 또는 latent pacemaker)라고 한다. 결절세포는 칼슘통로를 이용하고 나머지는 소디움통로를 이용한다(**표 2-1**).

4. 심장세포의 활동전위

심장세포의 전기생리학적 특성은 세포 안에 아주 가는 유리 전극을 넣어 기록하는 세포막 활동전위(action potential)의 다양한 형태로 표현된다(**그림 2-3**). 활동전위 곡선은 0기 탈분극기, 1기 초기 급속재분극기, 2기 완속재분극기 또는 고원기(plateau phase), 3기 후기 급속재분극기, 4기 안정기로 구성되어 있다(**그림 2-3**). 0기 상승 속도는 전도속도와 밀접하게 연관되어 있고, 2기와 3기 재분극기는 불응기에 해당한다(**그림 2-3**).

불응기는 절대 불응기와 상대 불응기로 나누어진다. 절대 불응기는 어떤 크기의 자극에도 반응하지 않는 활동전위 0에서 -60 mV까지 기간이다. 상대 불응기는 강한 자극에 불완전하게 반응하는 기간으로 절대 불응기 끝에서 활동전위 3기 끝까지이다. 절대 불응기 끝 부분은 심실세동이 잘 유발될 수 있어 취약기(vulnerable period)라고 하고 심전도에서는 T파 꼭대기 부근에 해당된다. 상대 불응기 후 30 ms 정도까지는 약한 자극에도 쉽게 탈분극이 일어날 수 있어 초정상기(supernormal period)라고 한다(**그림 2-3**).

심전도는 심장세포 간 활동전위의 시간 차에 의해서 만들어지는데 심실에서 qRs파는 활동전위 0~1기, ST절은 2기, T파는 3기에 해당된다(**그림 2-3**).

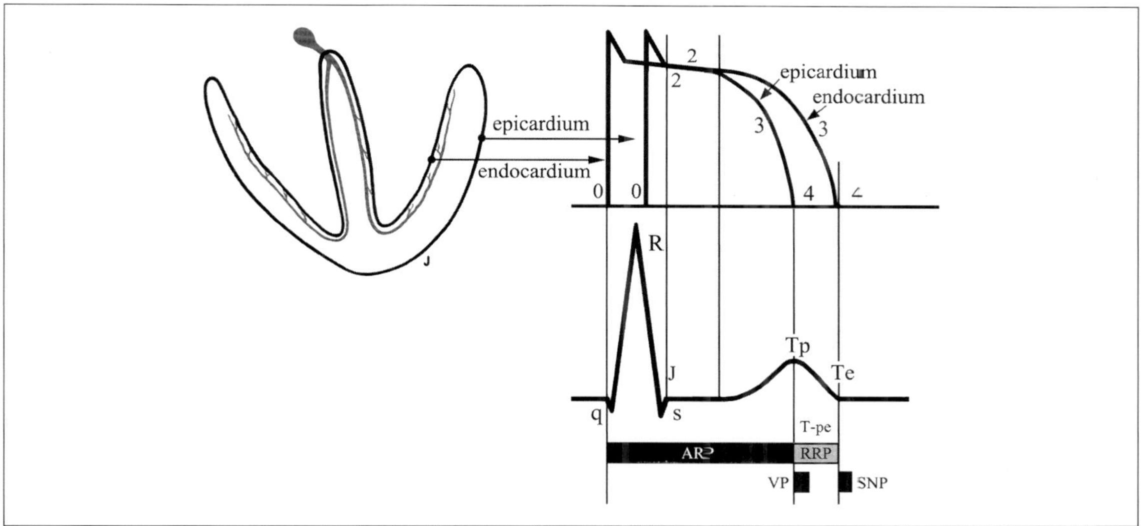

그림 2-3. 세포막 활동전위(action potential)와 심전도와 관계.
심전도에서 QRS파는 활동전위 곡선의 0-1기, ST절은 2기, T파는 3기에 해당된다. 심전도 파와 분절은 심내막(endo) 쪽 심근과 심외막(epi) 쪽 심근으로 대표되는 심장세포 간 활동전위의 차에 의해서 만들어진다. 예를 들어 ST절은 활동전위 곡선 2기에 심내막하 심근과 심외막하 심근의 활동전위 곡선이 일치하여 전위 차가 0이 되기 때문에 등전위선으로 나타난다. 심실 불응기의 대략적인 구간을 심전도에 표시하였다. Tp에서 Te까지 기간(Tpe)는 상대 불응기에 해당하고 불응기의 경벽성 분산(transmural dispersion)이라고도 한다. ARP : absloute refractory period, RRP : relative refractory period, VP : vulnerable period, SNP : super-normal period.

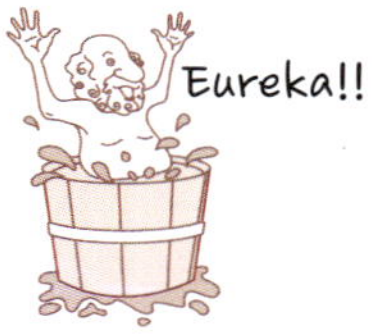

심장이 내 손 안에 있다!

심장이 얼마나 크고 어떻게 생겼는지를 직접 보고 싶을 때가 많다. 심장은 보통 자기 주먹만하다고 한다. 이처럼 주먹 쥔 손은 자신의 심장이 얼마나 큰지를 알게 해주고, 심장이 몸 속에 어떻게 위치해 있는지를 알게 해준다. 즉, 주먹 쥔 왼 손을 오른 손으로 감싸면 좌심실(LV)과 우심실(RV)의 단면이 된다. 이를 수평으로 놓고 보면 흉부유도와 같이 수평면 상에 투시되는 모습이 되고, 세워 놓고 보면 사지유도와 같이 수직면 상에 투시되는 모습이 된다. 또한 왼 손의 세 손가락을 펼치면 우관동맥(RCA – 엄지), 좌전하행지(LAD – 검지), 좌회선지(LCX – 중지) 등 세 관상동맥이 심장을 감싸고도는 모습이 된다. 이처럼 가슴 속 심장의 모습을 내 손으로 만들어 볼 수 있다.

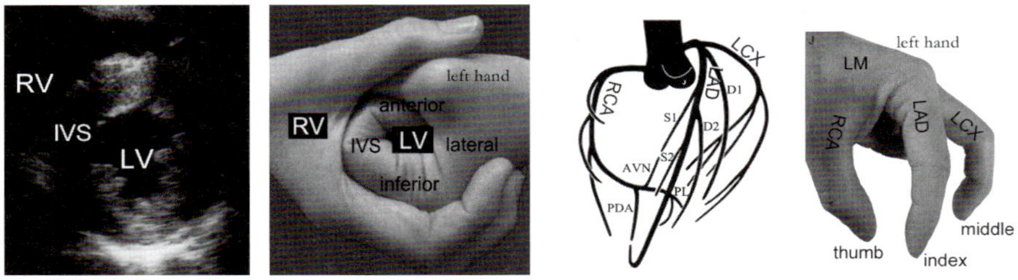

5. 심방과 심실의 특이한 탈분극 과정

심방에는 심실과 달리 퍼킨제섬유와 같은 특수 전도조직이 없어 자극이 심근세포 간 전도에 의해서 심방 벽의 장축을 따라 종적으로 서서히 전파된다(**그림 2–3**). 따라서 탈분극이 좌우 심방에서 동시에 일어나지 않고 동결절이 있는 우심방에서 시작하여 좌심방에서 끝난다. 이 때문에 P파의 전반부는 우심방의 탈분극에 의해서, P파의 후반부는 좌심방의 탈분극에 의해서 만들어진다. 심방의 근량이 심실에 비해 매우 적음에도 불구하고 비교적 느린 전도 때문에 심방의 탈분극 시간(P파 폭)이 심실의 탈분극 시간(QRS파 폭)과 거의 같다.

심실은 좌우 심실이 각분지와 퍼킨제섬유에 의해 동시에 빠르게 탈분극하기 때문에 좌우 심실이 동시에 신속히 탈분극된다. 또한 탈분극이 퍼킨제섬유망이 깔려있는 내막층에서 시작하기 때문에 내막층에서 외막층 쪽으로 횡적으로 진행한다(**그림 2-4**).

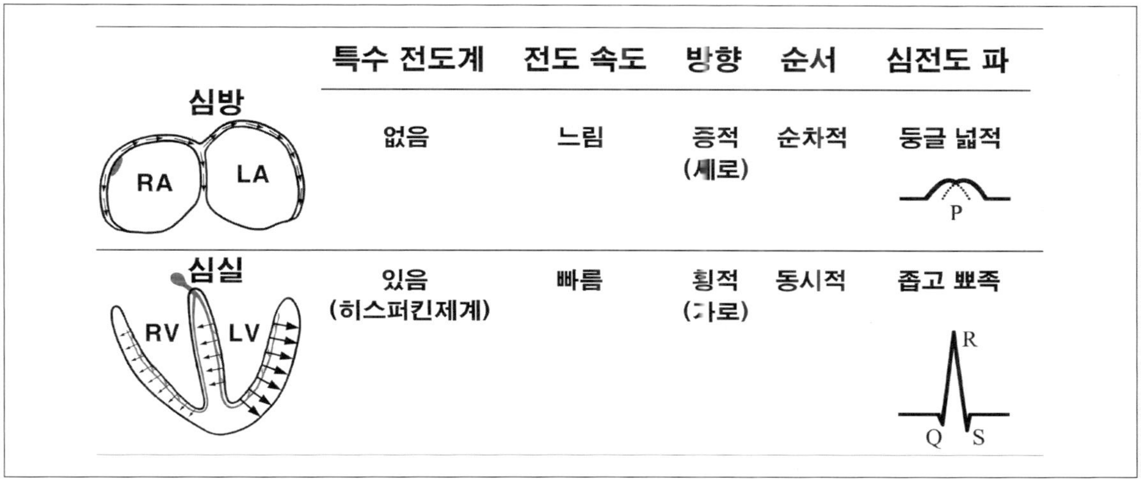

그림 2-4. 심방과 심실의 특이적인 탈분극 과정과 이를 반영하는 심전도 파.
심방의 탈분극 파인 P는 좌우 심방의 순차적인 탈분극으로 인해 전반부는 우심방의 탈분극, 후반부는 좌심방의 탈분극에 의해 생성된다 (왼쪽). 우심방과 좌심방이 P파의 모양에 기여하는 양상은 두 심방의 지붕이 이루는 모습과 같다. 심실의 탈분극 파인 QRS파는 좌우 심실이 퍼킨제섬유에 의해 동시에 빠른 속도로 탈분극되어 좁고 뾰족한 형태로 나타난다 (오른쪽).

◈ 자율평가문제

1. 심장은 해부학적으로 크게 2개의 심방, 2개의 ( ), 이들 사이를 전기적으로 연결시켜 주는 방실전도계로 이루어져 있으나, 심전도적으로는 1개의 ( ), 1개의 심실, 이들을 연결시켜 주는 ( )로 이루어져 있는 것처럼 나타난다.

심실
심방
방실접합부

2. 심전도에서 좌우 ( )이 하나의 P파로, 좌우 심실이 하나의 ( )파로 나타나고 방실접합부는 ( )분절로 나타난다.

심방, QRS
PR

3. 심장은 스스로 전기자극을 만들어 내는 ( )과 자극을 전달하는 전도능을 가진 전도조직을 가지고 있다. 전도조직에는 ( ), 결절간 전도로, 방실결절, 히스속, 각분지, ( )섬유 등이 포함된다.

자동능
동결절
퍼킨제

4. 전도조직은 자기보다 ( ) 자극 생성 조직에 철저하게 복종하여 자신이 가진 자동능을 ( )하나 자기보다 빠른 자극 생성 조직이 사라질 때에는 억제된 자동능을 회복시켜 예비 ( )로 작동하여 심정지를 예방한다.

빠른
억제
심박조율기

5. 심장세포는 공통적으로 자극을 받아 ( )하는 ( ), 흥분 자극을 인접 세포에 전달하는 ( )을 가지고 있다. 심장세포는 한 번 ( )하면 일정기간동안에는 어떤 자극에도 반응하지 않는 ( )을 가지고 있다.

흥분, 흥분능
전도능, 탈분극
불응성

6. 심장세포에 ( )가 있는 것은 심근세포의 경련성 ( )을 예방하여 수축과 이완을 반복적으로 계속할 수 있도록 하기 위함이다.

불응기, 수축

7. 방실결절은 전도속도가 다른 심장세포에 비해 매우( ) 자극의 간격이 짧아질수록 ( )가 더욱 느려지는 특이한 성질 ( )이 있는데 이는 심방의 자극이 심실에 도달되는 시간을 늦춰서 심실에 피가 채워지는 ( )을 충분히 벌어주기 위한 기능이다.

느리고
전도속도
감쇠전도성
시간

8. 심장세포의 세포막 ( ) 곡선은 심장세포의 종류에 따라 다르지만 탈분극기(0기), 초기 급속 ( )기(1기), 완속 재분극기(2기 또는 고원기), 후기 ( ) 재분극기(3기), 안정기(4기)로 구성되어 있다. | 활동전위 / 재분극, 급속

9. 심전도는 세포막 활동전위 곡선을 직접 반영하여 ( )파는 활동전위 0–1기를, ST절은 2기를, T파는 ( )기에 해당한다. | R / 3

10. 심방에는 심실과 달리 ( )섬유와 같은 특수 전도조직이 없어 탈분극이 좌우 심방에서 ( )에 일어나지 않고 동결절이 위치하고 있는 우심방 오른쪽 꼭대기에서 시작하여 ( )으로 서서히 퍼져 나간다. | 퍼킨제 / 동시 / 좌심방

11. 심실은 각분지와 퍼킨제섬유에 의해 좌우 ( )에서 동시에 ( ) 속도로 심내막층에서 ( ) 쪽으로 진행하여 좁고 뾰족한 심전도파를 만든다. | 심실, 빠른 / 심외막층

3장 정상 심전도 파와 간격

1. 정상 심전도 파와 간격

정상 심전도는 4개의 파(P, QRS, T, U)와 2개의 간격(PR, QT)으로 구성되어 있다(그림 3-1).

P파는 심방의 탈분극, QRS파는 심실의 탈분극에 의해서 만들어지며 T파와 U파는 심실과 특수 조직(퍼킨제섬유, M세포)의 재분극에 의해서 만들어진다.

P파 폭은 심방내 전도시간, QRS파 폭은 심실내 전도시간을 의미한다. PR간격은 P파의 시작에서 QRS파의 시작까지 간격으로 방실 전도시간을 의미하고, QT간격은 QRS파 시작에서 T파의 끝까지 간격을 말하고 심실의 총 재분극시간(또는 불응기)을 의미한다(그림 3-1).

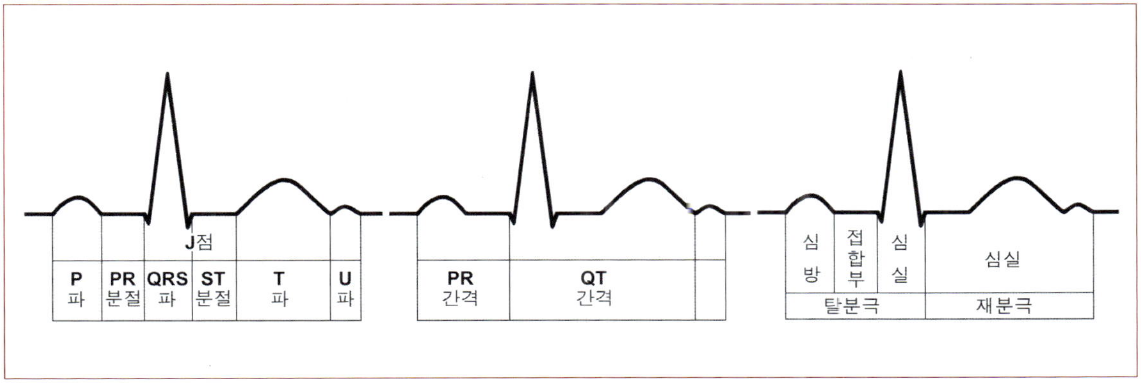

그림 3-1. 심전도 파와 분절의 의미.
심전도는 P, QRS, T, U 등 4개의 파와 이들이 이루는 2개의 분절(PR분절, ST분절)과 2개의 간격(PR간격, QT간격)으로 이루어져 있다. P파, PR분절, QRS파는 각각 심방, 방실접합부, 심실의 탈분극을 의미하고 PR간격을 방실 전도시간, QT간격을 심실 재분극시간을 의미한다.

이뭣고?

다양한 QRS파, 어떻게 부르나?

QRS파의 극성이 변하지 않아 하나이면 단상성(monophasic), 극성이 한 번 바뀌어 두 개이면 이상성(biphasic), 극성이 두 번 바뀌어 뾰족 점이 세 개이면 삼상성(triphasic)이라고 한다.

Q(q)파는 심실의 탈분극에 의해 생성되는 첫 음성 파, R(r)파는 첫 양성 파, S(s)파는 R(r)파 다음에 나온 첫 음성 파, QS파는 양성 파 없이 음성 파만 있는 경우, R'(r')파는 두 번째 나온 양성 파, S'(s')파는 R'(r')파 다음에 나온 음성 파를 말한다. 일반적으로 크기가 5 mm 이상이면 대문자로, 이하이면 소문자로 표시한다.

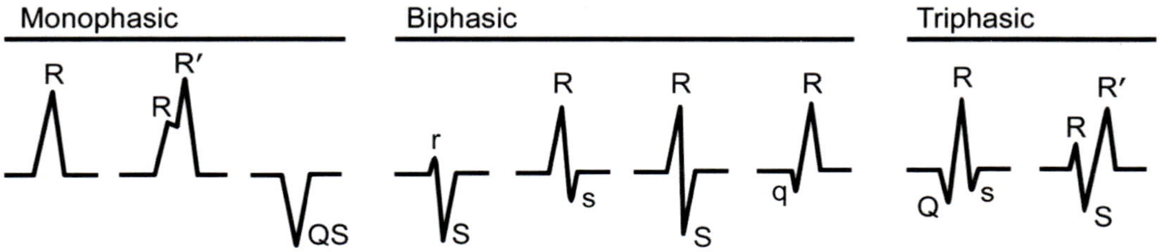

이뭣고?

PR간격과 QT간격의 측정 기준, 왜 다른가?

PR간격은 P파의 시작에서 QRS파의 시작까지 간격이므로 PQ간격이라고 해야 하는데 PR간격이라고 한다. 그리고 QT간격은 QRS파 시작에서 T파 시작까지가 아니고 T파 끝까지 간격이다. 이처럼 PR간격과 QT간격의 측정 기준이 같지 않다. 왜, 이렇게 기준이 다를까?

PR간격은 방실 전도시간을 측정하려는 것이므로 자극이 심방에서 출발하여 심실에 도달할 때까지 시간이 되어야 한다. 따라서 P파 시작에서 QRS파 시작까지 간격이어야 하는데 Q파가 보이지 않는 경우가 QRS파를 R파로 줄여서 표시하는 경우가 많기 때문에 PR간격이라고 한 것이다. 그리고 QT간격은 심실이 전기적으로 흥분한 후 안정 상태로 되돌아가는 데까지 걸리는 시간을 측정하려는 것이어서 QRS파 시작에서 재분극이 완료된 T파 끝까지 시간으로 측정하는 것이다. 따라서 측정 목적에 따라 기준이 달라진 것이라고 이해하면 된다.

2. 특수 심전도 파

심전도 파에는 P, QRS, T, U파 외에도 여러 특수한 심전도 파가 있다. Segers의 Wolff-Parkinson-White 증후군에서 델타파(delta wave), Fontaine의 부정맥유발성 우심실이형증(arrhythmogenic right ventricular dysplasia: ARVD)에서 입실론파(epsilon wave), Osborn의 저체온증에서 오스본파(Osborn wave, 또는 J wave), 가장 최근에 발견된 Brugada의 Brugada 증후군에서 브루가다파(Brugada wave) 등이 있다(그림 3-2). 이들에 대해서는 비정상 심전도 파에서 자세히 다루어 질 것이다.

Waller (A, B, C, D)
Einthoven (P, Q, R, S, T)
Segers (delta wave, δ)
Fontaine (epsilon wave, ε)
Osborn (Osborn wave, J)
Brugada (Brugada wave)

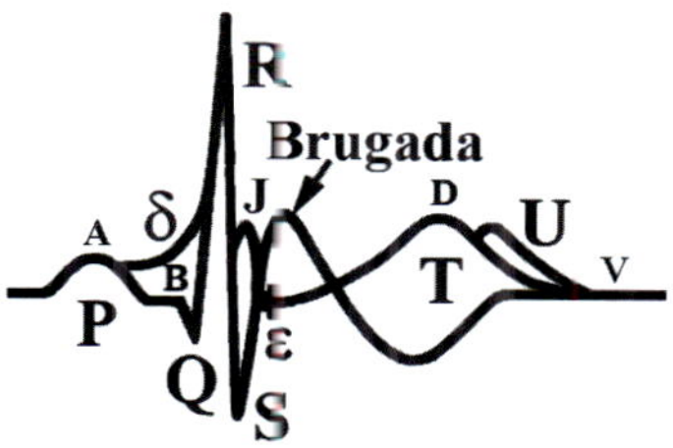

그림 3-2. 특수 심장부정맥질환에 특이적인 심전도 파들.
심전도 파는 처음에는 Waller에 의해 A, B, C, D 파로 명명되었으나 1900년에 Einthoven에 의해 P, Q, R, S, T파로 개명되었다. 이후 Segers가 WPW 증후군에서 보이는 delta wave(δ), Fontaine이 부정맥유발 우심실이형증에서 보이는 epsilon wave(ε), Osborn이 저체온증에서 관찰되는 Osborn wave(J) 등을 기술하였다. 여기에 1992년 Brugada가 발표한 Brugada 증후군에서 보이는 Brugada wave가 새로 추가되었다.

이뭣고?

P, QRS, T, U파의 이름은 어떻게 지어졌을까?

공자님께서 말씀하셨듯이 바른 이름짓기와 이름에 걸맞는 행동이 모든 일에 기본이다.
따라서 이름을 지을 때에는 심오한 뜻을 담아 짓는다. 하지만 심전도 파가 P, QRS, T, U로 이름 지어진 배경이나 의미는 확실하지 않다. P파는 Primary wave, QRS파는 Queen wave와 Servant wave를 양쪽에 거느리고 있는 Royal wave, T파는 Terminal wave, U파는 Unknown origin wave라는 뜻이라고 생각해도 될 듯하다.

3. 심전도 파와 분절의 생성기전

심전도 파(P, QRS, T, U)와 분절(PR, ST)의 생성기전에 대한 온전한 이해는 심전도를 분석하는 데 매우 중요하다. 이들의 생성기전을 잘 이해하고 있으면 심장질환의 여러 심전도 소견을 외우지 않더라도 심장질환의 병태생리에 대한 지식으로 추정할 수 있기 때문이다.

1) P파

P파는 좌우 심방의 탈분극에 의해서 생성된다. 탈분극은 심방 벽을 따라 종적으로 전파되므로 동방결절이 위치한 우심방이 먼저 탈분극되고 30 ms 정도 후에 좌심방이 탈분극된다. 따라서 P파의 전반부는 우심방에 의해, 후반부는 좌심방에 의해 만들어 진다(**그림 3-3**).

우심방의 탈분극은 동방결절이 있는 우심방 오른편 뒤쪽 윗 부위(우측 후상부)에서 왼편 앞쪽 아래 방향(좌전하방)을 향해 진행하고, 좌심방의 탈분극은 좌심방이 흉곽에서 가장 왼편 뒤쪽에 있기 때문에 왼편 뒤쪽 아래 방향(좌후하방)으로 진행한다. 이와 같은 탈분극 과정에 의해 사지유도 가운데 I, II, aVF 유도에서는 P파의 전반부와 후반부가 모두 양성으로 나타나고, 흉부유도 가운데 오른편 앞가슴에 있는 V_1 유도에서는 P파의 전반부는 우심방 탈분극이 앞가슴 쪽을 향하기 때문에 양성이지만, 후반부는 좌심방 탈분극이 왼편 뒤쪽을 향하기 때문에 음성으로 나타난다(**그림 3-3**).

■ 정상 조건

① 전위: 사지유도에서 2.5 mm 이하, 흉부유도에서 1.5 mm 이하

② 폭: 120 ms 미만

③ 전기축: 0~90도

2) QRS파

QRS파는 심실의 탈분극에 의해 생성된다. QRS가 의미하듯 심실 탈분극 파는 3개의 탈분극 파(Q파, R파, S파)로 구성되어 있다. 이는 심실의 탈분극이 중격의 탈분극(q파), 자유벽의 탈분극(R파), 기저부의 탈분극(s파) 등 방향이 각기 다른 3개의 과정으로 진행되기 때문이다(**그림 3-4**).

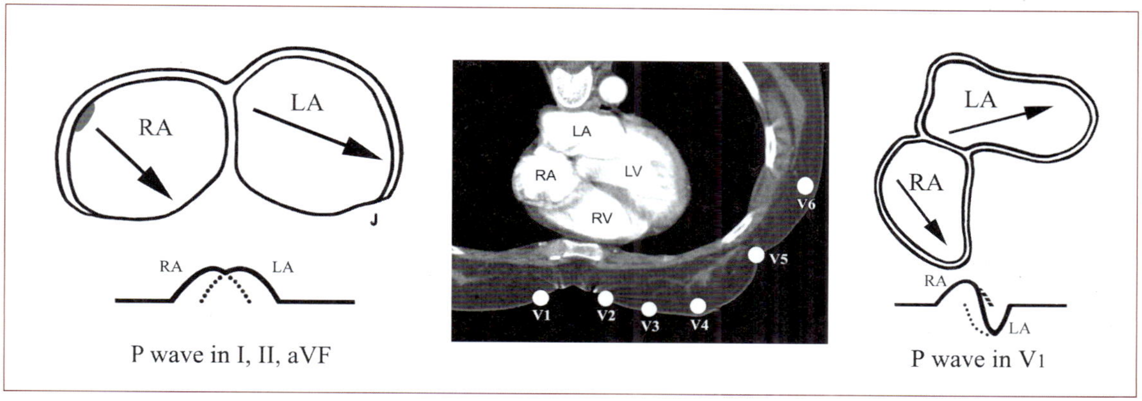

그림 3–3. 심방파(P파)의 생성기전.
P는 좌우 심방의 순차적인 탈분극으로 인해 시작부는 우심방(RA)의 탈분극어 의해, 후반부는 좌심방(LA)의 탈분극에 의해 생성된다. (왼쪽) 사지유도의 I, II, aVF 유도에서는 우심방과 좌심방 탈분극 ㅍ-의 방향이 이들 유도 쪽을 향하기 때문에 양성 파가 기록된다. (오른쪽) 흉부유도 V_1에서는 우심방 탈분극은 앞가슴 쪽을 향하여 양성 파로 나타나지만 좌심방 탈분극은 왼편 뒤쪽을 향하므로 음성 파로 나타난다.

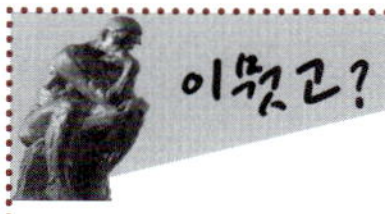

전기축(electrical axis)이란?

탈분극이나 재분극 파의 평균 진행 방향을 말한다. 어떤 곳을 갈 때에도 방향이 일시적으로 조금 바뀔 수는 있지만 전체적으로 보면 일정한 방향을 향하게 된다. 서울에서 부산은 60도 방향, 광주에서 대전은 -30도 방향, 서울에서 원주는 0도 방향이 될 것이다. 심장 파동도 특정 시발점에서 시작하여 종착지를 향해 특정 축을 따라 일정한 방향으로 전진하는데 바로 이것을 전기축이라고 한다.

전기축은 탈분극이나 재분극 파의 발원지의 위치를 알게 해주고 파동이 통과하는 조직의 상태도 알게 해준다. 발원지는 진행 방향(전기축)의 반대쪽에 있게 된다. 부산을 향해 60도 방향으로 항하하는 항공기는 60도의 반대쪽인 -120도 방향에 있는 김포공항에서 출발한 것임을 알 수 있듯이 60도 방향으로 진행하는 심방 탈분극 파(P파)는 -120도 방향에 있는 동결절에서 기원한 것임을 알 수 있다.

정상적으로 발원한 심장 파동도 전파 과정 중에 통과하게 되는 조직의 크기나 상태에 따라 진행 방향이 바뀔 수 있으므로 이를 통해 중간 조직의 상태(전도장애, 비대, 허혈, 경색 등)를 추정할 수 있게 해준다. 김해공항으로 출항한 항공기가 여수공항으로 우회하면 방향이 60도에서 90도로 바뀌게 되는데 이를 통해 김해공항의 기상이나 가동상태 이상을 추정할 수 있다. 이처럼 전기축은 심전도 파의 기원과 이동 방향은 물론 통과 조직의 상태를 추정하게 해준다.

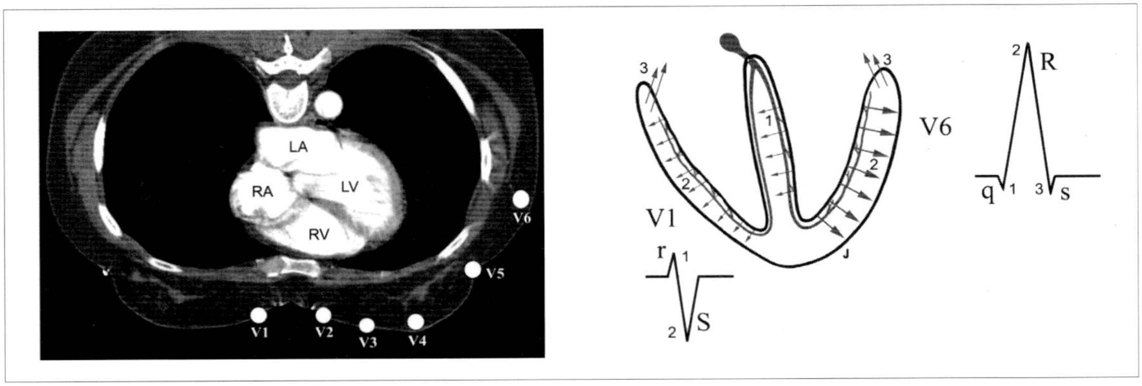

그림 3-4. 심실파(QRS파)의 생성기전.
(왼쪽) 좌우 심실과 중격이 흉부유도와 어떤 관계를 가지고 있는지를 보여주는 흉부 전산화단층촬영 사진이다. (오른쪽) 심실의 탈분극 파인 QRS파를 구성하는 Q, R, S 세 개의 탈분극 파가 어떻게 생성되는지 보여준다. Q, R, S파는 진행 방향이 각기 다른 심실 중격(1), 자유벽(2), 기저부(3)의 탈분극에 의해서 만들어진다.

(1) 중격의 탈분극(중격 벡터, 10 ms)

심실 중격은 히스속의 첫 가지인 중격지와 좌각분지에서 유래한 큰 부채살 모양의 퍼킨제섬유에 의해서 좌심실 쪽부터 탈분극된다. 따라서 중격 벡터의 방향은 오른편을 향하게 된다(**그림 3-4**). 중격의 근육량이 적으므로 중격파도 작다. 관점이 왼쪽에 있는 I, II, aVL, V_5, V_6 유도에서는 음성인 q파로, 오른쪽에 있는 V_1-V_3 유도에서는 양성인 r파로 나타난다.

(2) 자유벽의 탈분극(자유벽 벡터, 40 ms)

좌우 심실의 자유벽은 동시에 활성화되며 퍼킨제섬유가 안쪽 1/3에만 존재하기 때문에 탈분극이 심내막에서 심외막쪽으로 가로로 전파된다. 좌우 심실의 자유벽은 반대쪽에서 서로 마주보고 있고, 탈분극이 서로 반대 방향으로 진행되어 두 자유벽의 탈분극 동력은 줄다리기하듯 힘겨루기를 하게 된다. 하지만 좌심실 근육량이 월등히 크기 때문에 자유벽의 평균 벡터는 좌심실 자유벽쪽으로 끌려가게 되어 왼편 아래쪽을 향하게 된다(**그림 3-4**). 따라서 왼편 또는 왼편 아래쪽 유도인 I, II, III, aVL, aVF, V_5, V_6 유도에서는 양성 파인 R파로 오른편 유도인 aVR, V_1-V_3 유도에서는 음성 파인 S파로 나타난다.

(3) 기저부의 탈분극(기저부 벡터, 60 ms)

중격의 최상위부, 좌심실의 후기저부나 우심실 유출로 부위 등이 맨 나중에 탈분극되어 오른편 뒤쪽 위 방향(우후상방)을 향하는 작은 벡터가 생성된다(**그림 3-4**). 따라서 I, V_5, V_6 및 하벽유도에서는 음성 파인 S파로 나타난다. 간혹 이 벡터가 오른편 앞쪽 위 방향(우전상방)을 향하여 $V_{1\text{-}2}$에 양성 파인 r'를 만들어 불완전 우각차단처럼 보일 때도 있다.

■ 정상 조건

① 크기: 성인의 왼편 흉부유도에서 26 mm 이하

② 폭: 사지유도에서 100 ms 이하, 흉부유도에서 110 ms 이하

③ 모양: 유도에 따라 다르나 qRs 또는 rS

④ 전기축: -30~90도

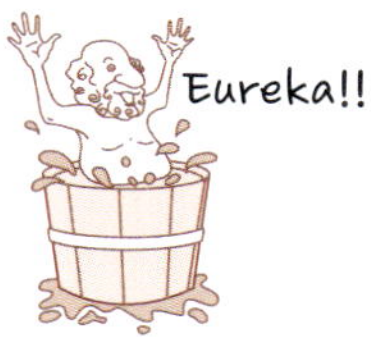

심장의 상징인 하트 문양은 심실의 벡터이다

심장이나 사랑의 상징으로 사용되고 있는 하트 문양은 15,000여년 전 선사시대 스페인 동굴 벽화에서 발견된 것이다. 맘모스의 심장을 그린 하트 문양은 사람 심장의 구조는 물론 심실의 전기적인 흥분 과정과 잘 일치한다. 따라서 심실의 전기적인 흥분 과정이 하트 문양과 같다고 생각하면 이로 인해 그려지는 QRS파의 모양도 쉽게 상상할 수 있다.
왼쪽부터 선사시대 사람이 그린 맘모스 심장 그림, 하트 문양, 사람 심장의 절개도, 하트 문양을 닮은 심실의 벡터 심전도이다.

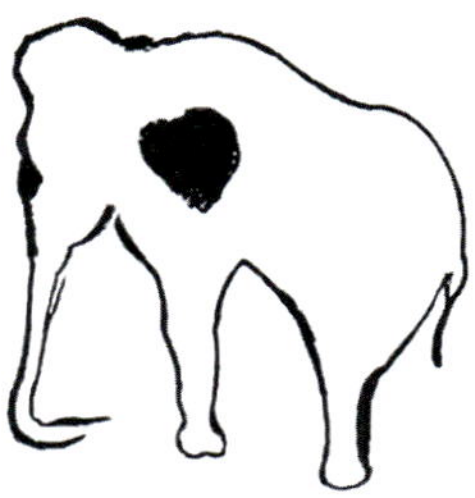
맘모스 벽화

하트 문양

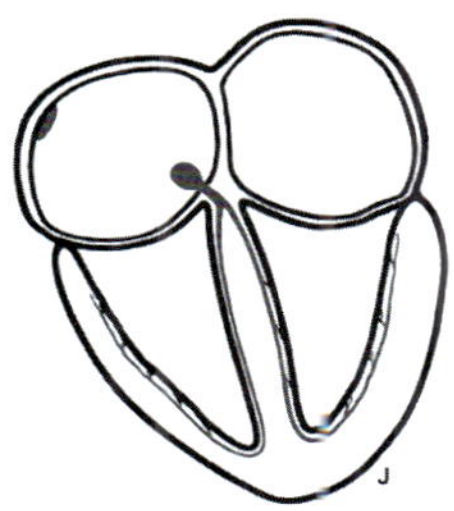
심장 절개도

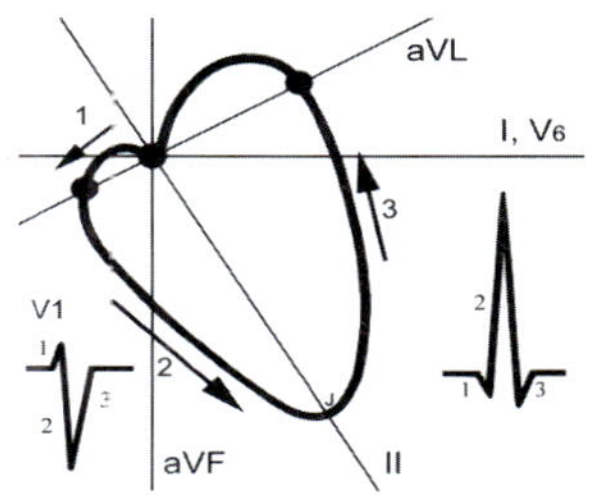

심실 벡터

3) PR간격

P파의 시작에서 QRS파의 시작까지 시간으로 심방내 전도시간을 포함한 방실 전도시간을 의미한다. 정상은 120~200 ms이다. 방실전도지연(1도 차단) 시 길어지고, 심실조기흥분이나 접합부 율동 시 짧아진다.

4) J점

J점은 QRS파의 끝과 ST절의 시작부가 만나는 곳으로 재분극이 시작하는 지점이다. 심외막부 심근의 재분극 초기 외향 전류(Ito)가 증가하거나 탈분극성 소디움 또는 칼슘 전류가 감소하여 J점이 상승되면 작은 심전도 파가 만들어지는데 이를 J파라고 한다. J파는 출현하는 심전도 유도와 임상 상황에 따라 조기재분극파, Osborn파, Brugada파 등으로 불린다(**그림 3-5**).

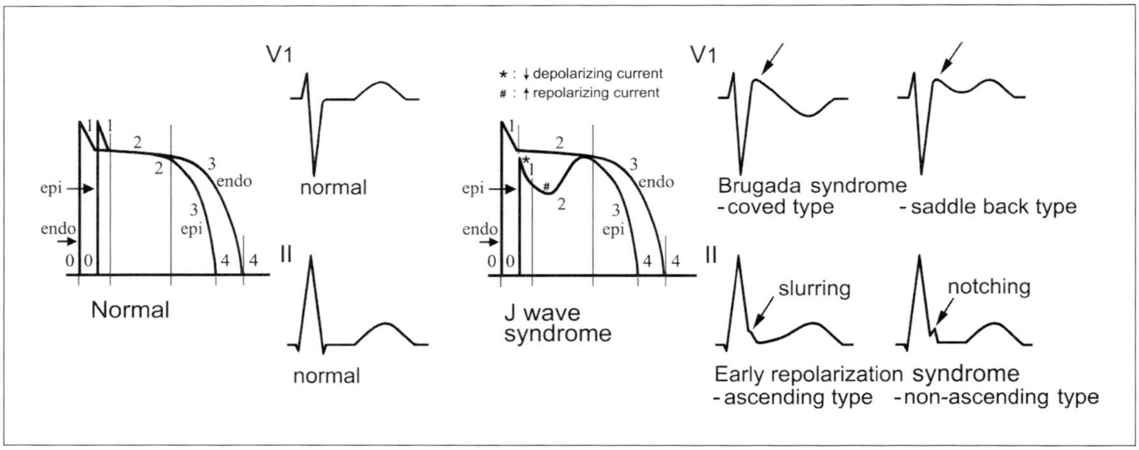

그림 3-5. J파의 생성 기전과 종류.
J점은 QRS파가 끝나고 ST절로 바뀌는 변곡점으로 심실 내막층에서 시작된 탈분극이 외막층까지 완료된 시기이기 때문에 전류의 흐름이 없어 드러나지 않는다(왼 쪽 그림, Normal). J파증후군(J wave syndrome)에서는 초기 재분극기에 심외막층 심근이 과도하게 재분극되어 심근층 사이에 생긴 전위차에 의해 양성 파가 나타나게 되는데 이를 J파라고 한다. J파는 브루가다증후군(Brugada syndrome)에서는 V_{1-2} 유도에 나타나고, 조기재분극증후군(early repolarization syndrome)에서는 측벽유도나 하벽유도에 나타난다.

Eureka!!

J파 생성기전을 이해하는 데 풍선껌이 최고다.

J파증후군과 조기재분극에서 보이는 J파와 ST절 이상은 심실근육 층간 초기 재분극의 차이에 기인한다. 이는 활동전위 곡선에서 정상적인 spike & dome의 형태를 보이는 심내막 심근층과 다르게 심외막 심근층에서 1기 함몰(notch)의 심화와 2기 평탄기 돔(dome)의 저하로 나타난다. 즉, 심외막층 심근세포가 양 이온으로 팽팽하게 채워지는 않아 조기에 쭈그러드는 것이다. 이는 심근세포를 풍선껌으로 생각하면 이해하기 쉽다. 풍선껌에 바람(Na, Ca)을 충분히 불어넣지 못하거나(@), 풍선껌이 조기에 파열되어 공기(K)가 새어 나가면(*) 풍선껌(활동전위 곡선)이 쭈그러지는 것과 같이 이해하면 된다.

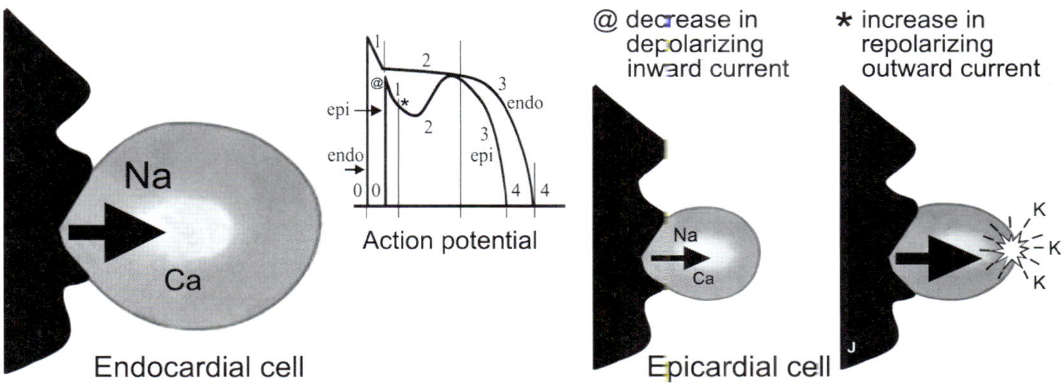

5) ST절

ST절은 QRS파의 끝(J점)에서 T파의 시작점까지이다(**그림 3-6**). ST절은 심실 재분극기의 전반기인 평탄 재분극기에 만들어진다. 정상에서 재분극 전반기는 심실 세포 전체가 탈분극된 후 탈분극 상태가 일정 기간 유지되는 시기여서 심내막 심근과 심외막 심근 사이에 전위 차가 없어 등전위선(기저선)으로 나타난다(**그림 3-6**).

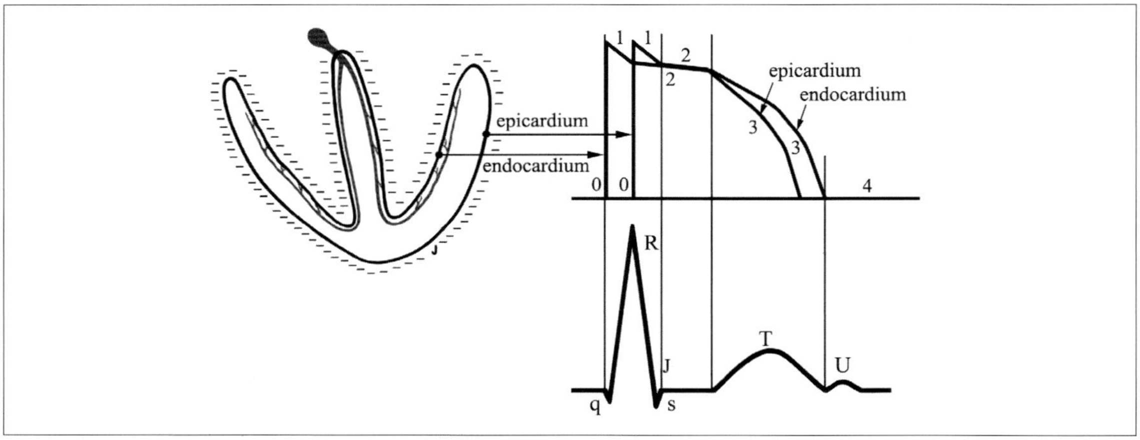

그림 3-6. ST절의 생성기전.
심전도의 ST절은 심실 재분극의 전반기에 생성되며 기저선과 같이 등전위선으로 나타난다. 이는 활동전위 곡선의 평탄 재분극기(2기)에는 심근세포 전체의 세포막전위가 거의 일정하게 유지되어 심근세포 간 전위 차가 없어지기 때문이다.

■ 정상 조건

대개는 등전위이나 흉부유도에서는 -0.5~2 mm까지 변할 수 있다. ST절의 높이를 측정하는 기준선은 TP절이나 PR절로 한다. 이들 선이 불명확하거나 평탄하지 않을 때에는 QRS파 시작점을 기준으로 삼기도 한다.

6) T파

T파는 심실의 후반 급속 재분극기(3기)에 생성된다. 후반 급속 재분극은 심외막 심근에서 시작하여 심내막 쪽으로 진행된다. 이와같이 진행되는 재분극이 완료되는 과정에 심외막 심근과 심내막 심근 사이에 전위 차가 생기기 때문에 심전도 파가 생성되고 이것이 바로 T파이다(**그림 3-7**).

후반 급속 재분극은 탈분극이 마무리되는 심외막 심근에서부터 시작하기 때문에 T파의 극성은 QRS파와 거의 같다. 즉, QRS파가 양성인 유도에서는 T파도 양성이다. 하지만 T파는 재분극이 탈분극보다 느리고 덜 짜여진 과정으로 진행되기 때문에 QRS파와 달리 폭이 넓고 모양도 둥글다.

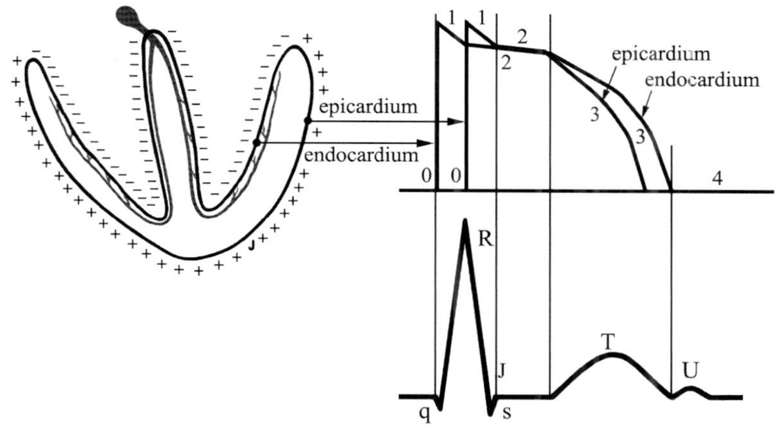

그림 3-7. T파의 생성기전.
심전도의 T파는 심실의 후반 급속 재분극기(3기)에 생성된다. 후반 급속 재분극기에 재분극이 심외막 심근에서 시작하여 심내막 심근으로 진행하는 동안에 심근세포 사이에 전위 차가 생기기 때문에 T파가 생성된다. 재분극은 탈분극이 끝난 심외막 심근에서부터 시작하기 때문에 T파는 QRS파와 같은 극성을 갖게 된다.

■ 정상 조건

① 크기: R파의 1/10~2/3(사지유도 <5 mm, 흉부유도 <15 mm)

② 모양: 비대칭적, 둥근 봉우리

③ 전기축: 전두면 유도 0~90도(QRS-T각 차이 < 60도), 수평면 유도 -15~45도

7) U파

U파는 퍼킨제섬유의 늦은 재분극에 의해 생성되는 것으로 알려져 있었으나 1994년 Antzelevitch는 심실 중간층 심근의 M cell의 느린 재분극에 의해 생성된다고 하였다(**그림 3-8**). T파와 같은 극성을 보이고 심박수가 분당 65회 이하일 때 보이기 시작하여 느려질수록 더 커진다.

■ 정상 조건

① 크기: T파의 1/4 정도(1~2 mm)

② 전기축: T파와 같음

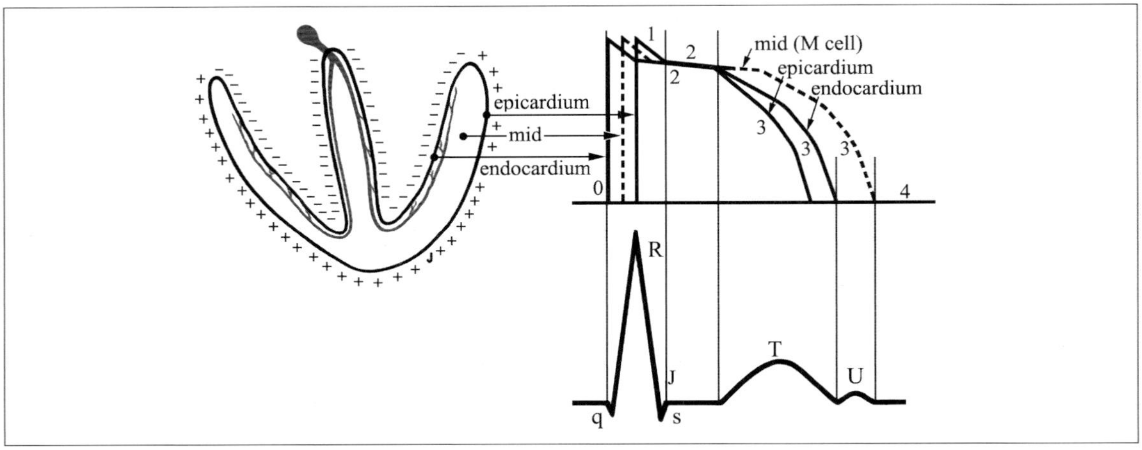

그림 3–8. U파의 생성기전.
심전도의 U파는 퍼킨제섬유의 늦은 재분극 또는 중간층 심근의 M세포의 느린 재분극에 의해 생성되는 것으로 생각되고 있다. T파가 끝난 다음에 이어지고 T파와 극성은 같고 크기는 T파의 1/4미만이다.

8) QT간격

심실의 탈분극이 시작하여 완전 탈분극된 후 다시 분극 상태를 회복하는 것이 완료될 때까지 걸리는 시간으로 심실의 전기적인 수축기(electrical systole)이다. $V_{5\text{-}6}$ 또는 유도 II에서 꼬리자르기법으로 측정한다(**그림 7–72**). U파가 있을 경우에 작고(< 2 mm) T파와 분리되어 있으면 배제시키고, 크고 T파와 붙어 있으면 포함시킨다.

심박수에 반비례하기 때문에 RR간격으로 보정한 QT간격(QTc)을 사용한다. 여러 방법이 있는데 Bazett법($QT/\sqrt{RR\,(sec)}$)이 가장 많이 사용된다. 맨눈측정법으로 QT간격이 이전 RR간격의 중간선을 이내이면 정상으로 간주해도 된다.

■ 정상 조건

① 남자: 350~440 ms

② 여자: 350~460 ms

4. 심전도 파와 간격의 정상 기준(100의 법칙)

각 심전도 파와 간격의 정상 기준은 표 1에 정리되어 있고, 이는 "100의 법칙(Rule of Hundreds)"을 이용하면 기억하기 쉽다(**표 3-1**, **그림 3-9**). 즉, P파 폭, PR분절 간격, QRS파 폭, ST절 간격은 100 ms, T파 폭은 200(100×2) ms 정도라는 것이다. 여기서 PR간격은 P파 폭(100) + PR분절(100)으로 200 ms이고 QT간격은 QRS파 폭(100) + ST분절(100) + T파 폭(100×2)으로 400 ms가 된다.

표 3-1. 심전도 파와 간격의 의미와 정상 기준

심전도 파와 간격	지표	의미	정상 기준	비정상일 때 의미
P파	폭	심방 전도시간	< 120 ms	증가: 좌심방 확장
	크기	심방 근량	< 2.5 mm	증가: 우심방 확장
	전기축	탈분극 진행 방향	0~90도	비정상: 비정상적인 자극 생성
PR간격	간격	방실 전도시간	120~200 ms	단축: 조기흥분, 접합부 율동 연장: 방실전도 지연
QRS파	폭	심실내 전도시간	< 120 ms	증가: 각차단, 조기흥분, 심실박동, 인공 심실 조율 박동
	크기	심실 근량	< 26 mm	증가: 심실비후, 감소: 심낭삼출
	전기축	탈분극 진행 방향	−30~90도	비정상: 심실비후, 섬유속차단
ST절	높이	전반 완속 재분극	< ±1 mm	상승: 심외막하 허혈손상 하강: 심내막하 허혈손상
T파	크기	후반 급속 재분극	사지유도 < 5 mm 흉부유도 < 10 mm	상승: 심근허혈, 고칼륨혈증 평탄, 역위: 심근허혈
QT간격	간격	심실 총 재분극시간	남자 350~440 ms 여자 350~460 ms	연장: 저칼륨(칼슘)혈증, 심근허혈, 항부정맥제(class Ia, III) 단축: 고칼륨(칼슘)혈증
U파	크기		T파의 < 1/4(< 2 mm)	저명: 저칼륨혈증, 역위: 심근허혈

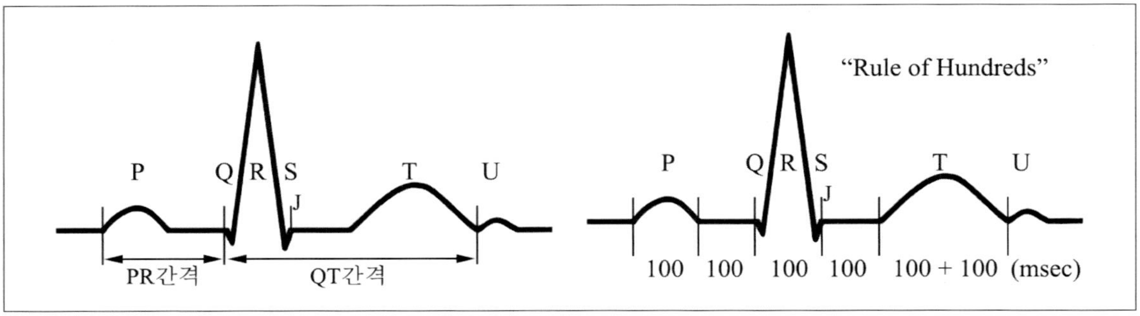

그림 3-9. 심전도 파와 간격의 정상 기준과 100의 법칙.

심전도 파의 폭, 분절, 간격의 정상 기준은 100의 법칙으로 기억하면 쉽다. 이를 바탕으로 PR간격은 200 ms(P파 폭 + PR 분절 = 200), QT간격은 400 ms(QRS파 폭 + ST분절 + T파 폭 = 400) 정도가 정상임을 알 수 있다.

◈ 자율평가문제

1. 정상 심전도에는 P, ( ), T, U파 등 4개의 파와 PR간격과 ( )간격 등 2개의 간격이 있다. | QRS, QT

2. P파는 심방의 ( ), QRS파는 심실의 탈분극에 의해서 만들어지며 ( )와 U파는 심실과 퍼킨제섬유의 ( )에 의해서 만들어진다. | 탈분극, T파 / 재분극

3. P파의 ( )은 심방내 전도시간, QRS파의 폭은 심실내 ( )을 의미한다. | 폭, 전도시간

4. PR간격은 P파의 시작에서 QRS파의 ( )까지 간격으로 방실전도 시간을 의미하고, QT간격은 QRS파 시작에서 T파의 ( )까지 간격을 말하고 심실의 총 재분극시간 또는 ( )를 의미한다. | 시작 / 끝 / 불응기

5. 특수 심전도 파 가운데 ( )파는 Wolff-Parkinson-White 증후군에서, 입실론파는 ( ) 우심실이형증에서, 오스본파는 저체온증에서, ( )는 Brugada 증후군에서 관찰된다. | 델타 / 부정맥유발 / 브루가다파

6. P파는 좌우 심방의 ( ) 탈분극에 의해서 생성되므로 P파의 전반부는 ( )에 의해 후반부는 좌심방에 의해 만들어 진다. 따라서 심방의 탈분극은 오른편에서 왼편으로, 위에서 아래로, 가슴 앞쪽에서 ( )으로 향한다. | 순차적인 / 우심방 / 뒤쪽

7. P파의 정상 기준은 ( ) 0~90도 사이, 크기 ( ) mm 이하, 폭 110 ms 이하이다. | 전기축, 2.5

8. 심실의 탈분극은 심실 ( ), 좌우 심실 자유벽, 기저부 등, 세 부분의 ( ) 과 크기가 다른 탈분극으로 이루어지기 때문에 탈분극파가 Q파, ( ), S파로 구성되어 있다. | 중격, 방향 / R파 / 좌심실

9. 심실 중격의 탈분극은 ( ) 쪽에서 시작하여 오른쪽을 향하고, 자유벽은 좌우 심실에서 ( )에 바깥쪽을 향해 탈분극되나 좌심실 자유벽이 3배 이상 두꺼워 평균 방향은 ( )을 향한다. 이와 같은 이유로 I, aVL, V_5, V_6 유도에서 심실 중격의 탈분극 파는 ( )인 q파로 나타나고 자유벽의 탈분극 파는 양성인 ( )파로 나타난다.

10. QRS파의 정상 기준은 ( ) −30∼90도, 크기 ( ) mm 이하, 폭 ( ) ms 이하이다.

11. ST절은 QRS의 끝 ( )에서 T파의 ( )점까지이며 심실 전체가 ( )된 상태로 일정 기간 유지되는 시기여서 심실 세포 사이에 전위차가 생성되지 않아 ( )선으로 나타난다.

12. T파는 심실의 후기 급속 ( )에 의해 생성되며 정상에서는 심외막 심근에서 ( )하기 때문에 QRS파가 양성인 유도에서는 T파도 ( )으로 나타난다.

13. QT간격은 QRS파 ( )에서 T파 끝까지 간격이며 심실의 탈분극이 ( )하여 완전 탈분극된 다음 ( )이 완료될 때까지 시간 간격으로 주로 ( ) 시간에 의해 영향을 받는다.

14. 심전도 파와 간격의 정상 기준을 기억할 때 P파의 폭, ( )분절의 간격, QRS파의 ( ), ST절의 간격은 ( ) ms 정도이고 PR간격과 T파의 ( )은 100×2 ms 정도라는 100의 법칙을 이용하면 쉽다.

동시
왼쪽
음성, R

전기축, 26, 110

J점, 시작
탈분극
등전위

재분극, 시작
양성

시작, 시작
재분극, 재분극

PR
폭, 100, 폭

4장 심전도 파와 분절의 이상

심장 및 전신질환에 동반되는 심전도 파와 분절의 이상 소견을 생성 원리와 함께 소개한다.

1. P파의 이상

P파의 이상에는 P파가 정상적으로 동결절에서 기원하여 전기축과 모양은 정상이나 심방의 구조적인 변화에 의해 P파의 폭과 크기가 변한 구조적인 이상과 심방 자극이 동결절에서 기원하지 않아서 생긴 근원적인 이상이 있다.

1) 구조적인 P파 이상

(1) 좌심방비대(승모판성 P파: P–mitrale)

좌심방비대(left atrial enlargement)의 심전도 소견은 P-mitrale(승모판성 P파)라고 불리기도 한다. 이는 좌심방비대의 가장 흔한 원인이 승모판막 질환이었던 것에 유래한 것이다. 요즘은 P-mitrale 보다 좌심방비대라는 말을 더 많이 쓴다. 좌심방비대의 원인으르 승모판막질환이 크게 적어졌기 때문이다.

좌심방이 커지면 좌심방 탈분극에 의해 생성되는 힘이 커지고 탈분극에 소요되는 시간이 길어진다. 이로써 좌심방의 탈분극에 의해 생성되는 P파 후반부가 더 크고 넓어진다. 따라서 V_1에서는 P파 후반부 음성 파(P terminal force: P파 종말력)가 더 크고 넓어져서 가로 세로 1 mm짜리 모눈상자보다 더 깊고 넓어진다(**그림 4–1**). 유도 II에서는 P파 후반부 양성 파가 크고 넓어져서 P파 폭이 120 ms 이상 넓어지고 간혹 봉우리가 두 개로 갈라져서 P-mitrale의 “M”자를 닮게 되어 심방간 전도차단과 구별해야 된다(**그림 4–2**). 심방간 전도차단은 P파 종말력이 정상인 점으로 구별된다.

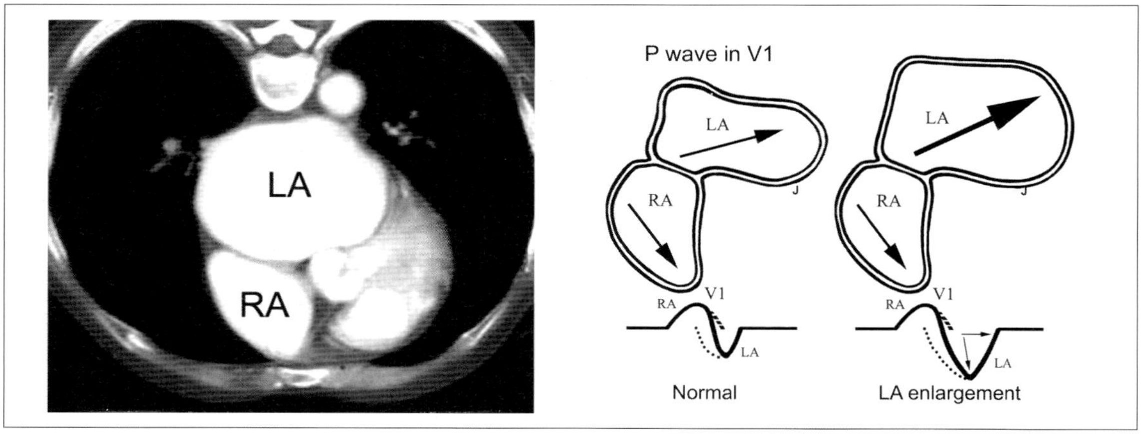

그림 4–1. 좌심방비대의 흉부유도 V_1에서 소견과 승모판협착증 환자의 흉부 전산화단층촬영.
좌심방이 커지면 좌심방 탈분극에 의해 생성되는 힘이 커지고 탈분극에 소요되는 시간이 길어진다. 따라서 V_1에서 좌심방을 반영하는 P파 후반부 음성 파가 1×1 mm 모눈상자보다 더 깊고 넓어진다.

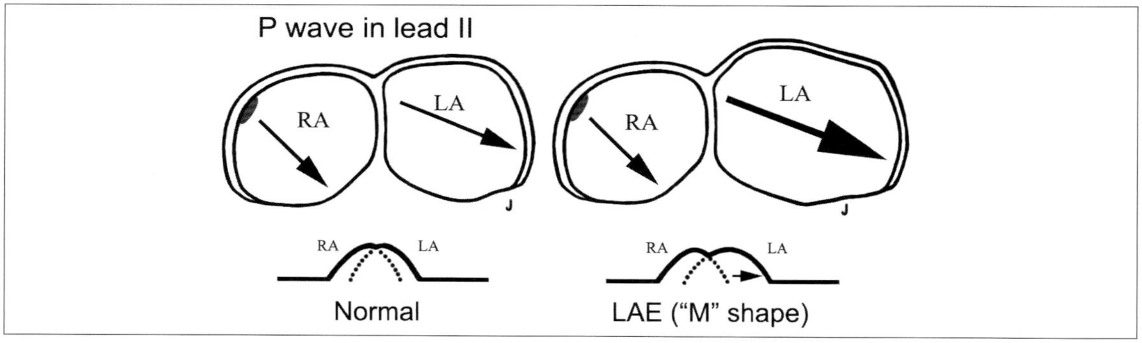

그림 4–2. 좌심방비대의 사지유도 II에서 소견.
좌심방비대로 좌심방 탈분극에 의해 생성되는 힘이 커지고 탈분극에 소요되는 시간이 길어지면 유도 II에서 좌심방을 반영하는 P파 후반부가 크고 넓어진다. 이로써 P파 폭이 넓어지고 간혹 봉우리가 두 개로 쪼개져서 P–mitrale의 M자 같이 보이기도 한다.

(2) 우심방비대(폐성 P파: P–pulmonale)

우심방비대(right atrial enlargement)의 심전도 소견은 폐성 P파(P-pulmonale)라고 부르기도 한다. 우심방비대의 흔한 원인이 만성 폐질환이기 때문이다.

우심방이 커지면 우심방 탈분극에 의해 생성되는 힘이 커지고 탈분극에 소요되는 시간도 길어진다. 이로 인해 V_1유도에서는 우심방을 반영하는 P파 전반부 양성 파가 커져서 P파의 높이가 1.5 mm 이상으로 커진다(**그림 4-3**). 우심방비대로 우심방 탈분극 시간이 증가하지만 좌심방 탈분극 완료 시점을 벗어나지 못하므로 P파 폭의 연장은 일어나지 않는다. 사지유도 II에서는 우심방을 반영하는 P파 전반부 양성 파가 크고 넓어져서 뒤따르는 좌심방 탈분극 파와 중첩되어 높이가 2.5 mm이상으로 높아진다. 이리하여 P파는 높고 뾰족해져서 P-pulmonale의 "P"자의 누운 모습을 닮게 된다(**그림 4-3, 4**).

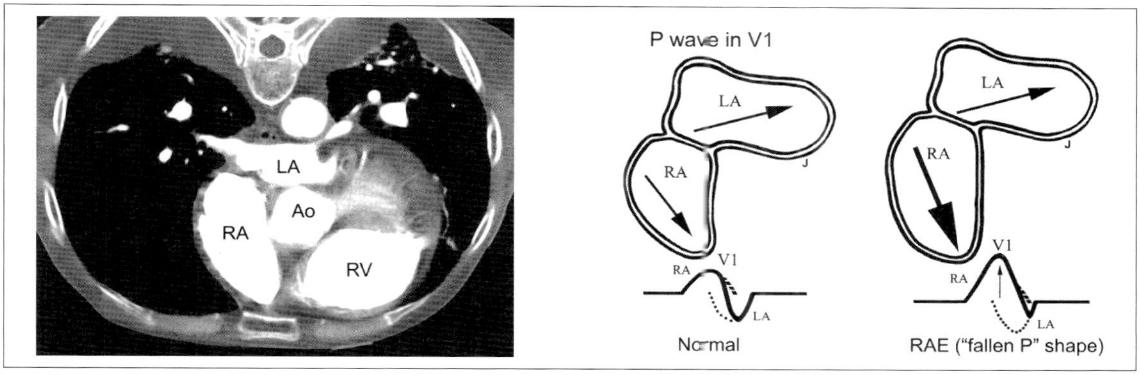

그림 4-3. 우심방비대의 흉부유도 V_1에서 소견과 폐동맥고혈압 환자의 흉부 컴산화단층촬영.
우심방비대로 우심방 탈분극에 의해 생성된 힘이 커지고 탈분극에 소요되는 시간이 길어진다. 이로 인해 V_1에서는 우심방을 반영하는 P파 전반부 양성 파의 높이가 1.5 mm 이상으로 커진다.

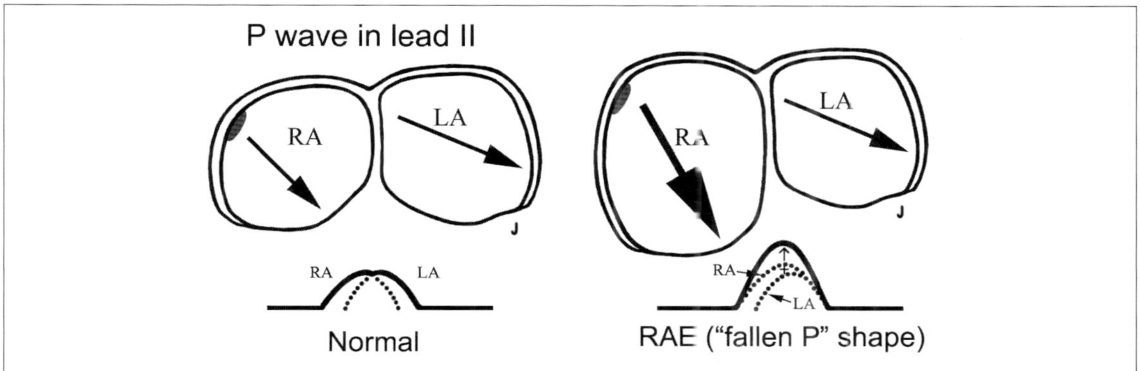

그림 4-4. 우심방비대의 사지유도 II에서 소견.
우심방비대로 우심방 탈분극에 의해 생성된 힘이 커지고 탈분극에 소요되는 시간이 길어진다. 이로 인해 유도 II에서 우심방을 반영하는 P파 전반부 양성 파가 더 커지고 넓어져서 후반부 좌심방 파와 중첩되어 P파가 2.5 mm 이상으로 높아진다. 우심방비대로 높고 뾰족해진 P파는 P자가 누운 것처럼 보인다.

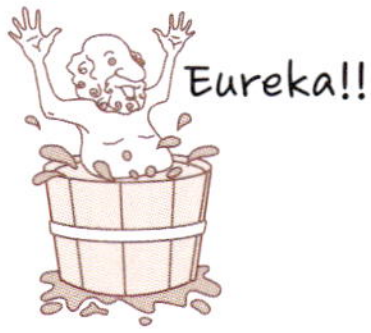

P-mitrale와 P-pulmonale는 아직도 쓸 만한 가치가 있다.

P-mitrale(승모판성 P파)나 P-pulmonale(폐성 P파)라는 말은 요즘은 잘 쓰지 않는다. 하지만 그 의미를 알면 여러모로 유익하다. P-mitrale는 좌심방비대를 의미하는데 좌심방비대의 가장 흔한 원인이 과거에는 승모판막 질환이었기 때문에 지어진 것이다. 좌심방비대는 유도 II에서 넓은 P파로 나타나고 가끔 봉우리가 두 개로 분리되어 보이기도 하여 P-mitrale의 "M"자를 연상하게 한다. 또한 P-pulmonale는 우심방비대가 만성 폐질환이나 폐동맥판막 이상에 잘 동반되는 것에서 유래한 것이다. 만성 폐질환이 생기면 폐동맥압이 높아져서 우심실과 우심방 압력이 올라가 우심방이 커지게 되고 심전도에서 P파의 높이가 커지는 것이다. 키가 큰 P파는 P-pulmonale의 "P"자가 누운 것처럼 보인다. 따라서 좌심방비대와 우심방비대의 심전도 소견은 각각 P-mitrale의 "M"자와 P-pulmonale의 "P"자를 연상하면 쉽게 기억할 수 있으므로 계속 사용할 만한 가치가 있다.

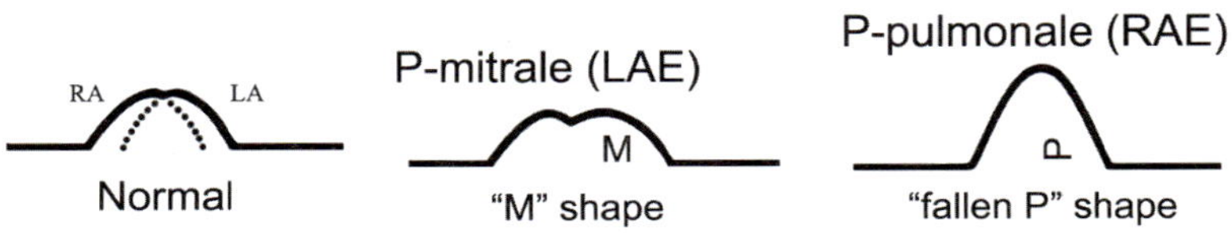

2) 근원적인 P파 이상

(1) 이소성 P파(ectopic P wave)

이소성 P파는 동결절이 아닌 심방의 다른 장소(폐정맥, 관정맥동, 상대정맥 등 포함)에서 생긴 자극에 의해 만들어진 P파를 말한다. 동결절이 아닌 다른 심방 조직에서 생긴 자극에 의해 만들어지기 때문에 탈분극 방향이 정상과 달라 전기축과 모양이 동성 P파와 다르다(**그림 4-5**). 이소성 P파의 모양과 전기축은 이소성 병소의 위치에 의해 달라지기 때문에 P파의 특이한 모양과 전기축으로 이소성 병소의 위치를 추정할 수 있다.

(2) 역행성 P파(retrograde P wave)

역행성 P파는 방실접합부나 심실에서 생긴 자극이 정상 방실전도계나 방실우회로를 타고 거꾸로 심방으로 올라가 심방을 밑에서부터 활성화시켜서 만들어진 P파를 말한다. 정상 방실전도계를 타고 거꾸로 올라간 경우에는 방실결절이 있는 심방중격의 아래쪽 부분부터 활성화되기 때문에 심방중격 아래 부분에서 생긴 이소성 P파와 모양이 같다(그림 4-5). 따라서 하부 중격성 P파와 구별하기 위해서는 QRS파와의 관계를 따져봐야 한다(표 4-1). 역행성 P파는 QRS파에 뒤따라 나오는 것이 일반적이지만 QRS파 직전에 나오는 경우도 드물게 있다. 방실우회로를 이용한 역행성 P파는 방실우회로의 위치에 따라 모양이 달라져서 우회로 위치 추정에 이용되기도 한다.

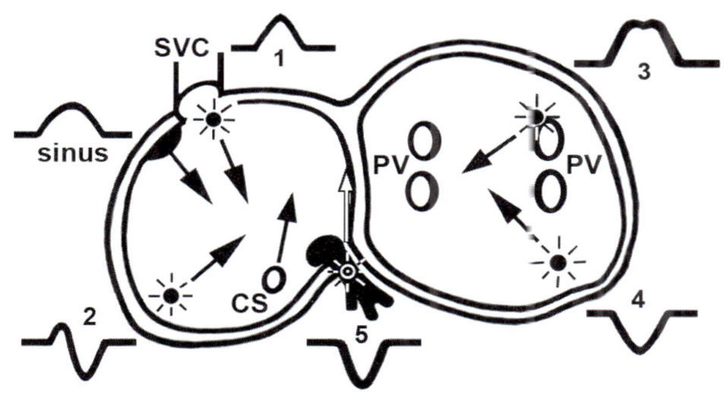

그림 4-5. 근원적인 P파 이상

심방 자극의 근원적인 이상에는 이소성(ectopic)과 역행성(retrograde)이 있다. 이소성은 동결절 이외 다른 심방 또는 심방과 연결된 대정맥, 폐정맥, 관상정맥동 등에서 자극이 기원하는 경우이고(1-4), 역행성은 방실접합부 또는 심실에서 기원한 자극이 방실전도계를 거꾸로 타고 올라와 심방을 탈분극시키는 것이다(5). 이 때 P파는 심방 자극의 기원에 따라 다양하게 변한다.

표 4-1. 역행성 P파의 기원에 따른 QRS파와 관계

자극 발생 부위		하벽유도에서 P파	P파와 QRS파의 관계	기타
접합부	상부	음성	QRS파 직전(< 120 ms)	가짜 Q파 모양
	중간부	음성이나 보이지 않음	QRS파 가운데	정상 QRS파
	하부	음성	QRS파 직후(≤ 160 ms)	가짜 S파 모양
심실	심실조직	음성	QRS파 후(> 160 ms)	넓은 QRS파
	방실회귀	음성	QRS파 후(> 160 ms)	정상 QRS파

이뭣고?

심장에도 불의 고리와 호랑이 굴이 있다니!

불의 고리(ring of fire)는 환태평양 지진대를 말하며 지진과 화산 활동이 활발한 태평양 연안 국가의 산맥과 열도들이 고리처럼 이어져 있어서 붙여졌다. 세계 모든 지진의 80% 이상이 이 불의 고리에서 발생하며 대규모 지진은 거의 모두 여기서 발생한다.

심방에도 불의 고리가 있다. 우심방의 분계능(crista terminalis: CT)이 그것이다. 분계능은 태평양 바다와 아메리카 대륙의 경계에 있는 로키와 안데스 산맥처럼 우심방 뒤쪽의 매끈한 정맥성 지역과 나머지 빗살같이 골이 패인 근육성 지역의 경계에 긴 산맥처럼 뻗어 있다. 우심방에는 분계능 외에도 삼첨판막륜(TA)과, 관상정맥동(CS), 방실결절 주변부(PN) 등도 심방 자극을 자주 분화하여 확장된 불의 고리에 속하고 Kistler PM은 전체 심방빈맥의 73%가 이들 지역에서 기원한다고 했다. 여기서 분계능이 시작하는 상대정맥(SVC)은 남미 대륙, 삼첨판막륜(TA)은 호주, 방실결절 주변부(PN)은 뉴질랜드라고 할 수 있다.

좌심방에서는 4개의 폐정맥(PV) 입구가 대표적인 분화구이다. 폐정맥은 심방세동을 일으키는 자극의 주된 병소이기 때문에 호랑이 굴이라고도 할 수 있다. 심방세동을 도자절제로 치료할 때에는 최우선적으로 폐정맥 입구를 차단하는데 이는 굴 입구를 봉쇄하여 호랑이(심방세동 촉발 자극)가 마을(심방)로 내려와 소란을 피우지 못하게 하는 것이다.

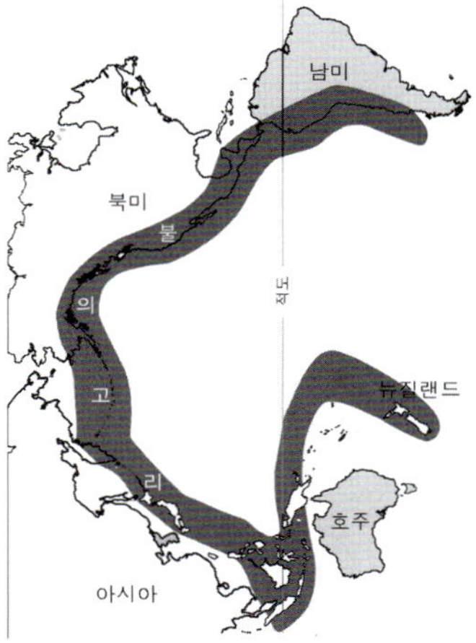

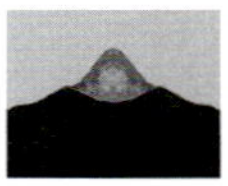

활화산

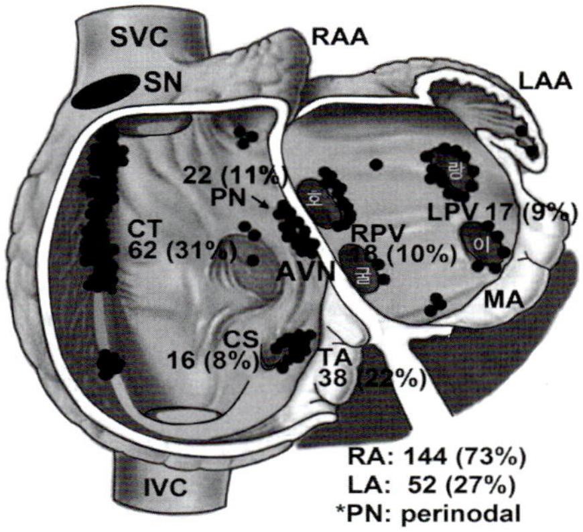

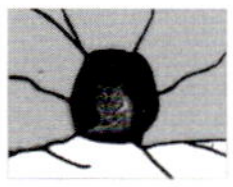

호랑이굴

Modified from Kistler PM. JACC. 2006:48:1010

(3) 심방조동파(atrial flutter wave)

분당 240~350회정도 빠르기로 연속해서 규칙적으로 나오는 톱날(saw tooth)같이 생긴 크고 넓은 심방파를 말한다. 심방빈맥에서 보이는 이소성 P파와 심방조동파의 차이는 심방 탈분극파가 등전위

선에 의해 분리되어 있지 않고 톱날이나 큰 파도처럼 계속 이어져 있는 것이다(**그림 4-6**). 심방조동파가 계속 이어져 나오는 것은 심방조동이 심방 하나를 거의 다 포함하는 큰 회귀회로의 탈분극에 의해 만들어지기 때문이다.

(4) 심방세동파(atrial fibrillation wave)

모양과 주기간격이 일정하지 않는 잔물결처럼 매우 빠르고 불규칙하게 이어지는 작은 심방파를 말한다. 심방세동파가 아주 작아지면 잔잔한 호수처럼 파동이 잘 보이지 않을 때도 있다(**그림 4-6**). 이 경우에는 호수 위에 떠있는 배들의 움직임으로 잔물결이 있음을 알게 되듯이 돛대와 같은 심실파의 무법칙적으로 불규칙한 출현을 통해 심방세동의 존재를 추정해야 한다.

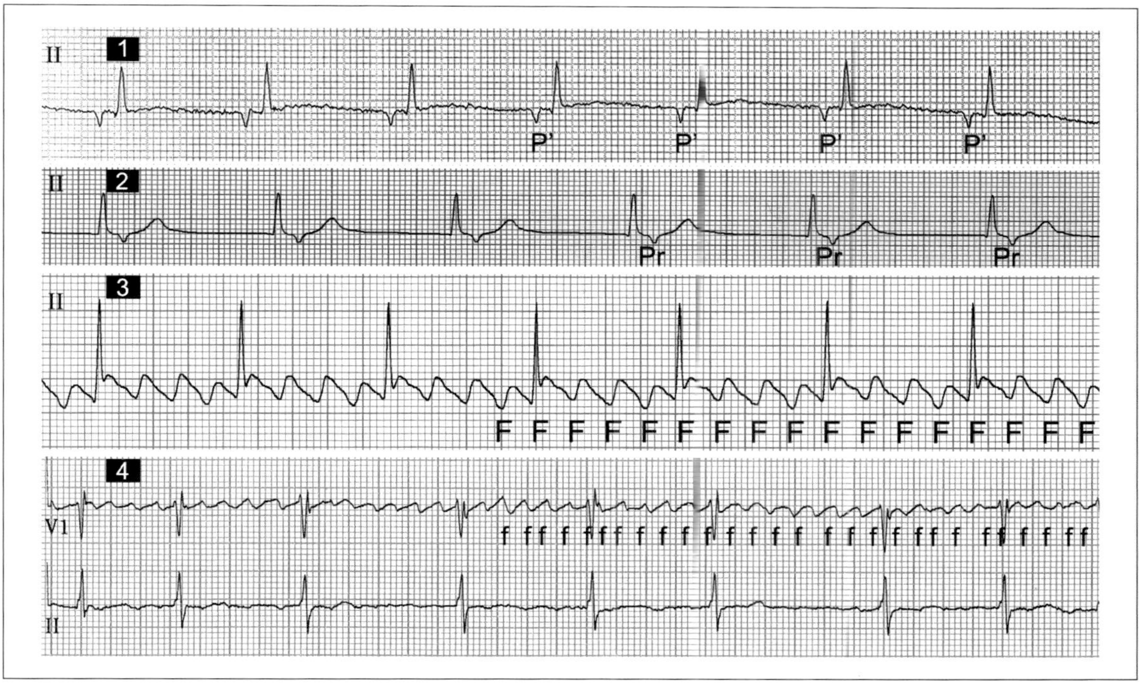

그림 4-6. 근원적인 P파 이상.

(1) 이소성 심방파(P')로서 전기축이 상향이고 PR간격이 정상이다. (2) 역행성 심방파(Pr)로서 QRS파에 뒤따라 나오고 전기축이 상향이다. (3) 심방조동파(F)는 분당 240~350회 정도로 빠르게 연속해서 규칙적으로 나타나는 톱날(saw tooth) 또는 큰 파도 같이 크고 넓은 심방파이다. (4) 심방세동파(f)는 조동파보다 더 빠르고 간격과 모양이 일정하지 않은 잔물결 같은 작은 심방파이다. 심방세동파는 파동이 매우 작아 잘 보이지 않을 때도 있다.

2. QRS파의 이상

QRS파의 이상은 심실의 탈분극이 정상적으로 이루어져 졌음에도(QRS파 폭 <120 ms) 크기에 이상이 생긴 경우와 폭이 120 ms 이상으로 넓어 심실의 탈분극이 비정상인 경우로 나누어진다.

1) 폭이 좁은 경우

심실의 탈분극이 정상적으로 빠르게 이루어지는 경우이다. 이는 심실을 흥분시키는 자극이 심실 위에서 기원하여(심실상성 기원) 정상 방실전도계와 심실의 좌우 각분지를 통해 정상적으로 심실에 전달되었다는 것을 의미한다. 이 경우에 QRS파의 크기 분석이 의미가 있다.

(1) 병적인 Q파(pathologic Q wave)

병적인 Q파란 대개 깊이가 4 mm 이상 또는 R파의 1/4(25%) 이상, 폭이 40 ms 이상으로 큰 Q파를 말한다(**그림 4-7**). 병적인 Q파는 심근경색과 같은 심근의 비가역적인 괴사에 의해서 전기적 흥분성이 소실되어 담당지역 유도 쪽으로 향하는 탈분극 동력은 없어지고, 반대편 심실벽의 탈분극은 살아 있어서 심근경색 지역 담당 유도에 멀어지는 힘이 작동해서 생성된다. 인접한 두 개 유도 이상에서 나오면 심근경색으로 진단할 수 있다. 급성 심근경색의 경우에는 ST절 상승을 동반하고 ST-T 소견을 통해서 심근경색의 시기를 추정할 수 있다.

병적인 Q파, 즉 깊고 넓은 Q파는 항상 심근경색의 존재를 의미하는 것은 아니다. 병적인 Q파가 나올 수 있는 경우는 정상 변이나 심장의 위치 이상에 의한 경우, 심근 손상이나 침윤에 의한 경우, 심실 비후나 비대에 의한 경우, 전도 이상(좌각차단, 조기흥분)에 의한 경우 등이 있다(**표 4-2**).

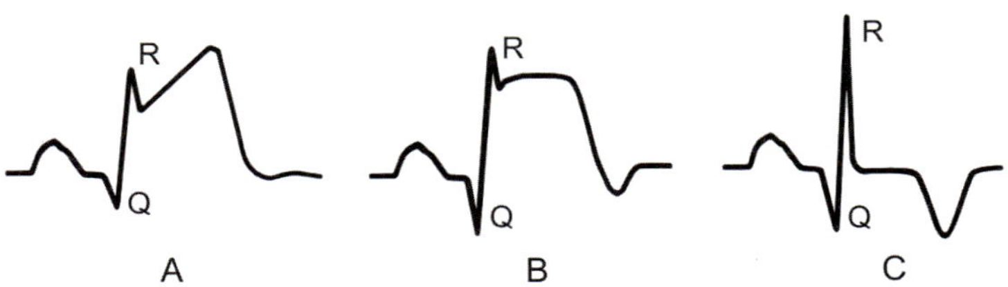

그림 4-7. 심근경색의 여러 시기에서 병적인 Q파와 ST-T 변화.
병적인 Q파는 깊이가 4 mm 이상이거나 뒤따르는 R파 높이의 1/4(25%) 이상, 폭이 40 ms 이상인 Q파를 말한다. 급성 심근경색의 초급성기(A), 급성 심근경색의 급성기(B), 급성 심근경색의 회복기 또는 만성 심근경색(C).

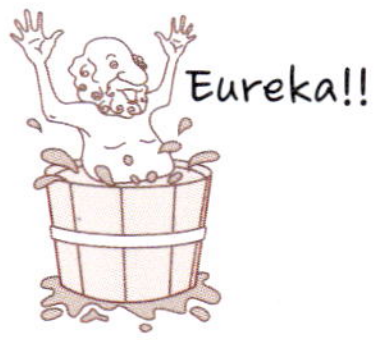

병적인 Q파는 죽을 "4"의 모둠이다.

우리나라에서 숫자 4는 죽음과 연관지어 생각하는 관습이 있다. 심근세포가 죽는 심근경색을 의미하는 병적인 Q파의 고전적인 심전도 조건은 이 죽을 4자로 정의된다. 즉, 깊이가 4 mm 또는 뒤따르는 R파의 1/4 이상이고, 폭이 40 ms 이상이어야 한다. 이처럼 죽을 "4"자 3개로 정의된다. 따라서 죽은(경색) 심근의 존재를 시사하는 병적인 Q파의 진단 조건은 죽을 "4"자를 연상하면 된다.

표 4-2. 병적인 Q파의 다양한 원인

원 인	기 전
정상 심장 - 정상 변이 - 우흉심(dextrocardia) - 왼쪽 기흉	 정상 변이형 중격 Q파, 정상 변이형 Q in III, Q in aVF 심장의 위치 이동으로 탈분극 진행 방향 바뀜 심장의 위치 이동과 심장 전위의 전달 방해
심근 손상이나 침윤	심근허혈, 심근염, 고칼륨혈증, 심근증, 유전분증, 종양
심실 비후나 비대	좌우 심실비대: R파 성장 부전(poor progression of R wave)로 인함 비후형 심근증: 비대칭적인 심한 심실비후에 의함
전도 이상	좌각차단, WPW증후군에서 좌심실의 비정상적인 조기흥분

(2) 큰 R파

큰 R파는 심실비대의 가장 흔하고 직접적인 소견이다. 우심실비대는 맨우측 흉부유도인 V_1에서 R파의 증가(≥7 mm) 또는 R/S비의 역전(≥1)으로 나타난다.

좌심실비대는 흔히 좌측 흉부유도인 $V_{5\text{-}6}$에서 R파의 증가(≥26 mm)로 나타나는데, 수평위 심장에서는 aVL에서 ≥12 mm, 수직위 심장에서는 aVF에서 ≥20 mm으로 심장의 기울림에 따라 최대 전위 유도가 달라진다.

(3) 작은 R파

작은 R파는 사지유도에서 5 mm 이하, 흉부유도에서 10 mm 이하로 정의된다. 고도 비만, 심낭삼출, 만성 폐쇄성폐질환, 갑상선기능저하증과 같은 심장 외적인 요인에 의한 경우가 많다. 심장 내적인 원인으로는 심근염, 광범위한 심근허혈이나 경색, 유전분증과 같은 심근침륜질환, 심근섬유화질환 등이 있다.

2) 폭이 넓은 경우

심실의 탈분극이 비정상적으로 느리게 일어나는 경우이다. 세 가지 경우가 있는데 첫째는 심실이 심실에서 생성된(심실성 기원) 자극에 의해 느리게 활성화되는 경우이다. 다른 두 가지는 기원은 심실상성이지만 전도 이상이 동반되어 폭이 넓어진 경우로서 방실전도 이상인 심실 조기흥분과 심실내전도 이상인 각차단이 있다(**그림 4-8**)

(1) 심실조기흥분: 델타파(delta wave)

델타파는 방실우회로를 타고 내려간 자극에 의해 정상보다 빨리 흥분된 일부 심실의 탈분극에 의해 만들어진 작은 삼각형 모양의 조기흥분파이다(**그림 4-8 첫번째, 그림 4-9**). 델타파는 수직 경사의 정상 QRS파 앞에 혹처럼 붙어 있는 조기흥분파가 퍼킨제섬유가 아닌 근육세포간 느린 전도에 의해 생성되기 때문에 완만한 경사의 헬라어 델타(Δ)처럼 보이기 때문에 붙여진 이름이다. 델타파로 인해 QRS파 폭은 120 ms 이상으로 넓어지게 되고 PR간격은 짧아지게 된다.

델타파의 존재는 심방과 심실 사이에 정상 방실전도계에 부가적인 전도로(accessory pathway: 부전도로) 또는 샛길(AV bypass tract: 방실우회로)이 있다는 것을 의미한다. 델타파의 크기는 조기흥분된 심실의 양에 비례하고, 모양과 극성은 방실우회로의 위치에 의해 결정된다(**그림 4-9**). 즉, 오른쪽에 있으면 우심실이 먼저 흥분되고 조기흥분파는 오른쪽에서 왼쪽으로 향하여 우측 유도(V_1, aVR)에서는 음성으로, 좌측 유도(I, aVL, $V_{5\text{-}6}$)에서는 양성으로 나타난다. 왼쪽에 있으면 좌심실이 조기에 흥분되어 조기흥분파는 왼쪽에서 오른쪽을 향하게 되어 좌측 유도에는 음성 델타파로, 우측 유도에는 양성 델타파로 기록된다(**그림 4-9**). 이처럼 델타파의 극성 분석은 방실우회로의 위치 추정에 도움이 된다.

심전도에 델타파가 보이고 방실우회로와 관련된 빈맥이 동반된 경우를 조기흥분증후군 또는 Wolff-Parkinson-White(WPW)증후군이라고 한다.

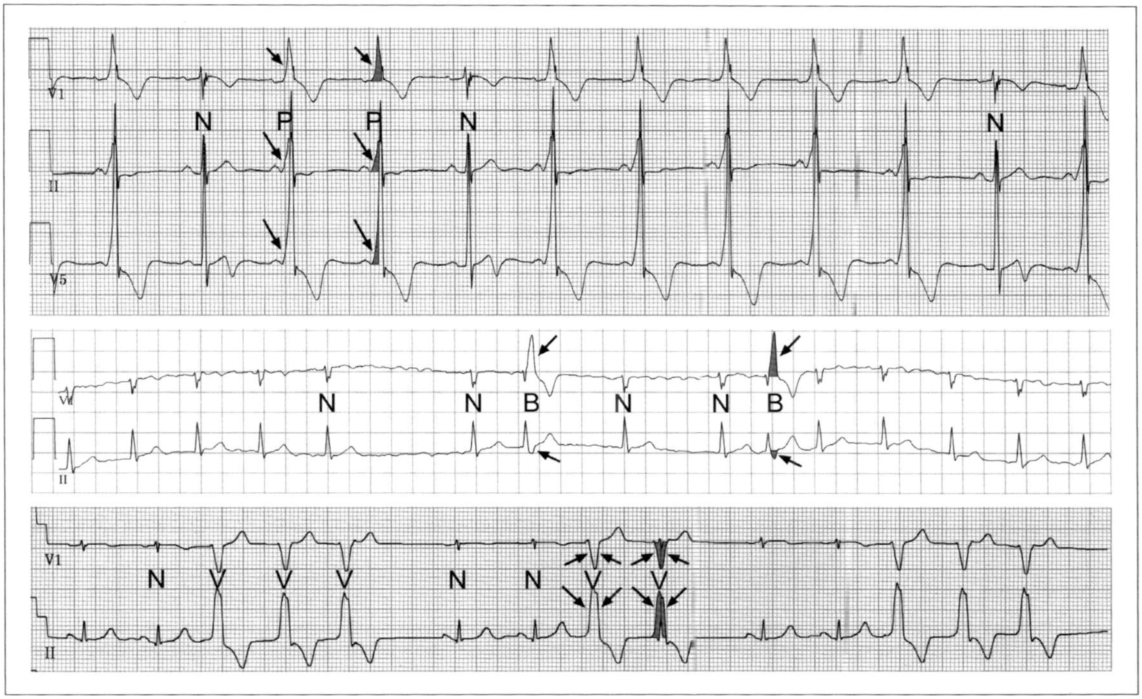

그림 4-8. 넓은 QRS파의 세 가지 원인.
심실상성 기원임에도 QRS파 폭이 넓어진 것은 방실전도 이상(조기흥분)으로 인해 QRS파 시작부에 델타파가 혹(↘)처럼 붙어서 QRS파 폭이 넓어진 경우(첫번째 심전도, P), 심실내전도 이상(각차단)으로 인해 심실의 후반부(↘) 전도가 비정상적으로 일어나 QRS파 폭이 넓어진 경우(두번째 심전도, B)가 있다. 기원이 심실성인 경우는 심실내전도가 처음부터 끝까지 느리기 때문에 QRS파 폭이 더 넓고 QRS파의 전반부(↘) 및 후반부(↙) 경사가 모두 완만해져서 정상 QRS파(N) 모양이 전혀 없다(세번째 심전도, V).

(2) 각차단(bundle branch block)

심실 안에는 좌심실과 우심실로 가는 자극전도로(각분지)가 따로 있다. 각차단이란 바로 각분지를 통한 자극 전도가 차단된 것을 말한다. 좌우 각분지 가운데 하나가 차단되면 좌우 심실의 자유벽이 동시에 탈분극되지 않고 전도 차단된 각분지의 지배 영역에 있는 심실의 탈분극이 지연되고 전도도 심근세포간 전자충격성 전도(electrotonic conduction)에 의해 느리게 진행되기 때문에 QRS파 폭이 120 ms 이상 넓어지고 특히 후반부가 심하다(**그림 4-8 드번째**). 전반부는 정상 각분지와 퍼킨제섬유망을 통한 빠른 전도에 의해 생성되나 후반부는 심근세포간 느린 전도에 의해 생성되기 때문이다.

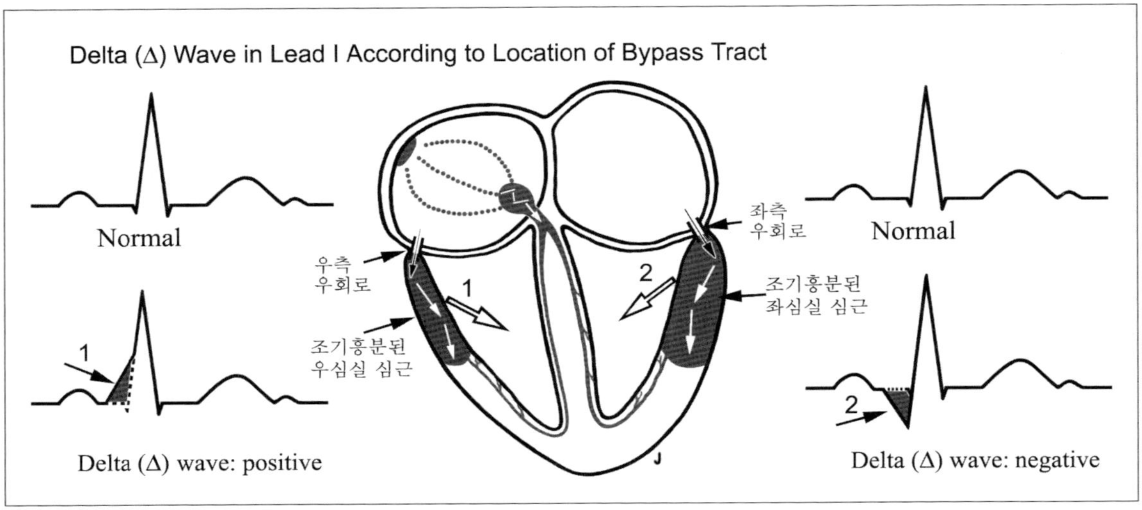

그림 4–9. WPW증후군에서 델타파.
정상 방실전도로를 우회하는 방실우회로가 있는 경우에 방실결절보다 전도 속도가 빠른 우회로를 통해 전도된 자극에 의해 심실의 일부(회색 부분)가 조기에 흥분(탈분극)된다. 조기에 흥분된 심근에 의해 만들어지는 심전도파는 정상 QRS파 앞에 삼각형 모양의 혹처럼 붙게 되는데 이를 델타파라고 한다. 델타파의 모양과 크기는 우회로의 위치, 조기흥분된 심근의 양, 기록 유도에 따라 달라진다. 오른쪽 우회로에 의해서는 우심실이 먼저 흥분되기 때문에 오른쪽에서 왼쪽으로 향하는 벡터가 생성되어 유도 I, V_{5-6}와 같은 좌측 유도에 양성의 델타파가 만들어진다. 왼쪽 우회로에 의해서는 좌심실이 조기에 흥분되기 때문에 오른쪽으로 향하는 벡터가 만들어지므로 V_1과 같은 오른쪽 유도에 양성의 델타파가, I, V_{5-6}와 같은 좌측 유도에 음성의 델타파가 만들어진다.

① 우각차단(right bundle branch block: RBBB)

우각분지의 전도가 차단되면 자극은 우선 좌각분지를 타고 심실로 내려가게 된다. 심실중격은 원래 좌각분지에 의해 흥분되므로 우각이 차단되어도 심실중격과 좌심실 자유벽의 탈분극은 정상적으로 진행된다(**그림 4–10**). 하지만, 우심실 자유벽은 좌심실 자유벽의 탈분극이 완료된 다음에 좌심실에서 중격을 통해 넘어 온 자극에 의해 뒤늦게 탈분극된다. 뒤늦은 우심실 자유벽의 탈분극은 오른쪽 아래 방향으로 향하고 심근세포간 느린 전도에 의해 일어나므로 경사가 완만하다. 이로써 V_1에서는 심실중격과 좌심실 자유벽의 탈분극에 의한 좁고 뾰족한 rS파에 우심실 자유벽에 의한 크고 넓은 R'파가 합쳐져서 rSR'파로, V_{5-6}에서는 중격과 좌심실 자유벽에 의한 좁고 뾰족한 qR파에 우심실 자유벽에 의한 넓고 깊은 S파가 더해져서 qRS파로 나타난다(**그림 4–10**).

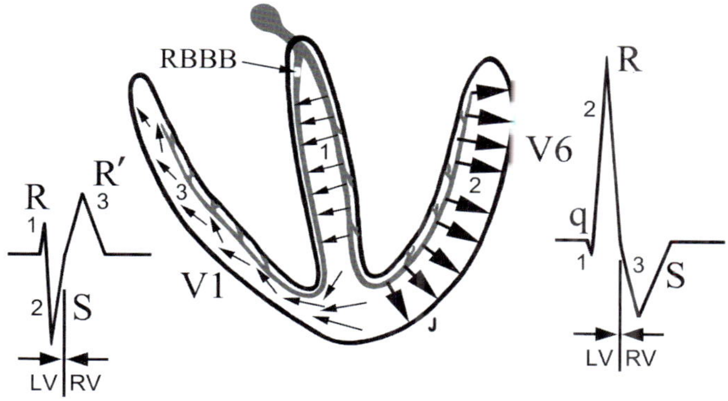

그림 4-10. 우각차단(right bundle branch block: RBBB)과 심전도 소견.
우각분지 전도가 차단되면 자극은 좌각분지를 타고 심실로 내려가게 된다. 심실 중격은 원래 좌각분지에 의해 흥분되므로 우각차단이 되어도 중격과 좌심실 자유벽의 탈분극 과정은 정상이다(1, 2). 반면에 우심실 자유벽(3)은 좌심실 자유벽의 탈분극이 완료된 다음에 뒤늦게 좌심실에서 중격을 넘어 온 자극에 의해 탈분극된다. 느린 우심실 자유벽의 탈분극은 오른쪽을 향하므로 V_1에는 양성의 R'파가 V_6에는 음성의 S파가 기록된다. 이로써 V_1에서는 rSR'의 형태를, V_6에서는 qRS의 형태를 보인다.

② 좌각차단(left bundle branch block: LBBB)

좌각분지의 전도가 차단되면 우심실 자유벽을 제외한 모든 심실의 흥분 과정이 뒤바뀐다. 좌각차단 시 제일 먼저 흥분되는 곳은 우각분지가 첫 가지를 내는 우심실 첨부이다. 그 다음에 심실중격과 우심실 자유벽이 탈분극되며 맨 나중에 좌심실 자유벽이 탈분극된다(그림 4-11).

심첨부 벡터는 왼편, 앞쪽, 아래 방향이어서 V_1과 같은 우측 유도에서는 음성 Q파로, V_6와 같은 좌측 유도에서는 양성 R파로 나타난다. 이어지는 심실중격과 우심실 자유벽 탈분극은 방향이 반대이기 때문에 상쇄되어 심전도 파가 생성되지 않는다. 좌심실 자유벽은 심실중격을 넘어 온 자극에 의해 맨 나중에 느리게 탈분극되고 방향은 왼편, 뒤쪽, 아래 방향이다. 그 결과 V_1과 같은 오른쪽 유도에서는 우심실 첨부의 정상 급속 탈분극에 의한 급속 경사의 Q파와 좌심실 자유벽의 느린 탈분극에 의한 넓고 완만한 S파가 합쳐진 QS파로 나타나고, V_6와 같은 왼쪽 유도에서는 우심실 첨부의 정상 급속 탈분극에 의한 급속 경사의 R파와 좌심실 자유벽의 뒤늦은 느린 탈분극에 의한 넓고 완만한 경사의 R' 파가 합쳐진 RR'파로 나타난다(그림 4-11).

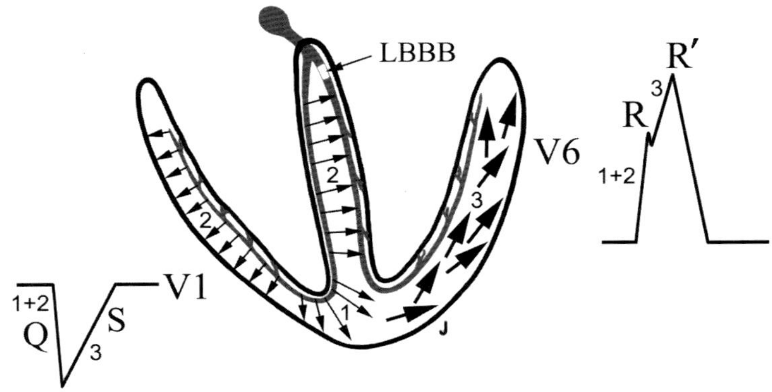

그림 4-11. 좌각차단(left bundle branch block: LBBB)과 심전도 소견.
좌각분지 전도가 차단되면 우심실 자유벽을 제외한 모든 심실의 흥분 과정이 뒤바뀐다. 좌각차단 시 제일 먼저 흥분되는 곳은 심첨부(1)이고 그 다음은 심실중격(2)과 우심실 자유벽(2)이다. 심첨부 벡터는 왼편, 앞쪽, 아래 방향이어서 V_1과 같은 우측 유도에서는 음성 파로, V_6와 같은 좌측 유도에서는 양성 파로 나타난다. 심실중격과 우심실 자유벽 벡터는 방향이 반대이기 때문에 상쇄되어 심전도 파를 만들지 못한다. 좌심실 자유벽은 심실중격을 넘어 온 자극에 의해 뒤늦게 흥분되고 방향은 왼편, 뒤쪽, 아래 방향이다. 그 결과 오른쪽 유도에는 넓고 완만한 경사의 음성 S파가 왼쪽 유도에는 넓고 완만한 경사의 양성 R'파가 나타난다.

③ 편위전도(aberrant conduction)

편위전도란 율동 변화에 의해 생긴 기능성 각차단(functional bundle branch block)이다. 따라서 편위전도에 의한 QRS파의 모양은 각차단 때와 비슷하다. 각차단과 다른 점은 편위전도는 주기간격이 긴 다음에 갑자기 짧아지거나(long-short sequence: Ashman's phenomenon), 주기간격이 점차적으로 감소 또는 연장될 때(acceleration or deceleration dependent BBB) 생기고 율동이 안정되면 사라지는 것이다. 반면에 각차단은 율동 변화에 무관하게 지속된다.

주기간격의 급격한 변화(예: 심방 조기박동, 심방세동)에 의한 편위전도는 좌우 각분지의 불응기가 다르고 직전 주기간격에 비례하여 변하는 것에서 기인한다. 즉, 직전 주기간격의 연장으로 각분지의 불응기가 길어진 상황에서 짧은 연결간격의 자극이 도달하면 길어진 불응기로 인해 전도가 차단되는 것이다(**그림 4-12**). 일반적으로 우각분지의 불응기가 길기 때문에 주로 우각차단의 형태를 취하고 병적인 것이 아니다(**그림 4-12, 13**). 심박수 가속에 의한 편위전도는 심박수 증가에 동반된 각차단으로 병적이며 주로 좌각차단의 형태를 취한다. 심박수 감속에 의한 편위전도는 좌우 각분지 가운데 하나에서 활동전위 4기 자발성 탈분극이 상대적으로 빨라져서 해당 각분지의 전도가 느려지거나 차단되

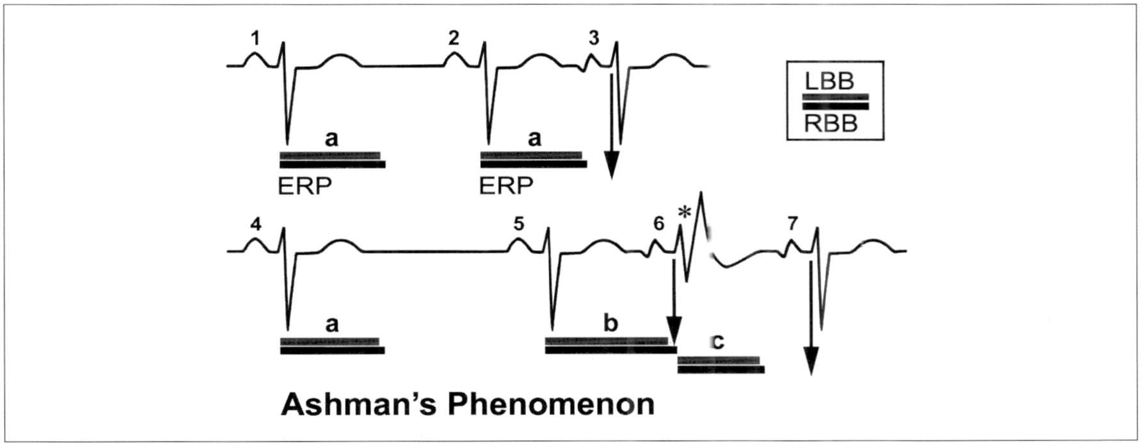

그림 4-12. 편위전도의 흔한 발생기전인 Ashman 현상.
편위전도는 심장 율동 변화에 따른 기능성 각차단으로 좌우 각분지의 불응기가 달라 하나의 각분지에서만 전도차단이 일어나기 때문에 생긴다. 심실내 전도계인 각분지의 효과 불응기(ERP)는 앞선 주기간격에 비례하기 때문에 앞선 주기간격이 길면(박동 4-5 사이) 불응기도 길어져서(b), 짧은 연결간격으로 나타나는 심방조기박동(박동 6)의 전도가 우각분지에서 차단되었다(Ashman 현상). 반면에 박동 6과 연결간격이 같은 박동 7은 앞선 박동 6의 주기간격이 짧아 불응기도 짧아져서(c) 전도되었다. 일반적으로 우각분지(RBB)의 불응기가 좌각분지(LBB) 보다 긴 경우가 많아 장-단형 연결에 의해 일어나는 편위전도는 주로 우각차단형이다.

는 것이며 가속성 편위전도보다 드물다(**그림 4-13**).

편위전도 자체는 생리적인 경우가 많아 크게 문제가 되지 않지만 심실성 박동과 감별해야 하기 때문에 잘 알아두어야 한다. 실제 임상에서 심전도를 판독할 때 가장 어려운 부분이 바로 편위전도성 심실파와 심실성 심실파를 감별하는 것이다. 편위전도성 심실상성 심실파와 심실성 심실파의 감별은 앞선 P파가 있는지, QRS파의 모양이 전형적인 각차단의 형태를 보이는지, Ashman 현상이 있는지, 완전 보상성 휴지가 있는지 등을 따져서 판단한다(**표 4-3**).

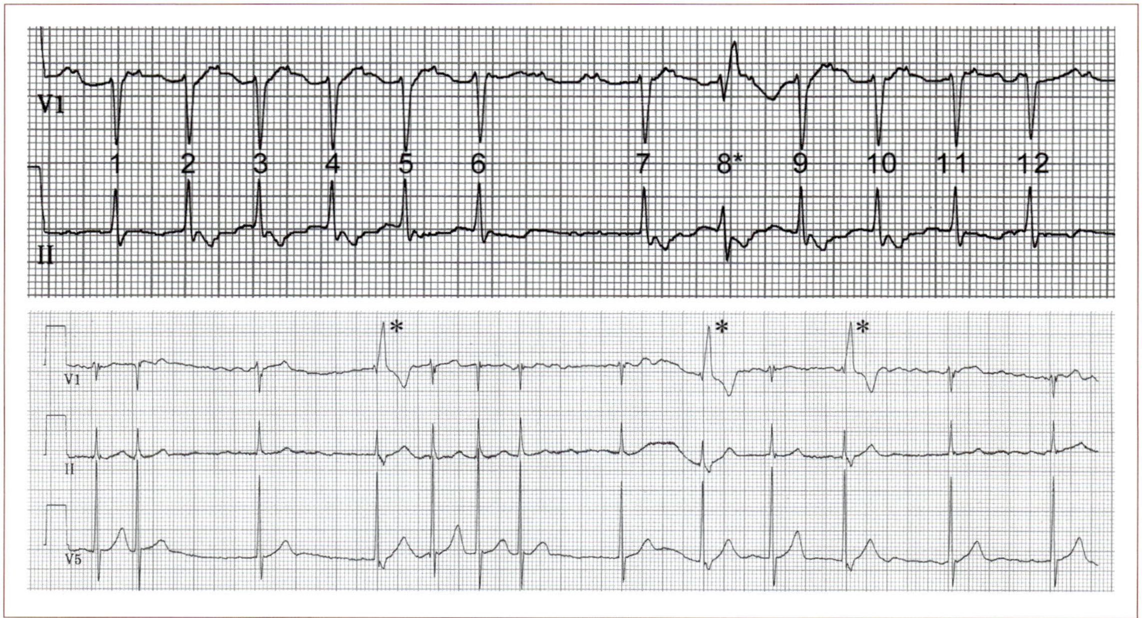

그림 4-13. 전형적인 편위전도와 감속성 편위전도.
(위) 장단연결에 따른 편위전도: 박동 8*이 긴 간격 다음에 짧은 간격으로 나오면서 우각차단형으로 편위전도 되었다.
(아래) 감속성 편위전도: 긴 간격으로 나온 박동(*표)이 우각차단형으로 편위전도 되었는데 드문 형태이다.

표 4-3. 편위전도된 심실상성 QRS파와 심실성 QRS파의 감별

율동	앞선 P파	QRS파 모양	초기 벡터 방향	보상성 휴지	애쉬만 현상
편위전도된 심실상성 박동	있음	전반 경사 급격 후반 경사 완만	같음	불완전	있음 (장-단 연결)
심실성 박동	없음	시종일관 경사 완만	다름	완전	없음

(3) 심실성 QRS파

심실 조직에서 기원한 자극에 의해 만들어진 QRS파를 말한다. 심실 기원 자극은 히스-퍼킨제계를 통하지 않고 심근세포간 느린 전도에 의해 전파되기 때문에 QRS파의 폭이 넓고, 탈분극의 진행 방향(전기축)도 바뀌며, 앞선 P파도 없다. 심실상성 파도 조기흥분이나 각차단이 동반되면 QRS파의 폭이 넓어지고 모양도 달라지나 몇 가지 차이점이 있다.

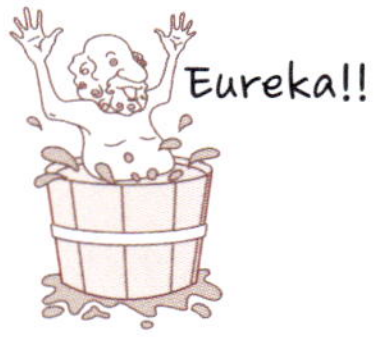

좌우 각차단(BBB), 음양법으로 감별해요!

넓은 QRS파의 가장 흔한 원인의 하나인 각차단의 심전도 진단은 자체로서만 아니라 넓은 QRS파 빈맥(심실빈맥)의 감별 진단에 있어서도 매우 중요하다.

좌우 각차단은 음양법으로 쉽게 감별할 수 있다. 좌는 음양으로 따지면 음이고, 우는 양인 것을 그대로 적용하면 된다. 즉, V_1 유도에서 QRS파가 양성으로 끝나면 우각차단, 음성으로 끝나면 좌각차단이다. QRS파의 모양도 도움이 된다. 즉, 누운 R자 모양이면 RBBB(우각차단)로, 바로 선 L자 모양이면 LBBB(좌각차단)라고 하면 된다. 이렇게 하면 직관적으로 좌우 각차단을 감별할 수 있다.

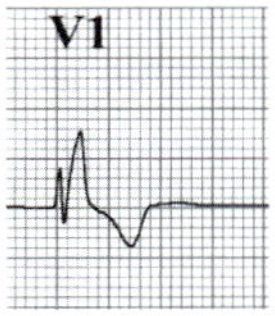

양성으로 끝나거나, 누운 R자 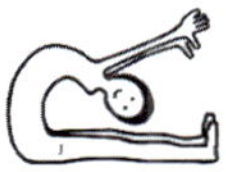 모양이면 RBBB(우각차단)

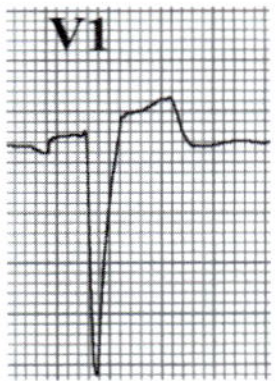

음성으로 끝나거나, 바로 선 L자 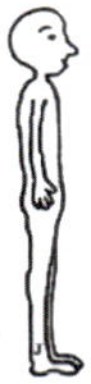 모양이면 LBBB(좌각차단)

각차단이나 조기흥분은 선행하는 심방파를 가지고 있고, 각차단은 QRS파 전반부는 좁고 급격한 경사를 가지고 후반부가 넓고 완만하며, 조기흥분은 QRS파 시작부가 넓고 완만하다. 반면에 심실성인 경우에는 앞선 심방파가 없고 전도가 시작부터 끝까지 느리기 때문에 QRS파 전체가 넓고 완만하며 각차단의 전형적인 형태를 보이지 않는다(**그림 4-8, 표 4-3**).

넓은 QRS파의 기원은 V_1에서 극성(polarity)으로 우각차단형과 좌각차단형으로 분류한 다음에 감별한다. 즉, 양성이면 우각차단형, 음성이면 좌각차단형이라고 한다. 각 유형에 따른 감별점은 **표 4-4**에 정리되어 있다(**표 4-4, 그림 4-14**).

표 4-4. 심실성 QRS파와 각차단성(편위전도성) QRS파의 감별

QRS파 분류	기원	폭	전기축	V_1에서 모양	V_6에서 모양
우각차단형(V_1에서 양성)	심실성	≥ 140 ms	0 ~ −180	R, RR'(R>R'), Rs, qR	R/S ≥ 1
	각차단성	< 140 ms	기타	RsR', RR'(R<R')	R/S > 1
좌각차단형(V_1에서 음성)	심실성	≥ 160 ms	−90 ~ −180	fatty rS(r >30 ms, r to S nadir > 70 ms)	any Q
	각차단성	< 160 ms	기타	tiny rS, QS	no Q

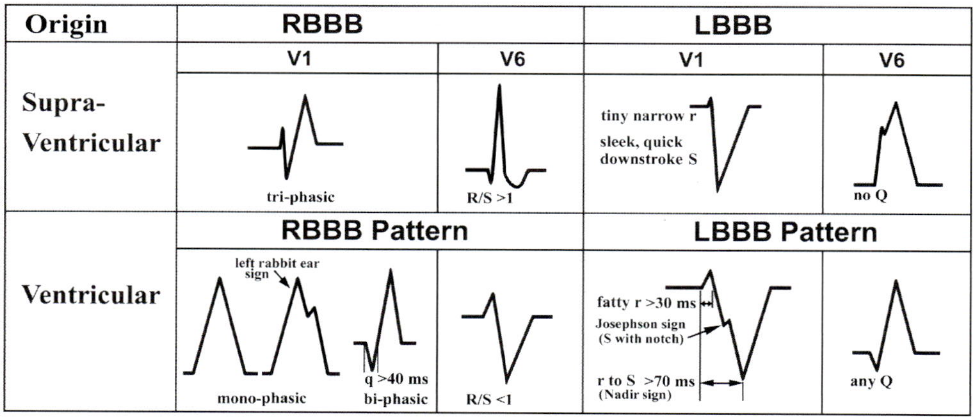

그림 4-14. 각차단성 심실상성 박동(supraventricular)과 심실성 박동(ventricular)에서 QRS파 모양의 차이.
각차단성 QRS파의 시작부는 좁고 급격한 경사를 보인 반면에 심실성 QRS파는 시종일관 넓고 완만한 경사를 보이는 것이 다르다.

(4) 인공조율성(artificial pacing) QRS파

인위적인 전기자극에 의해 만들어지는 심전도 파를 말한다. 인공조율파는 심전도 파 직전에 가는 수직선의 조율 흔적(pacing artifact)이 선행하는 것으로 알 수 있다(그림 4-15). 심실의 탈분극이 정상 히스-퍼킨제계를 이용하지 않고 심근세포간 느린 전도에 의해 전파되기 때문에 심실성 QRS파처럼 QRS파 폭이 넓고 시종일관 완만한 경사를 보인다(그림 4-15). 일반적으로 심실 조율은 우심실 첨부에서 시행되기 때문에 전기축은 왼편 위쪽을 향한다.

조율 율동에서 조율 방식은 조율 심강(A, V, D), 감지 심강(A, V, D), 반응 방식(I, D)의 순서로 표

시한다. 조율 심강은 조율 흔적 다음에 어떤 심전도 파가 나오는지로 알 수 있다. P파가 나오면 심방이고, QRS파가 나오면 심실이다. 조율하는 심강은 당연히 감지를 해야 하므로 조율 심강은 자동적으로 감지 심강이 된다. 다음에 알아야 할 것은 반응 방식으로 자발 자극이 감지되었을 때 심박동기가 어떻게 반응할 것인지를 규정하는 것이다. 현대 인공심박동기는 모두 수요형(demand type)이므로 기본 반응 방식은 억제형(I: inhibited)이다. 즉, 조율하고자 하는 심강에서 자발 자극이 감지되면 조율 자극의 방출을 억제하는 것이다. 이와 달리 촉발형(T: trigerred)은 자극이 감지되면 조율 자극을 방출하게 하는 것인데 방실조화를 유지하기 위해 심실 조율이 심방 활동에 뒤따라 일어나게 하는 심방 추종형(atrial-tracking) 심실 조율을 하기 위해서 사용된다. 이는 심전도에서 심실 조율 파(ventricle: V)가 P파(atrium: A)를 일정한 간격을 두고 뒤쫓아 다니는(tracking: T) 것으로 나타나며 이를 조율 방식 표기법으로 표시하면 VAT가 된다. 이와같이 촉발형 반응은 VAT형 조율을 하기 위해서 사용된다. 촉발형 조율이 있으면 반응 방식은 기본형인 I에 T가 더해지므로 D(dual mode)가 된다.

조율 율동은 시작부에 조율(자극) 흔적이 있기 때문에 심실성 파와 구별이 된다. 조율 흔적의 크기는 조율 자극의 세기와 방법(단극성 또는 쌍극성)에 따라 달라진다. 일반적으로 단극성(unipolar) 보다는 쌍극성(bipolar)으로 조율할 때 작다(**그림 4-15**). 조율 흔적이 매우 작은 경우에는 심전도에 잘 보이지 않을 때도 있다. 조율 흔적이 한 가지(심방 자극용 또는 심실 자극용)이면 단심강 심박조율이고 두 가지이면 두심강 심박조율이다. 근래에는 심실 기능을 회복시키기 위해 좌우 양심실을 동시에 조율하는 양실심 조율(biventricular pacing)이 시행되고 있고 이를 심장재동기요법(cardiac resynchronization therapy: CRT)이라고 부른다(**그림 4-16**). 심박조율기의 조율 방식을 알아내는 방법을 **표 4-5**에 정리하였다(**표 4-5, 그림 4-15**).

표 4-5. 심박조율기 조율 방식의 분석법

조율 흔적의 가짓수	조율 흔적 후 심전도파	P-QRS 관계	조율 방식
1	P파	(–)	AAI(DDD*)
	QRS파	(–)	VDD(DDD*)
		(–)	VVI
2	P파, QRS파	(–)	DDD
		(–)	DDI**

*DDD형 심박조율기도 방실전도가 정상이면 AAI형과 같이, 심방율동이 정상일 때는 VDD형과 같이 나타난다.
**DDI형으로 설정하는 경우는 드물고 방실전도차단 환자에서는 방실조화가 없어진다.

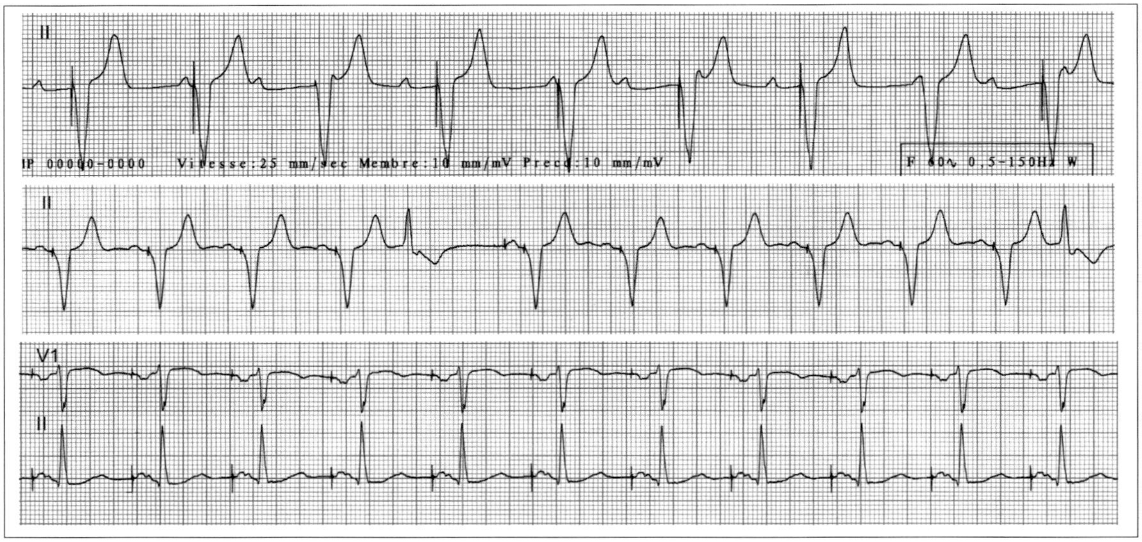

그림 4-15. 인공 심장조율 율동.

인공적인 심장 조율 흔적이 예리한 수직선으로 보인다. 조율 흔적 다음에 QRS파가 따라 나오면 심실을, P파가 따라 나오면 심방을 조율하는 것이다. (위) 심실 조율 율동(VVI), (가운데) 심방과 심실을 조율하는 두 심강 조율 율동(DDD)이다. 첫 4개 박동은 심실 조율 박동이고 5번째 박동은 자발성 박동이며 6번째 박동은 P파와 QRS파 앞에 조율 흔적이 1개씩 있어 심방과 심실이 조율되는 두 심강 조율임을 알 수 있다. (아래) 심방 조율 율동(AAI)이다. DDD형 심박조율기도 심방율동이 정상일 때는 VDD형처럼 나타난다(가운데 그림; 앞 4박동, 뒤 5박동).

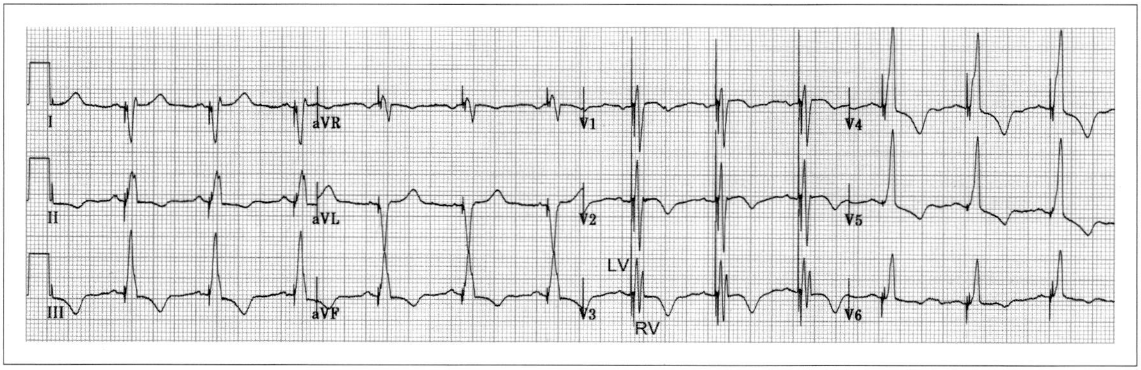

그림 4-16. 양심실 조율(심장재동기요법).

심방 추종형 심실 조율인데 QRS파 앞에 조율 흔적이 매우 짧은 간격으로 두 개가 있다. 앞에 있는 큰 것은 관상정맥을 통해 좌심실 측벽(LV)을 조율하고 뒤에 있는 작은 것은 우심실 중격부(RV)을 조율하여 좌우 심실과 좌심실의 측벽과 중격이 동시에 수축하도록 하여 심장기능을 개선시킨다. 좌우 심실 조율에 시간 차를 주지 않으면 조율 흔적이 하나로 나온다.

3) 심실 후흥분파: 입실론파

심실의 일부가 섬유 또는 지방 조직으로 변성(fibro-fatty degeneration)되는 부정맥유발 우심실이형증(arrhythmogenic RV dysplasia: ARVD)에서 관찰된다. 섬유 또는 지방 조직으로 변성된 심근의 탈분극이 지연되어 정상 심근의 탈분극이 끝난 다음에 나타나는 작은 흥분파(post excitation wave)로 ε(epsilon)파로 불린다. 1974년 Fontaine에 의해 부정맥유발 우심실이형증에서 최초로 보고되었고 1/3 정도에서 관찰된다. 흉부유도 $V_{1\text{-}4}$에서 잘 보인다(그림 4–17).

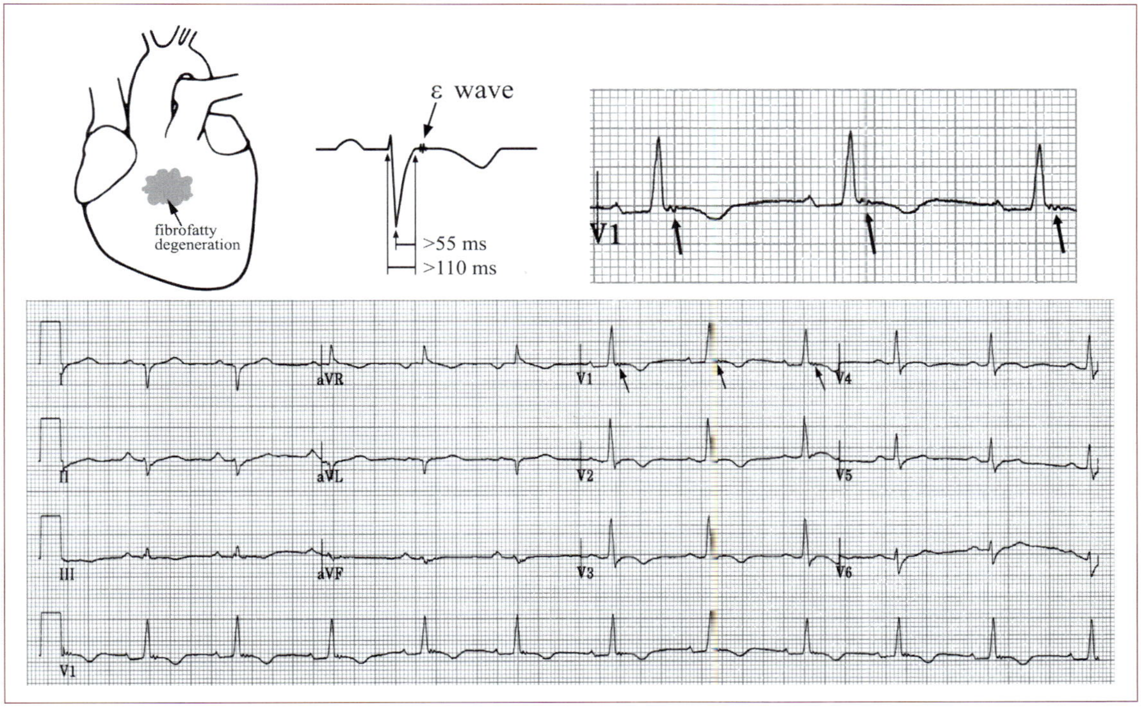

그림 4–17. 입실론파(ε wave).
심실의 일부가 섬유 또는 지방 조직으로 변성되어 정상 심근의 탈분극이 끝난 다음에 탈분극하여 QRS파 직후에 작은 심전도 파(화살표)가 나타나게 되고 이를 입실론파라고 한다. 입실론파는 흉부유도 V_{1-4}에서 잘 보인다.

3. PR간격의 이상

정상 PR간격은 120~200 ms이다. 200 ms 이상 연장되면 1도 방실전도차단이라고 한다. 120 ms 이하로 짧아지면 방실결절 전도항진, 접합부 박동, 심실조기흥분 등을 감별해야 한다. 접합부 박동은 선행하는 P파가 역행성이어서 하벽 유도에서 음성이며, 심실조기흥분은 델타파가 있어 구별된다.

PR간격이 일정하지 않은 경우에는 2도 1형 방실전도차단, 3도 방실전도차단 또는 등율성 방실해리(isorhythmic AV dissociation) 등이 있다.

4. J점의 이상: 조기재분극

심내막과 심외막 심근층 사이에 초기 재분극 정도의 차이로 인해 QRS파와 ST절의 접합부(J점)가 상승하여 QRS파 끝에 절흔과 함께 작은 양성 파(J파: 절흔형) 또는 QRS파 끝 하강 경사의 둔화(J점 상승: 지연형)가 보이는 경우가 있다(**그림 3-5, 그림 4-18**). 이는 심외막 심근에 주로 존재하는 재분극성 임시 외향 포타슘 전류(Ito)의 항진이나 탈분극성 나트륨 또는 칼슘 전류의 약화에 의한 것이다(**그림 4-19**). 심박수 감소, 미주신경항진, 저체온 등에 의해 강화되고 심박수 증가, 조기박동, quinidine, isoproterenol 등에 의해 약화된다.

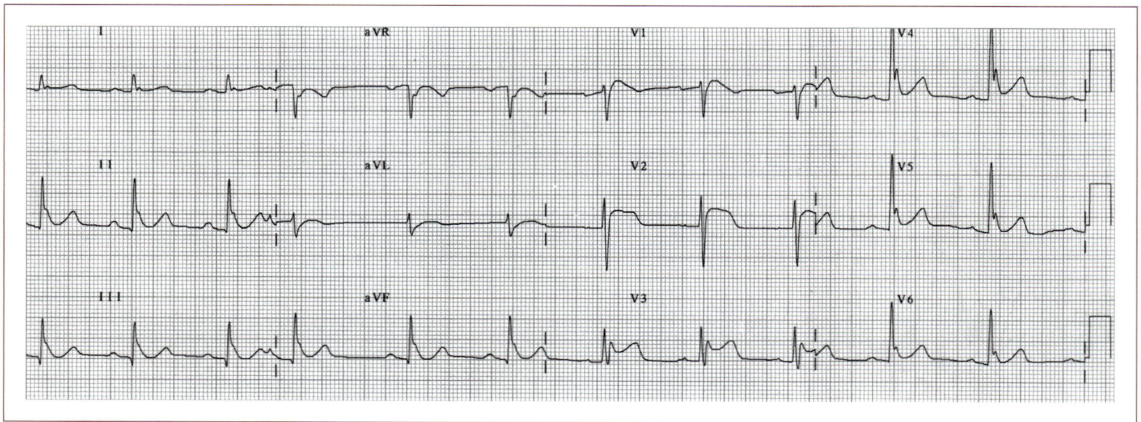

그림 4-18. J점 상승과 J파.
J점 상승이 하벽 유도에서 관찰되고, J파가 측벽 유도, 전벽 유도 및 우흉부 유도에서 관찰되어 3형 조기재분극이다.

J점 상승에 상승형 ST절 상승이 동반되면 조기재분극이라고 한다. 심실부정맥이 동반되면 조기재분극증후군(early repolarization syndrome)이라고 하며 브루가다증후군을 포함하여 J파증후군(J wave syndrome)이라고 한다. Antzelevitch는 이를 4가지 유형으로 분류하였다(**표 4-6**). 유전성인 경우와 후천성인 경우가 있다. 유전자 이상은 체성 우성으로 유전된다. 후천성인 경우에 대표적인 것이 심근허혈과 저체온이다.

표 4-6. J파증후군의 유형별 특징

유형 / 특징	유전성				후천성
	1형	2형	3형	Brugada	심근허혈
주 침범 부위	전측벽	하벽, 하측벽	좌우 심실	우심실	좌우 심실
J파 출현 유도	I, V_{4-6}	II, III, aVF	전반적	V_{1-3}	불특정
남녀 발생 비	남성 우세	남성 우세	남성 우세	남성 우세	남성 우세
돌연사 발생	드뭄	있음	약간 높음	높음	
J-ST 변화 양상					
–서맥	증가	증가	증가	증가	불명
– Na 차단제	불변	불변	불변	증가	불명
– isoproterenol	감소	감소	자료 부족	감소	불명
– quinidine	감소	감소	자료 부족	감소	자료 부족

Modified from Antzelevitch C and Yan GX, 2011

1) 1형(측벽형)

J파 또는 J점 상승이 ST절 상승을 동반하여 좌측벽 유도(I, V_{4-6})에 국한되어 있는 경우이다. 건강한 젊은이에게서 흔히 나타나며 가장 양성 소견이다.

2) 2형(하벽형)

J파 또는 J점 상승이 하벽 유도(II, III, aVF) 또는 하벽 및 측벽 유도에 나오는 경우이다. 적지만 돌연사 위험이 있다.

3) 3형(범발형)

J파 또는 J점 상승과 심한 ST절 상승이 하벽, 측벽, 우흉부 유도 등 거의 모든 유도에서 나타나는 경우이다. 반복적인 심실세동의 전조로 나오는 경우가 많아 악성 소견이다(**그림 4-18**).

4) 4형(Brugada 증후군)

J파가 V_{1-2} 유도에 나타나는 경우로 1992년 Brugada 형제 학자들에 의해서 최초로 보고된 브루가다증후군에 특징적인 심전도 소견이며 브루가다파로 불린다. J점과 함께 상승된 ST절이 하강 경사로 떨어져 음성 T파에 이어져 전체가 활처럼 보이거나(I형: coved type) ST절 상승이 양성 T파에 이어져 전체가 말안장처럼 보이는 형태(II형: saddle back type)가 있다(**그림 4-19**). 브루가다파와 ST절 상승은 미주신경 항진에 의해 강화되고 교감신경 항진에 의해서 약화된다.

심외막하 심근의 소디움 통로를 지령하는 유전자(SCN5A) 이상이 20%에서 관찰된다. 포타슘의 임시 외향 전류가 증가하고 소디움의 빠른 내향전류와 칼슘 전류가 감소하여 활동전위 곡선 2기의 초

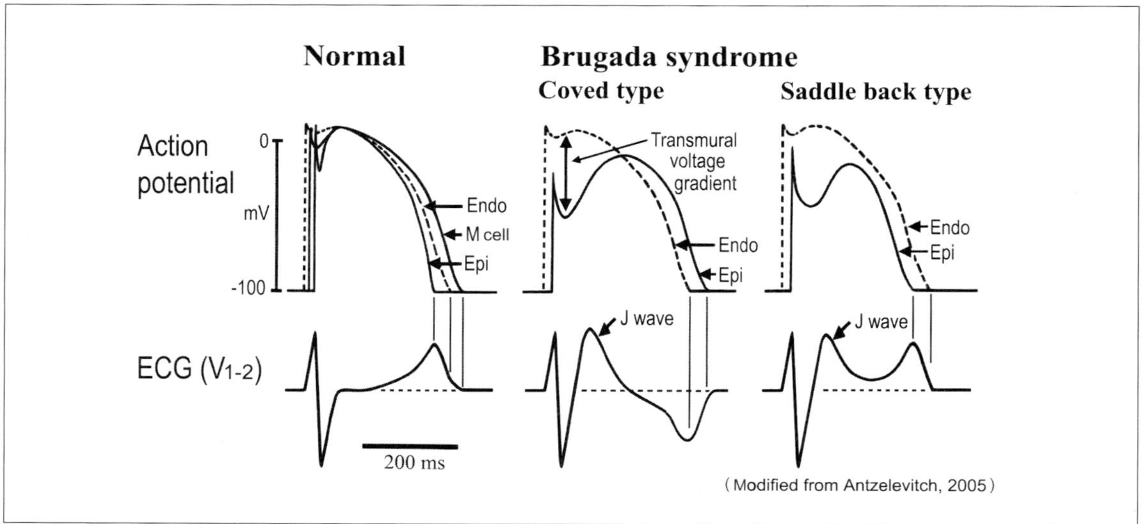

그림 4-19. Brugada 증후군에서 J파의 생성기전과 특징적인 ST-T 변화.
위쪽 그림은 세포막 활동전위 곡선이고 아래 그림은 흉부유도 V_{1-2}에서 심전도 기록이다. 심외막 심근에서 2기 재분극 초기에 재분극이 비정상적으로 증가하여 활동전위 곡선에 함몰이 생겨서 내외막 심근 사이의 전위 차가 심해져서 J점이 상승한다. Brugada 증후군에서 J파와 뒤이은 ST절과 T파의 변화가 활처럼 보이는 경우를 I형(coved type), 말안장처럼 보이는 경우를 II형(saddle back type)이라고 한다.

기에 함몰(notch)이 커지고 이로 인해 심외막하 심근과 심내막하 심근 사이에 전위차가 커져서 J점과 ST절이 상승한다. 심실 근육 층간 재분극의 차이에 의한 회귀 기전으로 악성 심실빈맥과 심실세동이 잘 일어난다. 심전도에 브루가다파가 보이고 실신이나 돌연사가 발생한 경우를 브루가다증후군이라고 한다.

5. ST절의 이상

ST절의 변화는 세포막 활동전위의 평탄기(2기)에 심근허혈과 같은 여러 원인에 의해 일부 심근이 비정상적으로 재분극되면 아직 탈분극 상태에 있는 심근과 재분극 심근 사이에 전위 차가 생겨 비정상 이완기 전류가 흐르기 때문에 생긴다. ST절이 상승되는 경우와 하강하는 경우가 있다.

1) ST절 상승

ST절 상승은 심외막하 심근이 먼저 재분극할 경우에 해당 지역 담당 유도에서 나타난다(**그림 4-20**). 이는 해당 심전도 유도가 재분극 손상 전류의 양성 지역에 있게 되기 때문이다.

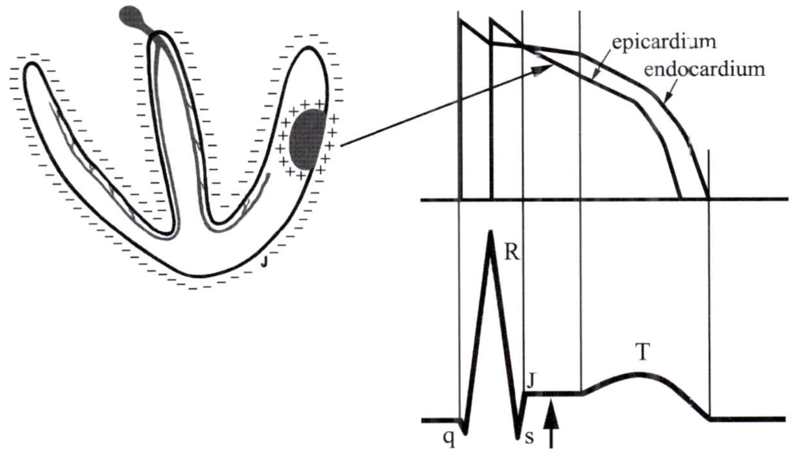

그림 4-20. 심외막하 심근허혈 손상 시 ST절 상승의 기전.
심근은 탈분극이 끝난 후 일정 시간동안 세포 표면 전체가 음성(−)을 띠게 되는데 일부 허혈 심근이 먼저 재분극되어 세포 표면이 양성(+)을 띠게 된다. 그 결과 두 지역 사이의 전위 차로 인해 전류가 흐르게 되고 이것이 ST절의 변화로 나타난다. 심외막하 허혈 손상 시에는 허혈 심근을 담당하는 유도가 경계전위의 양성 지역에 놓이게 되므로 ST절이 상승한다.

ST절 상승의 원인에는 대표적으로 심외막하(전층) 심근허혈 손상, 조기재분극, 심낭염 등 크게 3가지가 있다. 이들 사이에는 몇 가지 다른 점이 있으나 전형적인 경우가 아니면 심전도만으로 구별하기 어려운 경우가 많다(표 4-7, 그림 4-21, 22, 23). ST절 상승의 의미는 심전도 소견과 함께 환자의 여러 가지 임상 소견을 참고하여 종합적으로 판단하여야 한다(표 4-7). 따라서 갑작스런 협심통증 또는 유사 증상이 있는 경우에는 ST절 상승이 미미하고 전형적이지 않더라도 심근경색의 가능성이 높으므로 트로포닌 검사와 추적 심전도 검사가 필요하다.

급성 심근경색에서 ST절 상승 유도의 분포는 관상동맥 협착 부위를 추정하는 데 많은 도움이 된다. ST절 상승이 aVR과 V_1에 국한된 경우 좌주간지, V_{1-4}, aVR, aVL에 있으면 제1 대각지와 중격지 분지 이전 근위부 좌전하행지, V_{2-5}, aVL에 있으면 제1 대각지 직전, V_{1-5}, III에 있으면 제1 중격지 직전을 시사한다(그림 4-24). 이중 지역에 ST절 상승이 있는 경우도 있다. 이 경우에는 심낭염과 감별이 더 어려워진다. V_{5-6}와 II, III, aVF에 있을 때 상승 정도가 II > III이면 좌측우세 좌회선지, II < III이면 거대 우관동맥(mega-RCA)을 시사한다. V_{1-4}와 II, III, aVF에 있을 때 $V_1 < V_4$이면 감싼형(wrap-around type) 좌전하행지, $V_1 > V_3$이면 우관동맥 근위부를 시사하고 이 때는 V_{4R}에서 ST절 상승도 동반된다.

표 4-7. ST절 상승의 원인에 따른 임상 및 심전도 소견의 비교

		조기재분극	심낭염	심근허혈(전층 손상)
환자의 특성		젊고 건강	열성 질환이나 전신 질환 동반	중년 이상, 관동맥 위험 인자 보유
흉통		없거나 비특이적	흡기 시 악화, 앉아서 앞으로 숙이면 완화	특징적인 협심통증
ST절 상승	모양	위로 오목	위로 오목	평탄 또는 위로 볼록 *T파 상승 시 오목하게 보이기도 함
	정도	2~4 mm까지 상승	4~5 mm까지 상승	20~30 mm까지 상승
T파		T파 크고 양성(지속적) T/ST >4	T파 양성(일시적) T/ST ≤4	다양하나 음성일 때도 많음
QT간격		짧거나 정상	짧거나 정상	연장
시간적 변화		없음, 심박수, 체온, 약제 등에 의해서는 가능	수일-수주, ST절 정상회복 후 T파 역전	수 분만에 소실되기도 하나, 심근경색에서는 T파 역전 후 1주내 정상 회복
심전도 유도		측벽 또는 하벽 유도 (II, III, aVF, V_{4-6})	거의 모든 유도(aVR 제외)	인접 유도 2개 이상에서 출현, 반대쪽 유도에 대칭성 변화 동반

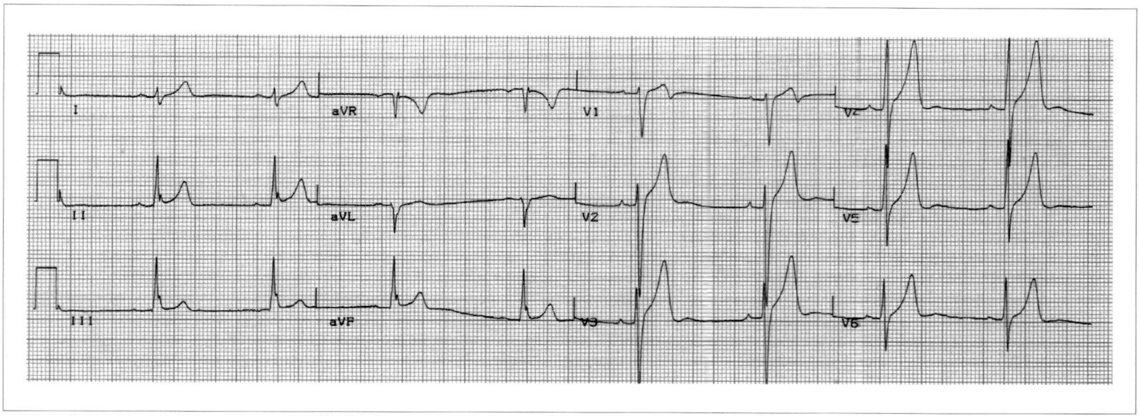

그림 4-21. 조기재분극의 심전도 소견.

사지유도 Ⅱ, Ⅲ, aVF와 흉부유도 V_{1-6}에서 ST절이 1~3 mm 정도 상승형으로 상승되어 있는데 대칭성 변화가 없고, QT간격이 정상이며 T파가 ST절 상승에 비해 4배 이상 높고, Ⅱ, Ⅲ, aVF에서 QRS파 끝부분에 J파가가 있어 ST절 상승이 조기재분극에 의한 것임을 알 수 있다.

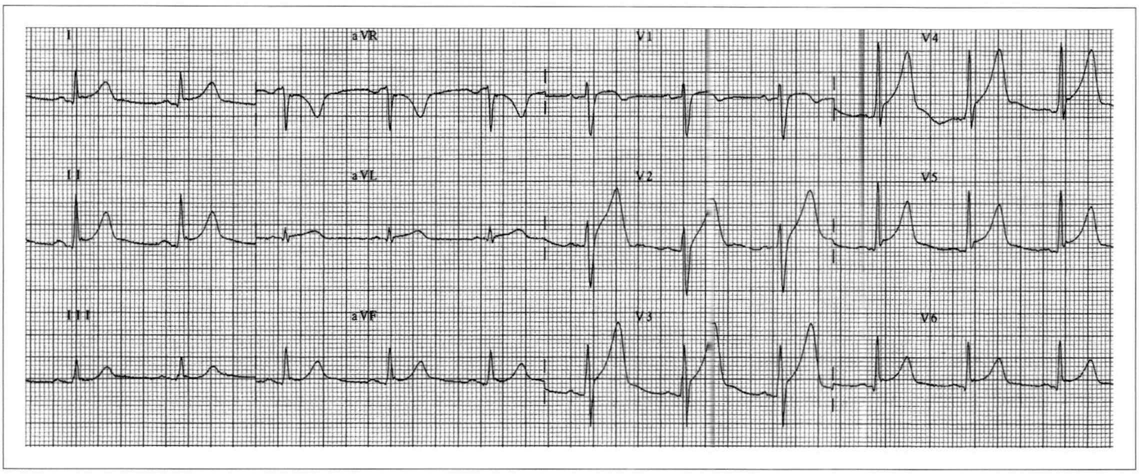

그림 4-22. 급성 심낭염의 심전도 소견.

모든 유도(aVR 유도 제외)에서 ST절이 위로 오목하게 상승되어 있어 급성 심낭염에 합당하다.

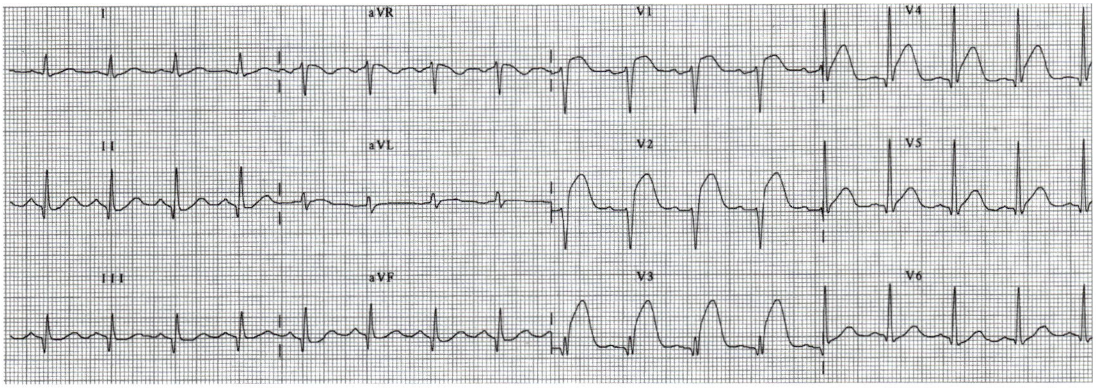

그림 4-23. 심근허혈(전층 손상)의 심전도 소견.

흉부유도 V_{1-5}에 국한되어 ST절이 상승되어 있는데 위로 볼록한 모양이 전층 심근허혈 손상의 전형적인 소견이다.

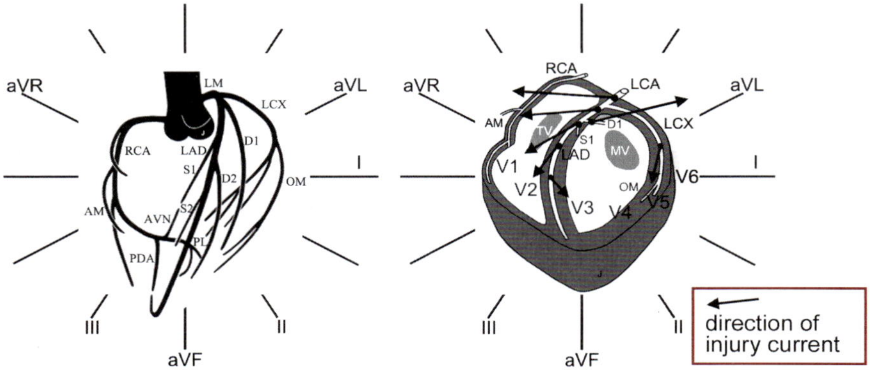

그림 4-24. 관상동맥의 분포와 ST절 상승 유도에 의한 좌관동맥 폐쇄 부위의 예측.

유도 aVR은 좌주간부(left main: LM) 또는 제1 중격지(S1) 이전 근위부 좌전하행지(left anterior descending: LAD), aVL은 제1 대각지(D1) 이전 근위부 좌전하행지, V_1은 제1 중격지 이전 근위부 좌전하행지 병변을 시사한다. 따라서 V_1과 aVL에서 ST절 상승이 없으면 근위부 좌전하행지 병변은 배제할 수 있다.

2) ST절 하강

ST절 하강은 활동전위 평탄기(2기)에 심내막하 심근이 먼저 재분극되어 음성지역과 양성지역으로 나누어진 심근 사이에 전류가 흐르게 되어 생긴다(그림 4-25).

ST절 하강은 심내막하 심근허혈 손상, 심비대, 각차단, 약물(디곡신, 이뇨제), 저칼륨혈증, 과호흡(hyperventilation) 등에 의해 일어난다. 심근허혈에 의한 ST절 하강은 평탄 또는 하강형 경사로 나타나는 것이 특징이다(그림 4-26). 활동 중 또는 운동부하심전도 검사에서 유발되는 심근허혈은 주로 ST절 하강으로 나타난다. 광범위한 ST절 하강에 aVR에서 ST절 상승은 좌주간지, 좌전하행지 근위부 또는 세혈관질환을 시사한다.

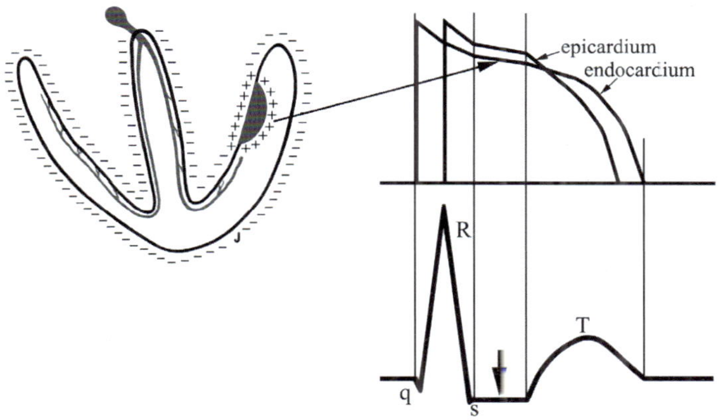

그림 4-25. 심내막하 심근허혈 손상 시 ST절 하강의 기전.
심근은 탈분극이 끝난 후 일정 시간동안 세포 표면 전체가 음성(−)을 띠게 되는데 허혈에 의해 손상을 입은 심근세포는 탈분극 상태를 오래 유지하지 못하기 때문에 먼저 재분극되고 이로써 세포 표면이 양성(+)을 띠게 된다. 이리하여 세포막 활동전위 평탄기(2기)에 탈분극 상태를 유지하고 있어 음성인 지역과 허혈 손상에 의해 재분극되어 양성인 지역으로 나뉘어 손상전류가 흐르게 되고 이것이 ST절의 변화로 나타난다. 심내막하 허혈 손상 시는 허혈 심근을 담당하는 유도가 경계전위의 음성 지역에 놓이게 되므로 ST절이 하강한다.

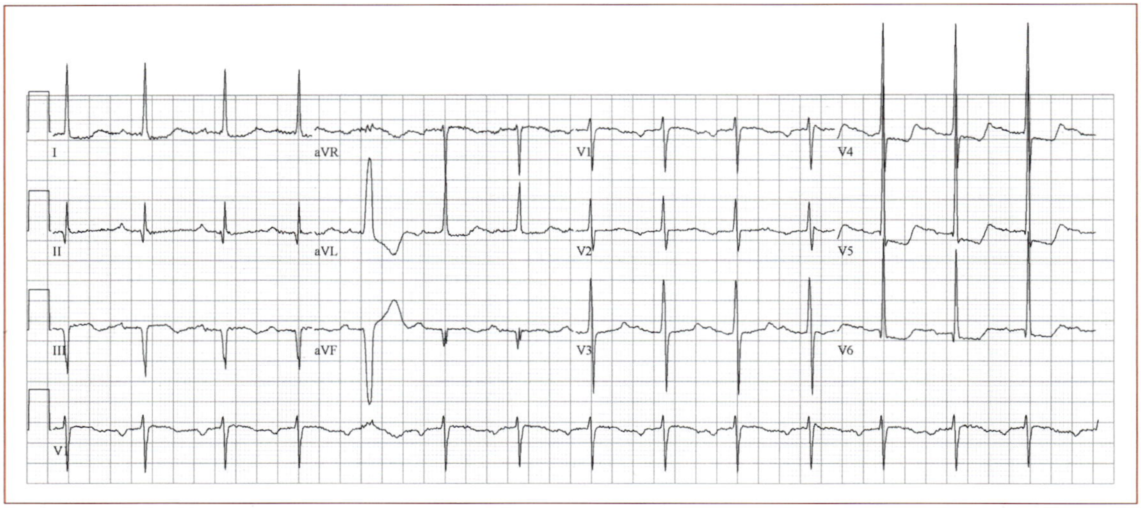

그림 4-26. 심내막하 심근허혈 손상의 심전도 소견.
묵은 하벽 경색이 있는 환자에서 새롭게 발생한 ST절 비상승형 심근경색을 시사하는 하강형 ST절 하강이 V_{4-6}에서 관찰된다.

6. T파의 이상

T파의 변화는 세포막 활동전위 후기 급속 재분극기(3기)에 심외막하 심근과 심내막하 심근의 재분극 속도의 변화에 의해서 일어난다(**그림 4-27**).

T파는 QRS파가 양성인 유도에서는 양성으로 나타나는 것이 정상이다. 비정상 T파에는 큰 T파, 음성 T파, 낮은 T파 등이 있다. T파 이상에 가장 흔한 원인 질환은 관동맥질환이다. 심내막하 심근허혈 또는 급성 심근경색의 초급성기는 큰 T파로, 심외막하 또는 전층 심근허혈은 음성 T파로 나타난다(**그림 4-27**). 큰 T파는 R파의 2/3 이상, 사지유도 5 mm 이상, 흉부유도 10 mm 이상인 경우를 말하고 낮은 T파는 2 mm 이하인 경우를 말한다.

1) 큰 양성 T파

심근허혈, 고칼륨혈증, 좌심실비대, 뇌졸중, 알코올중독, 급성 심낭염, 좌각차단 등에서 나타난다. 각 원인에 대한 감별점은 **표 4-8**에 정리되어 있다(**표 4-8**).

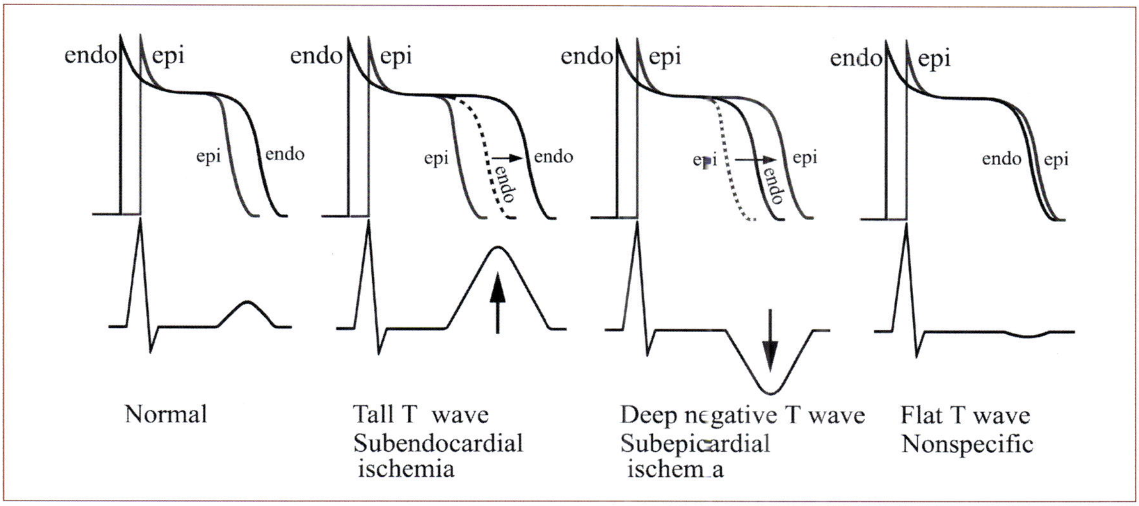

그림 4-27. 심근허혈 시 T파 변화.

심근허혈은 허혈 부위 심근의 재분극 시간을 지연시켜 T파를 변화시킨다. 심내막하 심근허혈은 심내막하 심근의 재분극 시간을 지연시켜 T파의 폭과 높이를 증가시킨다. 심외막하 심근허혈은 심외막하 심근의 재분극 시간을 지연시켜 심근의 재분극이 심내막에서부터 시작하게 되어 재분극 방향이 정상과 반대가 되고 이르 인해 T파가 역전된다. 심근허혈에 의해 심내막하 심근과 심외막하 심근의 재분극 시간이 비슷하게 되면 T파가 기저선에 가깝게 작아진다.

*epi: epicardial myocardium, endo: endocardial myocardium.

표 4-8. 큰 양성 T파의 원인과 감별

	T파	QT간격	호발 유도	특기 사항
심근허혈	크고 대칭 또는 약간 비대칭	연장	일부 유도	초급성 T파
	V_1에서 큰 T파(T-V_1 > T-V_6)	연장	V_1	흉부 T파 균형 상실
고칼륨혈증	좁고 뾰족하며 대칭적	단축	흉부 유도	텐트형 T파
좌각차단	넓고 비대칭적	연장	V_{1-3}	넓은 QRS파
정상 변이	비대칭적	정상	V_{3-4}	

2) 음성 T파

심근허혈, 심실비대, 비후형 심근증, 폐동맥혈전색전증, 심근염, 심근증, 알코올중독, 뇌출혈, 유소년, 운동선수, 과호흡 등에서 보인다. 심근허혈에 의한 경우는 깊고(≥ 3 mm) 대칭적이며 QT간격의 연장을 동반하는 경우가 많다. 각 원인에 대한 감별점은 **표 4-9**와 같다(**표 4-9**).

표 4-9. 음성 T파의 원인과 감별

	T파	QT간격	호발 유도	특기 사항
심근허혈	넓고 깊고 대칭적	약간 연장	허혈 심근 담당 유도	급성: 역동적, 만성: 고정적
폐동맥색전증	넓음	약간 연장	V_{1-3}	대량 폐동맥색전에 동반
뇌출혈	넓고 대칭적	심한 연장	거의 모든 유도	서맥 잘 동반, 뇌압 상승
심실비대	비대칭적	약간 연장	우심실: V_{1-3}, 좌심실: V_{5-6}	우심실: II, III, aVF에도 동반 좌심실: I, aVL에도 동반
비후형 심근증	넓고 비대칭적	약간 연장	V_{1-6}, I, aVL	심첨부형: 넓고 깊고 대칭적
각차단, WPW증후군	비대칭	약간 연장	양성 QRS파 기록 유도	QRS파 넓고 비정상 모양
청소년 T파	얕고 비대칭적	정상	V_{1-3}	정상 변이

허혈성 흉통이 있는 환자에서 V_{2-3}에 깊은 대칭성 음성 T파(1형) 또는 상승 후 급격 하강형 이상성 T파(2형) 가 보이면 근위부 좌전하행지의 심한 협착을 시사하고 이를 Wellens 증후군 또는 LAD coronary T wave syndrome이라고 한다(그림 4-28). 이는 3주 이내에 급성 심근경색이 발생하는 심근경색의 전조 징후이므로 즉각적인 재관류술이 필요하다.

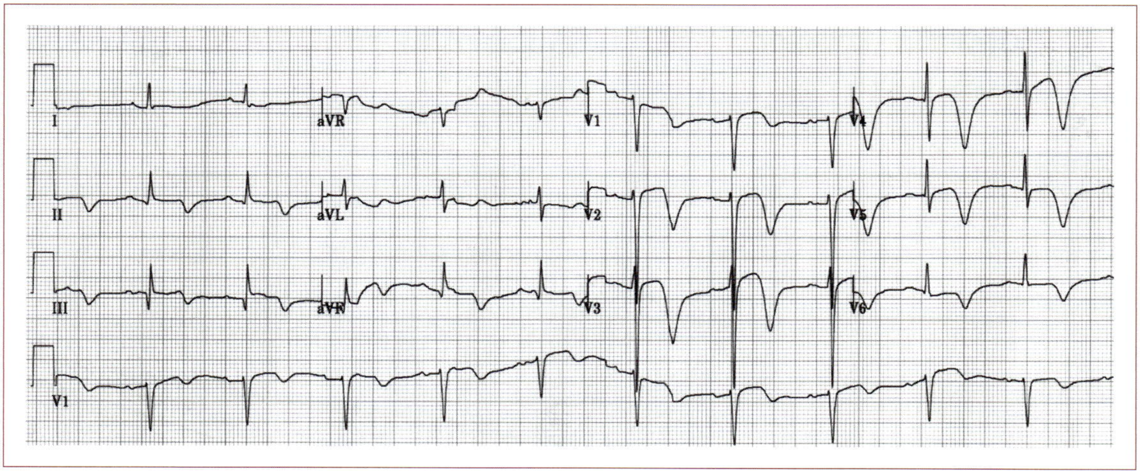

그림 4-28. 음성 또는 이상성 T파와 Wellens 증후군.
협심통의 병력이 있고 V_{2-3}에 깊은 대칭성 음성 T파(1형, 75%) 또는 상승 후 급격 하강형 이상성 T파(2형, 25%) 가 보이면 근위부 좌전하행지의 심한 협착에 의한 급성 심근경색의 발생 전단계를 시사하므로 즉각적인 관동맥 중재술이 필요하다.

3) 이상성 T파(biphasic T)

심근허혈이나 저칼륨혈증이 주된 원인이다. 심근허혈에 의한 경우는 상승 후 하강 형태이고 저칼륨혈증의 경우는 하강 후 상승 형태를 보인다.

좌전하행지 근위부 심한 협착에 의한 심근경색의 전조 징후인 Wellens 증후군의 25%는 V_{2-3}에서 상승 후 급격 하강형 이상성 T파로 나타난다(**그림 4-28**).

4) 평탄 T파

심근허혈이나 저칼륨혈증 때 잘 나타난다. 혈청 칼륨 농도가 3 mEq/L 이하로 떨어지면 T파가 평탄해진다(**그림 4-29**).

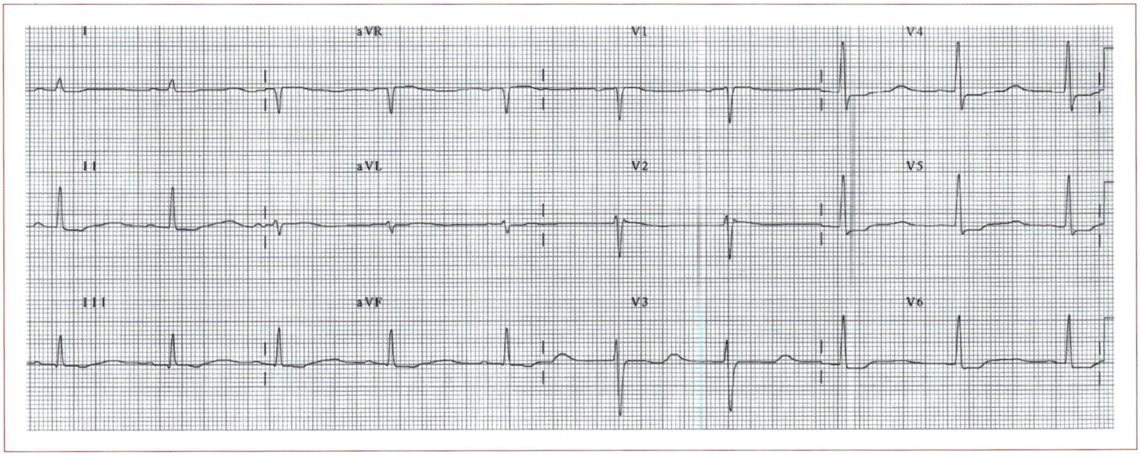

그림 4-29. 저칼륨혈증에서 작은 T파와 큰 U파.
T파는 작아져서 잘 보이지 않으며 대신 U파가 크고 QU간격이 720 ms로 길어져 있다.

7. U파의 이상

U파는 T파 다음에 나타나는 심전도 파이다. 크기는 T파의 1/4 또는 2 mm 이하이다. U파의 크기가 T파와 같거나 T파 보다 클 때 저명한 U파라고 한다. 가장 흔한 원인은 저칼륨혈증이다(그림 4-29). 혈청 칼륨 농도가 3 mEq/L 미만이 되면 크기가 T파와 같아지고 2 mEq/L 미만이 되면 T파보다 커지고 T파와 합쳐져서 하나의 심전도파처럼 된다. 음성 U파는 관동맥질환의 존재를 시사한다.

8. QT간격의 이상

QT간격은 QRS파 시작에서 T파의 끝까지 시간이다. T파의 끝 점이 불분명한 경우에는 꼬리자르기법(cut-the-tail method)으로 끝 점을 구하여 측정하고 절흔이 있는 경우에는 두 번째 T파의 끝까지로 측정한다.

심 주기간격으로 보정한 QTc로 남자 440 ms, 여자 460 ms 이상이면 QT 연장, 350 ms 이하이면 QT 단축이라고 한다. QT 연장은 선천성 이온통로 이상(긴QT증후군), 약제, 저칼륨혈증, 저칼슘혈증, 심근허혈, 뇌압 상승 등에 의해서 초래된다. QT 단축은 주로 고칼륨혈증, 고칼슘혈증 등에 의해 초래된다. 선천성 이온통로 이상에 의한 경우도 드물게 있고 이를 짧은QT증후군이라고 한다.

9. 전해질 불균형에 의한 심전도 변화

세포막 활동전위는 심근세포막을 통한 소디움(Na), 포타슘(K), 칼슘(Ca) 이온의 이동에 의해 만들어지기 때문에 이들의 혈중 농도의 이상은 심전도에 변화를 일으킬 수 있다(표 4-10). 심전도에 변화가 올 정도의 소디움 농도의 이상은 환자가 생명을 유지할 수 없게 되므로 살아있는 환자에서는 관찰되지 않는다. 다른 전해질 불균형에서도 전해질의 혈중 농도와 심전도 이상의 일치도가 10~30%밖에 되지 않기 때문에 전해질 불균형을 심전도로 진단하려고 해서는 안 된다.

표 4-10. 전해질 불균형의 심장 전기생리 활동에 대한 작용

시기	고칼륨혈증	저칼륨혈증	고칼슘혈증	저칼슘혈증
안정기(제4기)				
-안정 막전위	저하(음성도 감소)	증가(≤2: 감소)	불변	불변
-조율 활동	5.5~6.0: 증가, >7.0: 저하	증가	증가	증가
-전도능	5.5~6.0: 증가, >7.0: 저하	저하	저하	증가
제0기				
-상승 속도(dV/dt)	저하	불변 또는 증가	저하	증가
-활동전위 크기	감소	증가		
제2기(평탄기)	단축	연장	단축	연장
제3기				
-활동전위 기간	단축*	연장	단축*	연장

* K^+ conductance의 증가에 의함

1) 고칼륨혈증(hyperkalemia) 또는 고포타슘혈증(hyperpotassemia)

포타슘은 세포막 활동전위 곡선의 제3기, 후기 급속 재분극기에 영향을 미치므로 T파의 변화가 두드러진다. 고칼륨혈증은 포타슘의 세포막 전도능(conductance)을 증가시켜 후기 급속 재분극 속도를 증가시키므로 T파가 "A"형 텐트처럼 좁고 뾰족하게 커진다. 또한 안정막 전위를 상승시켜 탈분극의 속도를 감소시키므로 QRS파 폭이 늘어나게 된다. 이 결과 심한 경우에는 사인파(sine wave)처럼 된다(그림 4-30, 31).

2) 저칼륨혈증(hypokalemia) 또는 저포타슘혈증(hypopotassemia)

고칼륨혈증 때와 반대로 활동전위 곡선의 제3기가 연장되어 작아지거나 소실되고 U파가 크고 넓어진다(그림 4-29, 31). 혈청 포타슘 농도와 심전도 변화와의 관계는 고칼륨혈증에서 보다는 더 밀접하다.

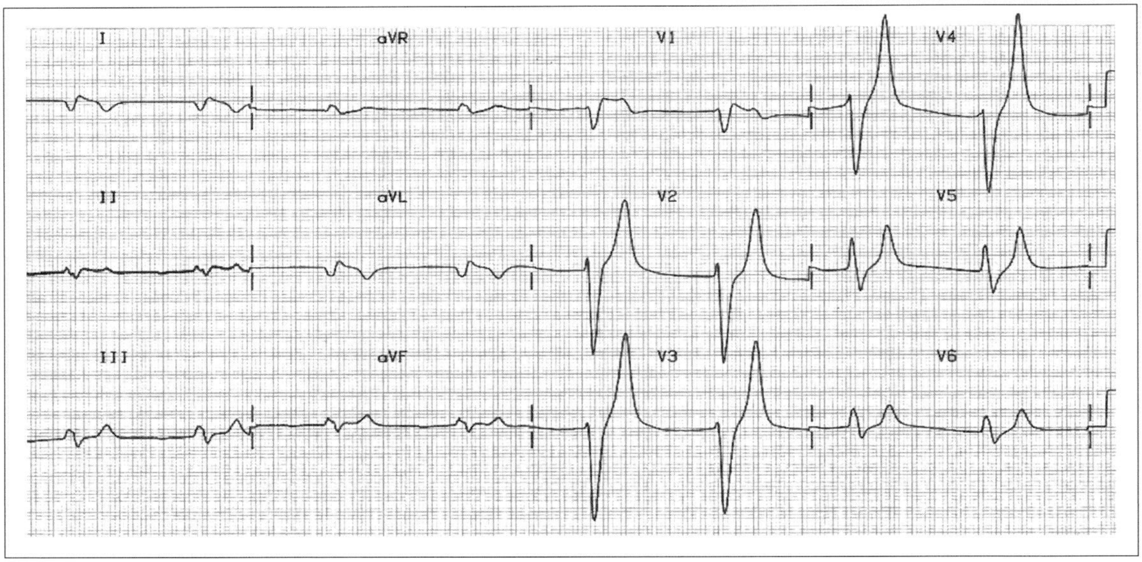

그림 4-30. 고칼륨혈증에서 큰 T파.
A형 텐트처럼 크고 뾰족한 T파, 넓은 QRS파, P파의 소실이 보여 혈청 K은 8 mEq/L 이상으로 예상된다.

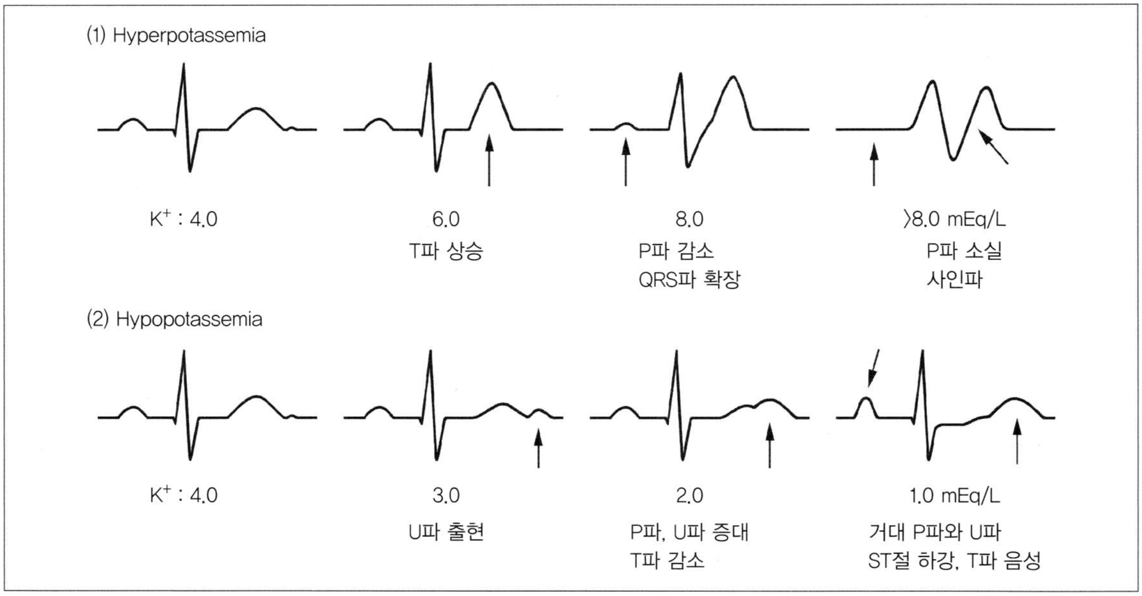

그림 4-31. 포타슘 불균형에 의해서 나타나는 심전도 변화.

3) 고칼슘혈증(hypercalcemia)과 저칼슘혈증(hypocalcemia)

칼슘 이온은 대부분 활동전위 곡선 제2기에 이동하므로 칼슘 농도의 변화는 주로 ST절에 영향을 미친다. 고칼슘혈증에서는 ST절이 짧아지고 저칼슘혈증에서는 ST절이 늘어난다(그림 7-78). 칼슘 농도 이상에 따른 ST간격과 이에 따른 QT간격의 변화에는 포타슘 전도능의 변화도 관여한다. 세포 밖 칼슘 농도의 증가는 포타슘 전도능을 증가시키는 작용이 있다.

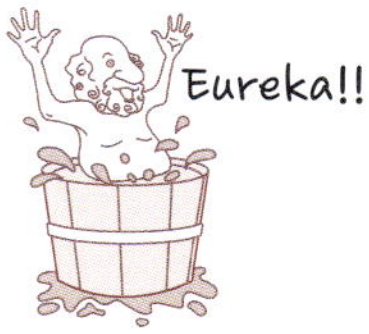

전해질 이상에 따른 심전도 변화

■ 혈청 K는 심전도 T파에 영향을 미친다.
이는 "K"orea team in the "T"ent로 기억하면 쉽다. 팀 인원이 많아지면 텐트가 커지듯이 K가 증가하면 T파가 커진다. 반면에 K가 감소하면 T파가 작아지고 대신 U파가 커진다.

■ 혈청 Ca는 심전도 ST절 길이에 영향을 미친다.
이는 "Ca"lcium chloride on the "ST"reet로 기억하면 쉽다. 빙판 도로에 염화칼슘 많이 뿌려주면 주행 시간 단축되듯이 Ca이 증가하면 ST절이 짧아지고 결과 QT간격이 짧아진다. 반면에 Ca이 감소하면 ST절이 길어져서 QT간격이 길어진다.

◈ 자율평가문제

1. 비정상 P파에는 승모판성 P파, ( ) P파, 이소성 P파, ( ) P파, 세동 파, ( ) 파 등이 있다.	폐성, 역행성 조동
2. 승모판성 P파 (P-mitrale)는 ( ) 비대를 의미하는데, 과거에 좌심방 비대의 가장 흔한 원인이 ( ) 질환이었기 때문에 이와 같이 이름이 지어졌다.	좌심방 승모판막
3. 좌심방비대는 좌심방이 커지면서 P파의 ( )를 이루는 좌심방의 활성화 시간이 연장되어 P파의 폭이 ( ) ms 이상 넓고 가끔 봉우리가 두 개로 분리되어 P-mitrale의 "( )"자와 같은 P파로 나타나고, 흉부유도 V_1에서는 P파 후반부에 1 mm 상자보다 넓고 깊은 ( ) 파로 나타난다.	후반부 120 M 음성
4. 폐성 P파 (P-pulmonale)는 ( ) 비대를 의미하는데, 폐성 P파라는 이름은 우심방 비대의 흔한 원인이 만성 ( )이기 때문에 지어진 것이다.	우심방 폐질환
5. 우심방비대는 우심방이 커져 ( )의 활성화 시간이 증가하더라도 ( )의 활성화가 마무리되는 시간을 벗어나지는 않으므로 ( )은 증가하지 않고 높이가 ( ) mm이상 증가하여 P-( )의 "P"자가 누운 모습처럼 보인다.	우심방, 좌심방 폭, 2.5 pulmonale
6. 이소성 P파는 ( )이 아닌 심방의 다른 장소에서 생긴 전기 자극에 의해 만들어진 비정상 P파로서 발생 장소에 따라 각기 ( ) 모양을 보인다.	동결절 다른
7. 역행성 P파는 방실접합부나 심실에서 생긴 전기 자극이 거꾸로 ( )으로 올라가 심방을 ( )에서부터 활성화시켜 만들어진 P파로서 QRS파 ( )에 나타나며 드물게는 QRS파 직전에도 나타나고 하벽 유도에서 ( ) 파로 나타난다.	심방 밑, 다음 음성

8. 심방조동파 (atrial flutter wave)는 분당 240~350회로 연속해서 규칙적으로 나타나는 (   )같이 생긴 크고 넓은 심방파를 말하며 심방빈맥에서 보이는 이소성 P파와 차이는 심방파가 (   )되어 있지 않고 톱날이나 큰 (   )처럼 서로 이어져 있는 점이다. — 톱날 / 분리, 물결

9. 심방세동파 (atrial fibrillation wave)는 매우 (   ) 모양과 간격이 (   )하게 이어져 나와 (   ) 같은 작은 심방파를 말한다. — 빠르고, 불규칙 / 잔물결

10. 병적인 Q파란 깊이가 ( ) mm 이상 또는 R파의 1/4 이상, 폭이 (   ) msec 이상인 Q파를 말하며 (   )과 같은 심근의 비가역적인 괴사, 종양 세포나 유전분 등의 침륜 등에 의해서 만들어지나 심실 비후, (   ) 이상에 의한 경우도 있다. — 4, 40 / 심근경색 / 전도

11. 델타파는 (   )를 타고 내려간 전기 자극에 의해 정상 보다 (   ) 흥분된 일부 심실에 의해 만들어진 삼각형 또는 헬라어 (   ) 모양의 작은 심전도파로서 QRS파 시작부에 붙어있다. — 방실우회로, 빨리 / 델타

12. Brugada파는 (   )증후군에 특징적인 심전도파로서 J점과 ST절이 상승하여 (   ) 상승을 동반한 (   )처럼 보이며, 심실 근육 층 사이의 재분극의 차이로 인해 생성된 것이다. — Brugada / ST절, 우각차단

13. 우각분지의 전도가 차단되더라도 심실 (   )과 좌심실 (   )은 정상과 같이 좌각분지로부터 전달된 전기자극에 의해 흥분되므로 심실의 초기 흥분과정은 정상과 같지만 (   ) 자유벽 흥분은 좌심실에서 뒤늦게 중격을 넘어 온 자극에 의해 일어나므로 (   )을 향한다. 따라서 우각차단은 V_1에서는 (   )의 형태를, V_6에서는 qRS의 형태를 보인다. — 중격, 자유벽 / 우심실 / 오른쪽, rSR

14. 좌각분지가 차단되면 (   ) 자유벽을 제외한 모든 심실의 흥분 과정이 뒤바뀌어 (   )가 제일 먼저 흥분되고 그 다음은 심실 중격과 우심실 자유벽이며 좌심실 자유벽은 심실 중격을 넘어 간 자극에 의해 뒤늦게 흥분된다. 그 결과 좌각차단은 V_1에서는 (   ) 또는 rS의 형태를, V_6에서는 느린 R 또는 (   )의 형태로 나타난다. — 우심실 / 심첨부 / QS / RR

15. 편위전도 (aberrant conduction)란 (   ) 변화에 동반된 (   ) 전도차단을 말하며 다른 말로 기능성 (   )이라고 한다. 편위전도성 심실파의 모양은 각차단파와 같으며 주로 (   )의 형태를 보인다.

율동, 심실내
각차단
우각차단

16. 심실성 QRS파는 일부 (   ) 조직에서 생성된 자극에 의해 만들어진 심실파인데 탈분극이 히스- (   )계를 통해 일어나지 않기 때문에 폭이 비정상적으로 (   )지고 모양도 완전히 달라지며 앞선 P파 없이 나타난다.

심실
퍼킨제, 넓어

17. 조율 박동 (pacing beat)이란 인위적으로 가해진 (   )에 의해 만들어진 박동으로 조율 박동의 여부는 심전도파 시작 부에 (   ) 흔적의 유무로 알 수 있다. 조율 흔적 다음에 (   )가 나오면 심방 조율 박동이고, QRS파가 나오면 심실 (   ) 박동이다.

전기자극
조율
P파, 조율

18. ST절이 상승되는 대표적인 경우는 심외막하 (전층) (   ) 손상, 조기 재분극, (   ) 등 크게 3가지이며 이들 3 가지 원인을 감별하는 데 가장 도움이 되는 것은 (   ) 소견보다는 환자의 (   ) 증상이다.

심근허혈
심낭염
심전도, 임상

19. ST절 하강의 원인 가운데 가장 중요한 것은 (   ) 심근허혈 손상이며 이때 ST절 하강은 특징적으로 (   ) 또는 하강형이다.

심내막하
평탄

20. T파는 QRS파가 양성인 유도에서는 (   )으로 나타나는 것이 보통이며 높이는 2 mm 이상, R파의 2/3 또는 (   ) mm 이하인데 T파 변화를 일으키는 가장 흔한 병적인 상태는 (   )이다.

양성
10
심근허혈

5장 심장 율동 이상(부정맥)

I. 정상 율동

동결절에서 분당 60~100회의 빠르기로 생성된 자극이 심실에까지 정상적으로 전도되어 유지되는 율동을 말한다. 일반적으로 분당 60~100회 사이의 규칙적인 율동은 거의 대부분이 정상(동)율동이다.

1. 정상 동율동(normal sinus rhythm)

동결절에서 생성된 자극에 의해 유지되는 율동으로 주기간격이 일정하지 않거나 약간 느려진 경우도 정상 동율동의 범주에 포함시킨다.

1) 동부정맥(sinus arrhythmia)

동결절에서 만들어진 율동의 주기간격이 160 ms 이상 변할 때를 말한다. 정상인에서도 호흡에 의해 유발될 수 있다. 호흡성인 경우에는 정상 심박수 범위에서 호흡 주기(2.5~6.7초)에 따라 주기적으로 변하여 들숨 시 증가하고, 날숨 시 감소한다(inspiration increases heart rate)(그림 5-1). 비호흡성 동부정맥은 미주신경 긴장도 증가, 동기능부전, 디곡신이나 마약제 복용에 잘 동반된다.

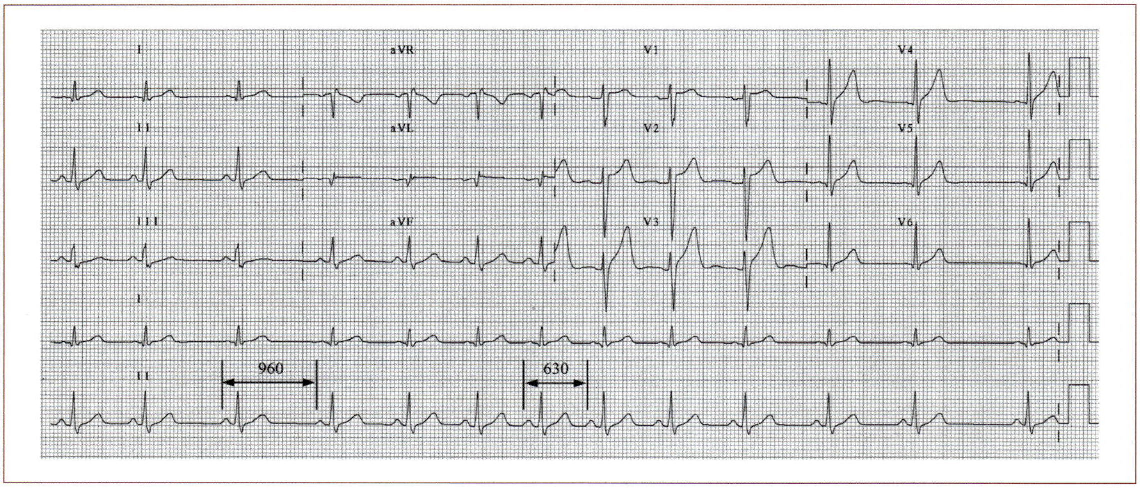

그림 5-1. 동부정맥 심전도.
동성 P파의 주기간격의 차이가 960 − 630 = 330 ms 여서 동부정맥이다. 분당 맥박수가 정상이고(78회) 주기간격의 변화가 호흡 주기에 일치하므로 호흡성이고 정상 소견이다.

2) 경미한 동서맥

정상 율동의 범위는 분당 60~100회로 정의되고 있으나 50~60회의 경미한 동서맥은 건강한 사람에서 자주 관찰되고 증상을 유발하는 경우도 거의 없고 장기 예후와도 관계가 없으므로 정상 동율동의 범주에 포함시키기도 한다.

2. 비동성 정상 율동(non-sinus normal rhythm)

1) 이소성 심방율동(ectopic atrial rhythm)

동결절이 아닌 심방 조직에서 생성된 율동으로 율동수는 정상 범위이나 P파 모양이 동결절일 때와 다르다. P파가 II, III, aVF에서 음성인 경우가 많은데 이는 관정맥동율동(coronary sinus rhythm) 또는 하부 심방율동(low atrial rhythm)이 흔하기 때문이다(**그림 5-2**).

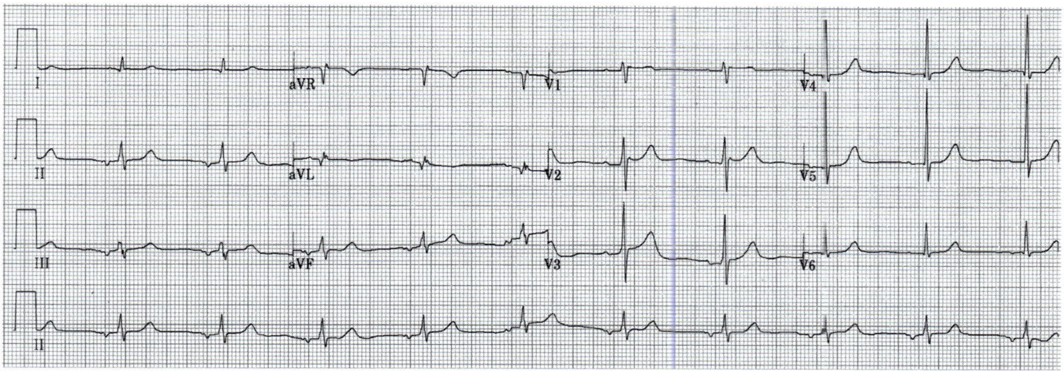

그림 5-2. 하부 심방율동 심전도.
P파가 동성 P파와 다르게 상향 전기축을 보인다. 심방 아래 부위에서 기원한 자극에 의해 심장 율동이 유지되고 있다.

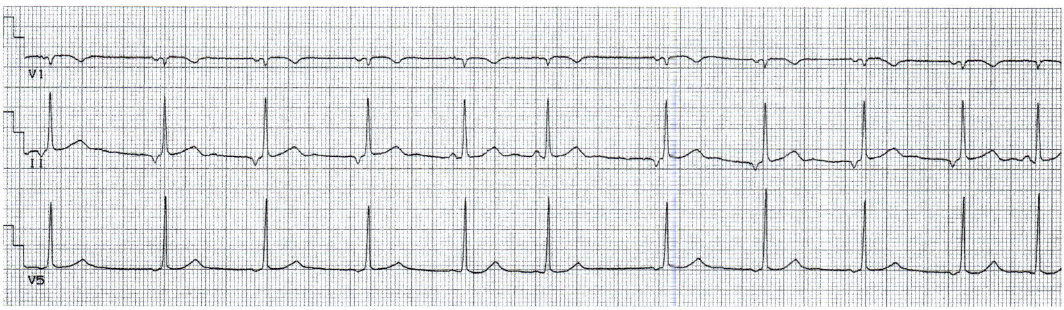

그림 5-3. 유주심박조율기 심전도.
P파의 모양이 유도(II)에서 음성인 것과 양성인 것 사이에서 변하고 있어 조율자극 생성 장소가 동결절에서 방실결절 사이를 왔다갔다함을 알 수 있다.

2) 유주심박조율기(wandering pacemaker)

조율자극의 생성 장소가 동결절에서 방실결절 사이를 이동하면서 분당 45~100회로 자극을 만들어 내는 경우이다. P파의 모양이 하벽 유도에서 양성인 것에서 음성인 것 사이를 반복적으로 왕래하면서 점차적으로 변한다(그림 5-3). 정상인에서도 보이나 미주신경 긴장도가 높은 경우나 디곡신에 의해서도 유발된다. 대개 증상이 없고 치료도 필요하지 않다.

II. 서맥성 부정맥

서맥성 부정맥이란 심장 박동이 한두 박자 늦어지거나 계속해서 분당 60회 이하로 느려진 것을 말한다. 원인은 동기능부전과 방실전도차단이다.

1. 동기능부전(sinus node dysfunction)

심장 율동의 최고 지휘 조직인 동결절이 자극을 잘 만들어 내지 못하거나, 동결절에서 만들어진 자극이 심방으로 제대로 전도되지 못하는 것을 말한다. 심전도에 4가지 형태로 나타난다.

1) 동서맥(sinus bradycardia)

동결절의 자극 생성 속도가 지속적으로 분당 60회 미만으로 느려진 것을 말하고 동기능부전의 일차적인 심전도 이상으로 나타나기도 한다(**그림 5-4**). 경미한 동서맥은 흔하며 임상적으로 의미있는 동서맥은 분당 50회 이하일 경우이다.

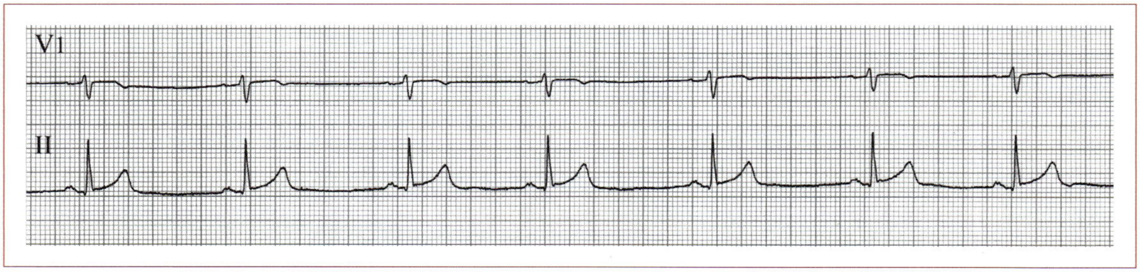

그림 5-4. 동서맥 심전도.
정상 P파가 1200 ms 간격(분당 50회)으로 느리게 나온다.

2) 동정지(sinus arrest)

동정지는 동중지(sinus pause)라고도 불린다. 심전도에는 PP간격의 무법칙적인 돌연 연장으로 나타난다. 깨어 있는 상태에서 동정지가 2초 이상이면 비정상이고 3초 이상이면 임상적으로 의미가 있다(그림 5-5).

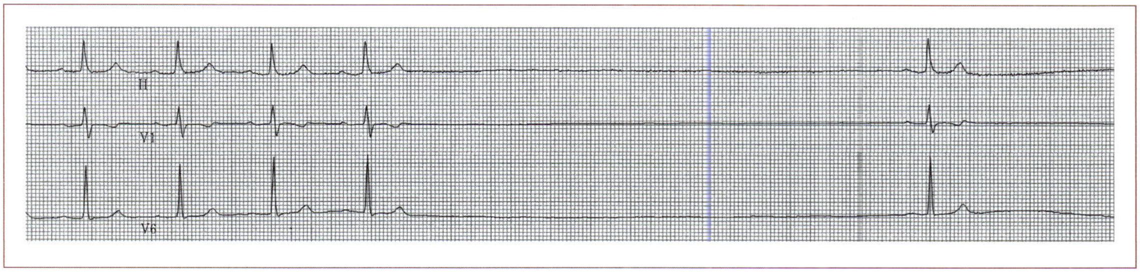

그림 5-5. 동정지 심전도.
동정지는 PP간격의 무법칙적인 연장으로 나타난다. PP간격이 6000 ms로 갑자기 늘어나 동정지이다.

3) 동방차단(sino-atrial block: SA block)

동결절에서 만들어진 자극이 심방으로 제대로 전달되지 못하는 것을 말한다. 동방차단의 정도에 따라 1도, 2도, 3도로 나누어지나 체표심전도로 알 수 있는 것은 2도 동방차단뿐이다. 2도 동방차단에는 I형과 II형이 있다.

I형은 PP간격이 점점 짧아지다가 기본 PP간격의 2배 미만으로 길어지는 것으로 나타난다(그림 5-6). I형 동방차단에서 PP간격이 점점 짧아지는 것은 동결절에서 심방으로 자극의 전도시간(동방전도시간)이 처음에 가장 많이 길어지고, 이어서 연장되는 정도가 점점 감소하기 때문이다. 이는 잔잔한 호수에 파문이 일 때 첫 파동이 가장 크고, 이어서 점차 작아지다가 소멸하는 것과 같은 이치이다.

II형은 PP간격의 연장이 앞선 PP간격의 변화없이 기본 PP간격의 정수 배로 길어지는 것이 특징이다(그림 5-6). PP간격은 정상적으로 약간의 변동이 있기 때문에 정수 배에서 100 ms까지 차이가 나는 것은 정수 배에 해당하는 것으로 인정한다. 동방차단이 동정지와 다른 점은 PP간격의 연장에 이상과 같이 특정 법칙이 있어 일정한 형태가 반복된다는 것이다(그림 5-6).

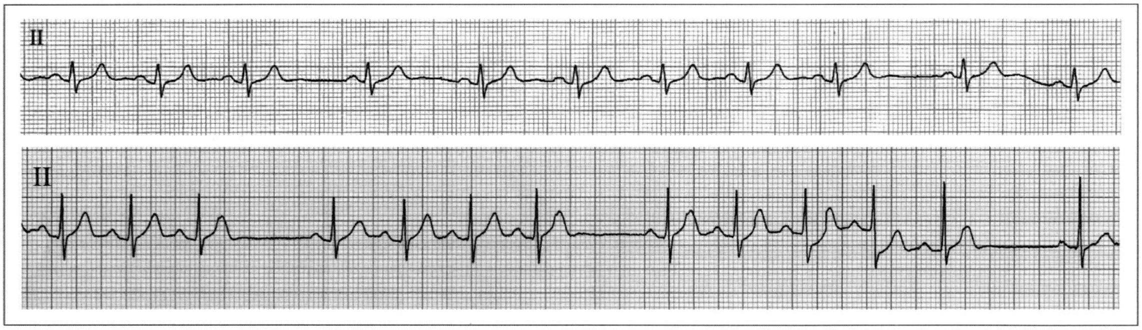

그림 5-6. 동방차단 심전도.
(위) PP간격이 점차 짧아지다가 2배 미만으로 늘어나 2도 I형 동방차단이고, (아래) 선행하는 PP간격의 변화없이 PP간격이 정상 간격의 2배로 늘어나 2도 II형 동방차단이다. 이와 같이 동방차단에는 PP간격의 연장에 특정 법칙이 있어 동중지와 구별된다.

4) 빈맥-서맥(tachycardia-bradycardia)

발작성 심방세동, 심방조동, 심방빈맥이 스스로 멈춘 후 긴 동정지가 뒤따르는 것을 말한다(**그림 5-7**). 빈맥-서맥에서 심방세동, 심방조동, 심방빈맥 등이 발생하는 것은 심방이 동기능부전과 같은 질환에 의해 손상을 받아 이들 부정맥이 잘 생길 수 있는 환경이 만들어 졌거나, 동결절이 자극 생성 능력의 저하로 심방의 병적인 자동능을 억제하지 못하기 때문이라고 생각되고 있다.

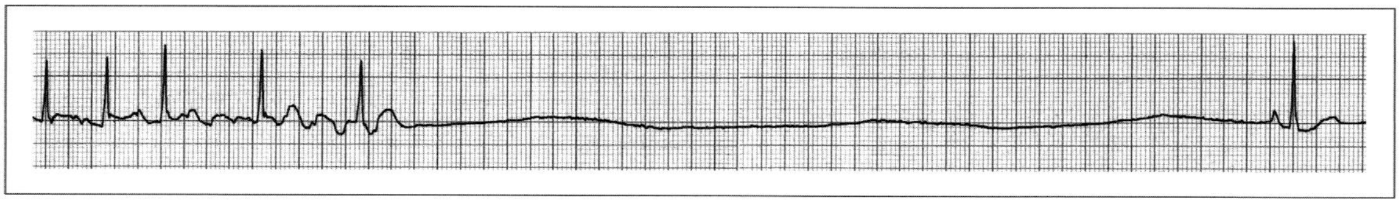

그림 5-7. 빈맥-서맥 심전도.
발작성 심방세동이 스스로 멈추면서 동정지가 이어진다. 동정지는 이와 같이 동성 박동에 의해 끝나기도 하지만 이탈 박동에 의해 끝나기도 한다. 빈맥서맥이 동정지와 다른 점은 동정지가 동율동 중에 나오지 않고 심방세동과 같은 심방빈맥성 부정맥에 뒤따라 나오는 것이다.

2. 방실전도차단(atrioventricular block: AV block)

심방의 전기자극이 심실로 제대로 전도되지 않아 심실 박동이 한두 박자 빠지거나 율동이 계속 느려진 것을 말한다. 방실전도차단은 정도에 따라 1도, 2도, 3도르 분류된다.

1) 1도 방실전도차단(first degree AV block)

1도 방실전도차단은 방실전도시간(PR간격)이 200 ms 이상으로 연장된 것을 말한다(**그림 5-8**). 따라서 엄밀하게 말하면 1도 차단은 전도시간만 지연되는 것이므로 전도차단이라고 할 수 없으나 전통적으로 1도 전도차단으로 분류한다.

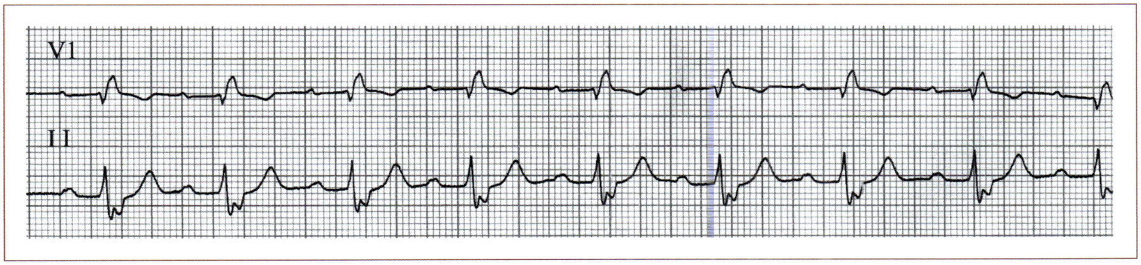

그림 5-8. 1도 방실전도차단 심전도.
P파와 QRS파가 1:1로 대응하고 있으나 PR간격이 250 ms로 연장되어 있어 1도 방실전도차단이다.

2) 2도 방실전도차단(second degree AV block)

2도 방실전도차단은 방실전도가 간헐적으로 차단되는 것을 말하며 차단되는 양상에 따라 I형, II형, 2:1형으로 나눈다.

(1) I형(Wenckebach형)

PR간격이 점차 늘어나다가 차단되는 경우를 말한다. 이 경우에 방실전도차단 부위는 거의 항상 방실결절이다. I형 2도 방실전도차단은 PR간격은 점점 늘어나고 RR간격은 점점 줄어드는 것이 특징인데 이를 Wenckebach 현상이라고 한다. PR간격이 점점 늘어남에도 불구하고 RR간격이 점점 줄어드는 것은 방실전도시간(PR간격)의 연장이 방실전도가 회복된 뒤 첫 박동 때 가장 크고 이어서 점점 줄

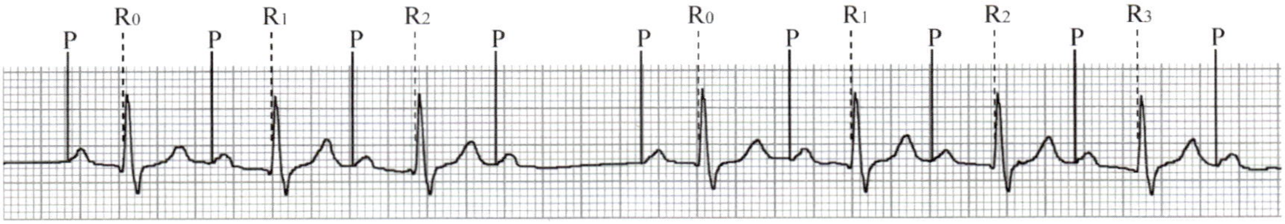

PR	260		280		290	250		280		300		310
ΔPR		20		10			30		20		10	
RR		PP+20		PP+10			PP+30		PP+20		PP+10	

$$PR_{n+1} = PR_n + b - a(n-1)$$

$$RRn = PP + PR_{n+1} - PR_n = [PP + PR_n + b - a(n-1)] - PR_n]$$

$$= PP + b - a(n-1) = PP + (b + a) - a \cdot n$$

$$\therefore RR_1 = PP + (30+10) - 10\times 1 = PP + 30$$

$$RR_2 = PP + (30+10) - 10\times 2 = PP + 20$$

$$RR_3 = PP + (30+10) - 10\times 3 = PP + 10$$

그림 5-9. 2도 I형 방실전도차단에서 PR간격의 점차적인 연장과 RR간격의 점차적인 단축 기전.
정상 전도가 회복된 다음 첫번째 PR간격(PR1)이 "b" ms만큼 늘어나고 다음에는 "a" ms씩 감소한다고 하면 RR간격이 "a" ms씩 줄어드는 것을 그림 아래 공식이 증명해주고 있다. 이 심전도에서 a 값은 10 ms이다.

어들기 때문이다(**그림 5-9**). 비전형적인 경우에는 PR간격은 점점 늘어나지만 RR간격이 점차 줄어드는 현상은 보이지 않을 때도 있어 PR간격의 점차적인 연장이 더 중요하다(**그림 5-10, 위**).

(2) II형

선행하는 PR간격의 변화 없이 방실전도가 갑자기 차단되는 것을 말한다(**그림 5-10, 아래**). 이 경우에 방실전도차단 위치는 주로 히스속이거나 히스속 아래 부위이다. 이 때 P파가 연속적으로 2개 이상 차단되면 고도(high grade) 방실전도차단이라고 한다(**그림 5-11**).

2도 방실전도차단의 정도는 총 P파 수 가운데 전도된 P파의 수로 표시하기도 한다. 즉, **그림 5-10**의 첫 번째 심전도는 4:3과 6:5 2도 I형 방실전도차단이라고 하고, 두 번째 심전도는 4:3과 3:2 2도 II형 방실전도차단이라고 하며 **그림 5-11**의 첫 번째 심전도는 3:1 2도 방실전도차단이라고 할 수 있다. 여기서 혼동하지 않아야 할 것은 총 P파 수 가운데 전도차단된 P파의 수가 몇 개인지로 표시하는 것이 아니고 전도된 P파의 수(QRS파 수)가 몇 개인지로 표시한다는 점이다.

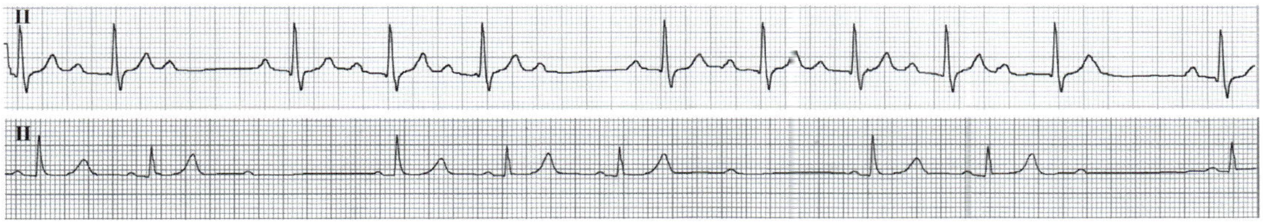

그림 5-10. 2도 방실전도차단 심전도.
(위) PR간격이 점차 늘어나다 QRS파가 뒤따라 나오지 않아 2도 I형 방실전도차단이다. (아래) 선행하는 PR간격의 변화 없이 QRS파가 뒤따라 나오지 않아 2도 II형 방실전도차단이다.

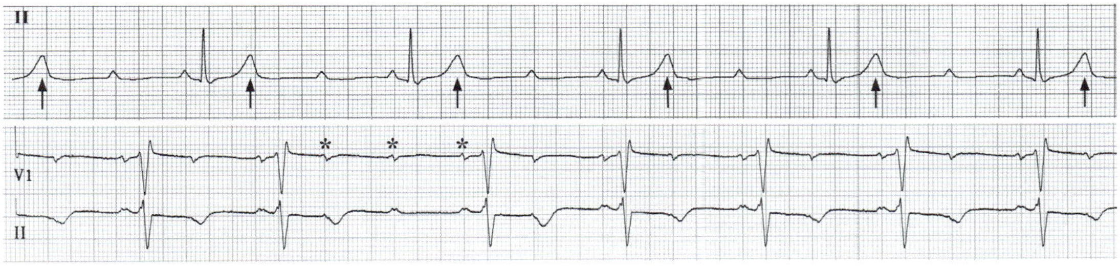

그림 5-11. 고도 방실전도차단 심전도.
(위) T파 속에 숨은 P파(↑)가 있어 3대1 방실전도차단이고 연속 2개의 P파가 전도차단되어 고도 방실전도차단이다. (아래) 2대1 방실전도차단에 2개 연속 P파의 전도차단(*)이 동반되어 고도 방실전도차단이다

(3) 2:1형

P파 2개 가운데 하나가 차단되고 하나만 전도되는 것이 반복되면 I형이나 II형 어디에도 포함시키지 않고 그냥 2:1형 방실전도차단이라고 한다(**그림 5-12**). 전도차단 위치는 방실결절이나 방실결절 아래 부위 가운데 어느 곳이나 가능하나 QRS파가 120 ms 이상 넓거나 각차단이 동반되어 있을 때는 전도차단이 방실결절 아래에 있을 가능성이 많다(**그림 5-12**).

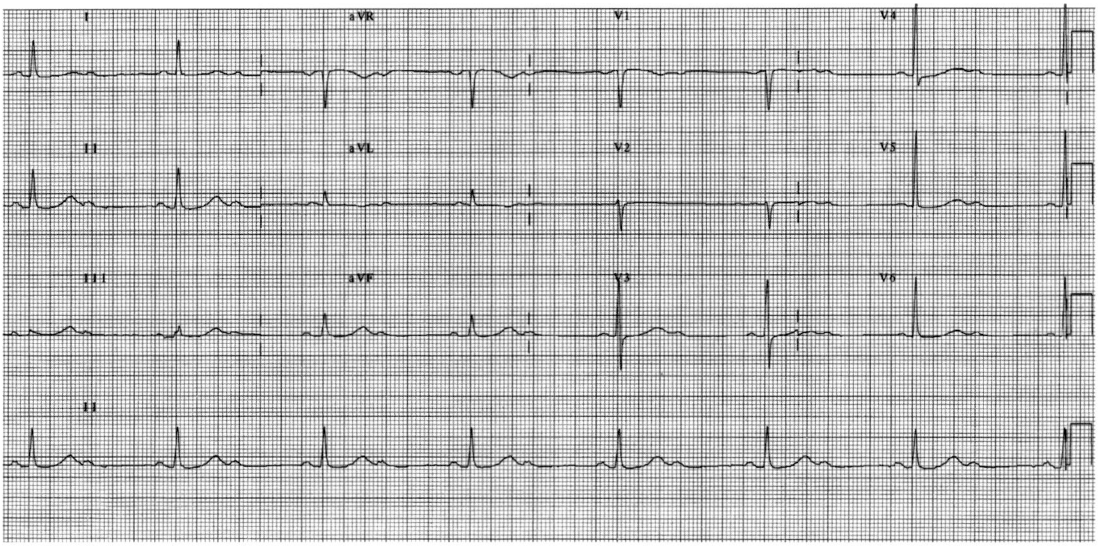

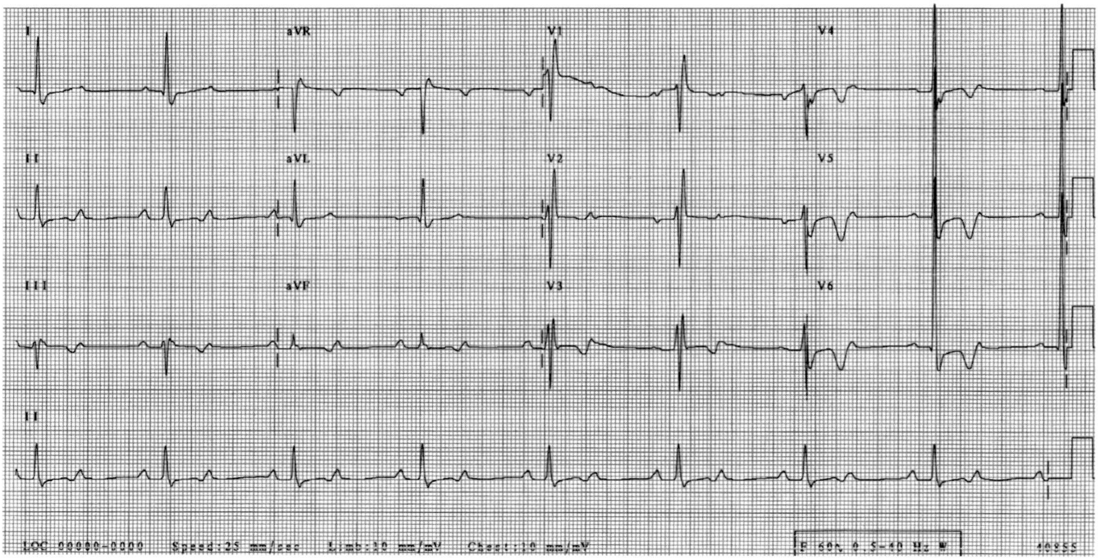

그림 5-12. 2:1형 2도 방실전도차단과 QRS파의 모양.

(위) QRS파가 정상이고, (아래) QRS파의 폭이 넓고 우각차단성이다. 2:1 방실전도차단에서 QRS파 폭이 넓으면 전도차단이 방실결절 아래에 있을 가능성이 많다는 것을 시사한다.

3) 3도 또는 완전 방실전도차단(third degree 또는 complete AV block)

3도 또는 완전 방실전도차단은 방실전도가 완전히 차단되어 심방과 심실이 따로 노는 것을 말한다(**그림 5-13**). 방실전도계가 완전히 단절되어 심방의 전기자극이 하나도 심실로 내려가지 못함에도 불구하고 심실 활동이 지속되고 있는 것은 전도차단된 방실전도계 아래 전도조직이나 심실근세포로부터 만들어진 전기자극에 의해 심실이 탈분극되는 이탈 율동(escape rhythm)이 나오기 때문이다. 만약 이탈 율동이 나오지 않는다면 환자는 사망하게 되므로 이탈 율동이 없는 심전도는 이 세상에 존재하지 않는다.

완전 방실전도차단이 미주신경의 과도한 항진이나, 율동 중지에 따른 히스퍼킨제계의 이완기 탈분극에 의해 발작적으로 발생하는 경우가 있다(**그림 5-13**, 세 번째). 이들 가운데 후자와 같이 중지 의존성 4기 전도차단(pause-dependent phase 4 block)에 의한 경우만을 발작성 방실전도차단(paroxysmal AV block)이라고 부른다. 이는 히스퍼킨제계 이상(주로 각차단으로 나타남)이 있는 경우에 조기박동이나 동중지에 의해 유발되는데, 율동 중지 기간에 히스퍼킨제계가 4기 탈분극을 일으키고 이로 인

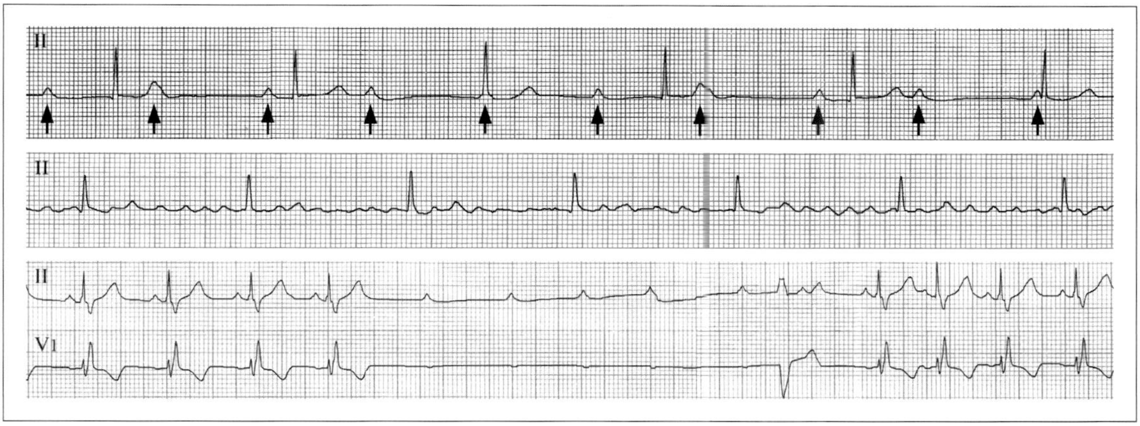

그림 5-13. 3도(완전) 방실전도차단.

(첫째) QRS파가 분당 35회로 느리게 나오고 P파는 분당 60회로 QRS파와 무관하게 나와 3도 방실전도차단이다.

(둘째) QRS파가 분당 46회로 규칙적으로 나오지만 심방 파는 작은 물결처럼 매우 빠르고 불규칙하다. 심방은 심방세동에 의해 매우 빠르고 불규칙하지만 심실은 이와 무관하게 느리고 규칙적이어서 심방과 심실 사이에 관계가 완전히 차단되어 있음을 알 수 있다.

(셋째) 발작성 방실전도차단으로 방실전도가 1대1로 유지되다가 돌발적으로 완전차단되고 이탈박동이 늦게 나와 심실 무수축이 길게 이어지는 경우이다. 미주신경 긴장도의 과도한 증가에 의한 경우도 있으나, 비정상 히스퍼킨제계의 이완기 탈분극에 의한 중지 의존성 4기 전도차단(pause-dependent phase 4 block)에 의한 경우만으로 정의되고 있다.

해 히스퍼킨제계가 불응상태에 빠져서 방실전도가 완전 차단되고 긴 심실무수축이 이어져서 돌연사할 수도 있는 위험한 경우이다(**그림 5-13, 세 번째**).

완전 방실전도차단은 방실전도계의 어느 위치에서나 일어날 수 있다. 방실전도차단의 위치는 이탈 율동의 양상으로 추정할 수 있다. 이탈 율동의 QRS파가 넓고 분당 40회 이하로 느리면 히스속 아래 차단이고 QRS파가 좁고 분당 40회 이상이면 방실결절 차단일 가능성이 많다(**그림 5-14**).

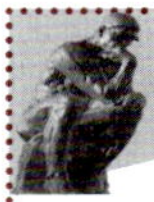

Supraventricular tachycardia는 심실상성 빈맥인가, 상심실성 빈맥인가?

Supraventricular tachycardia는 학자마다 학회마다 또는 시기마다 심실상성 빈맥, 상심실성 빈맥, 상실성 빈맥 등으로 다르게 번역되고 있다. 부정맥은 똑같은 부정맥인데 여러 가지 이름으로 불리고 있으니 여간 혼란스럽지 않다.
영어를 우리말로 번역할 때 영어와 우리말의 어법이 다르기 때문에 영어 단어 순서대로 번역해 놓으면 제대로 된 우리말이 될 수 없다. "I go home"을 "나는 간다 집에"라고 번역하면 제대로 된 번역이 아니다. Supraventricular tachycardia도 영어 단어 순서대로 번역하면 상(supra) 심실성(ventricular)이 되지만 이는 우리말 어법에 맞지 않다. "상"심실성이라고 하면 "위"라는 뜻인 "상"이 심실을 꾸미게 되어 심실 중에 윗(upper)부분을 의미하는 말이 된다. 우리 몸을 위아래로 나누어 상체와 하체로 표시할 때, 대정맥(vena cava)을 상대정맥(superior vena cava)과 하대정맥(inferior vena cava)으로 표시할 때, "상"이나 "하"가 의미하는 것과 같다. 그러나 supraventricular tachycardia에서 supraventricular는 심실의 윗 부분이라는 뜻이 아니고 심실 보다 위에(above) 있는 조직 다시 말하면 방실접합부나 심방을 뜻한다. 따라서 supraventricular는 심실상성이라고 해야 맞다. 이는 supraaortic stenosis을 대동맥판상부 협착, supraventricular crest를 심실상릉, suprasternal notch를 흉골상절흔, subarachnoid hemorrhage를 거미막하 출혈, hypothalamus를 시상하부, hypophysis cerebri(pituitary gland)를 뇌하수체, subclavian vein을 쇄골하정맥으로 번역하고 있는 것과 같다. 말하고자 하는 사물, 지역, 신체 일부가 어떤 기준 점과 어떤 공간적인 관계를 가지고 있는지 표시할 때 두 사물이나 지역의 공간적인 관계를 표시하는 단어 "좌, 우, 상, 하"는 기준을 나타내는 단어 다음에 쓰는 것이 우리말 어법이다. 따라서 supra-ventricular tachycardia는 상심실성빈맥이 아니라 심실상성 빈맥이라고 해야 한다.

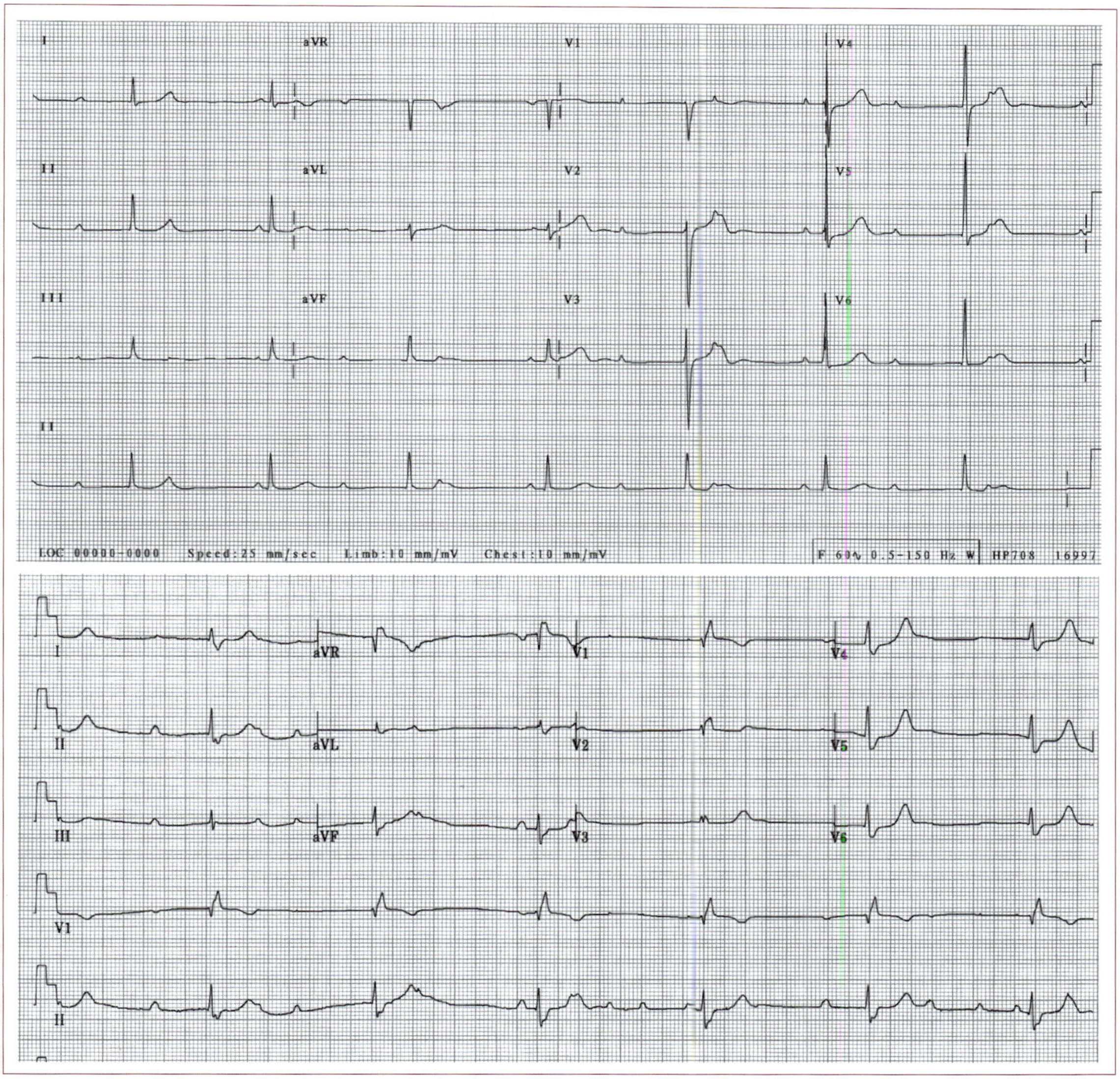

그림 5-14. 3도 방실전도차단에서 이탈 율동의 QRS파에 의한 전도차단 위치의 추정.

(위) QRS파가 정상이며 분당 45회로 나오고, (아래) QRS파가 넓고 우각차단형이며 분당 38회로 나온다. 이탈 율동이 분당 40회 미만이고 QRS파가 넓으면 히스속 아래 부위에 전도차단이 있을 가능성이 높다. 반면에 이탈 율동이 분당 40회 이상이고 QRS파가 정상이면 전도차단 부위는 방실결절이다.

III. 빈맥성 부정맥

빈맥성 부정맥이란 심장 박동이 한두 박자 빨라지거나 계속해서 분당 100회 이상으로 빠른 것을 말한다. 빈맥성 부정맥은 발생하는 장소에 의해 심실을 기준으로 해서 심실성 빈맥과 심실상성 빈맥으로 나누어지고 심실상성 빈맥은 다시 심방성 빈맥과 방실접합부 의존성 빈맥으로 나누어진다.

1. 심실상성 빈맥(supraventricular tachycardias: SVT)

심실상성 빈맥이란 빈맥의 발생에 동결절을 포함한 심방이나 방실접합부와 같은 심실상성 조직이 관여하는 빈맥을 말한다(**그림 5-15**).

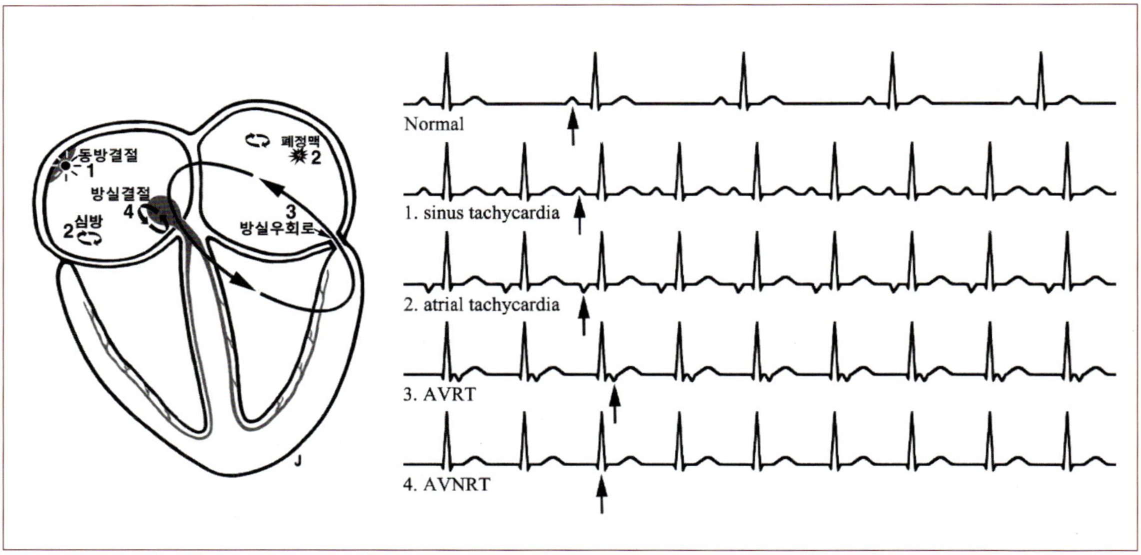

그림 5-15. 심실상성 빈맥의 종류에 따른 발생 장소와 심전도 소견.
심실상성 빈맥은 공통적으로 QRS파 폭이 좁다. 종류에 따라 P파의 위치와 극성이 달라진다.
① 동빈맥: 동결절에서 생긴 빈맥으로 P파의 모양은 정상 동율동일 때와 같으나 박동수가 분당 100회 이상으로 증가함. ② 심방빈맥: 동빈맥과 비슷하나 P파의 모양이 동율동일 때와 다름. ③ 방실회귀성 빈맥(AVRT): 심방의 흥분이 심실에서 방실우회로(AP)를 타고 올라온 자극에 의해 일어나므로 P파가 QRS파 뒤에 뒤집혀진 모양으로 나옴. ④ 방실결절회귀성 빈맥(AVNRT): 방실결절에서 만들어진 자극에 의해 심방과 심실이 동시에 흥분되기 때문에 P파가 QRS파 안에 묻혀 보이지 않음.

1) 심방성 빈맥(atrial tachyarrhythmias)

심방성 빈맥은 심방, 심방 안에 있는 동결절, 심방에 인접한 폐정맥이나 상대정맥에서 생긴 빠른 자극에 의해 발생한 빈맥을 말한다. 심방성 빈맥에는 동빈맥, 심방빈맥, 심방조동, 심방세동이 있다.

(1) 동빈맥(sinus tachycardia)

동결절이 자동능의 증가나 회귀에 의해 자극을 분당 100개 이상으로 빠르게 만들어 생긴 빈맥이다. 정상 동율동일 때와 같은 모양의 P파가 분당 100개 이상 나타난다(**그림 5-15, 16**). 자동능의 증가에 의한 것(자동성 동빈맥)은 박동수가 점차적으로 증가했다가 서서히 정상으로 회복되나, 회귀에 의한 것(회귀성 동빈맥 또는 동방회귀성 빈맥)은 박동수의 증가와 회복이 한 순간에 돌발적으로 일어난다.

(2) 심방빈맥(atrial tachycardia)

심방이나 심방에 인접한 폐정맥이나 상대정맥에서 만들어진 자극에 의해 심방이 분당 100회 이상 탈분극되는 것을 말한다. P파의 모양과 전기축은 동율동일 때와 다르며 자극이 만들어지는 병소의 위치에 따라 달라진다.

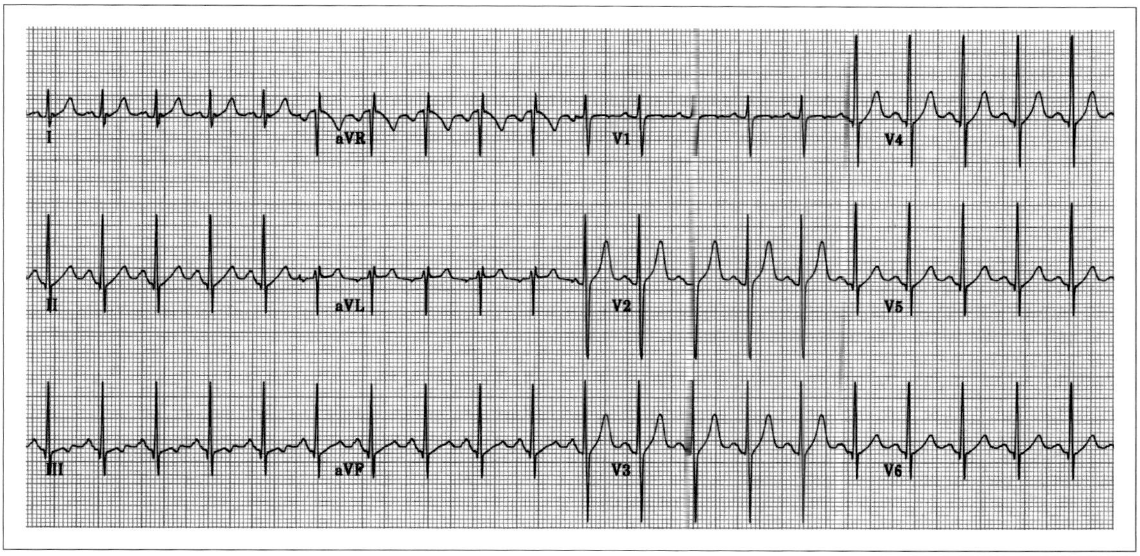

그림 5-16. 동빈맥 심전도.
정상 P파가 분당 120회로 빠르게 나온다.

이소성 심방 자극 발생 장소가 우심방 중상부이면 유도 II에서 P파가 양성이고, 우심방이나 좌심방 하부에서 발생하면 유도 II에서 P파가 음성이다(**그림 5-17**). 폐정맥빈맥의 기원이 우폐정맥이면 $V_{1\text{-}6}$, I에서 양성 P파, 좌폐정맥이면 V_1을 포함한 2개 이상 유도에서 이봉성 P파가 보인다(**그림 5-18**). 심방빈맥에서 PR간격은 대개 정상이나 연장되는 경우도 있다(**그림 5-17, 18**). 다소성 심방빈맥(multifocal atrial tachycardia: MAT)에서와 같이 자극 발생 장소가 3개 이상이면 비정상 P파가 각기 다른 모양과 간격으로 나타나며 RR간격과 PR간격도 일정하지 않아 심방세동과 비슷해진다(**그림 5-18**).

(3) 심방조동

심방조동은 심방 하나의 거의 모두를 싸고 도는 큰 회귀성(macroreentrant) 자극에 의해 생긴 빈맥이다. 심방 흥분 파(flutter wave: F wave)가 등전위선(isoelectric line)에 의해 분리되지 않고 톱날처럼 끊임없이 분당 240~430회(평균 300±50회)로 규칙적으로 나타난다(**그림 5-19**). 회귀회로의 위치나 율동수에 의해 여러 유형으로 분류된다.

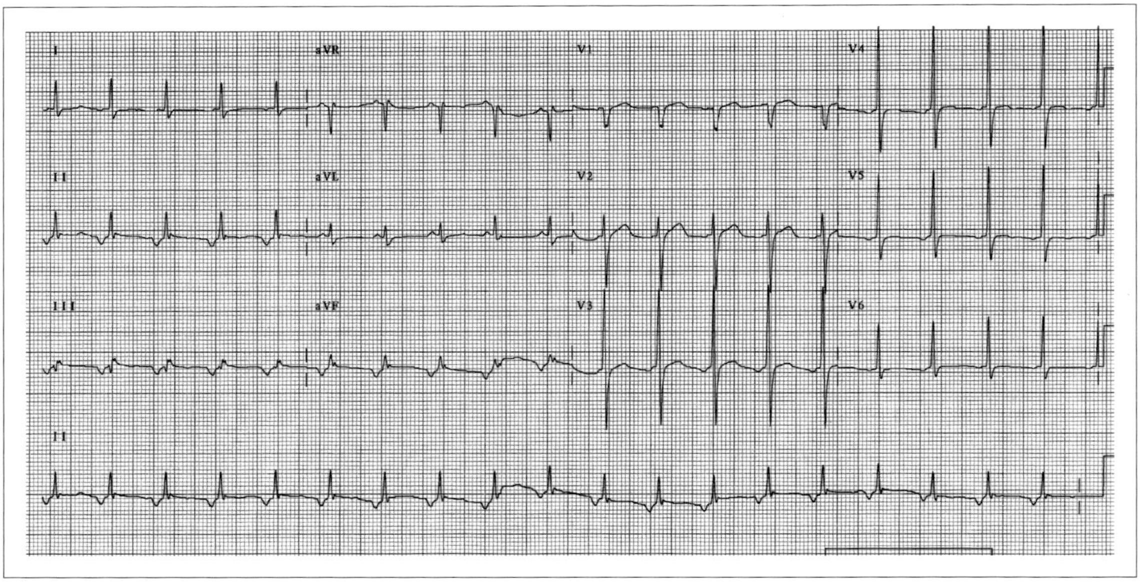

그림 5-17. 심방빈맥 심전도.
전기축이 -60도인 비정상 P파가 분당 115회로 빠르게 나오고 PR간격이 130 ms로 정상이어서 심방빈맥이라고 진단할 수 있다.

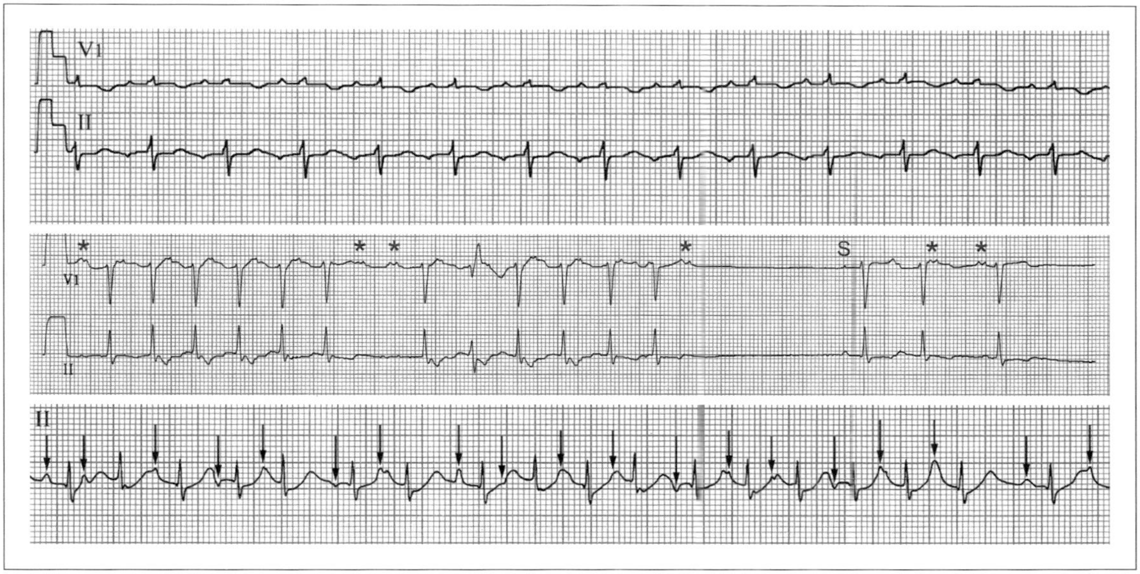

그림 5–18. 심방빈맥 심전도.

(위) 유도 II에서 음성인 P파가 규칙적으로 분당 115회로 빠르게 나오고 130 ms(PR간격) 후에 QRS파가 나타나 단소성(unifocal) 심방빈맥이다. (가운데) 유도 II에서 절흔이 있는 이봉성(bifid) P파가 빠르게 나온다. 좌폐정맥에서 기원하는 빈맥의 특징적인 소견이다. (아래) 다양한 모양을 가진 비정상 P파가 다양한 간격으로 빠르게 나와 다소성(multifocal) 심방빈맥이다.

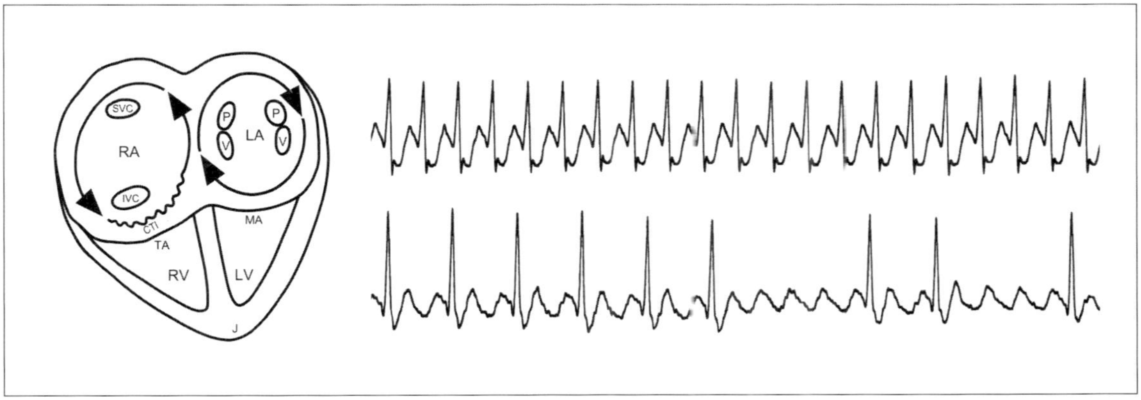

그림 5–19. 심방조동의 회귀회로.

심방조동은 주로 우심방 측벽을 따라 내려가고 하대정맥(IVC)과 삼첨판륜(TA) 사이 협부(CTI)를 통과하여 심방 중격을 타고 올라가는 큰 회귀성 자극에 의해서 생긴다. 드물게는 수술 반흔 조직이나 폐정맥(PV) 입구를 싸고 도는 회귀성 자극에 의해서 생긴다. SVC: superior vena cava, IVC: inferior vena cava, CTI: cavo–tricuspid isthmus, PV: pulmonic vein, TA: tricuspid annulus, MA: mitral annulus.

① **회귀회로의 위치에 따른 분류**

ⓐ 전형적인 심방조동: 회귀회로가 삼첨판막륜과 하대정맥 사이 협부(cavo-tricuspid isthmus: CTI)를 포함하는 경우이다. 심방조동파의 급경사면은 측벽의 빠른 탈분극에 의해 만들어지고 완경사면은 CTI와 중격의 느린 탈분극에 의해 만들어진다.

- 시계반대방향형: 심방조동파가 하벽 유도에서 음성, V_1에서 양성일 때(**그림 5-20**)
- 시계방향형: 심방조동파가 하벽 유도에서 양성, V_1에서 음성일 때

ⓑ 비전형적인 심방조동: CTI와 무관한 좌심방조동, 심방절개 반흔성 심방조동, 상대정맥이나 하대정맥 주변에 생긴 심방조동

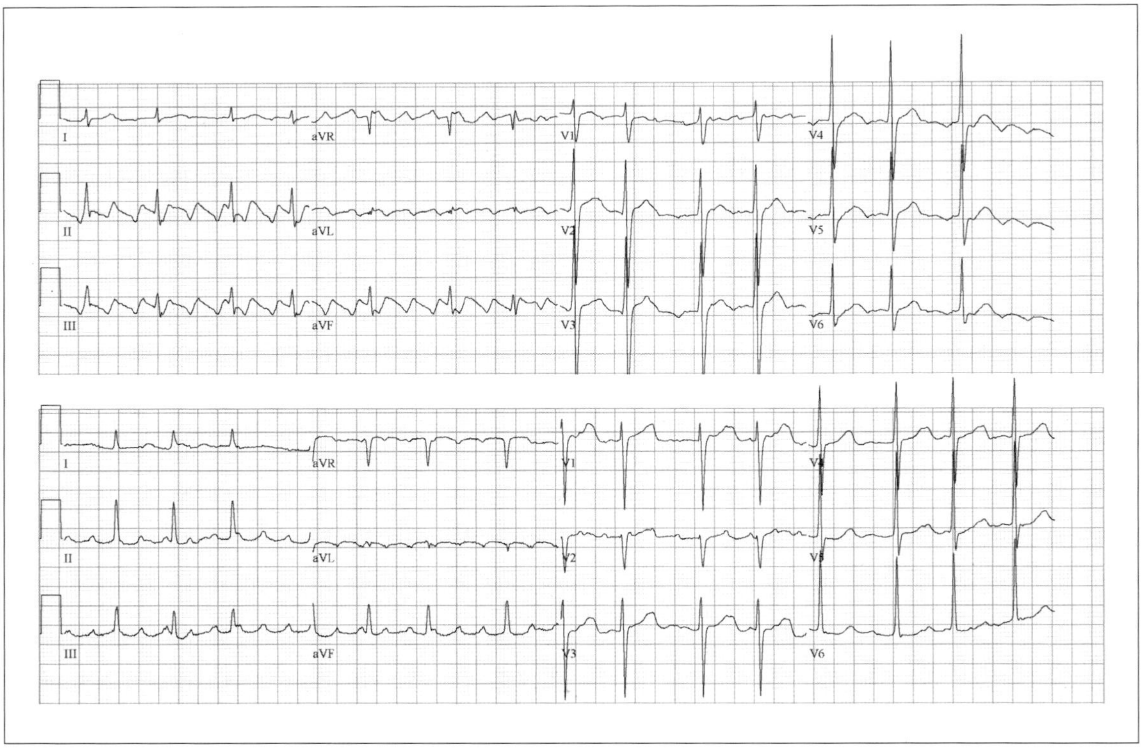

그림 5-20. 전형적인 시계반대방향형 심방조동과 시계방향형 심방조동 심전도.
심방조동파가 급경사면과 완경사면으로 구성되어 대정맥-삼첨판 협부(CTI)를 이용한 전형적인 심방조동이다. (위) 심방조동파가 하벽 유도에서 음성, V_1에서 양성이어서 시계반대방향형이다. (아래) 심방조동파가 하벽 유도에서 양성, V_1에서 음성이어서 시계방향형이다.

② **율동수와 고속 조율에 의한 종료 가능 여부에 따른 분류**

ⓐ I형: 심방 율동수가 240~350회이고, 고속 조율로 빈대의 견인(entrainment)과 종료가 가능할 때

ⓑ II형: 심방 율동수가 350~430회로 보다 빠르고, 고속 조율로 견인이나 종료가 불가능할 때

(4) 심방세동

심방세동은 심방에 형성된 여러 개(4~6개 이상)의 회귀성 자극이나 폐정맥이나 심방 일부 조직에서 만들어진 매우 빠른 자극에 의해서 심방이 분당 350~600회(평균 400±50회)로 매우 빠르고 불규칙하게 탈분극하는 것이다(**그림 5-21**). 심전도에서 심방세동파의 크기가 1 mm 이하이면 미세(fine) 심방세동, 1 mm 이상이면 거친(coarse) 심방세동이라고 한다.

심실 율동도 빠르고 불규칙한 심방 율동의 영향을 받아 역시 빠르고 불규칙해진다. 그러나 심실 율동수는 방실결절의 심실 보호기능(너무 빠른 자극은 전도시키지 않고 걸러내는 여과 기능) 때문에 심방 율동수보다 많이 느린 분당 140~160회 정도이다. 심방세동에서 심실 율동수가 분당 100회 이상이면 심실 반응이 빠른 것(rapid ventricular response: RVR), 60회 미만이면 심실 반응이 느린 것(slow ventricular response: SVR), 60~100회 사이이면 심실 반응이 잘 조절된 것(controlled

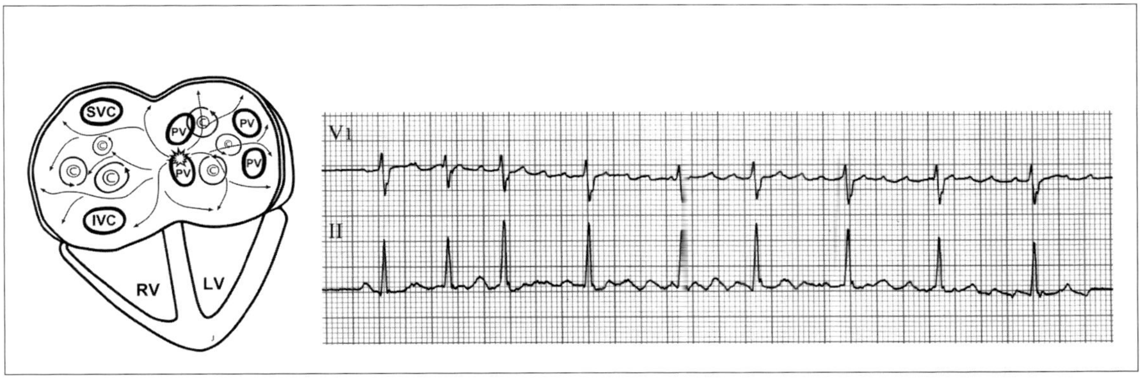

그림 5-21. 심방세동의 발생기전.
심방세동은 심방에 형성된 위치와 크기가 다른 4~6개 이상의 다중 회귀(multiple reentry, ©)에서 나오는 빠르고 불규칙 자극이 혼합되어 생기거나 폐정맥이나 심방 일부 병소에서 나오는 매우 빠른 자극(✸)의 산란한 전도(chaotic conduction, ⟶)에 의해서 생긴다. SVC: superior vena cava, IVC: inferior vena cava, PV: pulmonary vein.

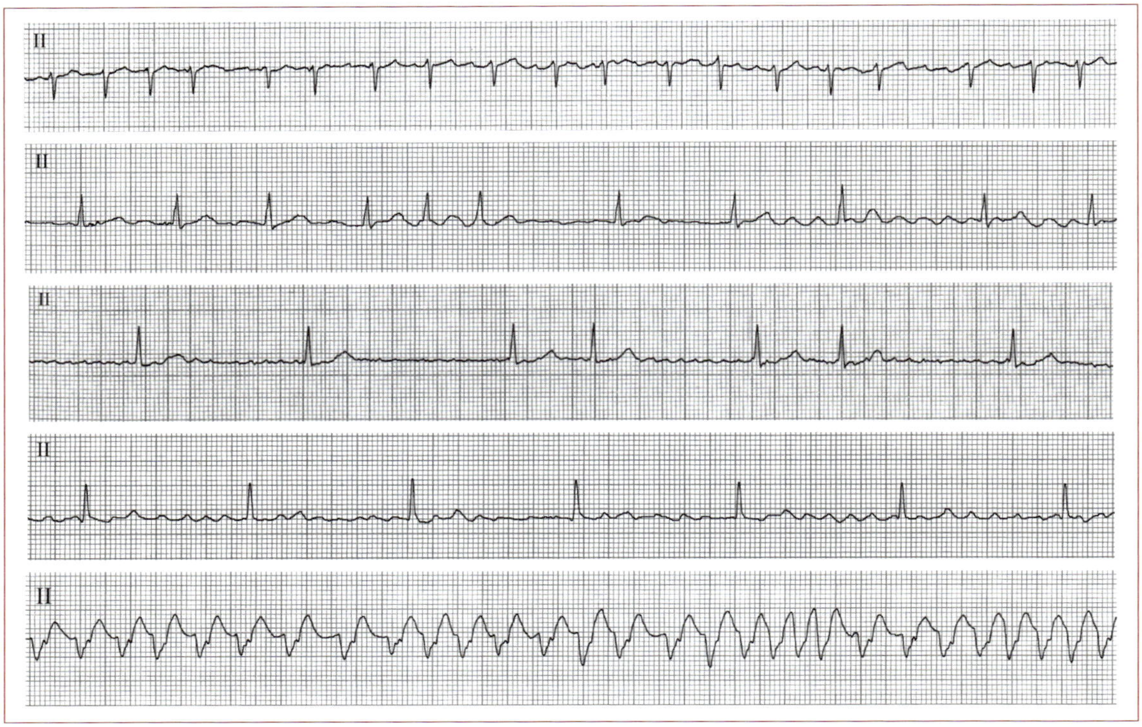

그림 5-22. 심방세동에서 다양한 심실 반응.
(첫째) 심실 율동수가 분당 134회로 심실 반응이 빠르고, (둘째) 심실 율동수가 분당 77회로 잘 조절되어 있고, (셋째) 심실 율동수가 분당 48회로 심실 반응이 느리고, (넷째) 방실전도가 완전히 차단되어 심실 율동이 분당 47회로 느리고 규칙적이다. (다섯째) WPW증후군에 동반된 심방세동으로 모양은 비슷하나 폭이 넓은 QRS파가 다양한 간격으로 매우 빠르게 나온다. 다형 심실빈맥과 다른 점은 QRS파 모양이 크게 다르지 않고 대동소이하게 비슷비슷하다는 것이다.

ventricular response: CVR) 이라고 정의한다. 심실 율동이 규칙적이고 60회 이하로 느리면 완전 방실전도차단을 의심해야 한다(**그림 5-22, 넷째**). WPW증후군에서는 심실조기흥분의 극대화로 인해 폭이 넓고 괴상한 모양의 QRS파가 빠르고 불규칙하게 나온다(**그림 5-22, 다섯째**).

■ 심방빈맥, 심방조동, 심방세동의 유사점과 차이점

이들 사이에는 심방 율동 수, 심방 파의 규칙성이나 연결 유형이 비슷하여 구별하기 어려운 경우가 있다. 이들을 잘 감별하기 위해서는 각 부정맥 사이의 차이점을 잘 알고 있어야 한다(**표 5-1, 그림 5-23, 24**).

표 5-1. 심방빈맥, 심방조동, 심방세동의 유사점과 차이점

비교 상대 부정맥	유사점	차이점
심방빈맥/심방조동	심방 활동의 규칙성	심방빈맥: 독립적인 심방파 심방조동: 연속적인 심방파
다소성 심방빈맥/심방세동	심방 활동의 불규칙성	다소성 심방빈맥: 독립적인 심방파 심방세동: 연속적인 심방파
심방조동/심방세동	심방 활동의 연속성	심방조동: 규칙적인 심방파 심방세동: 불규칙적인 심방파

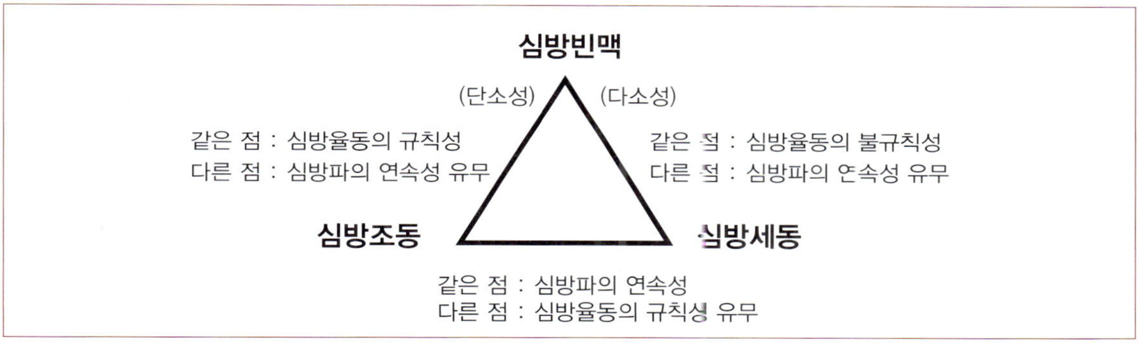

그림 5-23. 심방빈맥, 심방조동, 심방세동의 같은 점과 다른 점.
심방빈맥과 심방조동 사이에는 심방파가 규칙적인 것은 같으나 심방파의 연속성이 심방빈맥에서는 없고 심방조동에는 있다는 점이 다르다. 다소성 심방빈맥과 심방세동 사이에는 불규칙하다는 점은 같으나 심방파가 다소성 심방빈맥에서는 연속적이지 않고 심방세동에서는 연속적이다는 점이 다르다. 심방조동과 심방세동 사이에는 심방파가 연속적인 점은 같으나 심방조동은 규칙적이나 심방세동은 불규칙하다는 점이 다르다.

2) 방실접합부 의존성 빈맥

방실접합부(의존)성 빈맥이란 빈맥의 발생과 유지에 방실접합부 또는 방실결절의 전부 또는 일부가 필요한 빈맥을 말한다. 시작과 종료가 발작적인 것과 비발작적인 것이 있다. 발작적인 것에는 방실결절회귀성 빈맥(AV node reentrant tachycardia: AVNRT)과 방실회귀성 빈맥(AV reentrant tachycardia: AVRT)이 있다. 이들은 흔히 발작성 심실상성빈맥(paroxysmal supraven-tricular tachycardia: PSVT)이라고 불린다. 비발작적인 것에는 접합부빈맥(junctional tachycardia)이 있다. 발작성 여부는 환자의 증상이나 빈맥이 시작하고 멈출 당시 심전도를 통하여 알 수 있다.

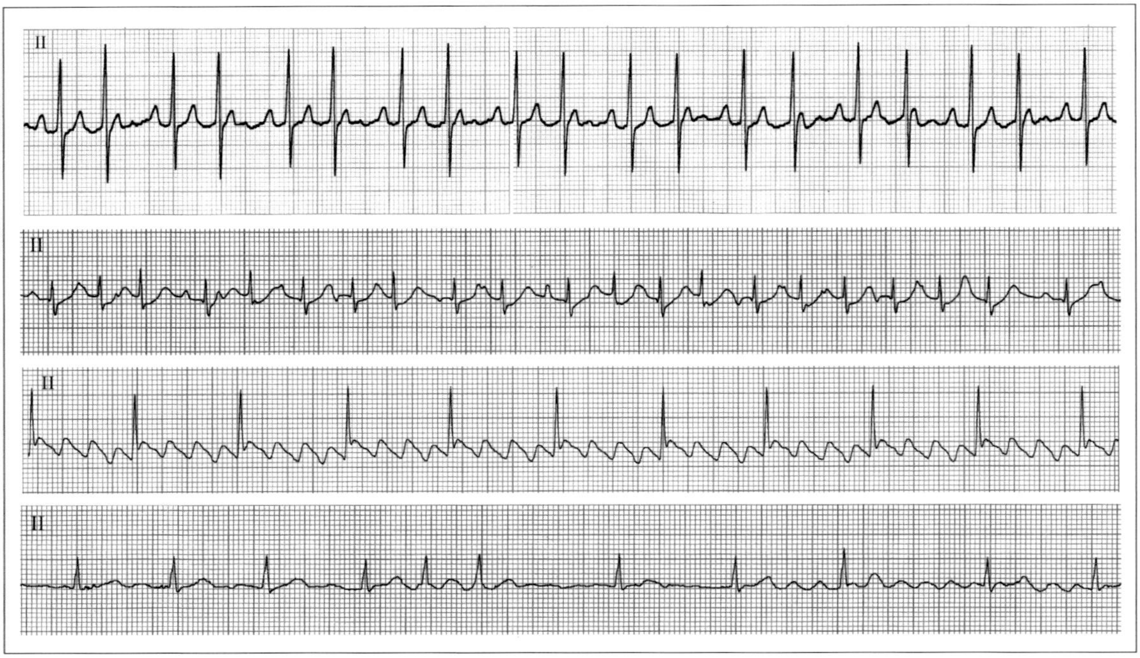

그림 5-24. 심방빈맥, 심방조동, 심방세동의 비교.
(첫째) 같은 모양의 P파가 320 ms 간격으로 서로 분리되어 나타나므로 심방빈맥이다. 방실전도가 3:2로 일어나 RR간격은 일정하지 않다. (둘째) RR간격이 불규칙하며 QRS파 앞에 나오는 P파가 모양이 다르고 간격도 다르지만 서로 분리되어 있어 다소성 심방빈맥이다. (셋째) 심방파가 200 ms 간격으로 일정하게 나오나 끊임없이 연결되어 있어 심방조동이다. (넷째) 심방파가 크기와 모양이 불규칙하며 매우 빠르게 나오고 끊임없이 서로 연결되어 있으므로 심방세동이다.

(1) 방실결절회귀성 빈맥

방실결절의 이중전도로(slow pathway: 완속전도로, fast pathway: 급속전도로)를 이용한 회귀(reentry)에 의해 생성된 빈맥을 말한다(**그림 5-25**). 세 가지 유형이 있는데 완속전도로를 타고 내려가 급속전도로를 타고 올라오는 완-급형(slow-fast type)이 전형적이며 80~90%를 차지한다. 완-완형(slow-slow type)과 급-완형(fast-slow type)도 있는데 10~20%를 차지한다.

완-급형 방실결절회귀성 빈맥에서 역행 전도는 급속전도로를 이용하기 때문에 심방과 심실의 탈분극이 거의 동시에 일어나 역행성 P파가 QRS파 안에 묻혀 보이지 않는 경우가 많다(50~60%)(**그림 5-25, 26**). 심방으로 역행 전도 시간이 조금 느리면 역행성 P파가 QRS파 끝부분에 나와 하벽유도에 가짜 S파(pseudo S), V_1 유도에 가짜 r'파로 나타나고(20~30%), 역행 전도 시간이 아주 빠르면 QRS파 시작부에 가짜 q파로 나타난다(10%)(**그림 5-27**).

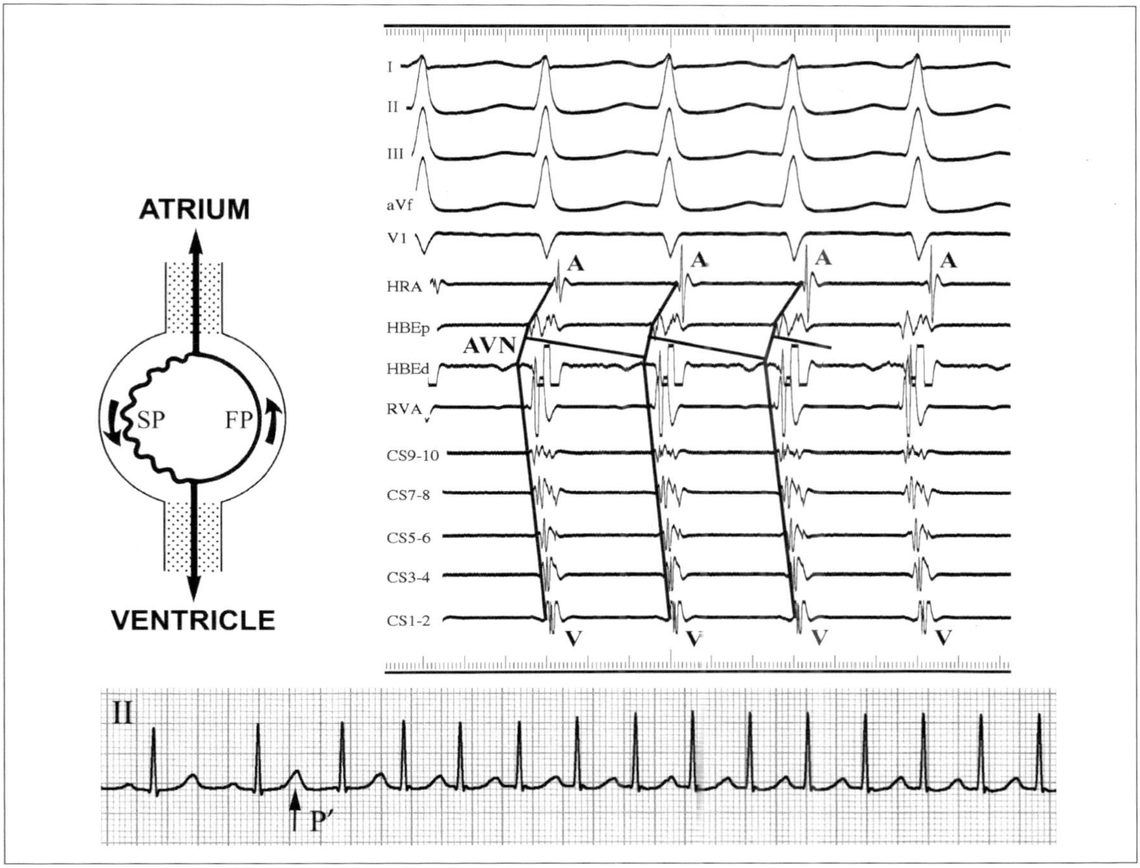

그림 5-25. 방실결절회귀성 빈맥.

방실결절회귀성 빈맥은 방실결절의 느린전도로(SP)와 빠른전도로(FP)를 이용한 회귀에 의해 생긴 빈맥이다. 전형적인 경우 느린전도로를 타고 내려가고 올라갈 때는 빠른전도로를 이용하기 때문에(위쪽 왼쪽 그림) 심방과 심실이 거의 동시에 탈분극되어(위쪽 오른쪽 그림) P파가 QRS파에 묻혀 심전도에 드러나지 않는다 아래 그림).

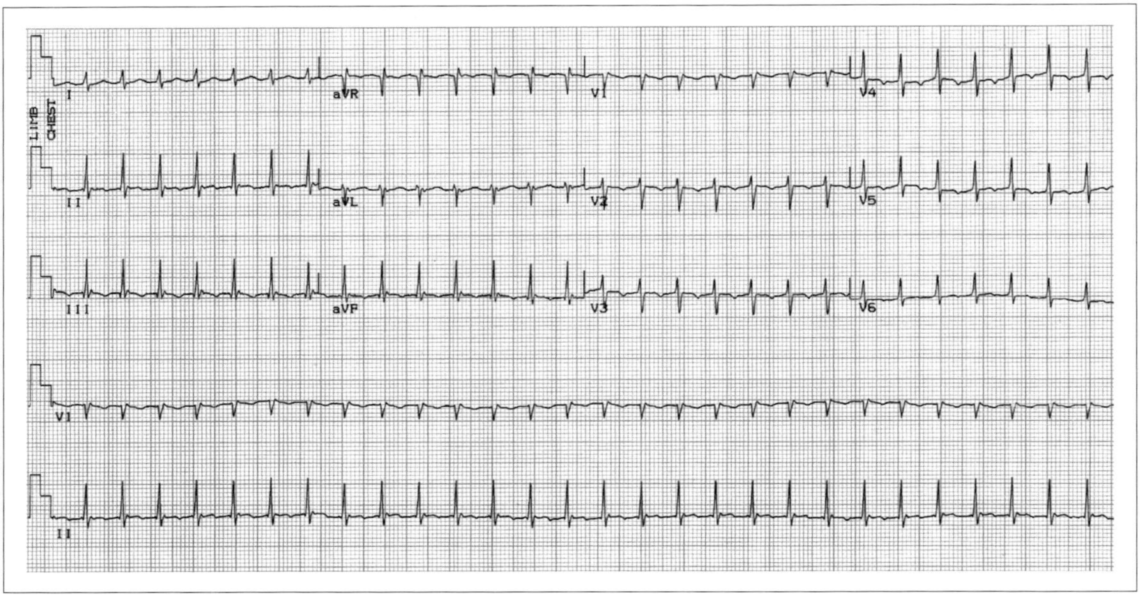

그림 5–26. 전형적인 방실결절회귀성 빈맥.
규칙적인 정상 QRS파 빈맥인데 P파가 보이지 않으므로 전형적인 완–급형 방실결절회귀성 빈맥이다.

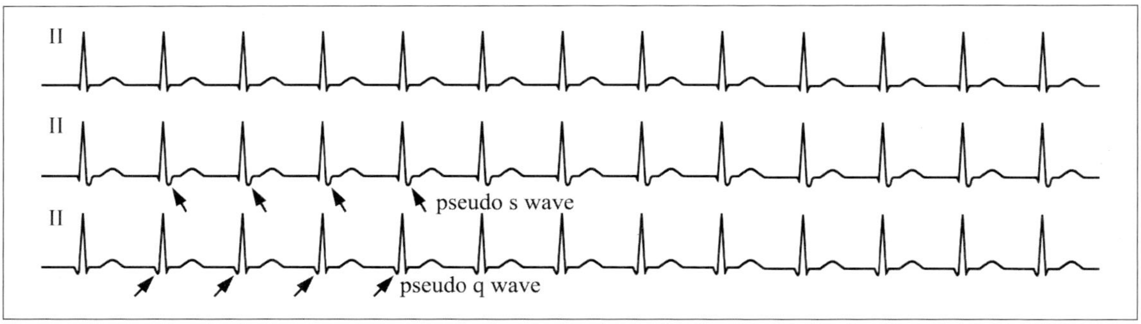

그림 5–27. 전형적인 완–급형 방실결절회귀성 빈맥의 심전도 소견.
(첫째) 역행성 P파가 QRS파 안에 묻혀 보이지 않고, (둘째) P파가 QRS파 끝에 나와 S파처럼 보이고(가짜 S파: pseudo S wave), (셋째) P파가 QRS파 시작부에 나타나 q파처럼 보인다(가짜 q파: pseudo q wave).

급-완형 방실결절회귀성 빈맥은 역행 전도가 완속전도로를 이용하기 때문에 심방의 탈분극이 심실보다 훨씬 늦게 일어나 RP간격이 길고 대신 PR간격은 짧은 긴RP빈맥(long-RP tachycardia)으로 나타난다(**그림 5–28**).

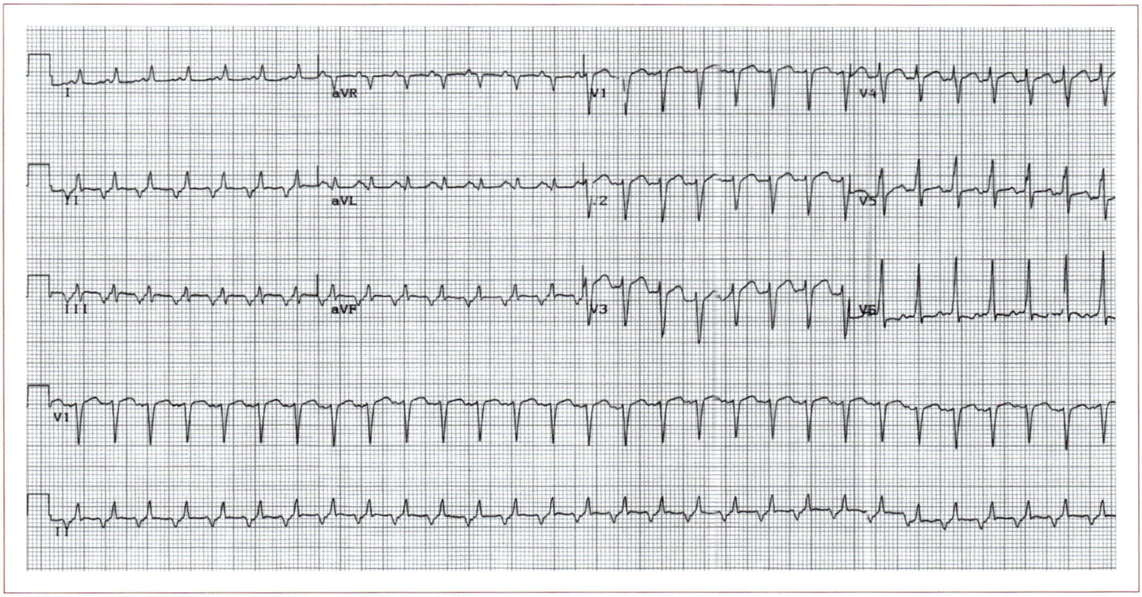

그림 5-28. 비전형적인 급-완형 방실결절회귀성 빈맥.
하벽 유도(II, III, aVF)에서 음성 P파가 QRS파 앞에 나와 급-완형 방실결절회귀성 빈맥이다. 심방빈맥, 전도속도가 느린 방실우회로를 이용한 방실회귀성 빈맥도 이와 같은 긴RP빈맥으로 나타날 수 있으므로 감별해야 한다.

(2) 방실회귀성 빈맥

방실회귀성 빈맥은 정상 방실전도로와 방실우회로(accessory pathway: AP)를 이용하여 심방과 심실 사이에 형성된 회귀에 의해 생긴 빈맥을 말한다(그림 5-29). 정상 방실전도계를 타고 내려가고 방실우회로를 타고 올라가는 정방향형 방실회귀성 빈맥(orthodromic AVRT)과 방실우회로를 타고 내려가고 정상 방실전도계를 타고 올라가는 역방향형 방실회귀성 빈맥(antidromic AVRT) 등 두 가지 유형이 있는데 정방향형이 95% 정도를 차지한다.

방실회귀성 빈맥에서는 심방과 심실이 순차적으로 탈분극되고 정상 방실전도계를 통한 전도속도가 방실우회로를 통한 전도속도보다 느리기 때문에 PR간격(방실전도계 전도시간)이 RP간격(방실우회로 전도시간) 보다 길어 P파가 QRS파 뒤에 나온다(그림 5-29, 30, 31). 역방향성 방실회귀성 빈맥은 심실의 탈분극이 방실우회로를 타고 내려간 자극에 의해 비정상적으로 진행되기 때문에 심실빈맥처럼 QRS파의 폭이 넓어지고 모양도 괴상하게 변한다(그림 5-32).

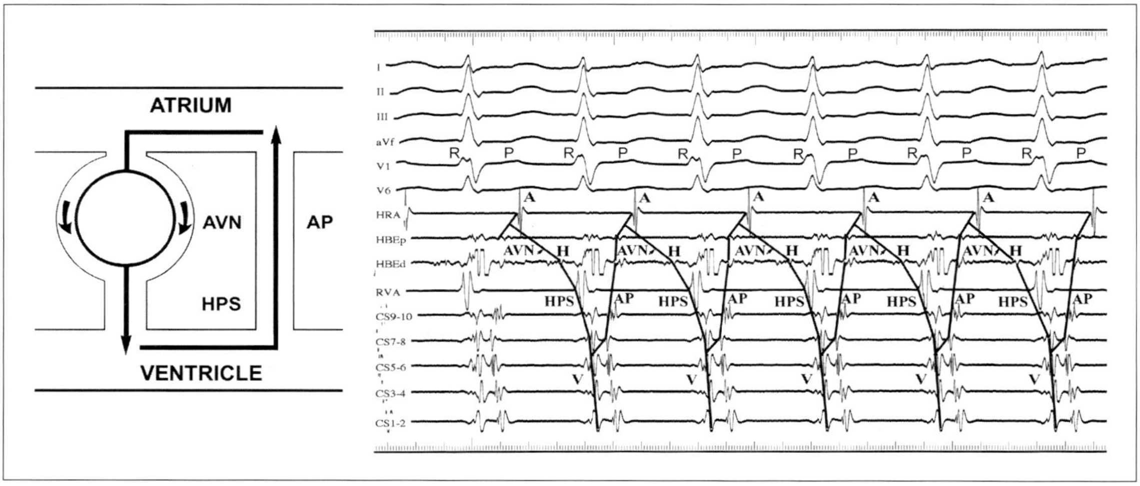

그림 5-29. 방실회귀성 빈맥.

정상 방실전도로와 방실우회로(AP)에 의해 심방과 심실 사이에 형성된 회귀회로에서 만들어진 자극에 의해(왼쪽 그림), 심방과 심실이 순차적으로 빠르게 탈분극되어 생긴다(오른쪽 그림). 자극이 심실에서 심방으로 올라갈 때 전도속도가 빠른 방실우회로를 이용하기 때문에 역행성 P파가 QRS파 뒤에 바짝 붙어 나와 RP간격이 PR간격 보다 짧다.

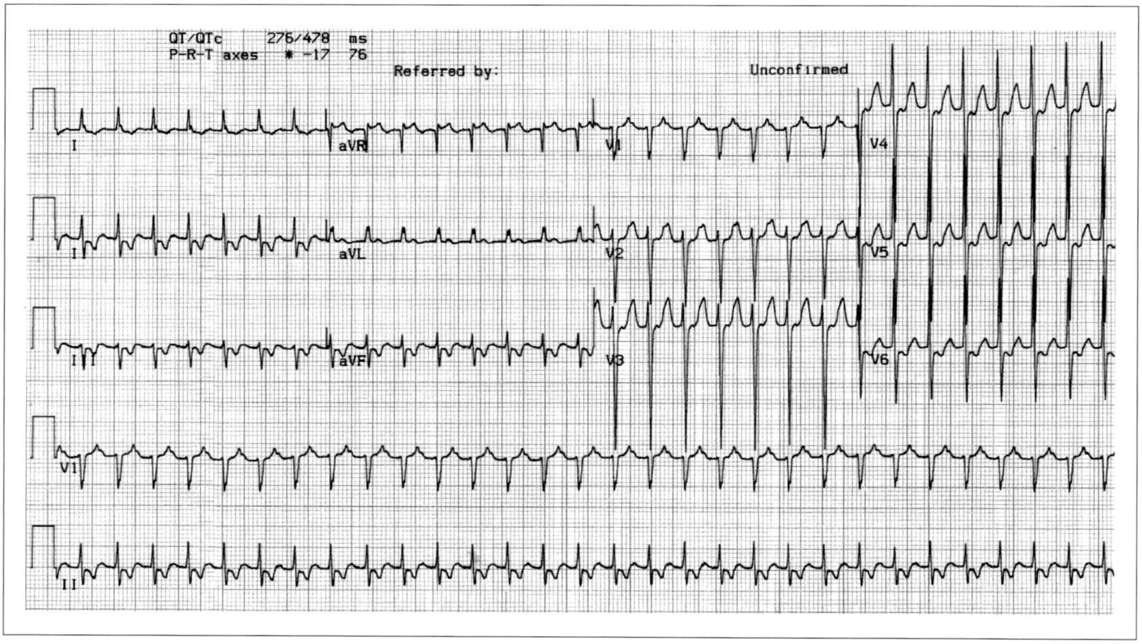

그림 5-30. 방실회귀성 빈맥.

하벽 유도에서 ST절에 음성 P파가 보이고, V_1 유도에서 T파 꼭대기에 돌기처럼 솟아 있는 P파가 보여 방실회귀성 빈맥이라고 할 수 있다.

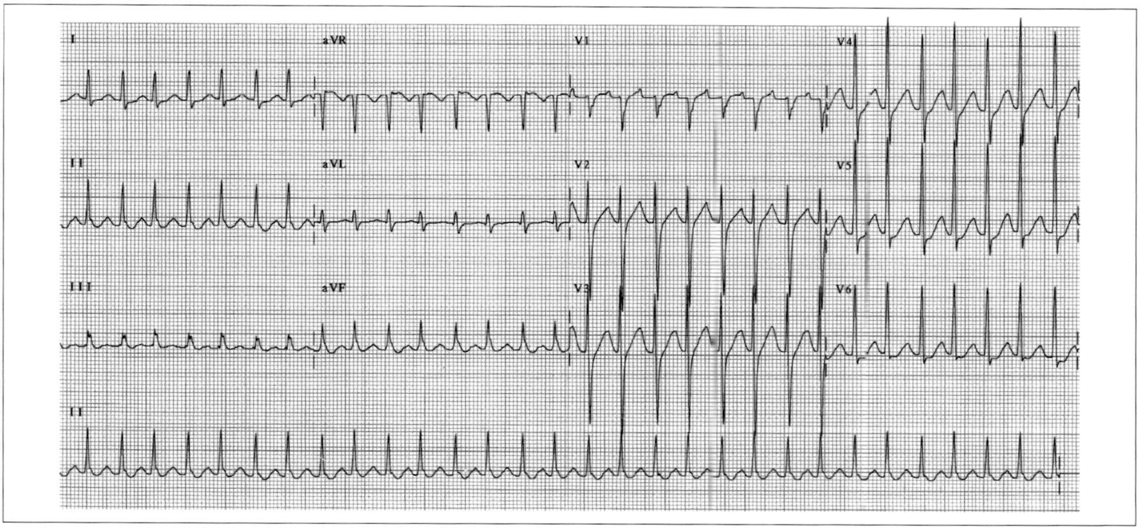

그림 5-31. 방실회귀성 빈맥.
하벽 유도에서 ST절 하강만 보이나, V_1 유도에서 T파에 겹쳐 있는 P파가 보여 방실회귀성 빈맥이라고 할 수 있다. 또한 V_{1-4} 유도에 QRS파 변동(QRS alternans)이 뚜렷하여 방실회귀성 빈맥일 가능성을 높게 한다.

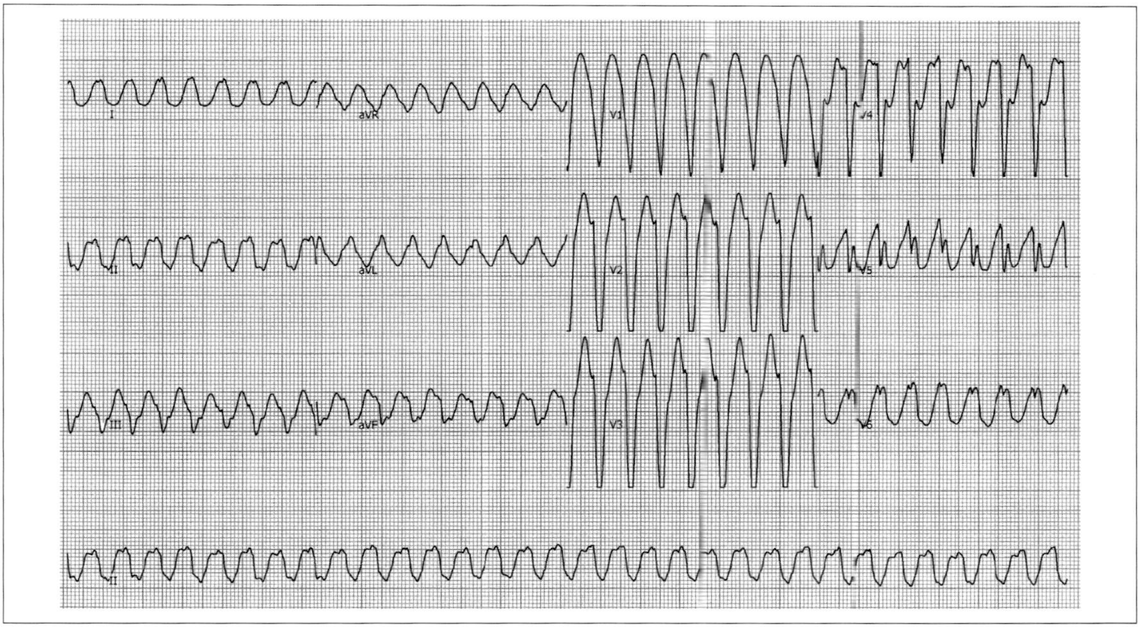

그림 5-32. 역방향형 방실회귀성 빈맥.
오른쪽 아래 바깥쪽 벽 방실우회로를 가진 WPW증후군 환자에서 발생한 역방향형 방실회귀성 빈맥으로 QRS파 폭이 넓고 모양이 괴상하여 심실빈맥과 비슷하게 보인다.

(3) 접합부빈맥(junctional tachycardia)

접합부빈맥은 방실접합부의 자동능 항진에 의해서 생기는 비발작성(nonparoxysmal) 접합부빈맥을 말한다. 심전도에는 흔히 방실해리를 동반한 좁은 QRS파 빈맥으로 나타난다(**그림 5-33**). 빈맥 심전도만으로는 발작성 심실상성빈맥(PSVT)의 대부분을 차지하는 방실회귀성 빈맥 또는 방실결절회귀성 빈맥과 구별이 어려운 경우도 있으나 급성 심근경색, 심장수술의 합병증 또는 약물 부작용(디기탈리스, 테오필린 등)으로 인해 비발작성으로 생기는 점이 다르다. 빠른 접합부율동이나 맥박수가 분당 60~100회 사이인 경우는 가속성 접합부율동(accelerated idio-junctional rhythm: AIJR)이라고 하며(**그림 5-34**) 임상 상황이 접합부빈맥과 비슷하다.

접합부빈맥은 영속성 접합부회귀성 빈맥(permanent junctional reentrant tachycardia: PJRT)과도 구별을 해야 한다. 이는 거의 쉬지 않고 지속되는 방실회귀성 빈맥으로 전도 속도가 느리고 감속전도(decremental conduction)를 하는 후중격 방실우회로 때문에 생긴다. 영속성 접합부회귀성 빈맥은 방실우회로의 전도 속도가 느리기 때문에 RP간격이 길며(긴 RP 빈맥), 동율동에 의해서도 방실회귀가 유발되고 안정적으로 유지되기 때문에 거의 쉼 없이 지속한다.

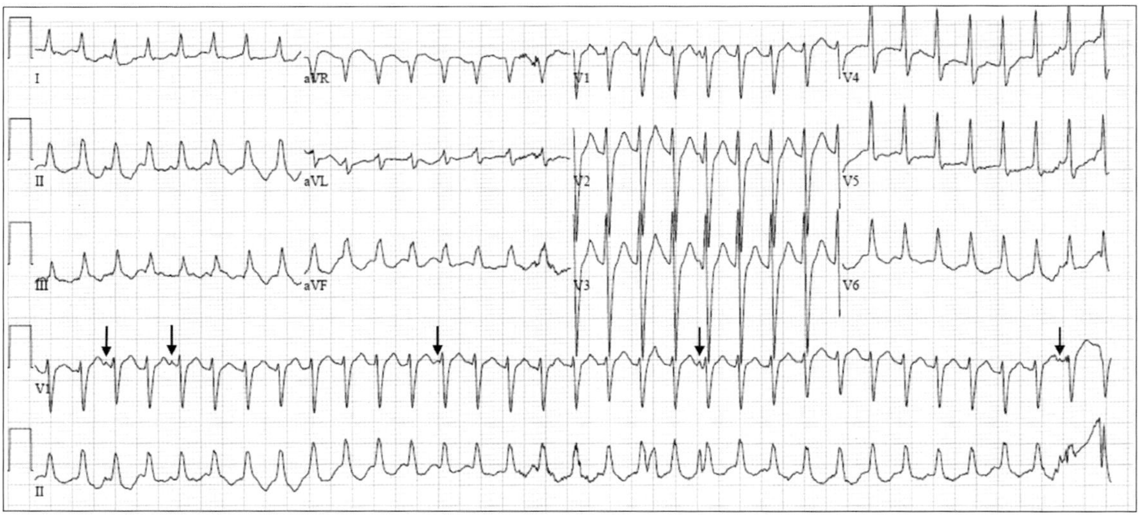

그림 5-33. 접합부빈맥(junctional tachycardia).

분당 198회의 규칙적인 좁은 QRS파 빈맥이 심방파(↓ 표시)와 무관한 방실해리를 보여 접합부빈맥으로 진단할 수 있다. 접합부빈맥은 비발작성 접합부빈맥을 의미하며 발작성 심실상성빈맥(PSVT)의 대부분을 차지하는 발작성 접합부빈맥과는 서서히 시작하여 서서히 좋아지고, 심장질환 또는 수술에 합병하거나 약물 부작용으로 발생하며, 심전도에서 방실해리가 자주 보이는 점에서 차이가 있다.

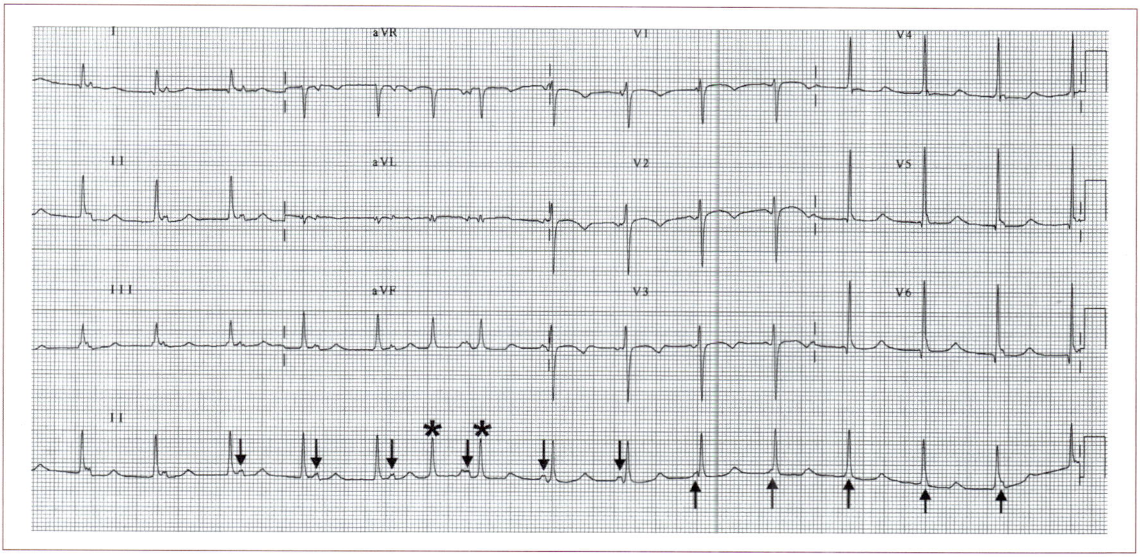

그림 5-34. 가속성 접합부율동(accelerated idio-junctional rhythm).
분당 86회의 좁은 QRS파 율동이 심방파(↓, ↑ 표시)와 무관한 방실해리가 있어 가속성 접합부율동이다. 율동띠 기록(유도 II)에서 6, 7번째 박동(* 표시)이 이전 주기간격(700 ms) 보다 현저하게 짧아졌는데 이는 동결절 자극의 방실전도에 의해 심실이 포획되었기 때문이다(등율성 방실해리 중 일시적인 심실 포획). 가속성 접합부율동은 접합부빈맥과 임상 상황이나 심전도 소견이 비슷하나 심박수가 분당 60~100회 사이로 정상 맥박수 범위에 있는 것이 다르다.

2. 심실성 빈맥

심실성 빈맥이란 심실의 탈분극이 심실에서 만들어진 자극에 의해 분당 100회 이상의 빠르기로 3개 이상 연속으로 나오는 것을 말한다(그림 5-35).

1) 분류

(1) 지속 기간과 혈역학적 상태에 따른 분류

① 지속성: 심실빈맥이 30초 이상 지속하거나 혈역학적 허탈(hemodynamic collapse) 때문에 즉각적인 종료가 필요한 경우

② 비지속성: 심실빈맥이 30초 이내에 스스로 종료되고 지속하는 동안 혈역학적 상태가 안정된 경우(그림 5-35)

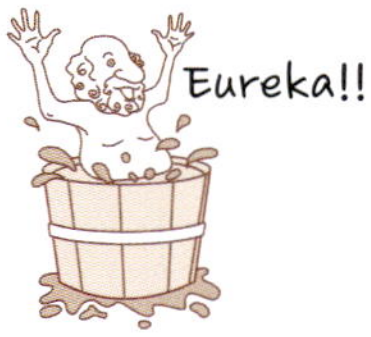

방실결절회귀성 빈맥과 방실회귀성 빈맥의 차이, 우리나라 고속도로에서 찾다!

방실결절회귀성 빈맥(AVNRT)와 방실회귀성 빈맥(AVRT)은 증상이나 심전도 소견이 매우 비슷하여 구별하기 어려울 때가 많다. 하지만 원인이 되는 해부학적 기질은 전혀 다르다. AVNRT에서는 정상 방실전도계의 일부인 방실결절 자체가 두 개의 전도로로 나뉜 것이 문제가 되고, AVRT에서는 정상 방실전도계를 우회하는 샛길(방실우회로)이 문제가 된다. 사진은 경부고속도로 양재 요금소 부근으로 AVNRT와 AVRT의 원인이 되는 정상 및 비정상 방실전도계를 잘 보여준다. A는 경부고속도로 양재 요금소인데 방실결절에 해당되고, B-C는 서울-대전 구간으로 히스속에 해당되며, D는 경부고속도로 옆에 있는 국도인데 방실우회로에 해당된다. AVNRT는 바로 양재 요금소처럼 방실결절이 두 개의 길로 나뉘어져 있어 하행선을 타고 내려갔다가 바로 상행선을 타고 올라오는 식으로 차가 요금소 안에서 빙빙 도는 경우이다. 반면에 AVRT는 정상 방실전도계인 경부고속도로를 타고 내려갔다가 국도를 타고 올라가서 다시 경부고속도로를 타고 내려가는 식으로 서울과 지방을 계속 왔다 갔다 하는 경우이다. 이와 같이 우리나라 교통망과 교통체계를 이용하면 정상 및 비정상 방실전도계와 이로 인해 발생하는 AVNRT와 AVRT를 보다 더 쉽게 이해할 수 있다.

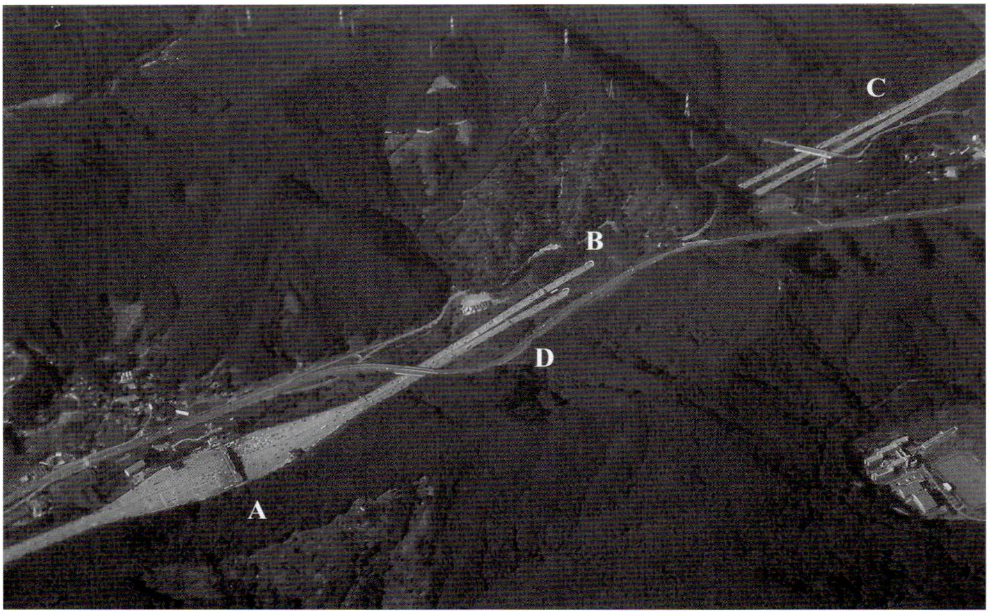

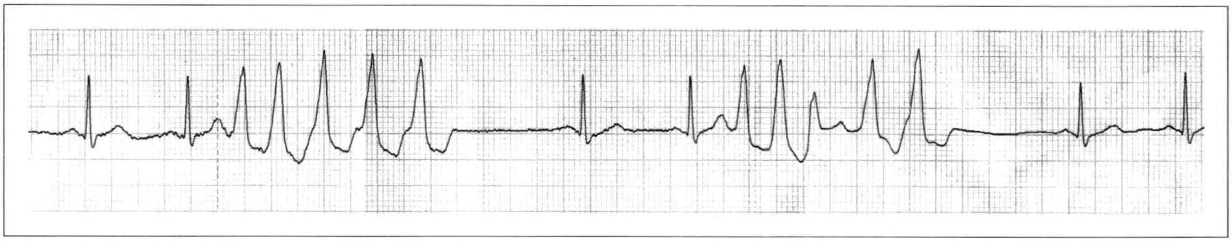

그림 5-35. 비지속성 심실빈맥.
폭이 넓고 모양이 비정상인 QRS파가 짧은 간격으로 5개 연속으로 나타나서 비지속성 심실빈맥이다.

(2) QRS파의 형태에 따른 분류

① 단형(monomorphic): QRS파의 형태와 간격이 하나로 일정할 때(**그림 5-36**)

② 다형(polymorphic): QRS파의 형태와 간격이 일정하지 않고 다양할 때

(3) 원인에 따른 분류

① 특발성(idiopathic)(그림 5-36)

■ 특발성 좌심실빈맥(idiopathic left ventricular tachycardia: ILVT): 좌심실 중격에 있는 퍼킨제

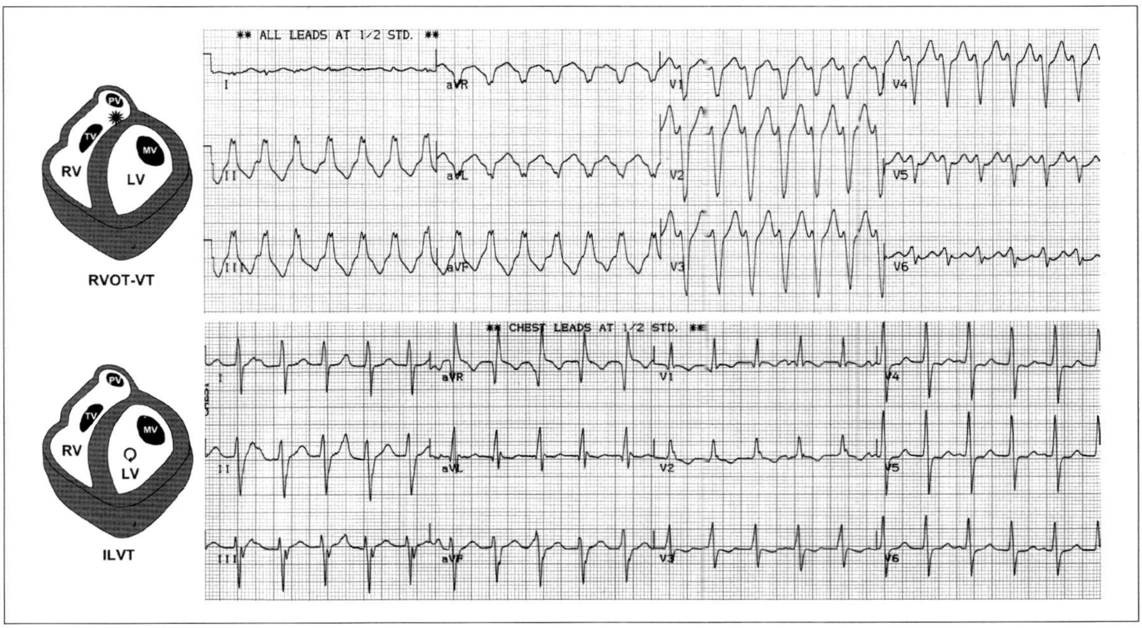

그림 5-36. 특발성 심실빈맥의 대표적인 두 가지.
우심실유출로 빈맥(RVOT-VT)과 특발성 좌심실빈맥(ILVT)이 대표적이다. 병소를 각각 ✸와 ↺로 표시하였다.

섬유망(Purkinje fiber network)에 의해 만들어진 회귀에 의해 생긴 빈맥이다. 주로 좌후섬유속에서 발생하여 우각차단 및 상향 전기축을 보이고 QRS파 폭이 140 ms 미만으로 비교적 좁다. 드물게는 좌전섬유속에서 발생하여 우각차단 및 우축편위의 형태를 보이기도 한다. 특발성 좌심실빈맥은 섬유속 회귀성 빈맥(fascicular tachycardia)이라고도 한다. 특징적으로 verapamil에 잘 반응하여 베라파밀 예민성 좌심실빈맥으로 불리기도 한다.

- 심실 유출로 빈맥(ventricular outflow tract tachycardia): 주로 우심실 유출로에서 촉발활동에 의해 생기며 좌각차단 및 하향 전기축을 보인다. 드물게 좌심실 유출로나 대동맥 판막엽에서 생기기도 한다. Adenosine, verapamil, 베타차단제에 잘 반응한다.
- 유두근 빈맥(papillary muscle tachycardia): 좌심실 유두근에서 촉발활동에 의해 생기며 V_1 유도에서 RR'(R > R')의 QRS파가 특징이다.

② **이차성(secondary)**

관동맥질환, 심근증, 판막증, 선천성 심장병, 약물, 전해질 이상 등에 이차적으로 생기는 빈맥인데 관동맥질환이 가장 흔하다.

2) 심전도 소견

(1) 단형 심실빈맥(monomorphic VT)(그림 5-36~39)

① **QRS파 폭**

심실성 빈맥에서는 심실의 탈분극이 퍼킨제섬유망에 의해 전파되지 않고 자극을 만들어 내는 비정상 심근 조직에서 인접한 심근 조직으로 근육 세포를 타고 전파되기 때문에 전파 속도가 느려서 QRS파 폭이 120 ms 이상으로 넓어진다. 폭이 160 ms 이상으로 많이 넓으면 심실빈맥의 가능성이 높다. 140 ms 이상인 경우에는 QRS파 모양이 우각차단형이면 심실빈맥의 가능성이 높으나 좌각차단형이면 어느 쪽이라고 판단하기 어렵다.

② **RR간격**

단형 심실빈맥의 경우 RR간격은 매우 일정하여 작은 눈금하나(40 ms) 이상 차이가 나는 경우는 드물다. 따라서 QRS파 모양은 일정한데 RR간격이 일정하지 않으면 심실빈맥을 배제해도 되고 이때 가장 흔한 원인은 WPW증후군에 동반된 심방세동이다(그림 5-22, 다섯번째). 반면에 다형 심실빈맥에서는 QRS파 모양과 함께 RR간격이 일정하지 않고 다양하게 변한다.

③ QRS파 전기축

전기축은 병소의 위치에 따라 달라지지만 왼쪽 아래쪽을 향하는 심실상성 박동과는 달리 위로 향하는 전기축(-30~-180도)을 보일 수도 있다. 북서편 전기축일 경우에 심실성일 가능성이 높다.

④ QRS파 모양

ⓐ 각차단이나 조기흥분과 다른 모양

폭이 넓어지고 모양이 변하여 각차단성이나 조기흥분성 QRS파와 비슷하게 보이지만 차이가 있다(**그림 4-13**). 즉, 심실빈맥에서 QRS파가 우각차단형일 때, QRS파가 V_1 유도에서 단상성(monophasic) 또는 이상성(biphasic)으로 나타나고, V_6 유도에서는 R파 보다 S파가 더 크게(R/S <1) 나온다. 좌각차단형일 때는 QRS파가 V_1 유도에서 r파가 30 ms 이상 넓고, S파 하강부에 절흔(Josephson sign)이나 지연이 나타나고, r파 시작에서 S파 최저점까지 시간이 70 ms 이상 길며(nadir sign, **그림 4-13, 5-37**), V_6 유도에 q파가 나타난다. 이것을 QRS파의 경사로 분석하면 심실성은 QRS파의 경사가 시종일관 완만하고 각차단성은 후반부만 완만한 것으로 쉽게 구별된다.

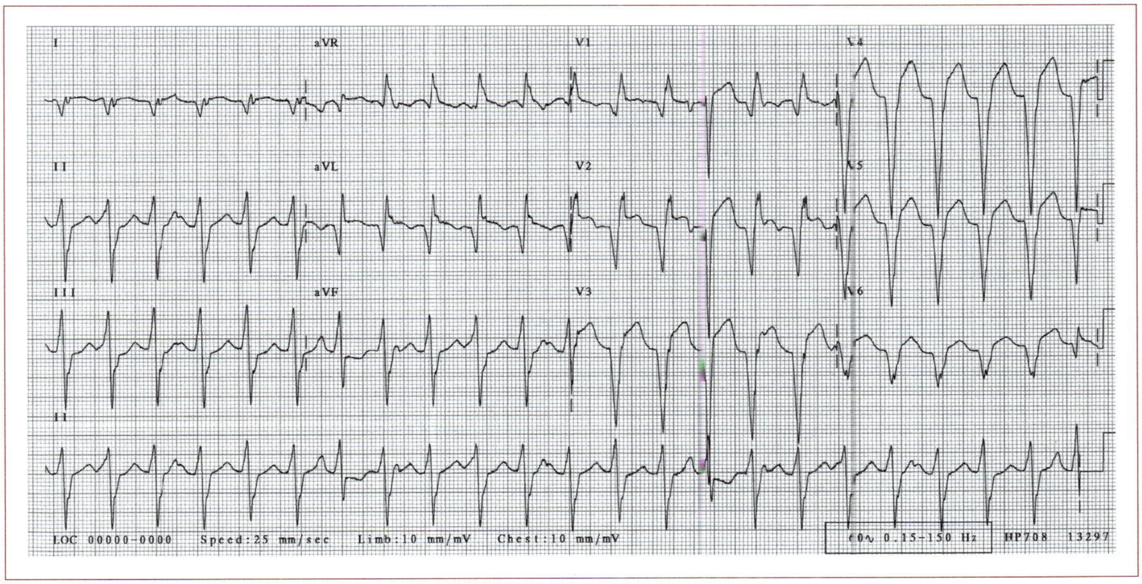

그림 5-37. 우각차단형 심실빈맥과 융합박동.

QRS파 폭이 160 ms로 넓고, 전기축은 −120도이며, QRS파 모양이 우각차 단형인데 V_1 유도에서 이상성(biphasic)이고 V_6 유도에서 R파는 없고 S파만 보여 심실빈맥이다. 율동 띠기록에서 7번째와 5번째 박동은 융합박동이다.

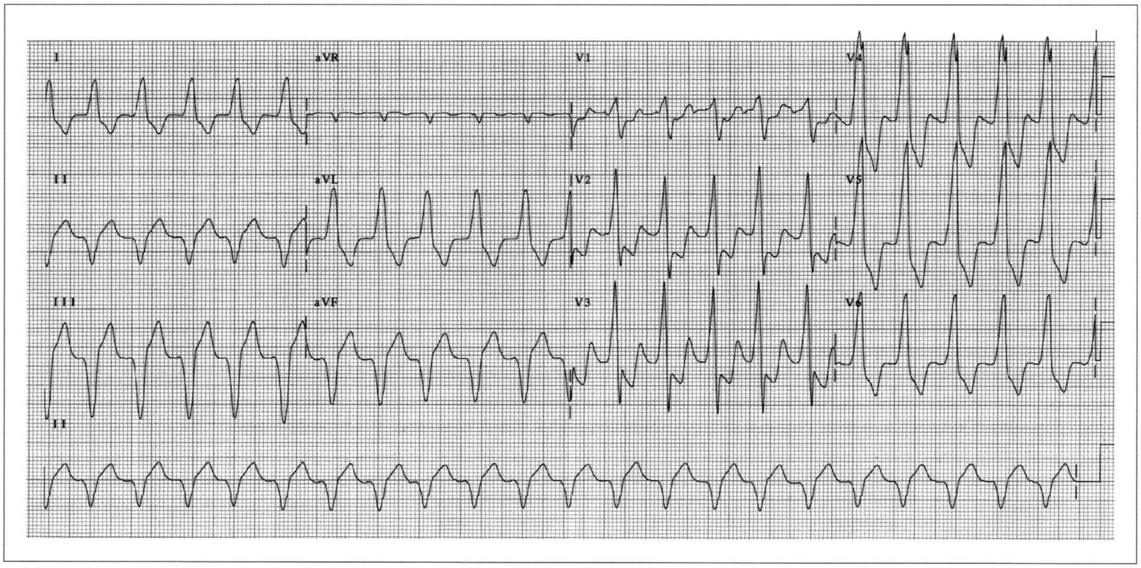

그림 5-38. 좌각차단형 심실빈맥과 nadir sign.
QRS파 폭이 160 ms로 넓고, 전기축은 −60도이며, QRS파 모양이 좌각차단형인데 V_1 유도에서 r파가 80 ms로 넓고(fat r wave) R파 시작에서 S파 최저점까지 간격이 120 ms여서 심실빈맥이다(nadir sign).

ⓑ **포획박동**(capture beat)**과 융합박동**(fusion beat)

넓고 괴상한 모양의 QRS파 가운데 간헐적으로 좁고 정상 또는 정상과 비슷한 QRS파가 나오기도 한다. QRS파 폭이나 모양이 완전히 정상이면 포획박동이고, 정상 박동이나 심실성 박동 중 어느 쪽과도 같지 않으면 융합박동이다. 포획박동은 동결절과 같은 심실상성 조직에서 생긴 자극이 방실전도계를 타고 심실로 내려와 심실의 자극 생성 병소가 자극을 방출하기 전에 심실 모두를 탈분극시켜서 생긴 QRS파이다. 융합박동은 심실의 탈분극이 일부는 심실상성 자극에 의해서, 또 다른 일부는 심실성 자극에 의해서 일어나 정상 심실상성 QRS파와 비정상 심실성 QRS파가 혼합된 QRS파이다. QRS파 모양은 정상 심실상성 QRS파와 비정상 심실성 QRS파 어느 것과도 같지 않는 어중간한 형태를 보인다(**그림 5-37, 40**).

ⓒ **QRS파 극성의 일치**(QRS concordance)

흉부유도 모두에서 QRS파 극성이 양성이나 음성으로 일치되는 경우를 말한다(**그림 5-39**). QRS파가 음성으로 일치되면 예외없이 심실빈맥이고, 양성으로 일치된 경우에는 유일한 예외인 조기흥분성 빈맥(WPW증후군)을 제외하면 모두 심실빈맥이다.

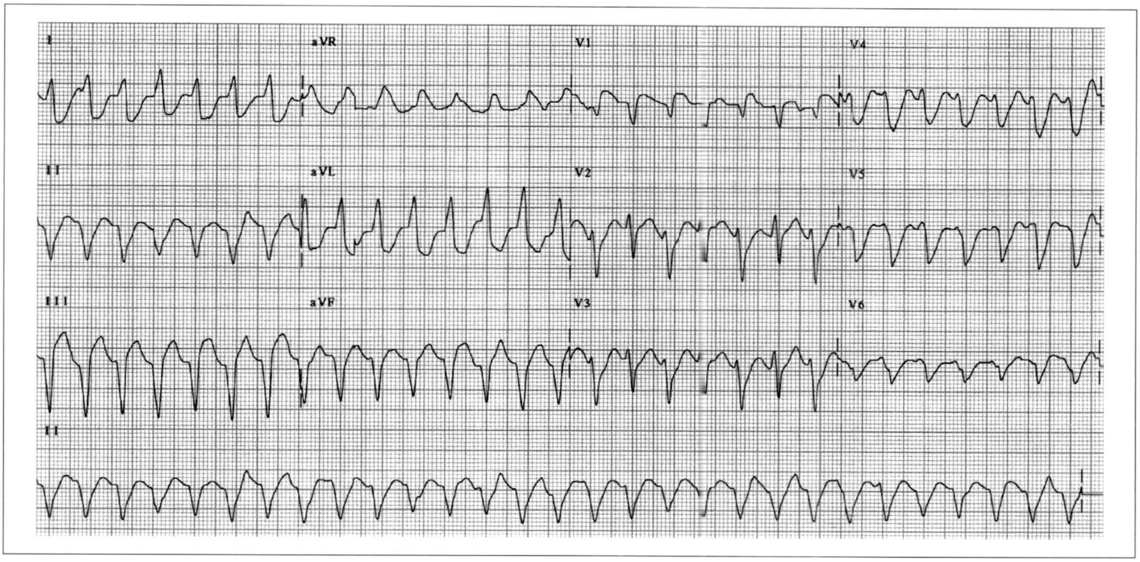

그림 5-39. 좌각차단형 심실빈맥과 QRS파 일치성.

QRS파 폭이 180 ms로 넓고, 전기축은 －60도이며, QRS파 모양이 좌각차단형인데 모든 흉부유도에서 QRS파가 음성이며(QRS파의 음성일치), 맨 아래 율동 띠기록(유도 II)에서 QRS파 사이에 P파에 의해 T파가 간헐적으로 뾰족하게 솟아 오른것이 보이는데 QRS파와 무관하게 나타나므로 방실해리가 있음을 알 수 있어 심실빈맥이다.

⑤ 방실관계

심실성 빈맥의 절반 정도에서 심방의 전기적인 활동(P파)이 심실의 전기적인 활동(QRS파)과 관계가 없어지는 방실해리가 관찰된다. 방실해리는 심실에서 심방으로 역행성 방실전도가 없는 경우에 심실에서 발생한 빠른 자극이 심방에 전달되지 못하여 동결절의 전기적인 활동이 억제되지 않아 심실활동과 무관하게 동결절에 의한 심방 율동이 유지되기 때문에 생긴다(**그림 5-39, 40**).

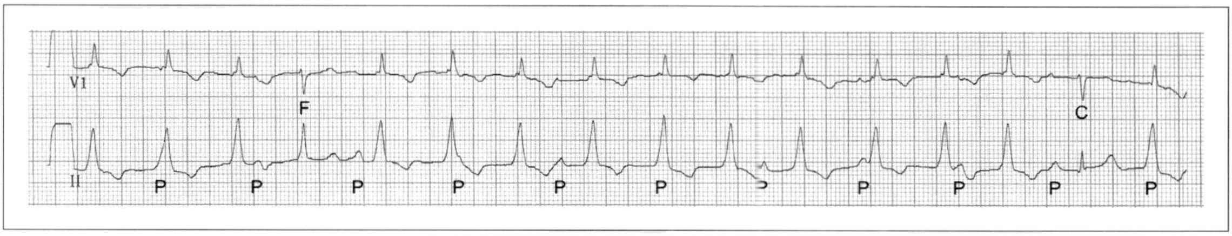

그림 5-40. 느린 심실빈맥에서 방실해리, 융합박동(fusion beat: F)과 포획박동(capture beat: C).

심전도 선을 처음부터 끝까지 자세히 따라가 보면 QRS파, ST절, T파 전후에 미세한 변형이 있어 P파가 겹쳐 있음을 알 수 있는데 QRS파와는 전혀 관계가 없어 방실관계가 해리되어 있다. 또한, 앞에서 4번째 박동은 QRS파 모양이 정상 심실상성 QRS파와 비정상 심실성 QRS파 중 어느 것과도 같지 않는 어중간한 형태를 보이므로 융합박동(F)이고 뒤에서 2번째 박동은 QRS파의 모양이 완전히 정상이어서 포획박동(C)이다.

(2) 다형 심실빈맥(polymorphic VT)

심실빈맥 가운데 QRS파 모양이 2가지 이상인 경우를 말하는데 일반적으로는 QRS파가 천차만별로 다양하게 나타난다. 흔히 심근허혈, 선천성 또는 후천성 QT 연장, 약물중독, 이온통로 이상에 동반된다(**그림 5-41, 42, 43**).

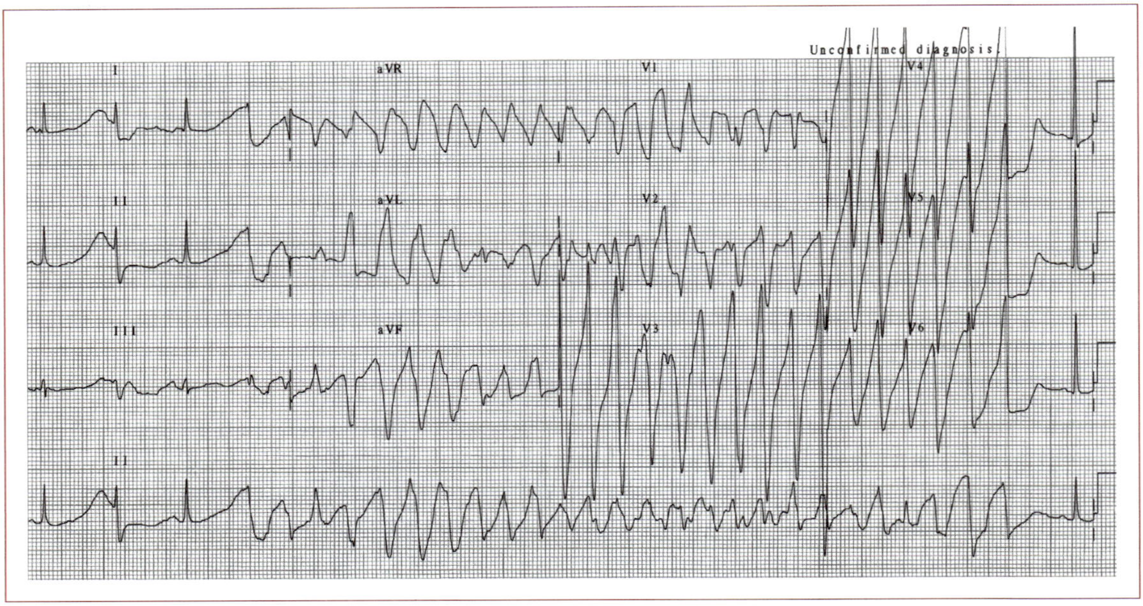

그림 5-41. 긴QT증후군에 동반된 다형 심실빈맥.
다양한 모양의 넓은 QRS파가 연속적으로 빠르게 나온다. 빈맥 발작 전 율동에서 QT간격의 연장과 T파 모양이 교대로 바뀌는 것(T wave alternans: T파 교대)이 보인다.

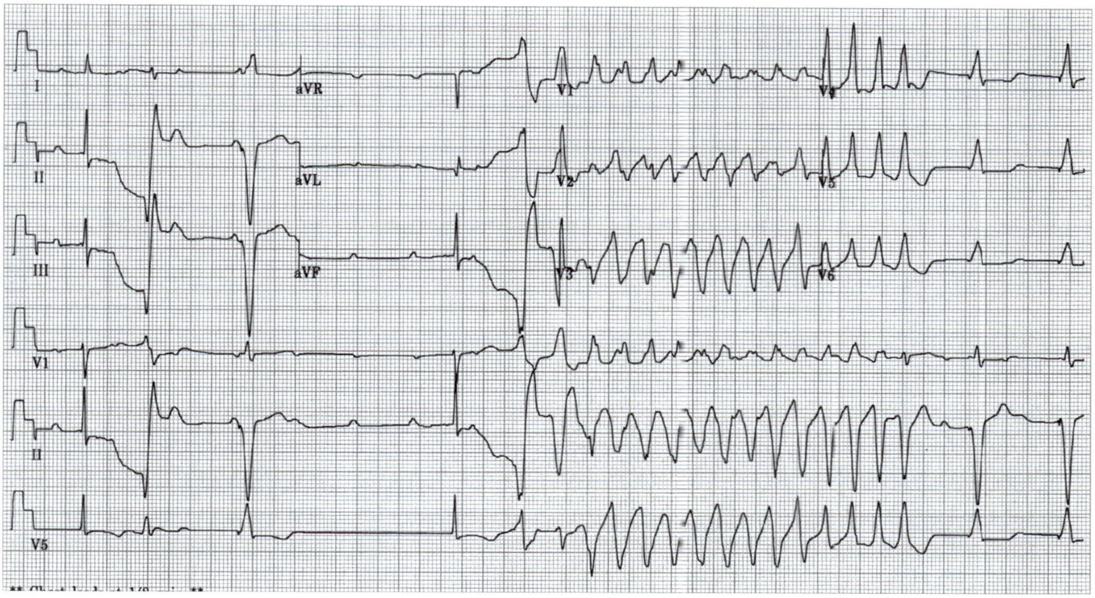

그림 5-42. 완전 방실전도차단 환자에서 발생한 다형 심실빈맥.

임시형 인공심박동기의 자극 방출 부전으로 길어진 RR간격 다음에 짧은 간격으로 심실 조기박동이 나와서 다형 심실빈맥을 유발하였다.

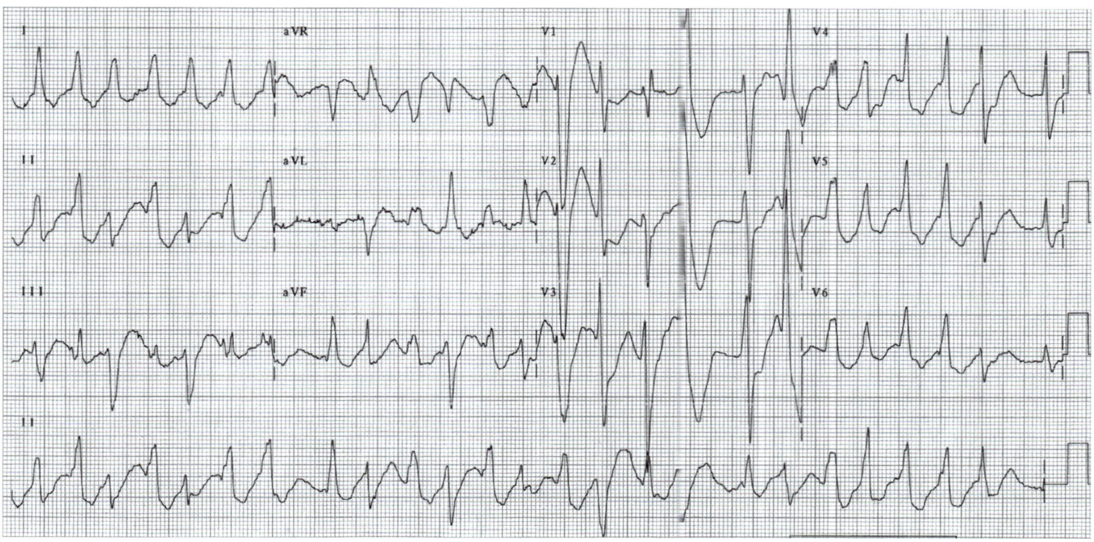

그림 5-43. 한약재인 부자(초오) 중독 환자에서 발생한 다형 심실빈맥.

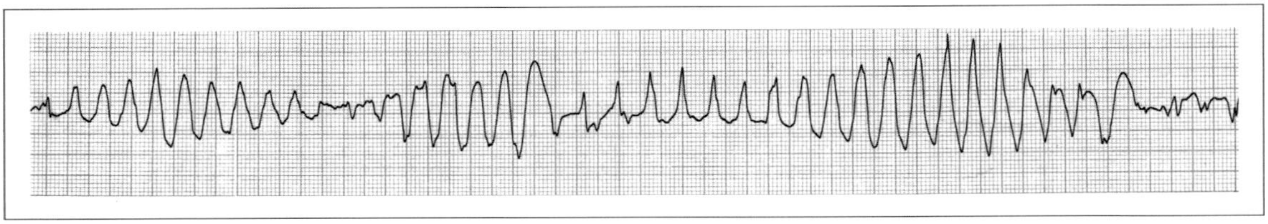

그림 5-44. Torsade de pointes.
긴QT증후군에서 발생한 다형 심실빈맥으로 QRS파의 뾰족한 곳이 11박동, 8박동, 16박동만에 위아래로 뒤바뀌어(twist of points) 꽈배기같이 보이는 다형 심실빈맥이다. QRS파 모양과 함께 간격도 다양하게 변한다.

① Torsade de pointes(TdP)

QT간격의 선천성 또는 후천성 연장에 동반되는 다형 심실빈맥이다. QRS파의 크기가 사인(sine) 파처럼 변하고 극성(QRS파의 뾰족한 곳)이 360도 회전하여 꽈배기처럼 뒤틀리는 율동이다. QRS 파의 극성은 평균 12 박동 이내에 180도 돌아가고 박동수는 분당 150~300회 사이에서 변한다(**그림 5-44**). QRS파 간격이 다양하면서 모양도 서서히 변하는 것이 WPW증후군에 동반된 심방세동과 다르고, 다양하지만 QRS파의 형태가 유지되는 점이 심실세동과 다르다. Torsade de pointes는 불어이며 "twist of points"를 뜻하고 QRS파의 뾰족한 점이 뒤틀리는 것에 착안하여 지어진 이름이다. 원어 발음은 "또싸드-드-쁘왕뜨"이나 빨리 하면 "또싸드-빵"으로 들리고 흔히 약해서 "똘싸"라고 한다.

② 양방향형 심실빈맥(bidirectional tachycardia)

전기축이 다른 두 개의 QRS파가 교대로 나타나는 심실빈맥으로 디기탈리스 중독에 잘 동반된다 (**그림 5-45**).

■ 단형 심실빈맥, 다형 심실빈맥, WPW증후군에 동반된 심방세동의 감별

이들 부정맥 사이에는 심실 율동 수, 심실파의 규칙성이나 연결 유형이 비슷하여 구별하기 어려운 경우도 있다. 이들을 잘 감별하기 위해서는 각 부정맥 사이의 차이점을 잘 알고 있어야 한다 (**표 5-2, 그림 5-46, 47, 48**).

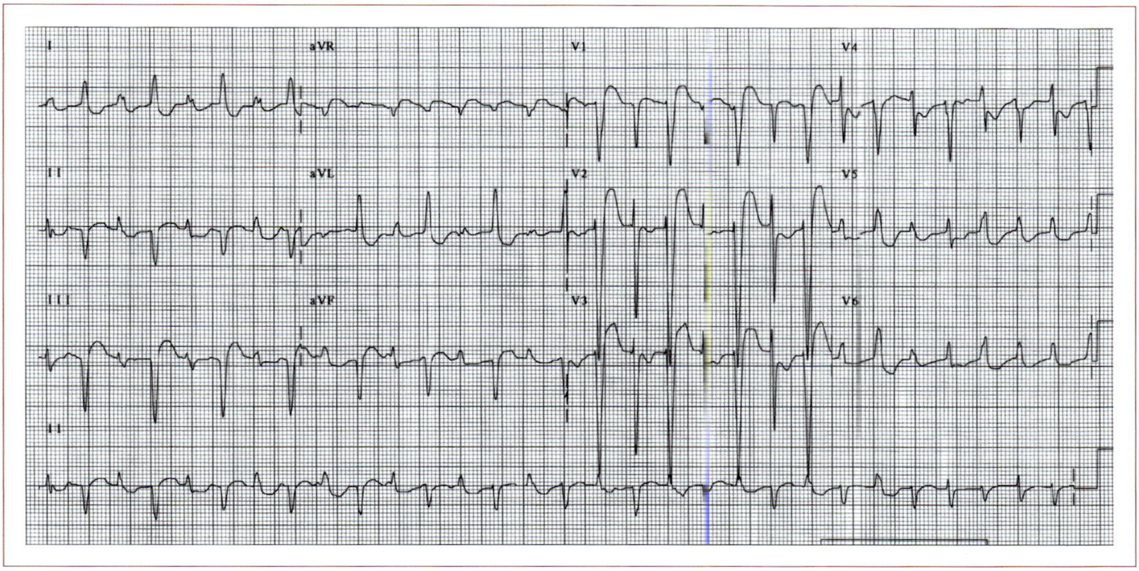

그림 5-45. 양방향형 심실빈맥.
전기축이 다른 두 가지 QRS파가 교대해서 분당 176회로 나와 심실 탈분극의 방향이 두 가지 인 양방향형 심실빈맥이다. 디기탈리스 중독 환자에서 기록된 것이다.

표 5-2. 단형 심실빈맥, 다형 심실빈맥, WPW증후군에 동반된 심방세동의 유사점과 차이점

비교 상대 부정맥	유사점	심실파의 차이점
다형 심실빈맥 / 단형 심실빈맥	넓은 QRS파 빈맥	간격: 일정/다양 모양: 천편일률/천차만별
다형 심실빈맥 / WPW증후군에 동반된 심방세동	불규칙적인 넓은 QRS파 빈맥	간격: 다양/다양* 모양: 천차만별/대동소이
단형 심실빈맥 / WPW증후군에 동반된 심방세동	넓은 QRS파 빈맥	간격: 일정/다양 모양: 천편일률/천차만별

*간격의 변화가 다형 심실빈맥에서는 점진적이고 심방세동에서는 급격한 것이 다름

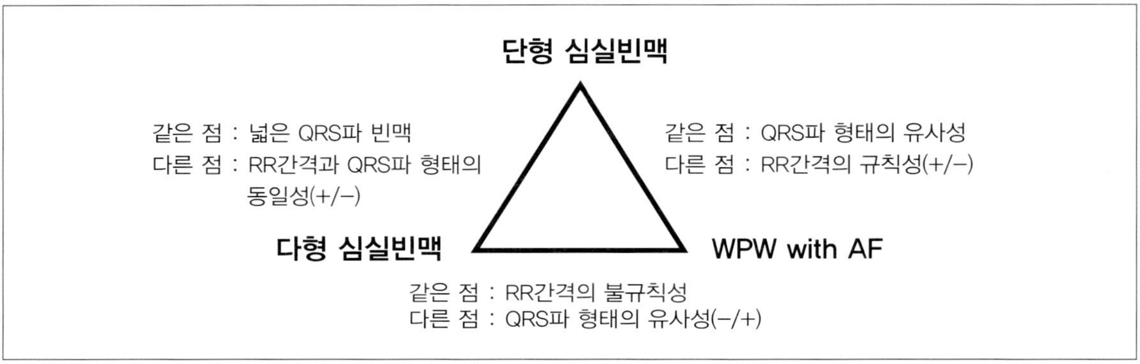

그림 5-46. 단형 심실빈맥, 다형 심실빈맥, WPW증후군에 동반된 심방세동의 같은 점과 다른 점.
다형 심실빈맥과 단형 심실빈맥은 넓은 QRS파 빈맥이라는 점에서는 같으나 다형 심실빈맥은 QRS파의 간격과 모양이 일정하지 않고, 단형 심실빈맥은 일정하다는 점이 다르다. 또한 다형 심실빈맥과 WPW증후군에 동반된 심방세동(WPW with AF)은 RR간격이 일정하지 않다는 점에서는 같으나 다형 심실빈맥은 QRS파 모양이 천차만별로 다양하나, WPW with AF는 대동소이 하다는 점이 다르다. 단형 심실빈맥과 WPW증후군에 동반된 심방세동은 QRS파 모양이 대동소이하다는 점에서 비슷하나 단형 심실빈맥은 RR간격이 일정하고 WPW with AF는 다양하다는 점이 다르다.

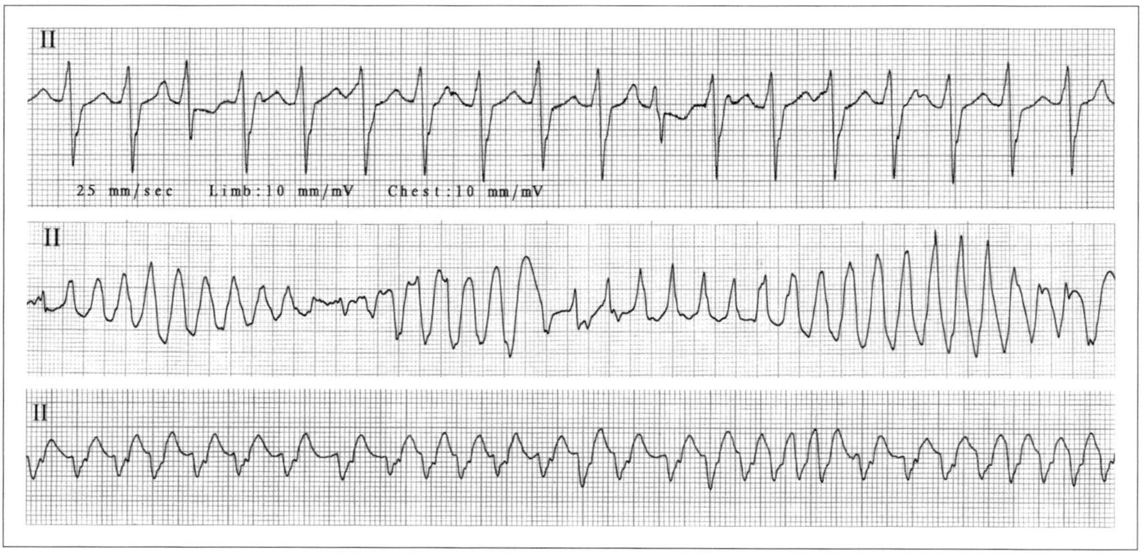

그림 5-47. 단형 심실빈맥(위), 다형 심실빈맥(가운데), WPW증후군에 동반된 심방세동(아래)의 심전도.
단형 심실빈맥과 다형 심실빈맥은 QRS파 간격과 모양의 규칙성에서 차이가 있고, 다형 심실빈맥과 WPW증후군에 동반된 심방세동은 QRS파 간격이 불규칙한 것은 비슷하나, QRS파의 모양이 다형 심실빈맥에서는 매우 다양한 반면에 WPW증후군에 동반된 심방세동에서는 대동소이한 것이 다르다.

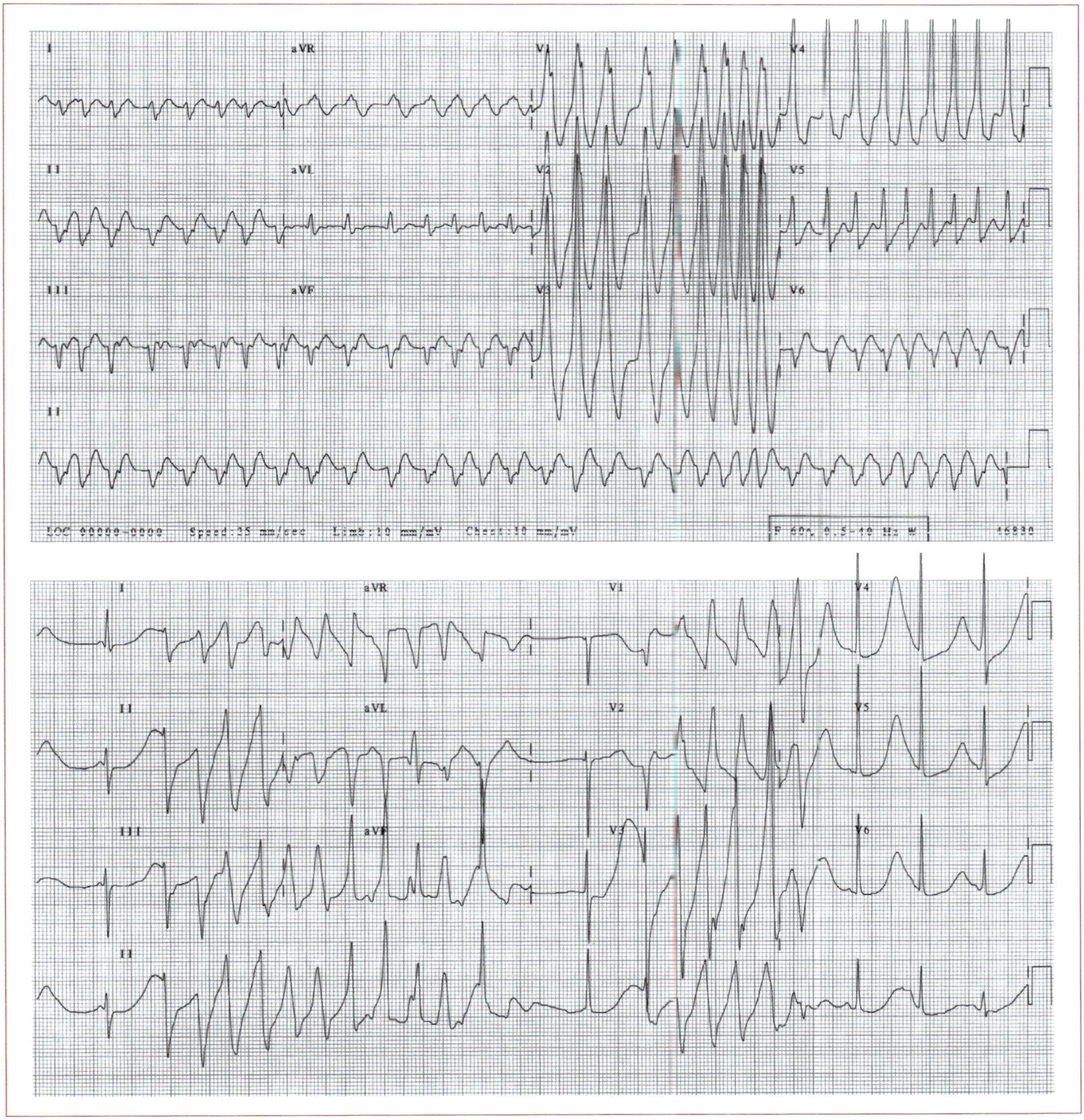

그림 5-48. 불규칙적인 넓은 QRS파 빈맥에서 WPW증후군에 동반된 심방세동(위)과 다형 심실빈맥(아래)의 감별.
QRS파 간격이 무법칙적으로 불규칙한 것은 같으나 QRS파 모양이 WPW 증후군에 동반된 심방세동에서는 대동소이(위)하고 다형 심실빈맥에서는 천차만별(아래)로 다르다는 것으로 감별한다.

(3) 심실세동(ventricular fibrillation)

심실세동은 QRS파가 완전히 해체되어 매우 빠르고(250~400회/분) 불규칙한 작은 파동으로 나타난다(**그림 5-49, 50**). 심실세동에서 세동 파의 크기는 1~10 mm 정도인데 시작 초기에는 커서 빠른 다형 심실빈맥과 혼동되기도 하나 시간이 지남에 따라 점점 작아진다(**그림 5-49**). 세동 파의 크기가 2 mm 이하이면 미세형 심실세동(fine VF)이라고 한다. 심실세동 파가 아주 작으면 전기적인 활동이 전혀 없는 무수축(asystole)처럼 보이기도 한다.

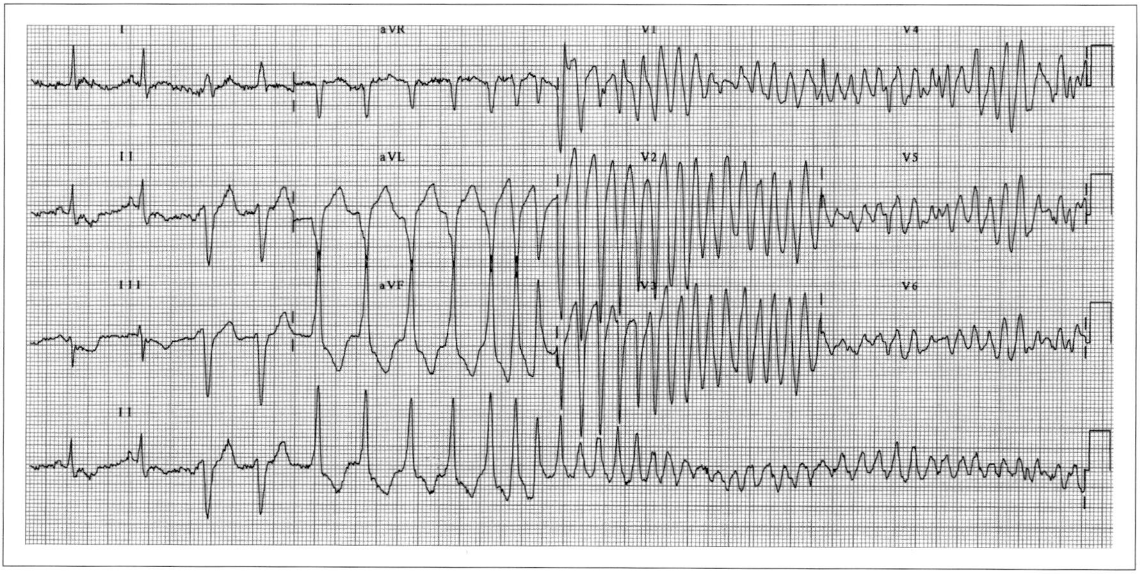

그림 5-49. 심실빈맥과 심실세동.
표준 12유도 심전도에 심실빈맥이 발생하여 심실세동으로 퇴행하는 것이 보인다. 심실세동 발생 초기에는 빠른 다형 심실빈맥과 비슷하지만 QRS파가 점차 해체되어 세동 파의 키가 점점 더 낮아져 잔물결처럼 작고 불규칙적인 파동(세동)이 된다.

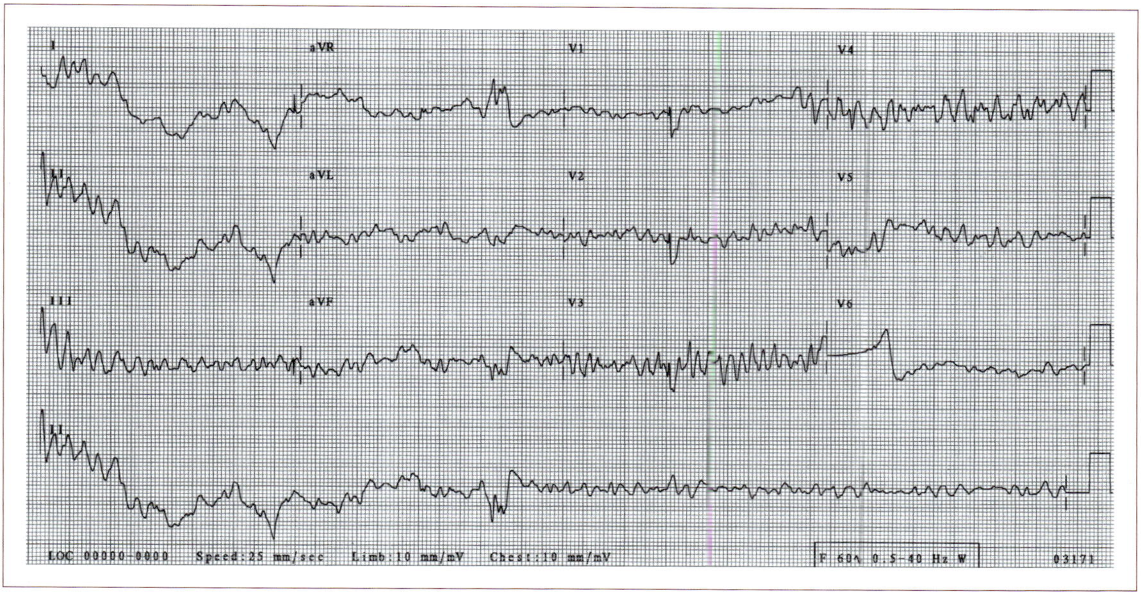

그림 5-50. 심실세동.
심실파의 모양이 완전히 해체되고 전위도 매우 작아져서 QRS파의 형체가 사라지고 작은 파동만 보인다.

IV. 조기박동(premature beats) 또는 기외수축(extrasystoles)

조기박동은 심장 박동이 정상적으로 나와야 할 때 보다 빨리(조기에) 나와 기본 율동에 끼어드는 것을 말한다. 발생 장소에 따라 심방, 방실접합부, 심실 조기박동으로 나누어진다.

1. 심방 조기박동(atrial premature beats or contractions: APB, APC)

심방 조기박동은 동결절이 아닌 이소성 심방 조직이나 심방과 인접한 폐정맥, 관정맥동, 상대정맥에서 만들어진 1개의 단발성 자극이나 연속적인 2~3개의 연발성 자극에 의해 심방이 조기에 탈분극되는 것을 말한다(그림 5-51).

심방 조기박동은 대부분 정상적으로 심실에 전도되어 좁은 QRS파가 뒤따라 나오지만 편위전도되어 각차단 형태의 넓은 QRS파가 뒤따르기도 한다(그림 5-51, 가운데). 심방 조기박동이 방실전도계가 불응기에서 회복되지 않은 시기에 나오면 심실로 전도되지 않아 QRS파가 뒤따르지 않기 때문에 동

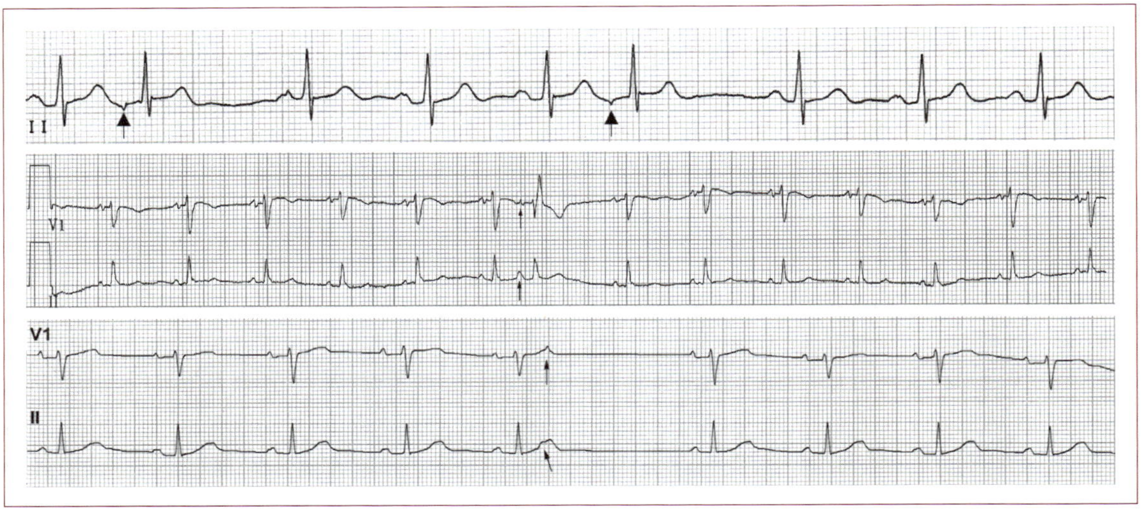

그림 5-51. 심방 조기박동의 다양한 심전도 표현.
첫 번째, 심방 조기박동이(화살표) 심실에 정상 전도되어 정상 QRS파가 따라 나온다. 두 번째, 심방 조기박동(화살표) 다음에 넓은 QRS파가 따라 나오고 우각차단의 특징적인 형태를 보인다. 우각차단으로 편위전도된 심방 조기박동이다. 세 번째, 5~6번째 QRS파 사이가 갑자기 늘어났는데 연장 직전 T파의 꼭대기 부위가 정상 간격의 T파와 다르게 튀어 나와 조기 심방파가 겹쳐 있는 것을 알 수 있다(화살표). QRS파 뒤따라 나오지 않은 것은 심방 조기박동이 너무 빨리 나와 방실전도계가 불응기에서 벗어나지 못해 자극을 심실로 전달해주지 못하기 때문이다. 이처럼 심방 조기박동은 나오는 시점에 따라 심실로 정상 전도되기도 하고(첫 번째), 편위전도되기도 하고(두 번째), 전도가 차단되기도 한다(세 번째).

정지나 동방차단과 혼동되기도 한다(**그림 5-51, 맨아래**). 전도차단된 심방 조기박동은 갑작스런 RR간격 연장의 가장 흔한 원인이다.

2. 방실접합부 조기박동(junctional premature beats or contractions: JPB, JPC)

방실접합부 조기박동은 방실결절이나 히스속에서 만들어진 1개의 단발성 자극이나 연속적인 2~3개의 연발성 자극에 의해 심방과 심실이 조기에 탈분극되는 것을 말한다. 자극 생성 부위에서 심방과 심실로 전도되는 시간의 차이에 따라 역행성 P파가 QRS파 직전에 나오기도 하고, QRS파 안에 묻히기도 하고, QRS파 뒤에 나오기도 하나 QRS파 안에 묻혀 보이지 않는 경우가 가장 많다(**그림 5-52, 53**). 편위전도되면 QRS파가 각차단의 형태를 보인다.

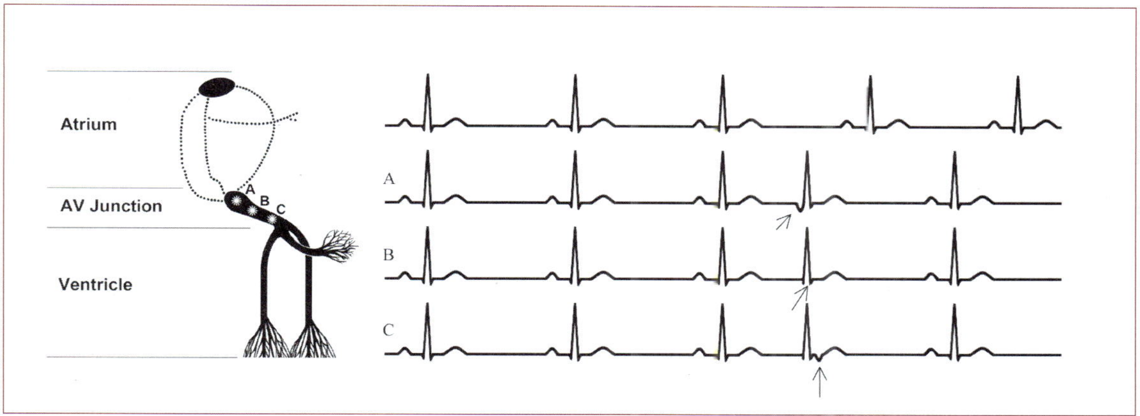

그림 5-52. 접합부 조기박동.
(왼쪽 그림) 자극이 만들어진 방실접합부(AV junction)의 위치와 심방으로 전도되는 시간과 심실로 전도되는 시간의 차이에 의해 (오른쪽 그림) 역행성 P파가 QRS파 앞에(A), 안에(B), 또는 뒤에(C) 나온다.

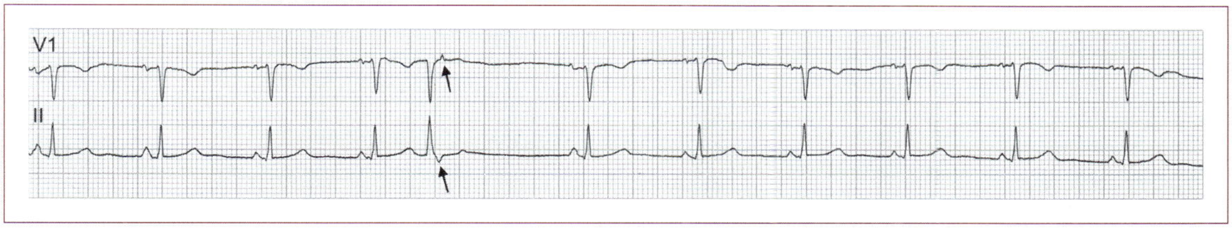

그림 5-53. 접합부 조기박동.
정상 QRS파를 가진 조기박동(5번째 박동)이 선행하는 P파 없이 나타나고 이어서 역행성 P파(↖)가 보여서 접합부 조기박동임을 알 수 있다.

3. 심실 조기박동(ventricular premature beats or contractions: VPB, VPC)

심실 조기박동은 심실에서 만들어진 1개의 단발성 자극이나 연속적인 2~3개의 연발성 자극에 의해 심실이 조기에 탈분극되는 것을 말한다(**그림 5-54**).

심실 조기박동은 심전도에 넓은 QRS파가 선행하는 P파 없이 정상 간격 보다 짧게 나타난다. 심실 조기박동은 기본 율동에 의해 QRS파가 나오는 것을 방해하지 않고 정상 RR간격 사이에 끼어들기도 하지만(interpolated VPC)(**그림 5-55a**), 대부분은 심실 조기박동 직후에 나오는 P파 또는 심실상

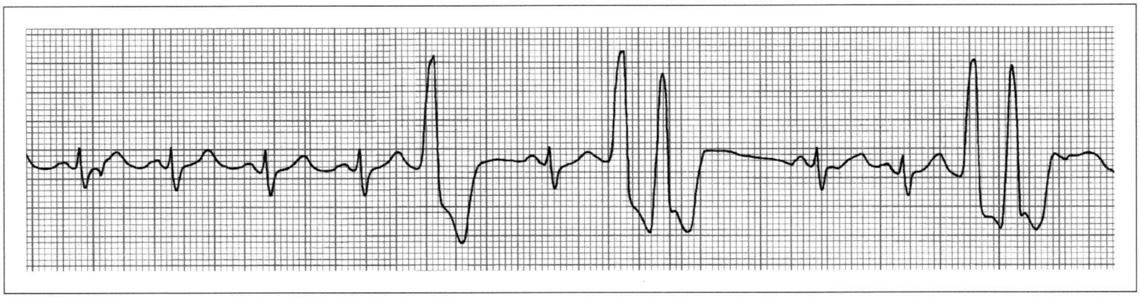

그림 5-54. 단발성 및 연발성 심실 조기박동.
넓은 비정상 QRS파가 선행하는 P파 없이 정상 간격보다 짧게 나타난다. 첫 번째 심실 조기박동은 단발성으로 나오고 두 번째와 세 번째, 네 번째와 다섯 번째 박동은 두 개씩 연발성으로 나오는데 이를 두짝박동(couplet)이라고 한다.

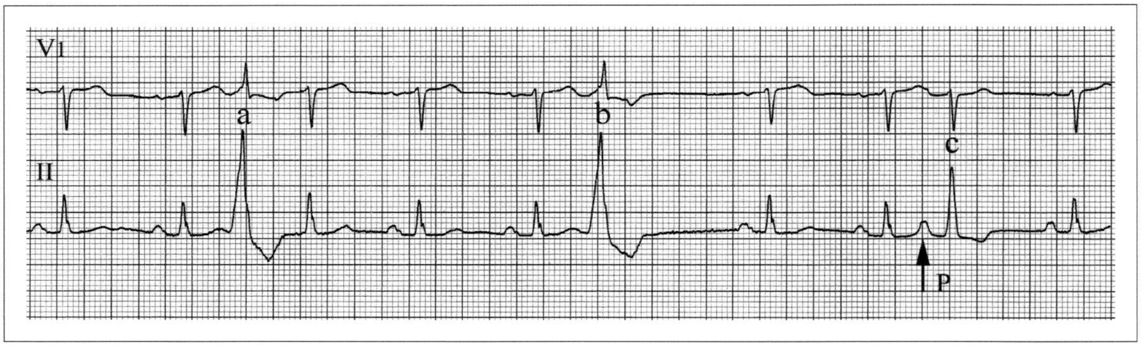

그림 5-55. 심실 조기박동과 보상성 휴지.
비정상 QRS파가 선행하는 P파 없이 정상 간격 보다 짧게 나타나는데 첫 번째 심실 조기박동(a)은 다음 QRS파가 나오는 것을 방해하지 않아 정상 RR간격 사이에 끼어있다. 두 번째 심실 조기박동(b)은 다음 QRS파가 나오는 것을 방해하여 완전 보상성 휴지(complete compensatory pause)가 뒤따라 나온다. 반면 세 번째 조기박동(c)은 심방 조기박동으로 앞선 P파가 있고 뒤따르는 보상성 휴지도 불완전하여 심실 조기박동과 구별된다.

성 자극의 방실전도를 방해하여 긴 완전 보상성 휴지(complete compensatory pause)가 이어진다(**그림 5-55b, 56a**).

심실박동이 외부로부터 전혀 영향을 받지 않는 자동성 병소에 의해 만들어지는 부수축성 심실박동(parasystolic VPC)은 앞선 정상 박동과 연결 간격이 일정하지 않고 대신 심실박동 끼리의 간격이 하나의 공통 분모(common denominator)에 의해 이루어진다.

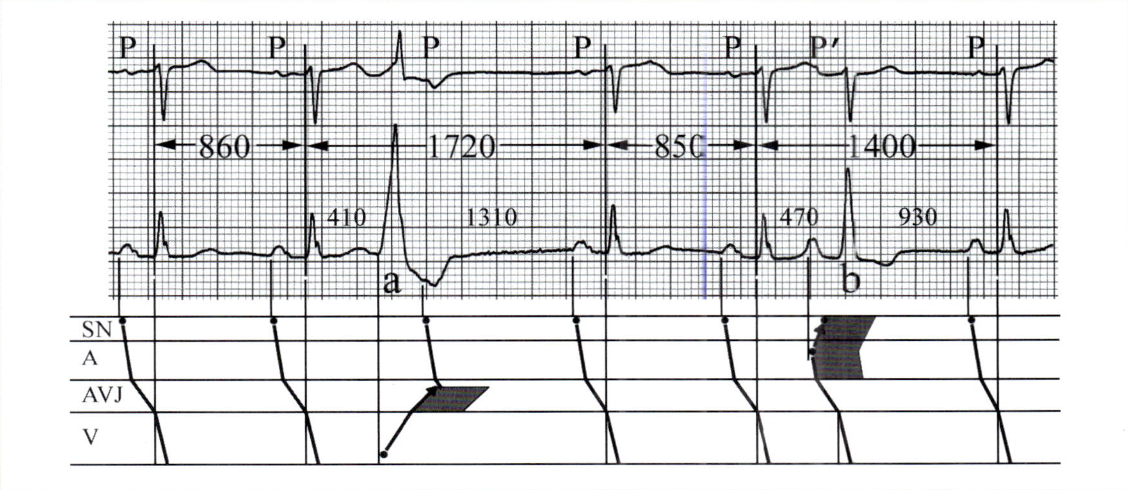

그림 5-56. 조기박동의 기원과 보상성 휴지의 완전성.
심실 조기박동(a)에서는 심실에서 기원한 자극이 거꾸로 방실전도계(AVJ)에 침투하여 들어가 방실전도계 일부를 탈분극시켜 일정 기간 동안(빗금 부분: 절대 불응기) 반응하지 못하게 하여 뒤이어 동결절(SN)에서 내려온 자극이 방실전도계를 통과할 수 없게 하지만 동결절에는 영향을 주지 않기 때문에 다음 박동은 정시에 나오게 된다. 따라서 심실 조기박동 앞뒤에 있는 QRS파 사이 간격(여기에서는 1720 ms)은 정상 RR간격(여기에서는 860 ms)의 2배가 되는데 이를 완전 보상성 휴지라고 한다. 반면에 심방 조기박동(b)은 동결절에 침투하여 들어가 이미 진행된 자극 생성(자발성 이완기 탈분극) 과정을 원점으로 되돌려 다시 시작하게 함으로써 다음 박동이 나오는 시기를 앞당긴다. 따라서 심방 조기박동 앞뒤에 있는 QRS파 사이 간격은 정상 RR간격의 2배가 되지 못하는데 이를 불완전 보상성 휴지라고 한다. 이와 같이 조기박동 다음 보상성 휴지의 완전성 여부는 조기박동의 기원을 아는 데 도움이 된다.

1) 나타나는 양상에 의한 분류

① 단발성: 고립성(isolated)(그림 5-54, 55)

반복성: 2개 가운데 1개(이단맥: bigeminy), 3개 가운데 1개(삼단맥: trigeminy), 4개 가운데 1개(사단맥: quadrigeminy)(그림 5-57)

② 연발성: 2개(couplet: 두짝박동), 3개(triplet: 세짝박동), 3~5개(salvo)(그림 5-58)

2) 모양에 의한 분류

① 단형(uniform): 심실 조기박동의 QRS파 모양이 하나일 때(**그림 5-57, 58**)

② 다형(multiform): 심실 조기박동의 QRS파 모양이 두 개 이상일 때(**그림 5-59**)

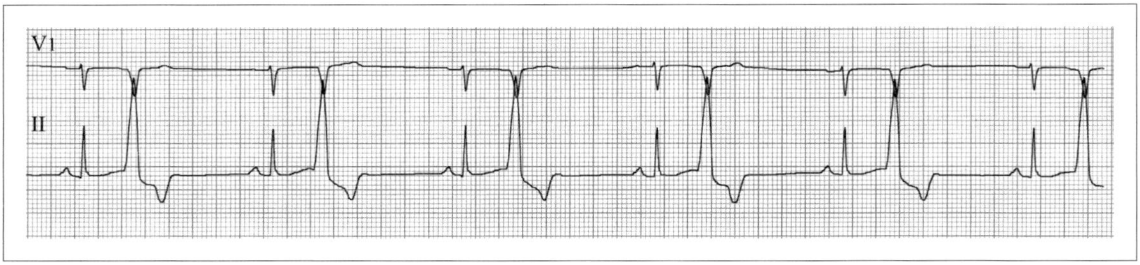

그림 5-57. 반복성 심실 조기박동.

QRS파 두 개 가운데 1개씩 심실 조기박동이 나오고 있는데 이를 이단맥(bigeminy)이라고 한다. 심실 조기박동이 QRS파 3개 중에 하나이면 3단맥(trigeminy), 4개 중에 하나이면 4단맥(quadrigeminy)라고 한다.

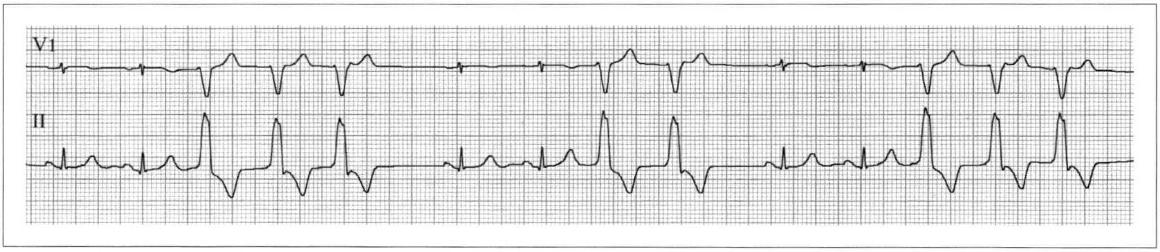

그림 5-58. 연발성 심실 조기박동.

심실 조기박동이 3개 또는 2개씩 연달아 나오고 있다(심실 세짝박동과 두짝박동).

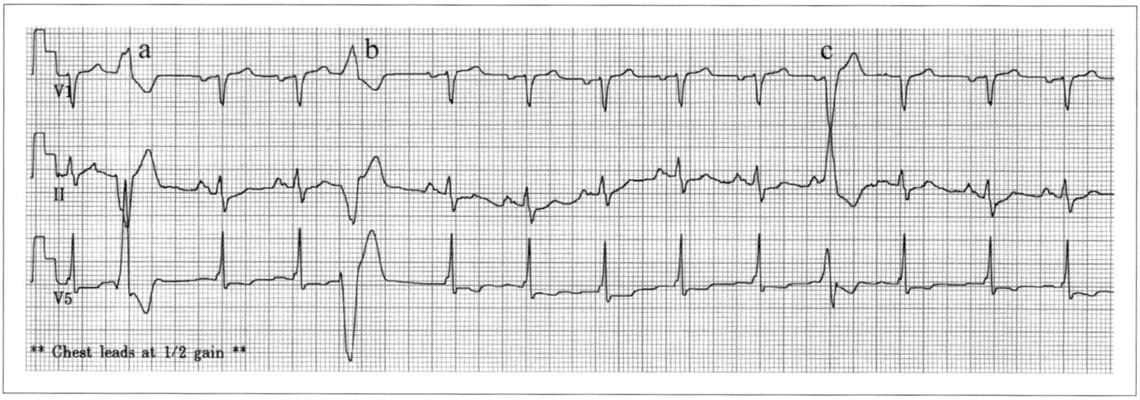

그림 5-59. 다형 심실 조기박동.

3개(a, b, c)의 모양이 각기 다른 심실 조기박동이 보인다.

V. 부정맥의 임상적 의미

부정맥은 매우 다양하여 임상적 의미도 매우 다양하다. 부정맥이기는 하지만 치료가 필요 없는 경우도 있고 즉각적인 치료가 필요한 경우도 있다.

1. 치료가 필요 없는 부정맥

1) 경미한 동서맥(sinus bradycardia)

동율동수가 낮에도 일시적으로 분당 45회까지 떨어질 수 있다. 잠자는 중에는 35회까지도 떨어질 수 있다. 고혈압, 협심증, 빈맥증 치료 약제에 의해서도 심박수가 분당 50대 이하로 떨어질 수 있다. 동서맥의 치료 여부는 증상의 유무와 지속성 여부에 의해 결정된다. 어지럼, 무기력, 호흡곤란 등 증상이 동반되지 않고 활동에 의해 맥박수가 증가되면 치료하지 않아도 된다.

2) 동빈맥(sinus tachycardia)

동율동수가 운동, 흥분, 긴장, 열, 빈혈, 갑상선 기능항진증 등에 의해서 분당 110회 정도까지 올라갈 수 있다. 따라서 원인이 있는 동빈맥 자체는 병적인 것이 아니다. 동율동수 증가의 원인을 찾아서 원인에 대한 치료를 하면 된다.

3) 동부정맥(sinus arrhythmia)

동율동의 빠르기가 호흡 등에 의해 정상 범위 안에서 변하는 것으로 동부정맥은 극히 정상인 율동이다. 하지만 진단명이 동결절에 심각한 이상이 있는 것같이 생각되게 하여 부정맥 협진의 흔한 이유가 되고 있다.

4) 정상 빠르기 이소성 심방율동

관정맥동 율동(coronary sinus rhythm) 이라고도 하는데 치료할 필요가 없다.

5) 심실상성 조기박동

① 단발성으로 하루에 200회 미만, ② 최대 3개의 연속 박동이 하루에 20회 미만, ③ 순간 박동수 160회 미만, ④ 기능성 방실전도차단을 동반한 일회성 이른 조기박동 등은 치료하지 않는 것이 원칙이고 심한 증상이 동반되면 치료한다.

6) 단순 심실 조기박동

① 단발성으로 하루에 200회 미만, ② 2개 연속 박동이 하루에 20개 미만, ③ 순간 박동수 분당 160회 미만, ④ 증상이 없을 때는 치료하지 않으나, 심한 증상이 동반되면 치료한다.

7) 수면 중 일회성 짧은 심실 중지

수면 중에 일회성으로 생긴 2초 미만의 짧은 심실 중지는 치료하지 않는다.

8) 일회성 접합부 이탈박동

동부정맥이나 조기박동 다음에 일회성 접합부 이탈박동이 나오는 것을 드물게 볼 수 있다. 이것 역시 동부정맥이나 조기박동과 같이 치료할 필요가 없다.

9) 짧은 접합부 율동

박동수 10개 미만으로 짧게 끝나는 접합부 율동은 치료하지 않아도 된다.

2. 치료가 필요한 병적인 부정맥

1) 서맥성 부정맥

① 완전 방실전도차단

② 2도 II형 또는 고도 방실전도차단

③ 분당 40회 미만 동서맥

④ 3초 이상 심실 무수축

2) 빈맥성 부정맥

① 발작성 심실상성 빈맥

② 심방빈맥, 심방조동, 심방세동

③ 심실빈맥, 심실세동

④ 복잡성 심실 조기박동

- 단형 조기박동: 연속적으로 3개 이상이거나, 하루에 200개 이상이거나, 심한 증상이 동반된 경우
- 다형 조기박동: 연속적으로 2개 이상 나올 때

◈ 자율평가문제

1. 율동 이상은 크게 (　　　) 부정맥과 빈맥성 부정맥으로 나누며 조기박동은 (　　　) 부정맥으로 분류한다.

서맥성, 빈맥성

2. 서맥성 부정맥이란 심실 박동이 한두 박자 (　　)지거나 계속해서 분당 60회 이하로 느려진 것을 말하며 원인은 동기능부전이나 (　　　　)이다.

늦어
방실전도차단

3. 동기능부전은 심장 율동의 최고 지휘 조직인 (　　　)이 자극을 잘 만들지 못하거나 (자극 생성 이상), 동결절에서 만들어진 자극이 심방으로 잘 (　　) 나가지 못해서 (자극 출로 차단) 생긴다.

동결절
빠져

4. 동정지 (sinus arrest)는 (　　　) (sinus pause)라고도 불리며 PP간격의 (　　　) 인 돌연 연장으로 나타난다. 반면에, 동방차단은 돌연 연장에 법칙이 있어 PP간격이 점점 짧아지다가 연장되거나 (I형) PP간격의 변화 없이 갑자기 정수 배로 연장된다 (II형).

동중지
무법칙적

5. 빈맥–서맥은 심방빈맥성 부정맥이 스스로 멈춘 후 긴 (　　　)가 뒤따르는 것인데 심방빈맥성 부정맥이 선행함에도 불구하고 (　　　　)으로 분류하는 것은 (　　　)의 기능 저하가 심방빈맥성 부정맥이 생기는 것이나 긴 동정지가 뒤따르는 것의 근본 (　　)으로 작용하기 때문이다.

동정지
동기능이상
동결절
원인

6. 방실전도차단에는 1도, 2도 (I형, II형), 3도가 있으며 이 중 1도 차단은 (　　) 전도시간 (PR간격)만 (　　) ms 이상 지연되는 것이어서 엄밀하게 말하면 전도차단이라고 할 수 없으나 전통적으로 1도 차단이라고 정의되고 있다.

방실
200

7. 2도 방실전도차단은 방실전도가 ( )적으로 차단되는 것을 말하며 차단되는 양상에 따라 I형, ( ), 2:1형으로 나눈다. I형은 ( ) 차단 (Wenckebach block)이라고도 부르고 PR간격이 점차 늘어나다가 ( )되는 특징이 있으며 전도차단 부위는 거의 항상 ( )이다.

간헐
II형, 벤케바흐
차단
방실결절

8. II형 2도 방실전도차단은 ( )간격의 변화 없이 갑자기 차단되며 전도차단 위치는 주로 히스속이거나 ( ) 아래이다. 연속적으로 ( ) 이상의 P파가 차단되면 고도(high grade) 방실전도차단이라고 한다.

PR
히스속, 2개

9. 방실전도가 완전히 차단된 경우를 ( ) 방실전도차단이라고 하며 환자가 살아 있는 것은 전도 차단된 방실전도계 아래 자동 조직에서 ( ) 율동이 나오기 때문이다. 이탈 율동과 심방 율동과는 서로 무관하기 때문에 특징적으로 ( )가 보인다.

3도
이탈
방실해리

10. 빈맥성 부정맥 또는 조기박동은 자극의 생성 ( )에 따라 크게 ( )과 심실성으로 나누고 심실상성은 다시 심방성과 ( )으로 나눈다.

장소, 심실상성
접합부성

11. 심방성 빈맥에는 ( ), 심방빈맥, 심방조동 (된떨림), ( ) (잔떨림) 등이 있고, 접합부성 빈맥에는 방실결절회귀성빈맥, ( ), 영속성 접합부회귀성빈맥, 자동성 접합부빈맥 등이 있고, 심실성 빈맥에는 ( ), 심실조동, 심실세동이 있다.

동빈맥
심방세동
방실회귀성빈맥
심실빈맥

12. 심방성 빈맥 가운데 심방파가 서로 분리되어 있는 경우는 동빈맥과 ( )이고 연속적인 경우는 심방 ( )과 세동이다. 동빈맥과 심방빈맥은 P파 모양의 ( ) 여부에 의해 구별되고 (정상: 동빈맥, 비정상: 심방빈맥), 심방조동과 세동은 심방파 모양과 간격의 ( )에 의해 구별된다 (규칙적: 조동, 불규칙적: 세동).

심방빈맥
조동
정상
규칙성

13. 접합부성 빈맥 또는 ( )의존성 빈맥 가운데 가장 흔한 것은 방실결절회귀성빈맥과 ( )이고 이 둘 사이에 차이점은 역행성 P파의 위치이다 (QRS파 속: 방실결절회귀성빈맥, ST절이나 T파: 방실회귀성빈맥).

접합부
방실회귀성빈맥

14. 심실상성 빈맥 가운데 심방활동이 불규칙하게 빠른 경우는 (　　　) 심방빈맥과 심방세동의 2가지뿐이며 이들의 구별은 심방파의 분리 여부로 가능하나 확률적으로는 (　　　)일 가능성이 매우 높으므로 불규칙적으로 빠른 심방빈맥성 부정맥은 일단 (　　　)으로 간주해도 된다.

다소성
심방세동
심방세동

15. 지속성 심실빈맥이란 심실빈맥이 (　　) 이상 지속하거나 혈역학적인 허탈 때문에 즉각적인 종료가 필요한 경우를 말한다.

30초

16. 심실빈맥성 부정맥 가운데 심실파의 모양과 간격이 불규칙한 경우는 (　　　　)과 심실세동의 2가지뿐이며 이들의 구별점은 심실파가 (　　　)의 형태를 갖추고 있느냐는 점이다 (갖춤: 다형 심실빈맥, 못갖춤: 심실세동).

다형 심실빈맥
QRS파

17. 심실빈맥의 가능성을 더 지지하는 심전도 소견에는 QRS파의 폭 (　　　) ms 이상, 상향 (　　　), 각차단과 다른 QRS파 (　　), 흉부유도에서 QRS파 극성의 일치, 방실해리, 포획박동 또는 (　　)박동의 존재 등이다.

140
전기축, 모양
융합

18. 심실빈맥을 시사하는 QRS파는, 우각차단형일 때에는 V_1에서 (　　　) 또는 이상성이고 V_6에서 R/S비가 1 (　　)이며, (　　　　)일 때에는 V_1에서 (　)가 30 ms 이상 넓고, S파 하강부에 절흔이나 지연이 나타나고, r파 시작에서 S파 (　　　) 까지 시간이 70 ms 이상이며, V_6에서 q파가 보일 때이다.

단상성
이하
좌각단형, r파
최저점

19. 다형 심실빈맥은 흔히 (　　　　), 선천성 또는 후천성 (　) 연장, 약물중독, 전해질 이상, (　　　　) 이상 등에 의해 초래된다.

심근허혈, QT
이온통로

20. 심실 조기박동은 비정상 QRS파가 선행하는 (　　) 없이 정상 간격 보다 짧게 나오며 다음 방실전도를 방해하여 긴 (　　) 보상성 휴지가 뒤따라 나오는 경우가 대부분이지만, 다음 QRS파가 나오는 것을 (　　)하지 않아 정상 RR간격 사이에 끼어드는 경우도 있다.

P파
완전
방해

6장 심전도 징후 및 현상

심전도 판독과 진단에 도움이 되는 중요한 심전도 징후와 현상을 소개한다.

1. 심전도 징후(sign)

1) Coumel's sign

Philippe Coumel이 1974년에 처음 보고한 것으로 방실회귀성 빈맥에서 방실우회로와 같은 쪽 각분지에 전도차단이 동반되면 빈맥의 주기간격이 20 ms 이상 길어지는 현상을 말한다. 이는 회귀 자극의 전도가 방실우회로와 같은 쪽 각분지를 통한 지름길을 이용하지 못하고 전도차단이 없는 반대쪽 각분지를 통해 심실중격을 건너와야 하기 때문에 생기는 현상이다(**그림 6-1**). 쿠멜 징후는 방실회귀성 빈맥에서 각차단에 의해 주기간격이 연장되면 방실우회로가 각차단이 일어난 각분지와 같은 쪽이라는 쿠멜의 법칙(Coumel's law)에 따라 심실상성 빈맥의 감별진단과 방실우회로 위치 추정에 도움이 된다.

2) Cabrera sign

1953년 Enrique Cabrera가 제시한 것으로 좌각차단이 동반된 환자의 V_{3-4}에서 S파의 상승부에 절흔이 있는 것을 말한다(**그림 6-2**). 이는 좌각차단이 있을 때 만성 전중격 또는 전벽 경색을 진단하는 데 도움이 된다. 하지만 예민도는 전반적으로 30% 미만이고 전중격 경색에 대해서도 50% 미만이다. 좌각차단 시 I, aVL, V_{5-6}에서 R파 상승부에 절흔이 있는 것을 Chapman sign이라고 하는데 이것도 심근경색을 진단하는 데 도움이 된다.

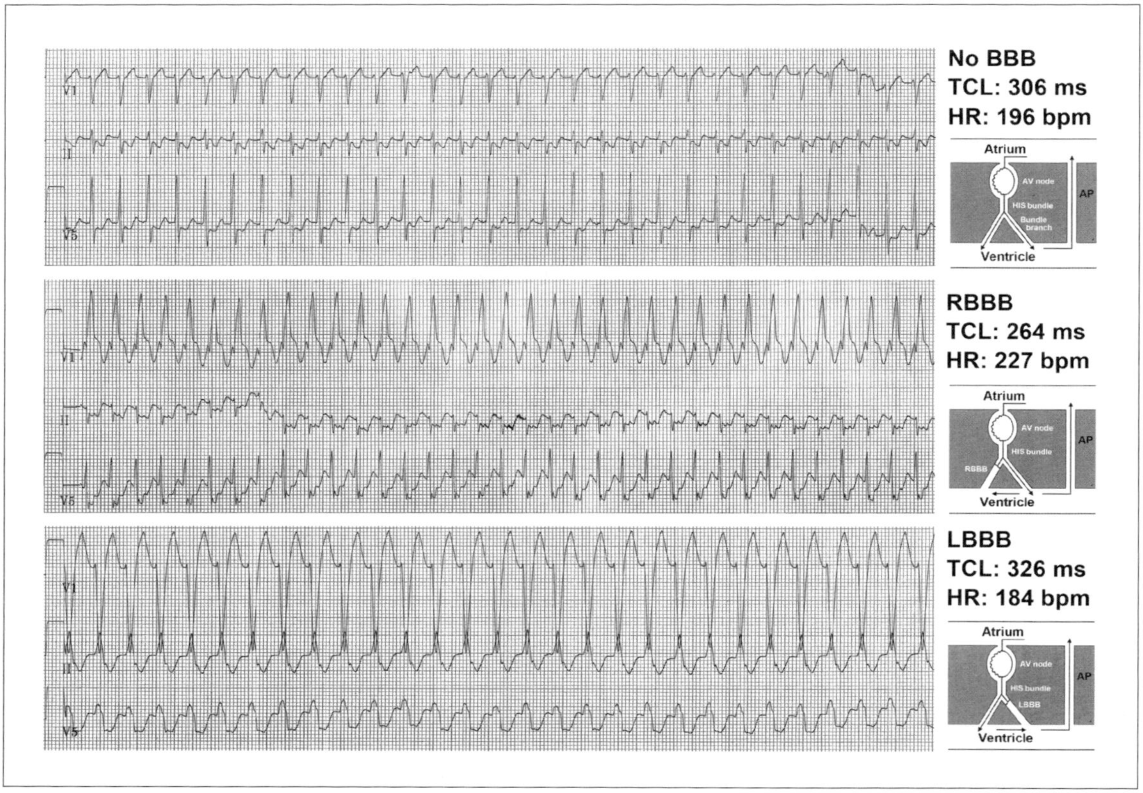

그림 6-1. Coumel's sign와 Coumel's law.

같은 환자에서 3가지 형태의 빈맥이 유발되었다. 좁은 QRS파 빈맥이 유발되었을 때(No BBB) 빈맥 주기간격(TCL: tachycardia cycle length)는 306 ms(196 bpm)이었다. 빈맥에 우각차단이 동반되었을 때(RBBB) 주기간격이 264 ms(227 bpm)으로 짧아졌으나 좌각차단이 동반되었을 때는 326 ms(184 bpm)으로 길어졌다. 좌각차단(LBBB)에 의해 주기간격이 306 ms에서 326 ms로 20 ms 길어졌으므로 쿠멜징후 양성이다. 이같은 주기간격의 연장은 회귀 자극이 방실우회로(AP)와 같은 쪽 각분지의 전도차단에 의해 지름길을 이용하지 못하고 전도차단이 없는 반대쪽 각분지를 통해 심실중격을 건너와야 하기 때문이다. 여기서는 좌각차단에 의해 방실회귀성 빈맥의 주기간격이 연장되었기 때문에 방실우회로의 위치는 빈맥 주기간격의 연장을 동반한 각차단이 일어난 곳과 같은 쪽에 있다는 쿠멜 법칙에 의해 좌측에 있음을 알 수 있다.

3) Nadir sign과 Brugada sign

좌각차단 형태의 넓은 QRS파의 기원을 감별하는 데 도움이 된다. Nadir sign은 V_{1-2} 유도에서 QRS파 시작에서 S파 최저점(nadir)까지 간격이 60 ms 이상이면 심실에서 기원한 것일 가능성이 높다는 것이다(**그림 6-3**). 이는 1988년 Kindwall이 제시한 좌각차단형 넓은 QRS파 빈맥의 감별진단 조건인 ①

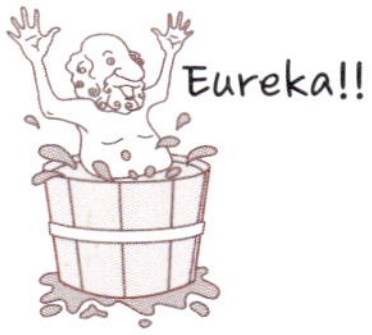

쿠멜 법칙(Coumel's law)과 쿠멜 삼각형(Coumel's triangle)

프랑스의 필립 쿠멜(Phillipe Coumel, 1935-2004)은 현대 심전기생리학의 개척자로서 쿠멜법칙을 창안하고 부정맥의 발생에 삼각형 개념(쿠멜 삼각형)을 도입했다.

우회로와 같은 쪽 각차단 시 주기간격이 길어진다는 쿠멜 법칙도 심실내 전도를 좌각분지(LBB)와 우각분지(RBB) 그리고 각차단 시 좌우심실을 연결시켜 주는 심실중격(IVS)이 이루는 심실내전도 삼각형 개념을 도입하여 삼각형 두 변의 합은 다른 한 변보다 길다는 삼각형 법칙을 이용하면 이해하기 쉽다.

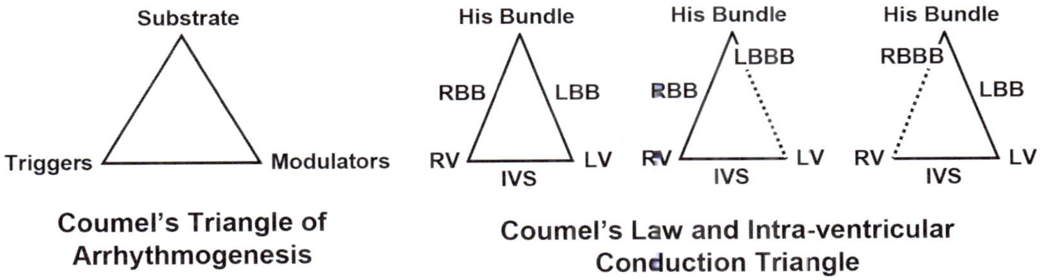

아래 그림 C에서 우회로(AP)가 있는 좌심실로 가는 자극이 좌각차단(LBBB) 때문에 바로 가지 못하고 우각분지(RBB)와 심실중격(IVS)을 통해서 돌아 와야 하기 때문에 주기간격이 230 ms에서 280 ms로 길어졌다.

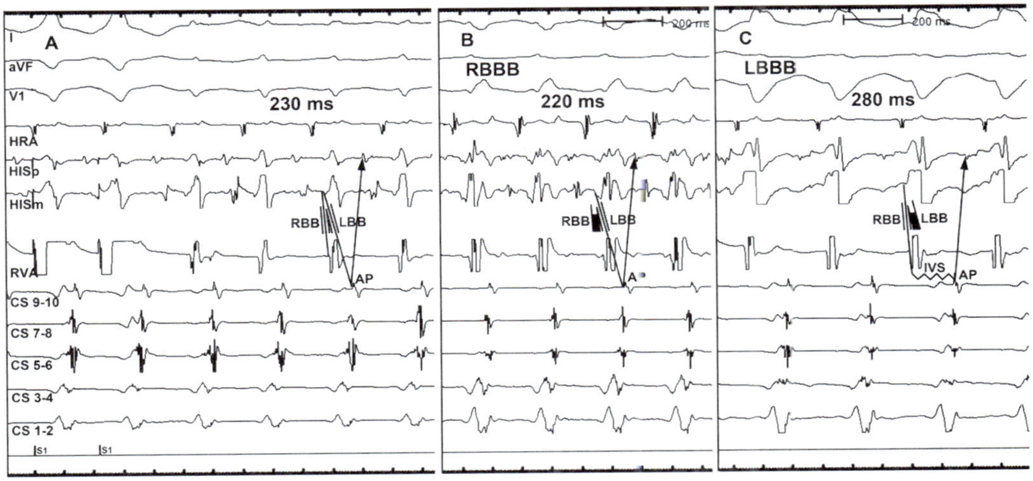

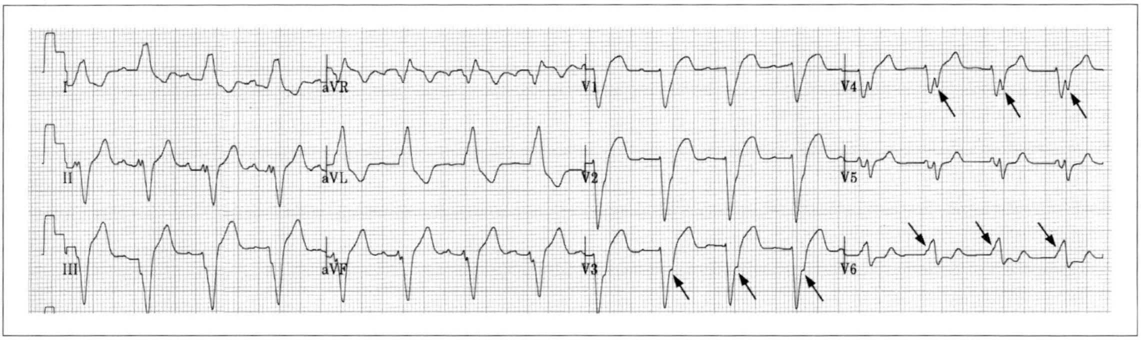

그림 6-2. Cabrera sign과 Chapman sign.
전벽 경색에 동반된 좌각차단 환자의 V_{3-4} 유도에서 S파 상승부에 절흔(↖)이 있어 Cabrera sign과 V_6 유도에서 R파 상승부에 절흔이 있어 Chapman sign이 보인다.

V_{1-2}에서 r파 폭 30 ms 이상; ② V_{1-2}에서 QRS파 시작에서 S파 최저점(nadir)까지 간격 60 ms 이상(Nadir sign); ③ V_{1-2}에서 S파 하강부에 절흔(Josephson sign); ④ V_6에서 Q파 등 4가지 기준 가운데 하나로 포함되어 있다. 이 진단 기준의 양성 예측도와 특이도는 90% 이상으로 매우 높으나 예민도가 낮은 것이 흠이다.

1994년 Brugada 등은 QRS파 시작에서 S파 최저점까지 간격이 100 ms 이상인 유도가 흉부유도 가운데 1개라도 있으면 심실빈맥을 시사한다고 하였고 이를 Brugada sign이라고 한다(**그림 6-3**).

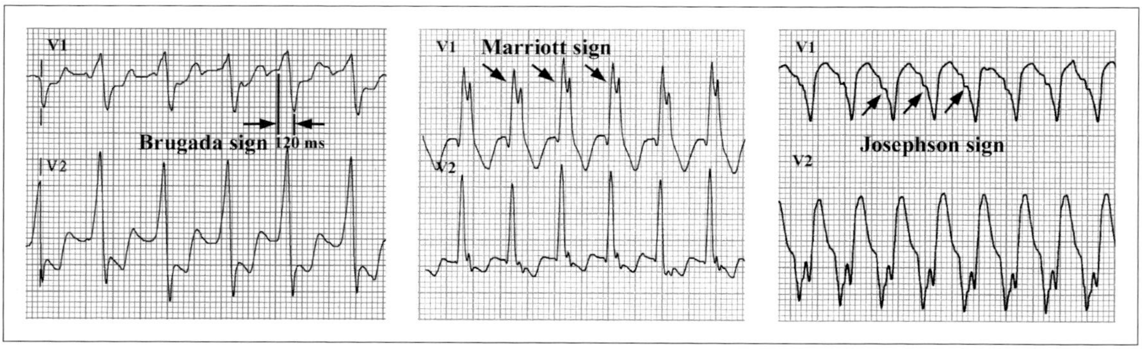

그림 6-3. 심실빈맥의 진단에 도움이 되는 심전도 징후들.

4) Marriott sign

V_1 유도에서 봉우리가 두개인 넓은 QRS파에서 왼쪽 봉우리(왼쪽 귀)가 오른쪽보다 큰 것을 말하며(그림 6-3), 넓은 QRS파가 심실성임을 시사한다. Left rabbit ear sign이라고도 부른다.

5) Josephson sign

좌각차단형 넓은 QRS파에서 S파 하강선에 절흔이 있는 것을 말하며(그림 6-3), 넓은 QRS파가 심실성임을 시사한다.

6) Katz-Wachtel sign

1937년 Katz와 Wachtel이 제시한 것으로 지금은 잘 이용되지 않고 있다. 중간부 흉부유도(V_{2-3})에서 R파와 S파의 합이 40 mm(성인 60 mm) 이상일 때 양심실비대를 의심할 수 있다는 것이다.

7) McGinn White($S_1Q_3T_3$) sign

1935년에 McGinn과 White가 처음으로 보고한 것으로 유드 I에 깊은 S파, 유도 III에 Q파(S_1Q_3) 또는 유도 I에 S파, 유도 III에 Q파와 음성 T파($S_1Q_3T_3$)가 갑자기 나타났을 때에는 폐동맥혈전색전증을 시사한다(그림 6-4). 하지만 예민도는 20% 미만이다. 폐동맥혈전색전증에서 가장 흔한 심전도 소견은 동빈맥과 Q_3로서 40% 정도에서 관찰되나 특이도가 낮아 진단적 가치가 낮다. McGinn White 징후가 급성 증상 없이 서서히 나타나면 우심실비대를 의미하나 정상 사람에서도 간혹 나타난다. 혈전색전이 심할 때는 V_{1-3}에서 음성 T파가 보일 수 있다.

8) Wellens 징후 또는 증후군

협심통의 병력이 있고 V_{2-3}에 깊은 대칭성 음성 T파(1형, 75%) 또는 상승 후 급격 하강형 이상성 T파(2형, 25%)가 보이는 경우를 말한다(그림 4-28). 이는 근위부 좌전하행지의 심한 협착에 의해 증상 출현으로부터 3주 이내에 급성 심근경색의 발생(절박경색)을 시사하는 매우 위중한 징후이다. 운동부하검사는 매우 위험하므로 금기이며 즉각적인 관동맥 중재술을 시행해야 한다. 하지만 협심 흉통이 없는 경우에는 해당되지 않는다.

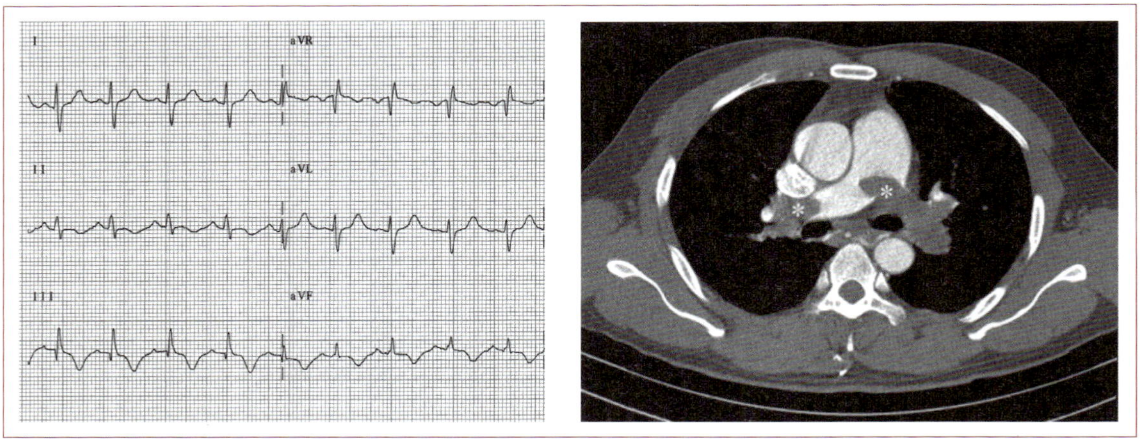

그림 6-4. 급성 폐동맥혈전색전증 환자의 심전도와 흉부 CT 사진.
심전도에서 동빈맥과 $S_1Q_3T_3$ 징후가 보이고 흉부 CT 사진에서는 혈전(*)에 의해 주폐동맥과 양 폐동맥이 막혀 있는 것이 보인다.

2. 심전도 현상

1) 애쉬만 현상(Ashman's phenomenon)

1947년에 Gouaux와 Ashman이 발표한 현상으로 심방세동에서 편위전도(aberrant conduction)는 QRS파가 긴 RR간격 다음에 짧은 간격으로 나올 때 잘 일어난다는 것이다(**그림 6-5**). 이는 심실내 전도계(좌우 각분지)의 불응기가 직전 주기간격에 비례하기 때문에 일어난다. 즉, 직전 주기간격이 길어지면 심실내 전도계의 불응기도 길어져서 짧은 간격으로 내려오는 다음 자극의 전도가 차단되는 것이다. 이때 전도차단이 좌각분지와 우각분지 가운데 한쪽 각분지에서만 일어나면 편위전도로 나타난다. 일반적으로 우각분지의 불응기가 더 길기 때문에 편위전도는 주로 우각차단의 형태로 나타난다. 이같은 현상은 편위전도와 심실 조기박동을 감별하는 데 중요한 감별점이 된다(**그림 6-5**).

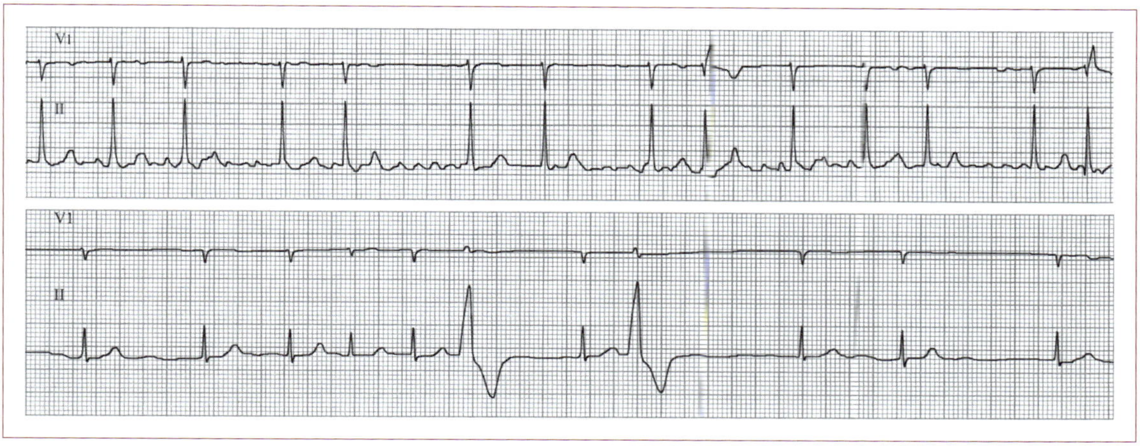

그림 6-5. 심방세동에 동반된 편위전도와 심실 조기박동.
(위) 끝에서 1번째와 6번째 QRS파의 폭이 비정상적으로 넓어졌는데 두 박동 모두 긴 RR간격 다음에 짧은 간격으로 나와 Ashman 현상이 있다. 또한 QRS파의 모양이 전형적인 우각차단의 형태를 띠고 있어 편위전도인 것을 알 수 있다. (아래) 비정상 QRS파가 짧은 RR간격 다음에도 나타나고(6번째 박동), 긴 RR간격 다음에도 나타나(8번째 박동) Ashman 현상이 없고 QRS파 모양도 전형적인 좌각차단이나 우각차단의 형태를 띠고 있지 않아 심실 조기박동인 것을 알 수 있다. 이처럼 Ashman 현상은 편위전도성 박동과 심실성 박동을 감별하는 데 유용하다.

2) 벤케바흐 현상(Wenckebach phenomenon)

전도차단 전에 전도시간이 점차 연장되는 현상을 말한다. 방실전도차단이 Wenckebach 현상을 보이면 2도 I형 방실전도차단이라고 한다. 이 때 RR간격은 점차 짧아지는 것이 특징이다(**그림 6-6**). 이는 빠른 심실상성 율동이 발생했을 때 심실을 보호하기 위한 방실결절의 정상적인 전도조절 기능이다(**그림 6-6**). 심실상성 율동의 주기간격이나 연결간격이 짧아질수록 방실전도시간을 더욱 연장시켜 심실 충만 시간을 최대한 확보하고 전도차단 시 RR간격의 급격한 연장을 예방하기 위한 방실결절의 독특한 기능이다. 방실결절의 전도 기능이 저하된 경우에는 정상 동율동에서도 나타난다.

임상적으로 Wenckebach 현상의 존재는 방실전도차단 부위가 방실결절임을 의미하여 방실전도차단의 위치와 예후를 판정하는 데 유용한 소견이다.

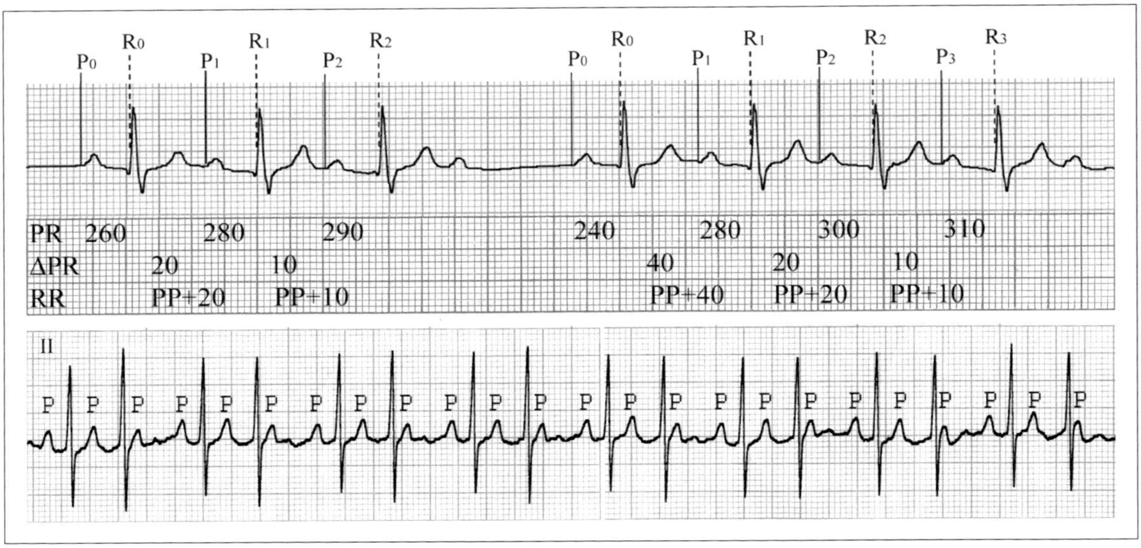

그림 6-6. Wenckebach 현상.

(위) 정상 동율동에서 방실결절의 전도능이 저하되어 방실 전도시간(PR)이 점점 길어지다가 차단되고 있다. 방실전도시간의 연장 정도(△PR)는 점점 작아지기 때문에(40 → 20 → 10) RR간격은 점점 짧아진다. Wenckebach 현상은 방실전도차단 부위가 방실결절임을 시사하는 중요한 소견이다. (아래) 심방빈맥에서 방실결절의 정상적인 심실 보호 작용이 작동되어 방실 전도시간(PR간격)이 점차 늘어나다가 3개 중에 1개꼴로 방실전도가 차단되고 있는데 이는 생리적인 현상이다.

3) 이탈 현상(escape phenomenon)

어떤 원인이든지 율동이 심하게 느려지면 심장은 심박수를 최대한 최고로 유지하기 위해 자구책을 발동한다. 이 때 스스로 전기자극을 만들어 낼 수 있는 자동능을 가진 방실결절, 히스속, 각분지, 퍼킨제 세포 등 예비 심박조율 조직이 자극 생성 능력을 발휘하여 심박조율기의 역할을 담당한다. 이와 같이 정상 상태에서는 억제되어 있던 예비 심박조율 조직의 조율기능이 서맥으로 인해 억제에서 풀려나 자극 생성 능력을 발휘하는 현상을 이탈 현상이라고 한다. 그리고 이렇게 해서 만들어진 율동을 이탈율동이라고 한다.

이탈(escape)이라고 부르는 것은 예비 심박조율 조직이 심박조율기로 작동하게 된 것이 자기보다 우세한 조율 조직의 억제로부터 이탈해서 가능해졌기 때문이다. 이탈의 또 다른 의미는 이탈율동이 나옴으로써 심정지가 예방되어 죽음으로부터 이탈할 수 있다는 것이다. 즉, 이탈 현상에서 "이탈"이란 상위 심박조율 조직의 억제로부터 이탈(escape from suppression)과 죽음으로부터 이탈(escape from death)이라는 뜻에서 붙여진 것이라고 이해해도 된다.

이탈박동이나 이탈율동은 항상 율동이 심하게 느려지는 것에 동반되어 나타난다. QRS파의 모양과 율동수는 이탈박동이나 이탈율동을 주관하는 조율 조직의 위치에 따라 달라진다. 이탈조율 조직이 방실접합부이면 QRS파가 정상이고 율동수는 분당 40~60회이며, 각분지나 심실의 퍼킨제섬유이면 QRS파가 넓고 율동수는 20~40회이다(**표 6-1, 그림 6-7**).

표 6-1. 이탈조율 조직에 따른 이탈율동의 특징

이탈조율 조직	율동 수*	QRS파 모양	앞선 P파	안정성
심방	60~80	좁고 정상	있음	높음
방실접합부	40~60	좁고 정상	없음#	높음
각분지	30~40	넓고 비정상	없음	낮음
퍼킨제섬유	20~40	넓고 비정상	없음	낮음

*각 이탈조율 조직의 고유 율동 수는 심실은 2-4, 방실접합부는 4-6, 심방은 6-8(×10)로 기억하면 된다.

#드물게 역행성 P파가 QRS파 앞에 나와서 P파가 QRS파의 일부인 q파처럼 보일 때가 있다.

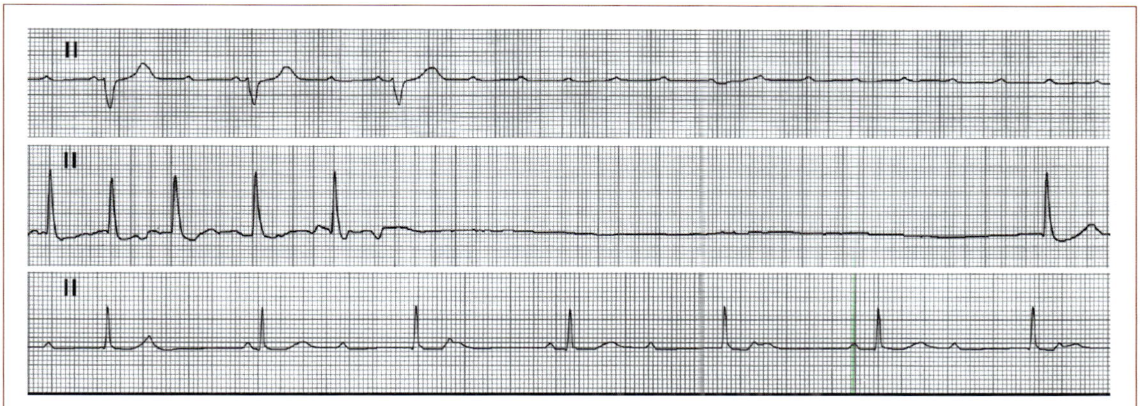

그림 6-7. 이탈 현상.

첫 번째 심전도에서 발작성 방실전도차단에 심실 이탈율동이 나왔다가 사라져 심실 무수축이 일어나고, 두 번째 심전도에서는 발작성 심방세동 후 동정지가 일어났는데 접합부 이탈박동이 나와 심실 무수축에서 벗어난다. 세 번째 심전도에서는 완전방실전도차단 때문에 동율동과 무관하게 접합부에서 이탈율동이 나와 심장박동이 분당 42회로 유지된다.

4) 불현전도(concealed conduction)

심장의 자극이 전도조직의 일부만 흥분시킨 경우에는 전도조직의 탈분극에 의해 만들어진 전위의 크기가 워낙 작아서 심전도에 드러나지 않는다. 불현전도란 심장 자극이 동방전도조직이나 방실전도조직을 완전히 통과하지 못하고 일부만 침투해 들어간 것을 말한다. 자극이 전도조직을 완전히 통과하지 못하기 때문에 전도조직 아래 조직을 흥분시키지 못해 겉으로는 전도조직을 통한 전도가 전혀 없었던 것처럼 보여서 불현전도라고 부른다.

실제로는 전도조직의 일부가 자극의 침투를 받아 탈분극되었기 때문에 다음 자극의 전도나 자극 생성에 영향을 주게 된다(**그림 6-8**). 따라서 불현전도의 유무는 다음 자극의 전도 양상의 변화(전도 지연 또는 전도 차단) 또는 자극 생성 양상의 변화(자극 생성 지연)에 의해서만 추정된다.

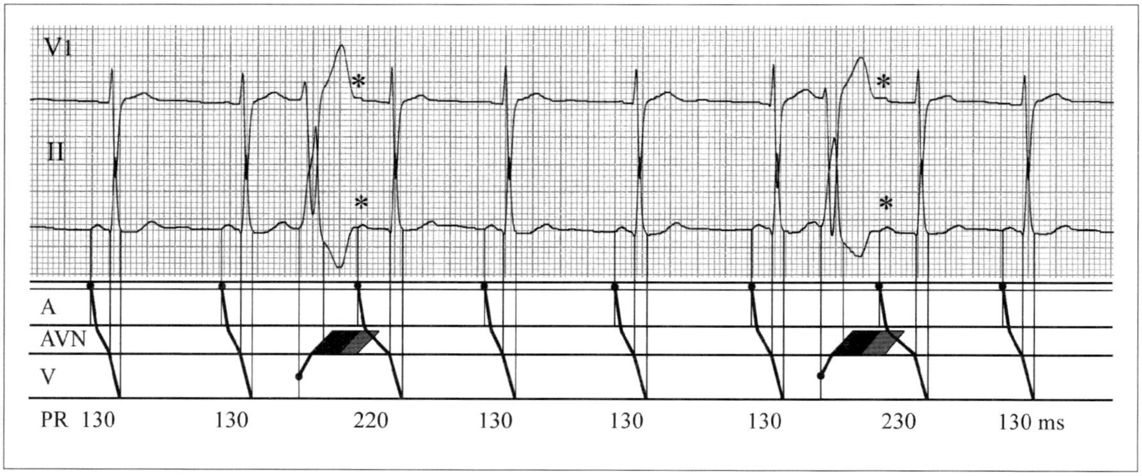

그림 6-8. 불현전도.
정상 간격으로 나온 PR간격은 130 ms이나 조기박동 다음에 나온 4번째와 9번째 박동(*표)의 PR간격은 220~230 ms로 연장되어 있다. 심실 조기박동 다음에 PR간격이 늘어난 것은 심실 조기박동이 방실전도계를 거꾸로 타고 올라가 방실결절(AVN)의 일부를 흥분시켜 방실결절의 일부가 상대 불응기(회색 상자)에 있을 때 자극이 도달하였기 때문이다. 방실전도계를 완전히 통과하였다면 심실 조기박동 다음에 역행성 P파가 나왔을 것이나 역행성 P파가 보이지 않아 역행성 전도는 없는 것처럼 보이나 다음 박동의 PR간격이 연장된 것으로 자극이 방실전도계의 일부에 침투해 들어간 것(불현전도가 일어난 것)을 알 수 있다.

5) 회귀(reentry) 또는 반향(reciprocation)

회귀는 빈맥이 생기는 가장 흔한 기전이다. 자극이 처음에 진입할 수 없었던 전도로나 조직으로, 다른 전도로나 조직을 통해 우회하여 되돌아와서(reciprocation) 다시 진입하게(reenter) 되는 것(reentry: 회귀)을 말한다(**그림 6-9, 10, 11**). 이는 자극이 다른 전도로나 조직을 통해 우회하는 동안 처음에는 불응기에 있어 진입할 수 없었던 전도로나 조직이 블응기에서 벗어나서 다른 길로 되돌아온 자극이 통과할 수 있게 되기 때문에 가능해진다.

반향은 심방, 방실결절, 심실 등에서 생긴 자극이 방실결절에서 되돌아 와서 심방이나 심실을 다시 흥분시키는 것을 의미하여 회귀 보다 좁은 의미로 사용되나 근본적인 발생기전은 회귀와 같다. 따라서 회귀가 보다 더 포괄적인 의미를 가지고 있다고 할 수 있다. 회귀가 형성되기 위해서는 첫째로 전기생리학적 특성(전도속도와 불응기)이 다른 두 개 이상의 조직이나 전도로가 위아래 양 끝에서 서로 연결되어 있어야 하고, 둘째로 조기자극이 나와 한쪽 전도로에서는 전도가 차단되고 다른쪽 전도로에서는 전도가 일어나지만 전도시간이 충분히 길어 차단된 전도로가 불응기에서 벗어날 수 있어야 한다.

반향 또는 회귀성 박동이 1~2개만 나오면 반향성 박동이라고 하고 3개 이상 연속해서 나오면 반향 또는 회귀성 율동이라고 한다(**그림 6-9**). 심방 반향성 박동(atrial reciprocating beat 또는 atrial echo)은 전도차단된 심방 조기박동과 구별이 어려울 때도 있다. P파의 전기축이 상향이고 PR간격의 연장

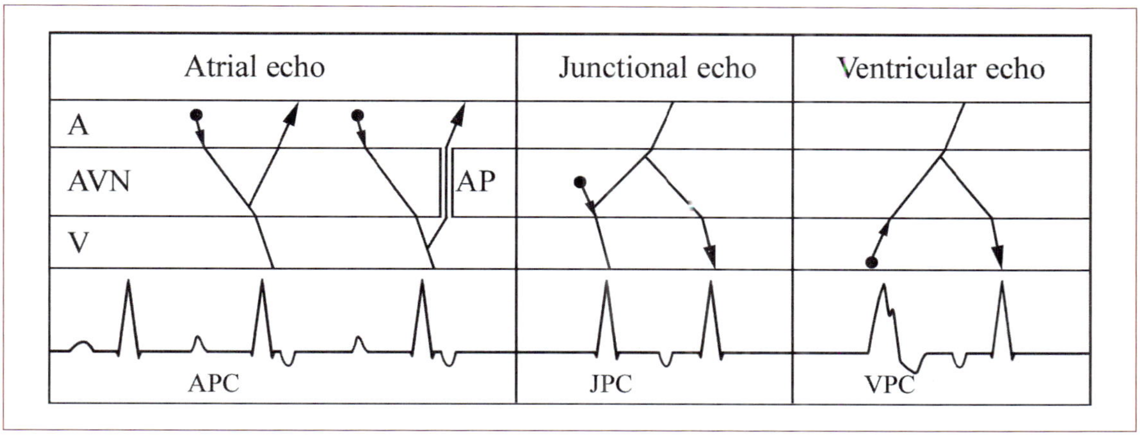

그림 6-9. 반향성 박동(reciprocating beat 또는 echo beat).
심방, 방실접합부 또는 심실에서 생긴 자극이 방실결절에서 되돌아 와서 만들어진 박동을 말한다. 심방 반향성 박동(atrial echo)은 심방에서 생긴 자극이 방실결절이나 방실우회로(AP: accessory pathway)을 이용하여 심방으로 되돌아 와서 심방을 다시 흥분시켜서 만들어지고, 방실접합부 반향성 박동(junctional echo)은 방실결절에서, 심실 반향성 박동(ventricular echo)은 심실에서 생긴 자극이 방실결절에서 심실로 되돌아 와서 심실을 다시 흥분시켜서 만들어진다.

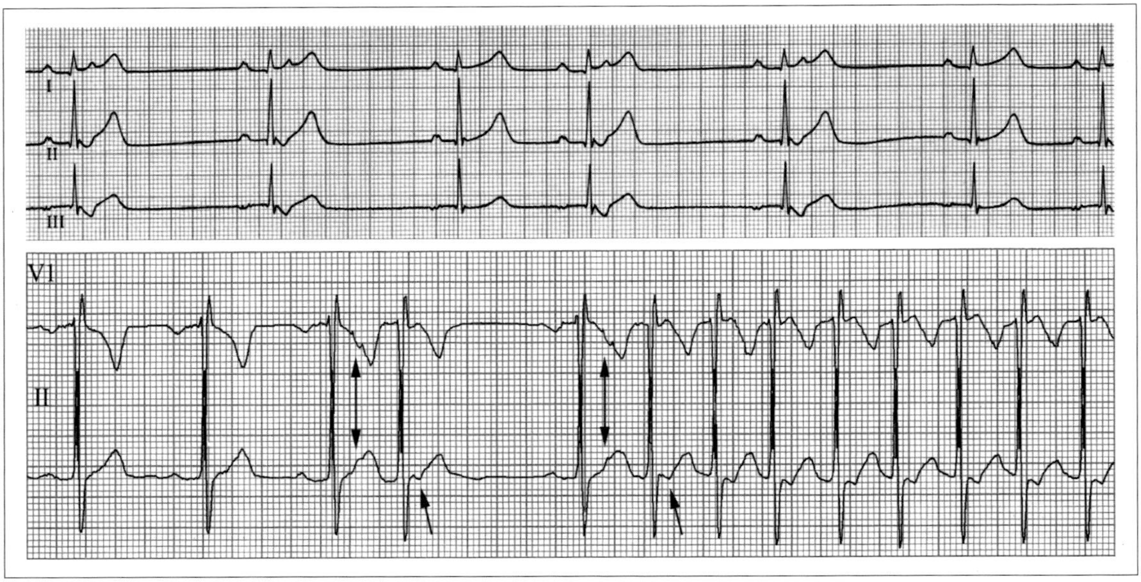

그림 6-10. 반향성 박동(reciprocating beat 또는 echo beat)과 회귀성 율동.
(위) 심방에서 첫 번과 두 번째 QRS파 다음에 상향 전기축을 가진 P파가 나오는데 그렇지 않는 경우에 비해 PR간격이 연장되어 있다. 따라서 심방 반향성 박동이라고 할 수 있다. (아래) 네 번째 박동은 심방 조기박동인데 QRS파 다음 ST절에 역행성 P파가 혹(V1에서) 또는 함몰(유도 II에서, 화살표)로 나타나고 여섯 번째 박동부터는 반향성 박동이 연속적으로 이어지므로 방실반향성 또는 방실회귀성 빈맥(율동)이다.

에 동반되면 심방 반향성 박동이라고 할 수 있다(**그림 6-9, 10**). 방실우회로가 있는 경우(WPW증후군)에는 방실우회로를 타고 심방으로 되돌아오기도 한다. 접합부 또는 심실 반향성 박동에서 역행성 P파와 앞선 R파와 간격(RP'간격)은 대개 240 ms 이상이고 600 ms에 이르기도 하며 접합부 반향성 박동에서는 120 ms까지 짧은 경우도 있다(**그림 6-10, 11**).

6) 초정상 전도(supernormal conduction)

초정상 전도는 각분지와 퍼킨제섬유의 초정상 흥분성(excitability)에 의해 전도차단이 일어났던 연결 간격보다 짧은 간격의 자극이 전도되는 것을 말한다(**그림 6-12**).

초정상 전도는 각분지나 퍼킨제섬유의 초정상기(supernormal period)에 일어난다(**그림 6-12**). 초정상기는 세포막 활동전위 곡선의 제3기 끝 부분, 절대 불응기와 상대 불응기 사이에 존재하고 심전도에서는 T파의 뒷부분에 해당된다. 이때에는 역치 전위 이하의 작은 자극에도 반응한다.

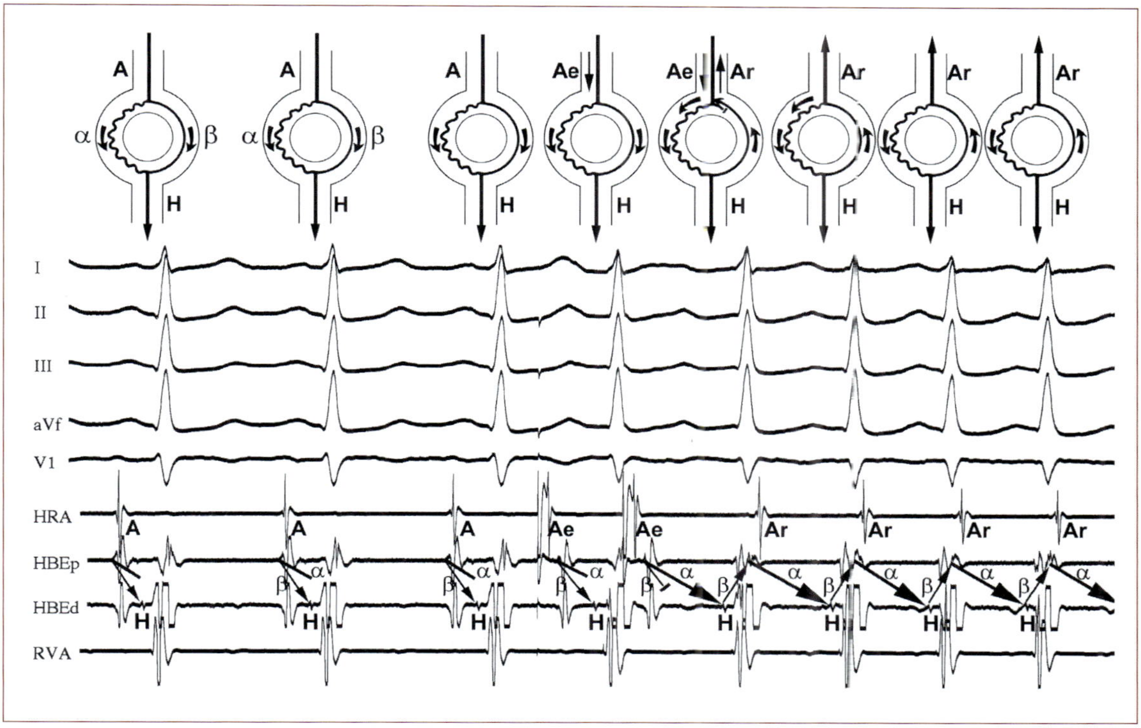

그림 6-11. 회귀(reentry)에 의한 빈맥의 유발.
첫 4개 박동은 전도속도가 느린 완속전도로(α)와 빠른 급속전도로(β)를 타고 히스속(H)으로 내려간다. 하지만 다섯 번째 조기자극(Ae)은 불응기에서 벗어나지 못한 급속전도로에서 전도가 차단되어 완속전도로만을 타고 히스속으로 내려가게 된다. 자극이 히스속으로 내려가는 사이에 급속전도로가 불응기에서 벗어나게 되면 급속전드로에 자극이 재진입하여 통과할 수 있게 된다. 이로써 애초에 전도가 차단되었던 급속전도로에 재진입하여 되돌아 온 자극이 심방으로 올라가 회귀성 심방파(Ar)를 만들고 다시 완속전도로를 타고 내려가 이전 과정을 되풀이 하면 회귀성 빈맥(여기서는 방실결절회귀성 빈맥)이 생성되는 것이다.

7) 융합(fusion)과 포획(capture) 현상

심장 안에 심방 율동과 심실 율동을 담당하는 심박조율기가 따로따로 있을 때 심방과 심실은 각기 자신을 담당하는 심박조율기로부터 자극을 받아 활성화되게 된다. 융합 현상은 심방이나 심실이 두 개의 심박조율기로부터 자극을 받아 활성화되는 것이다. 포획 현상은 심방 전체가 심실 율동을 담당하는 심박조율기로부터 자극을 받아 활성화되거나(심방 포획), 심실 전체가 심방 율동을 담당하는 심박조율기로부터 자극을 받아 활성화되는 것을 말한다(심실 포획). 즉, 상대편 심장의 율동을 담당하는

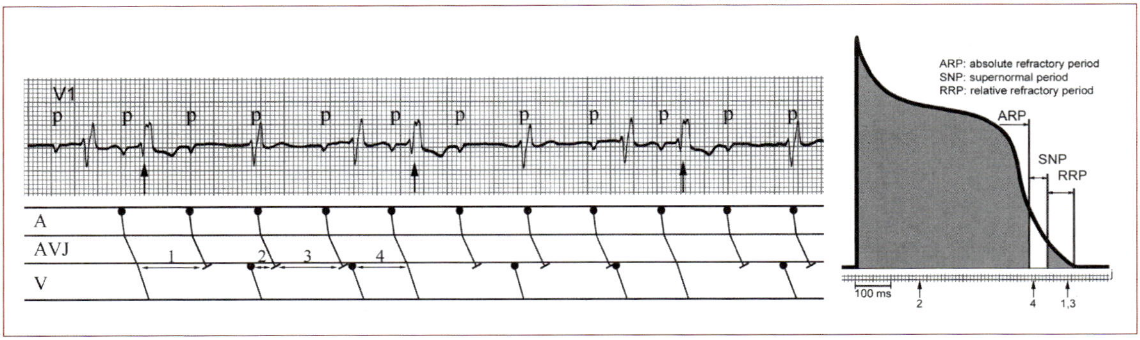

그림 6-12. 초정상 방실전도.
방실전도가 간헐적으로 일어나는데 RP간격이 긴 경우(1, 3)보다 짧은 경우(4)에 전도가 일어나고 있다. 긴 간격에서는 자극이 상대 불응기에 떨어져 전도가 차단되지만 약간 짧은 간격은 초정상기여서 전도가 되는 것이다. RP간격이 아주 짧은 경우(2)는 자극이 절대 불응기에 떨어져서 전도가 차단된다. 오른쪽에 히스-퍼킨제계에 도달하는 자극의 간격과 불응기와 관계를 그려 보았는데 4번 간격이 초정상기에 해당되는 것을 보여 준다.

심박조율기에 의해 자신의 심강 전체가 먼저 사로 잡혀버리는(포획) 것이다.

심방파가 융합에 의해 만들어지면 심방 융합박동(atrial fusion beat), 심실파가 융합에 의해 만들어지면 심실 융합박동(ventricular fusion beat)이라고 한다. 포획에 의해 만들어진 심방파를 심방 포획박동(atrial capture beat), 포획에 의해 만들어진 심실파를 심실 포획박동(ventricular capture beat)이라고 한다. 하지만 심방 융합박동이나 포획박동은 드물고 임상적 의미도 크지 않아 특별한 언급이 없으면 융합이나 포획 현상은 심실에 대한 것으로 생각하면 된다.

심전도에서 심실 융합박동은 기원이 다른 두 개의 자극(심실상성 자극과 심실성 자극)에 의해 만들어진 QRS파가 융합되기 때문에 좁은 심실상성 QRS파도 아니고, 넓은 비정상 심실성 QRS파도 아닌 어중간한 모양을 보인다. QRS파의 생성에 심실상성 자극이 기여하는 정도가 많을수록 정상에 가까운 모양을 보이고 심실성 자극이 기여하는 정도가 많을수록 비정상 심실성 QRS파에 더 가까운 모양을 보인다(**그림 6-13**). 심실 포획박동은 심실상성 자극이 심실 전체를 활성화시키는 것으로 심실상성 자극이 기여하는 정도가 100%이고 심실성 자극이 기여하는 정도는 0%인 융합박동이라고 생각해도 된다. 따라서 100% 정상과 같은 QRS파의 모습을 보인다(**그림 6-13**).

임상에서 융합이나 포획 현상은 방실해리를 동반하는 심실빈맥에서 주로 관찰되고 심전도에서 심실 융합박동이나 포획박동의 존재는 심실성 율동을 시사하므로 심실빈맥의 진단에 이용된다(**그림 6-14**).

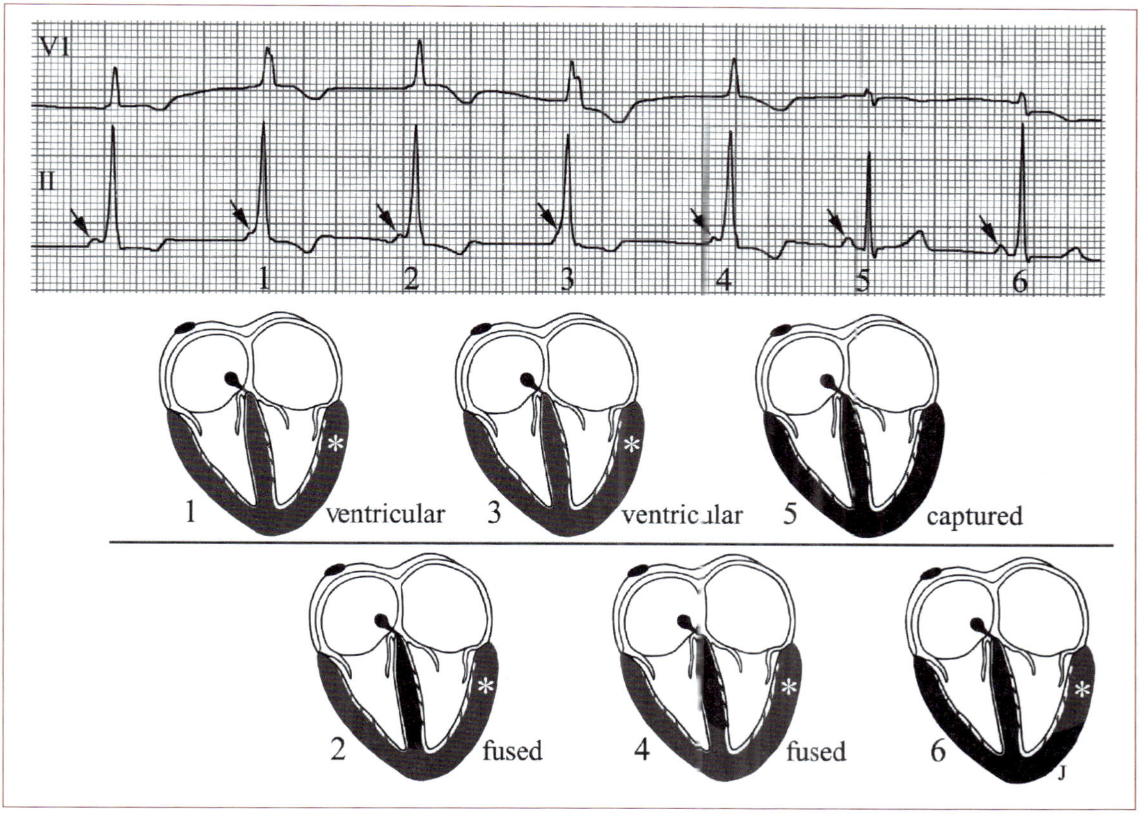

그림 6-13. 융합박동과 포획박동.

가속성 심실율동(accelerated idioventricular rhythm)에서 동성 자극(↘)에 의한 심실 탈분극(검정색 부위)과 심실성 자극(＊)에 의한 심실 탈분극(회색 부위)의 다양한 정도의 융합에 의한 어중간한 모습의 융합박동(fused, 박동 2, 4, 6)과 동성 자극에 의해 심실 전체가 탈분극되어 날씬하고 뾰족한 정상 모습의 포획박동(captured, 박동 5)이 보인다.

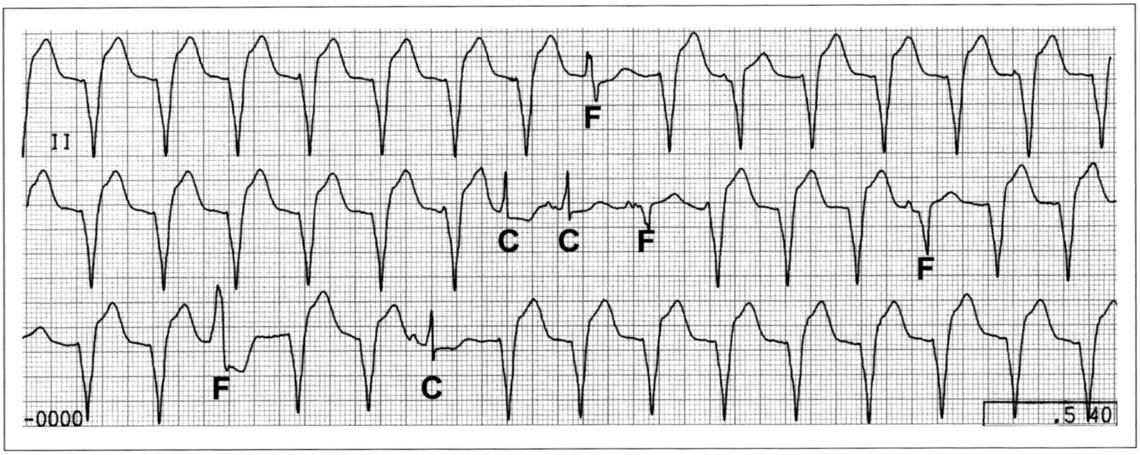

그림 6-14. 심실빈맥에서 융합 및 포획박동.
넓은 QRS파 빈맥에서 융합(F) 또는 포획박동(C)이 보이면 심실빈맥으로 진단할 수 있다.

8) R-on-T phenomenon(T파 위 R파 현상)

심실 조기박동이 빨리 나와 직전 박동의 T파 꼭대기 부근에 겹쳐있는 것을 말한다(**그림 6-15**). QT 간격의 90% 이내는 취약기간이므로 R-on-T 현상은 심실세동이 일어날 수 있는 위험한 징조로 간주되었다. 심실 조기박동의 R파가 직전 박동의 T파 꼭대기 또는 이전에 겹칠 경우에는 심실세동이 발생할 위험이 높으므로 세심한 관찰이 필요하다.

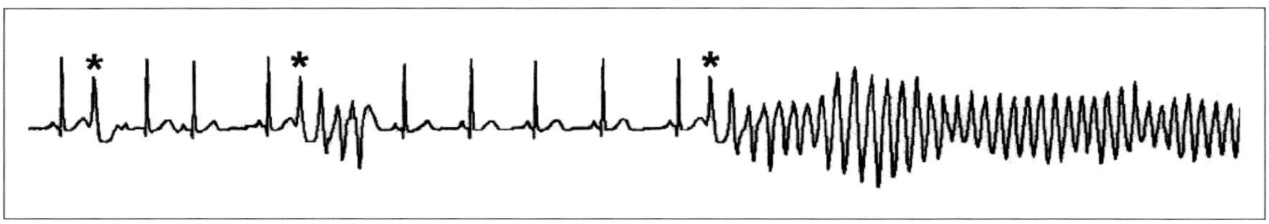

그림 6-15. R-on-T 현상.
잦은 실신 때문에 시행한 활동 심전도에서 심실 조기박동(*)이 앞선 T파의 꼭대기 부근에서 나타나고 2, 3번째 심실 조기박동은 다형 심실빈맥을 일으키고 있다.

9) P-on-T phenomenon(T파 위 P파 현상)

심방 조기박동이 매우 빨리 나와 직전 박동의 T파 꼭대기나 전반부에 나타나는 것을 말한다. 대부분 방실전도가 차단되어 QRS파가 뒤따라 나오지 않아 동정지나 동방차단처럼 보인다(**그림 6-16, 위**). 드물지만 발작성 심방세동을 촉발하는 경우도 있다(**그림 6-16, 아래**).

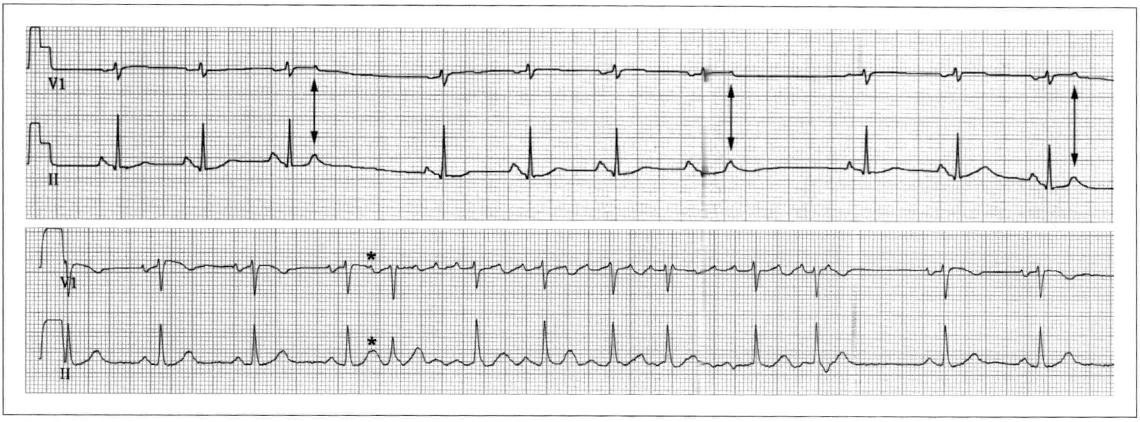

그림 6-16. P-on-T 현상.
(위) 앞에서 3번째, 7번째 박동 다음 PP간격이 길어져 있는데 이들 박동의 T파가 다른 박동과 달리 높게 솟아 있어(↕) T파에 P파가 올라 앉아 있음을 알 수 있다(P-on-T 현상). 심방 조기박동이 너무 빨리 나와 방실전도계가 아직 불응기에서 회복되지 않아 심실로 내려가지 못해 QRS파는 따라 나오지 못했다(전도차단된 심방 조기박동). (아래) P-on-T 현상을 보이며 나온 심방 조기박동(*)에 의해 발작성 심방세동이 유발되었다.

◈ 자율평가문제

문제	정답
1. 애쉬만 ( ) 현상이란 비교적 긴 RR간격 다음에 ( ) 간격으로 나올 때 ( )가 잘 일어난다는 것을 말한다. 이는 각분지의 ( )가 직전 주기간격에 비례하기 때문에 직전 주기간격이 길어지면 각분지의 불응기도 길어져서 짧은 간격으로 내려오는 자극이 차단될 가능성이 많아지기 때문이다.	Ashman, 짧은 편위전도 불응기
2. 벤케바흐 (Wenckebach) 현상은 전도시간이 점점 길어지다가 ( )가 차단되는 것을 말하며 방실전도차단이 일어나는 부위가 ( )임을 의미한다.	전도 방실결절
3. 이탈 (escape) 현상은 상급 심박조율 조직의 자극 ( ) 속도가 심하게 느려지면 억제되었던 하위 자동 조직의 ( )이 억제에서 풀려 나와 심박조율기의 역할을 담당하는 것을 말한다. 이탈박동이 방실접합부에서 나오면 QRS파가 ( )이고 율동수는 분당 40~60회이고, 각분지나 퍼킨제 섬유에서 나오면 QRS파가 넓고 율동수는 20~ ( )회로 느리다.	생성 자동능 정상 40
4. 불현전도는 심장 자극이 동방전도조직이나 방실전도조직을 완전히 통과하지 못하고 ( )만 침투해 들어가서 겉으로는 전도조직을 통한 ( )가 전혀 없었던 것처럼 보이는 것을 말한다. 하지만 전도조직의 일부가 침투한 자극에 의해 ( )되기 때문에 다음 ( )의 전도나 생성에 영향을 주게 된다.	일부, 전도 탈분극 자극
5. 회귀 (reentry)는 빈맥이 생기는 가장 ( ) 기전이며 자극이 처음에는 진입할 수 없었던 조직으로 다른 조직을 통해 ( )하여 되돌아와서 처음에는 진입할 수 없었던 조직에 다시 ( )하게 (reenter)되는 것을 말한다.	흔한 우회 진입
6. 초정상 전도는 전도차단 간격 보다 ( ) 간격의 자극이 전도되는 것을 말하며 각분지나 퍼킨제 섬유의 ( )에 일어난다.	짧은 초정상기

7. 융합 현상은 심방이나 심실이 (　　) 개의 서로 다른 자동 조직에서 만들어진 자극에 의해 생성된 2개의 서로 다른 모양의 (　　　　)가 합쳐져서 어느 쪽에도 속하지 않는 (　　　)한 형태의 심전도 파가 만들어지는 것을 말한다.

두
탈분극파
어중간

8. 포획 현상은 (　) 개의 심박조율 조직이 있는 심장에서 한 쪽 심강이 다른 쪽 심강에서 기원한 자극에 의해 심강 (　　)가 탈분극될 때를 말한다.

두
전체

9. T파 위 R파 현상 (R–on–T phenomenon)이란 심실 조기박동이 매우 (　　) 나와 직전 박동의 T파 (　　　) 부근에 겹쳐있는 것을 말하며 한 때는 매우 위험한 심전도 소견으로 생각하였으나 그렇지 않는 것으로 밝혀졌다.

빨리
꼭대기

10. T파 위 P파 현상 (P–on–T phenomenon)이란 심방 조기박동이 매우 빨리 나와 (　　) 박동의 T파 꼭대기나 직전에 나타나는 것을 말하며 대부분 (　　　　)가 차단되어 QRS파가 뒤따라 나오지 않아 (　　　)나 동방차단처럼 보일 때가 많다.

직전
방실전도
동정지

7장 심전도 판독의 순서와 기법

지금까지 배운 기본 지식을 실제 심전도 판독에 적용하는 기법을 소개한다.

심전도 판독의 순서

심전도 기록의 질과 기준을 확인하고 심장 율동(rhythm)을 결정한다. 이어서 심전도 파, 간격, 분절의 분석을 통해 전기축(axis), 전도 이상(conduction), 심강 비대 및 비후(hypertrophy), 심근 경색 및 허혈(infarct-ischemia), 재분극(repolarization) 이상을 평가한다. 이들의 머리자를 따서 줄이면 리듬아치(rhythm-ACHIR)가 된다.

(1) 기록의 기준과 질의 평가

(2) 심장 율동의 분석(rhythm)

① QRS파의 분석: 율동의 분류

② P파의 분석: 율동의 확정

(3) 심전도 파와 분절의 분석(ACHIR)

① 전기축(Axis): 자극의 기원 또는 전도 이상

② 전도(Conduction): 방실전도 이상(방실전도차단, 조기흥분), 심실내전도 이상(각차단, 심실율동)

③ 비대(Hypertrophy): 심방비대, 심실비대

④ 경색-허혈(Infarct-ischemia): 묵은 심근경색(Q파), 급성 심근경색(ST-T 변화), 심근허혈

⑤ 재분극(Repolarization): J파증후군, 심낭염, 전해질 이상, 약물, 이온통로질환

1. 기록의 기준과 질의 평가

1) 기록의 기준

심전도 기록 속도와 전위 증폭률을 심전도 기록지에서 찾아 확인한다. 심전도 기록 시 표준 속도는 25 mm/sec이다. 속도를 반으로 줄이거나 2배 빠르게 할 수도 있으나 그런 경우는 드물다. 기록 속도가 반(12.5 mm/sec)으로 줄여져 있을 때에는 측정된 간격에 2배를 하고, 기록 속도가 2배(50 mm/sec)로 빠르게 설정되어 있을 때에는 측정 값을 2로 나누어야 실제 값이 된다.

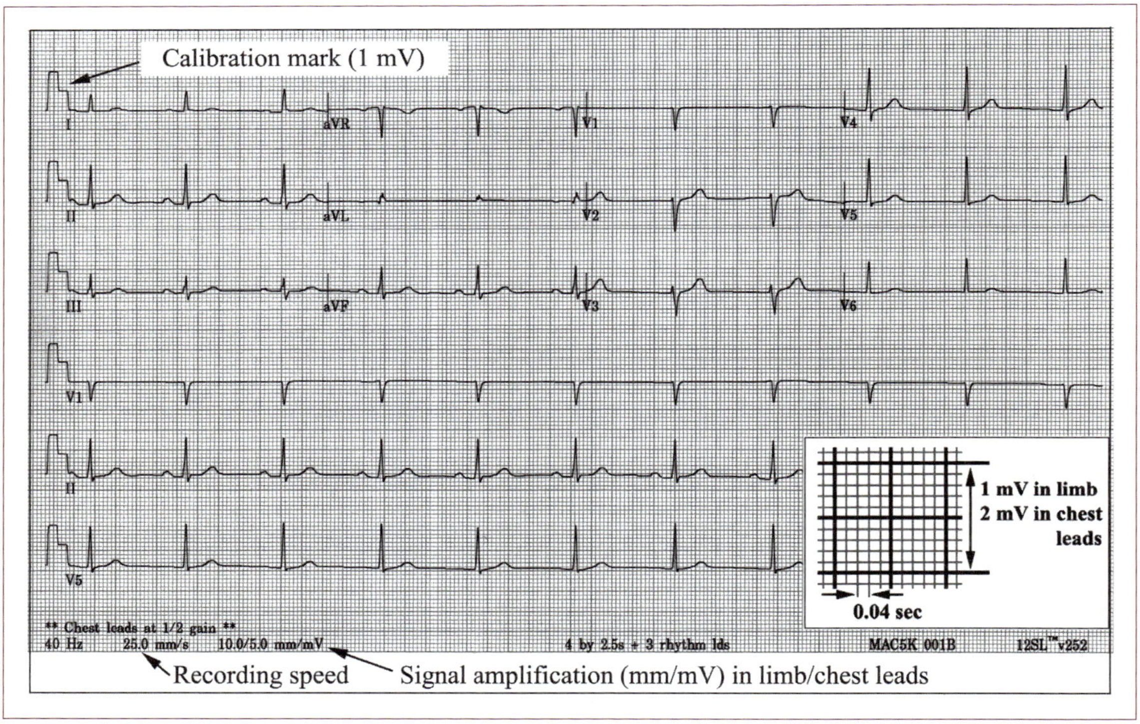

그림 7-1. 심전도 기록 속도와 전위 증폭률.
심전도 왼쪽 아래에 기록 속도가 25.0 mm/s라고 표시되어 있다. 특별한 표시가 없으면 표준 속도인 25 mm/s로 기록된 것이다. 전위 1 mV를 몇 mm로 표시할 것인지를 뜻하는 전위 증폭률은 심전도 기록이 시작 하는 곳이나 끝나는 곳에 눈금 보정 표시(calibration mark)로 표시되거나 "chest leads at 1/2 STD" 또는 "10.0/5.0 mm/mV"라는 문구로 표시된다. 이 심전도에는 심전도 기록 시작부와 아래에 눈금 보정 표시와 증폭률이 10.0/5.0 mm/mV라고 표시되어 있다.

전위는 1 mV를 10 mm로 기록하는 것이 표준이나, 흉부유도는 1/2로 줄이는 경우가 많다. 반으로 줄여져있는 경우에는 2배를 해야 실제 값이 된다. 이를 표시하는 전위 증폭률은 심전도 기록이 시작 하는 곳이나 끝나는 곳에 눈금 보정 표시(calibration mark)나 "chest leads at 1/2 STD" 또는 "10.0/5.0 mm/mV"라는 문구로 표시된다(**그림 7-1**).

2) 기록의 질

(1) 전극 위치의 잘못

전극 위치의 잘못 가운데 가장 흔한 것은 V_5나 V_6 유도를 겨드랑 앞선과 겨드랑 중간선에 정확히 부착하지 않는 것이나 심전도만으로는 제 위치에 부착되지 않은 것을 알 수 없다. 다음은 사지 유도 전극 가운데 오른 팔과 왼 팔이 바뀌는 경우(양팔 전극 교환)이다. 검사자가 자신의 오른 쪽을 환자의 오른 쪽으로 착각하여 오른 팔 전극(RA)을 환자의 왼 팔에 붙이고, 왼 팔 전극(LA)을 환자의 오른 팔에 붙여서 좌우가 바뀌게 되는 것이다. 그 결과 유도 I에서는 심전도 파의 음양이 바뀌어 P파와 QRS파가 음성 파로 나타나고, 유도 II와 유도 III, aVR과 aVL의 심전도 파가 바뀌게 된다(**그림 7-2**).

유도 I에서 P파와 QRS파 모두가 음성이 되는 경우에는 양팔 전극 교환(arm lead reversal)과 우흉심(dextrocardia)이 있다. 양팔 전극 교환과 우흉심의 구별법은 흉부유도에서 QRS파 크기의 성장(progression) 양상을 비교하는 것이다. 정상에서 R파는 V_1에서 $V_{5\text{-}6}$쪽으로 갈수록 커진다. 이와 같이 QRS파의 성장이 정상이면 양팔 전극 교환이고, 점차 작아지는 역성장(reverse progression)이면 좌심실이 오른 가슴으로 돌아가 있는 우흉심이다. 또 다른 방법은 유도 I과 V_6에서 QRS파 모양을 비교하는 것이다. 두 유도에서 비슷하면 전극 부착 오류가 아닌 우흉심이고, 다르면 전극부착오류인 양팔 전극 교환이다(**그림 7-2, 위**).

전극 위치의 또 다른 잘못은 전극을 하나씩 시계 또는 반시계 방향으로 옮겨 붙이는 것인데 극히 드물다. 사지 전극의 위치 이상 여부는 아인토벤의 법칙이 성립되는지 여부로도 알 수 있다. 즉, 유도 II = I + III가 성립하지 않으면 사지 전극의 위치가 잘못된 것이다. 어떤 전극이 어디로 옮겨졌는지는 전극의 위치가 바뀌어도 심전도 파의 극성이 바뀌지 않는 단극 사지유도로 점검하는 것이 좋다. 정상에서 aVR 유도에는 거의 항상 P파와 QRS파가 음성으로 나타나고, 일반적으로 aVL 유도에서 보다 aVF 유도에서 P파와 QRS파가 더 크다는 점을 염두에 두고 단극 사지유도에서 P파와 QRS파를 비교해보면 전극이 바뀐 양상을 보다 쉽게 알 수 있다(**그림 7-2, 3**).

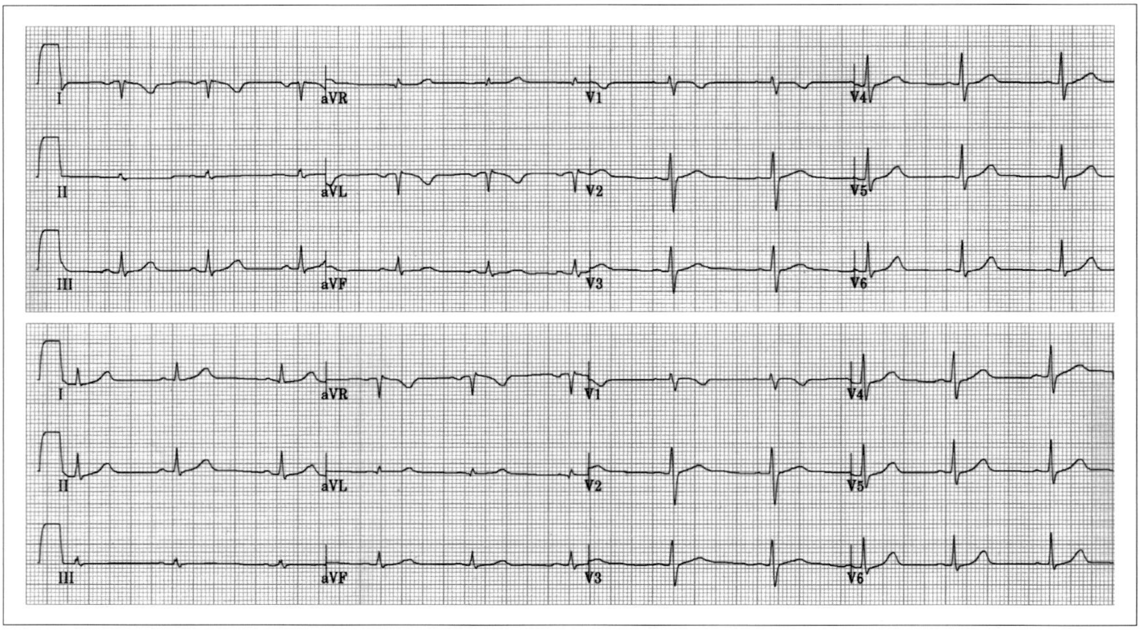

그림 7-2. 사지 전극의 위치 이상(양팔 전극 교환).

(위) 사지유도 I에서 P파와 QRS파 극성이 모두 음성이어서 우흉심(dextrocardia)이 의심되지만, 흉부유도에서 QRS파 성장 양상이 정상이기 때문에 우흉심은 배제된다. 대신 사지 전극이 잘못 부착된 것을 의심해야 하는데 단극 사지유도에서 P와 QRS파를 보면 정상적으로 aVR에서 기록되어야 할 음성 P와 QRS파가 aVL에서 관찰되고 aVL에서 기록되어야 할 양성이나 상대적으로 작은 P와 QRS파는 aVR에서 기록되어 오른 팔 전극과 왼 팔 전극이 바뀐 것을 알 수 있다(양팔 전극 교환). 상대적으로 큰 양성 P와 QRS파는 정상 위치인 aVF에서 보여 왼 발 전극은 제 위치에 있다는 것을 알 수 있다.(아래) 양팔 전극을 정상 위치에 부착한 후에 기록한 심전도이다.

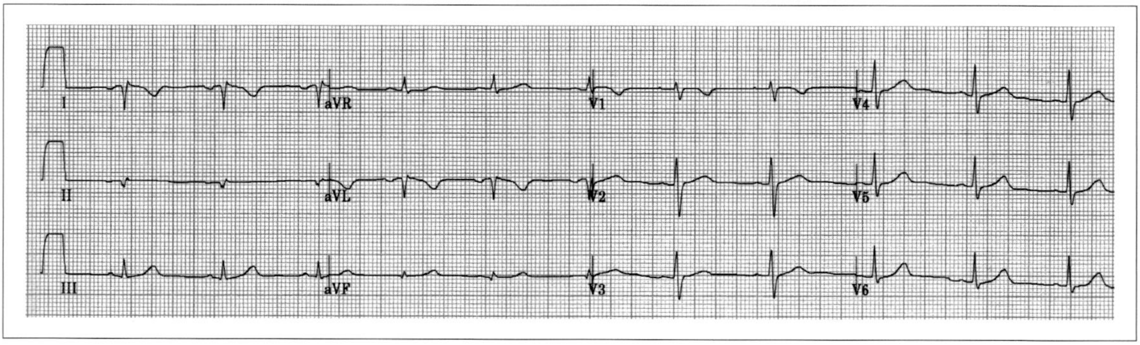

그림 7-3. 사지 전극의 위치 이상(사지 전극 회전).

단극 유도 aVR에서 나와야 할 음성 P와 QRS파가 aVL에 있고, 양성이나 상대적으로 작은 P와 QRS파는 aVF에 있으며, 큰 P와 QRS파는 aVR에 있다. 따라서 전극의 위치가 오른 팔 전극 → 왼 다리, 왼 팔 전극 → 오른 팔, 왼 다리 전극 → 왼 팔로 이동하여, 시계반대방향으로 회전된 것임을 알 수 있다(사지 전극 회전).

(2) 잡신호와 인공물

심전도 기록에서 잡신호(noise)와 인공물(artifact)은 주로 전극이 피부에 밀착되지 않아서 생긴다. 불완전 접촉에 의한 전극과 피부 사이의 마찰로 생긴 미세 전류나, 불완전 접촉면을 타고 유입된 전자파가 심전계로 들어가서 심전도 선의 윤곽을 흐릿하게 하는 잔가시 같은 잡신호를 만든다(**그림 7-4**). 검사실이 춥거나 환자가 긴장한 경우나 근육떨림증이 있는 경우에는 작고 빠른 근육전위(muscle potential)가 기록된다. 전극선이 흔들려도 잡신호가 기록될 수 있다.

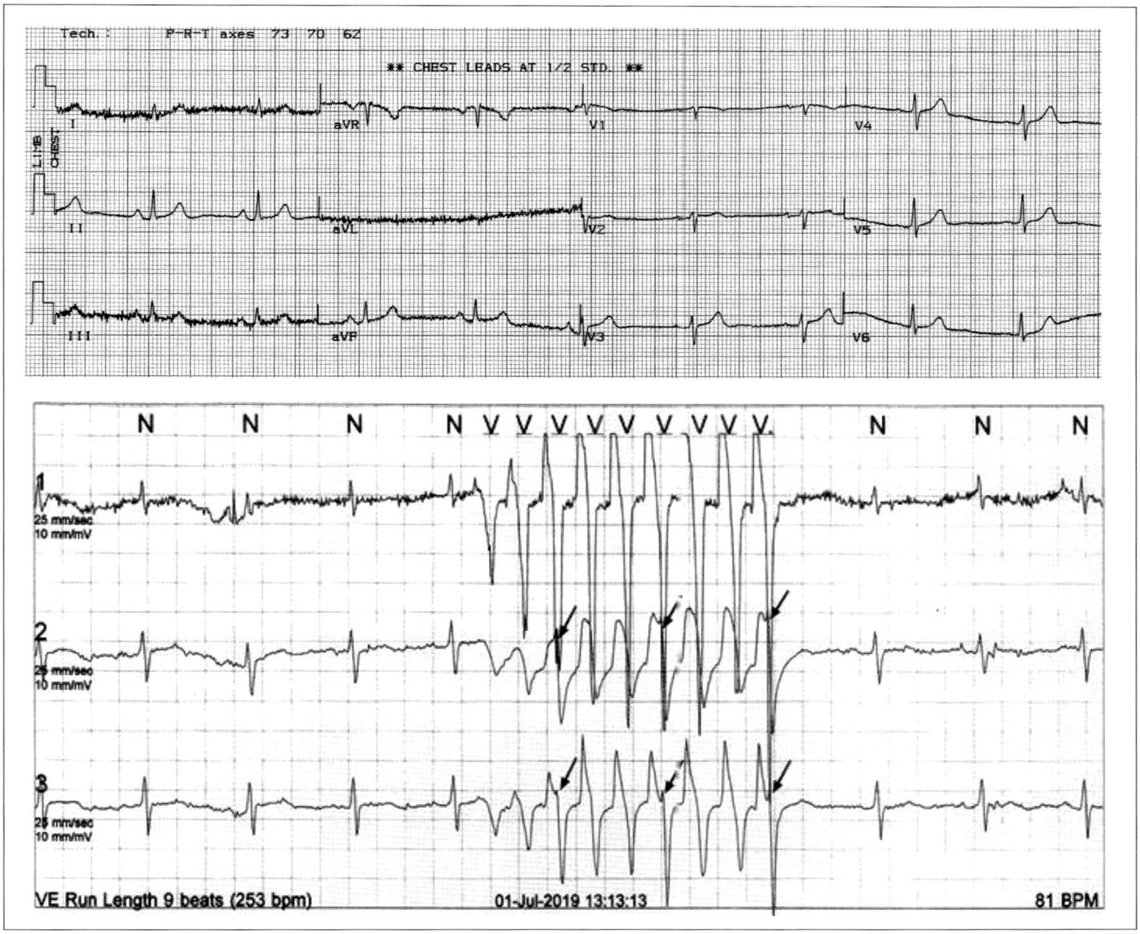

그림 7-4. 전극의 불량 접촉에 의한 잡신호(noise)와 피부 자극에 의한 인공물(artifact).
(위) 유도 I, III, aVL 심전도 선이 찌글찌글한 신호에 의해 오염되어 있는데 교류 전원의 잡신호가 접촉이 불량한 왼팔 전극 또는 전극선을 타고 들어간 것이다. (아래) 활동 심전도 기록에서 심실빈객과 유사한 비정상 파가 기록되었는데 전극 부착 부위가 가려워서 긁은 것이 QRS파처럼 기록된 것이다. 이 인공물 속에 실제 QRS파가 정상 간격으로 묻혀 있는 것이 보인다(↙).

심전도 인공물 가운데 두 번째로 흔한 것은 교류파에 의한 것이다. 심전도계와 전자기기가 같은 전원(콘센트)에 연결된 경우에 전력선을 통해 60 Hz 교류파가 심전계로 들어와 심전도 선을 오염시킨다. 이를 예방하기 위해서는 심전도계와 전자기기를 잘 접지시키고 심전도계의 교류잡음 여과 기능(AC filter)을 작동시킨다.

인공심박동기가 이식된 환자에서는 P파나 QRS파 시작점에 가는 세로 선 모양의 조율 흔적(pacing artefact)이 나타난다(**그림 4-15, 16**).

2. 심장 율동의 분석

가. 심장 율동의 분석 순서

심장 율동의 분석은 QRS파 분석, P파 분석, P파와 QRS파의 관계 분석의 순서로 체계적으로 해야 한다. QRS파를 먼저 분석하는 이유는 ① QRS파는 심장의 기능을 결정하는 심실의 활동을 반영하며, ② QRS파는 P파와 달리 찾는 데 시간과 노력이 필요하지 않고, ③ QRS파 분석만으로도 일차 치료에 문제가 없을 정도로 율동의 분류가 가능하기 때문이다(**표 7-1**).

표 7-1. QRS파 분석에 의한 심장 율동의 분류

<table>
<tr><td rowspan="12">QRS파 분석</td><th>빠르기</th><th>규칙성</th><th colspan="4">부정맥</th></tr>
<tr><td>정상</td><td>규칙적</td><td colspan="4">정상 동율동, 이소성 심방율동, 가속성 접합부율동, 가속성 심실율동, 인공 조율 율동</td></tr>
<tr><td rowspan="2">느림
(서맥)</td><td>규칙적</td><td colspan="4">동서맥, 이탈율동을 동반한 동정지, 2도 II형 n:1 방실전도차단, 완전 방실전도차단,
전도차단된 이단맥성 심방 조기박동</td></tr>
<tr><td>불규칙</td><td colspan="4">간헐적인 동정지, 동방차단, 2도 I형 방실전도차단, 비 n:1 2도 II형 방실전도차단,
전도차단된 심방 조기박동</td></tr>
<tr><td rowspan="8">빠름
(빈맥)</td><td rowspan="4">규칙적</td><td rowspan="4">폭</td><td colspan="2">좁음</td><td rowspan="3">심실상성 규칙적인 빈맥
(동빈맥, 심방빈맥, 심방조동, 방실결절회귀성 빈맥,
방실회귀성 빈맥, 접합부빈맥)</td></tr>
<tr><td rowspan="3">넓음</td><td>각차단형</td></tr>
<tr><td>조기흥분형</td></tr>
<tr><td>심실형</td><td>단형 심실빈맥, 심실조동</td></tr>
<tr><td rowspan="4">불규칙</td><td rowspan="4">폭</td><td colspan="2">좁음</td><td rowspan="3">심실상성 불규칙적인 빈맥
(심방세동, 심방빈맥 또는 심방조동의 다양한 방실
전도, 다소성 심방빈맥)</td></tr>
<tr><td rowspan="3">넓음</td><td>각차단형</td></tr>
<tr><td>조기흥분형</td></tr>
<tr><td>심실형</td><td>다형 심실빈맥</td></tr>
</table>

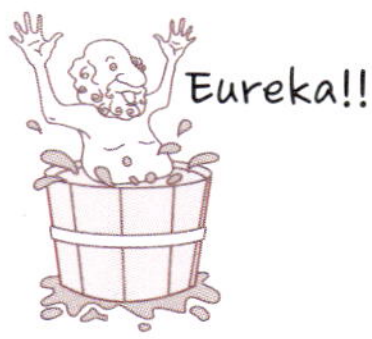

율동 분석의 순서, 심전도 파의 이름에서 답을 찾다!

■ 어디서부터 시작할 것인지?

시작이 반이다. 시작이 좋으면(quality start) 반을 마친 것과 같기 때문이다.

Quality Start는 QRS파부터 시작하는 것이다.

■ 무엇을 볼 것인지?

① QRS파에서는 size와 slope(QRS의 끝말잇기로 size와 slope)

QRS파의 기원은 size(품)의 대소, slope(경사도)의 완급에 의해서 결정된다.

폭이 좁으면 심실상성이다. 폭이 넓으면서 후반부 경사만 완만하면 각차단성,

시작부 경사가 완만하면 조기흥분성, 전반적으로 완만하면 심실성이다.

② P파에서는 position과 polarity(P자 돌림으로 position과 polarity)

QRS파에 대한 position(위치)에서 앞서면 동성 또는 심방성, 뒤서면 역행성, 안에 있으면

접합부성을 시사한다. Polarity(극성)로 전기축을 파악하여 이들을 최종 확정한다.

1) QRS파 분석

심전도 율동 분석을 어디서부터 시작할 것인지는 학자마다 다르다. 저자는 심전도 율동 분석의 현명한 시작(quality start: QS)은 QRS파로부터 시작하는 것이라고 생각한다. QRS파의 간격으로 율동의 늦고, 빠르고, 정상인 것을 맨눈으로도 알 수 있고, QRS파의 모양으로 율동 기원을 쉽게 추정할 수 있기 때문이다.

(1) 간격(RR interval)

QRS파 간격으로 율동의 빠르기와 규칙성을 평가하고 분류한다.

① 빠르기

간격이 일정할 때는 하나의 RR간격으로 계산식 “60,000 ms(1분)÷RR간격(ms)”을 이용하여 심박수를 구할 수 있다. 이와 같은 계산식 대신 5 mm(0.2초) 간격으로 그어져 있는 굵은 선 개수로 300

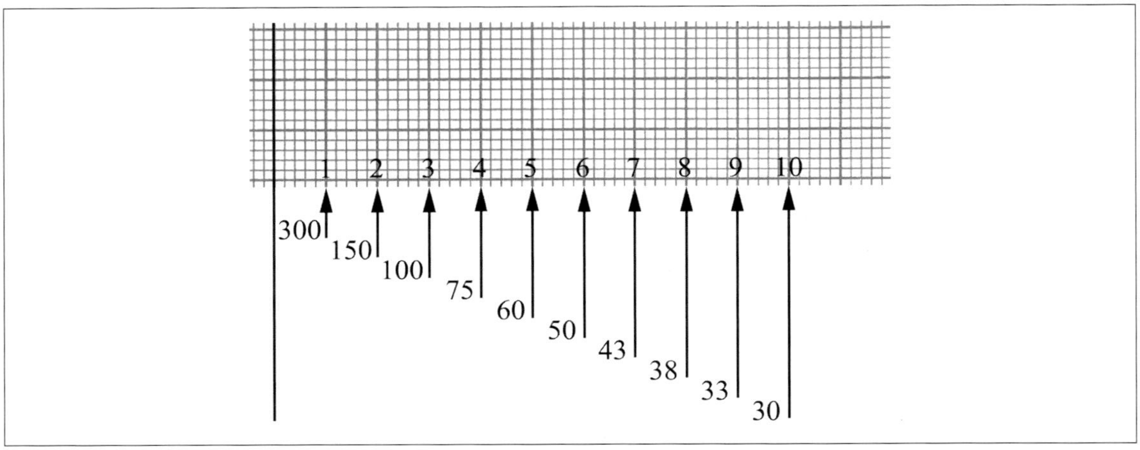

그림 7-5. 굵은 선에 의한 심박수 어림셈.
실제 RR간격이나 PP간격에 가장 가까운 굵은 선 간격의 개수(n)를 세고 300을 n으로 나누거나 외워 둔 굵은 선 개수에 따른 심박수를 적용시켜 어림 심박수를 추정할 수 있다.

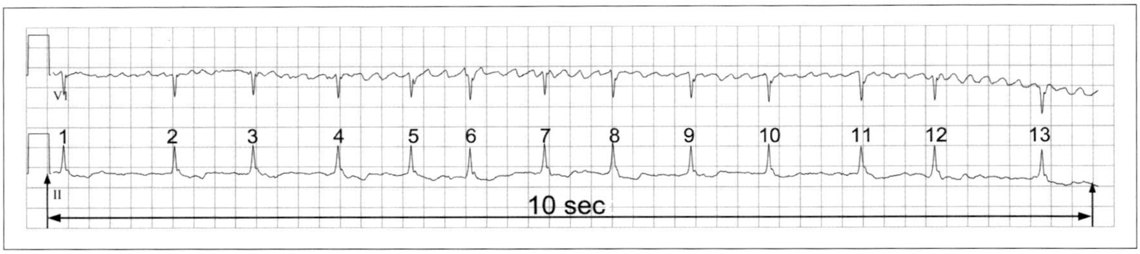

그림 7-6. 10초 기록을 이용한 심박수 계산(10초 계산법).
심전도 표준 기록지 1장의 기록 시간은 10초이기 때문에 한 장에 출현하는 QRS파의 수를 세고 여기에 6을 곱하면 분당 심박수가 된다. 심실 율동이 불규칙하거나 매우 느릴 때 유용한 방법이다. 여기에서는 심방세동 때문에 RR간격이 불규칙하며 QRS파가 10초 동안 13개 나왔으므로 심박수는 13 x 6으로 분당 78회가 된다.

을 나누는 간편식으로 추정할 수도 있다(**그림 7-5**). 즉, RR간격이 굵은 선 한 개이면 분당 300회, 2개이면 분당 150회, 3개이면 분당 100회, 4개이면 분당 75회, 5개이면 60회, 6개이면 50회, 7개이면 43회, 8개이면 38회이다(**그림 7-5**). 간격이 불규칙할 때는 평균 간격이나 기록지 1장(10초)에 나온 QRS파 수에 6배를 하여 구한다(**그림 7-6**). 간격의 빠르기로 율동을 정상, 느린맥, 빠른맥으로 분류한다(**표 7-1**).

㉠ 600~1000 ms(분당 60~100회): 정상

㉡ >1000 ms(분당 60회 미만): 서맥(느린맥)

㉢ ≤600 ms(분당 100회 이상): 빈맥(빠른맥)

② **규칙성**

㉠ 규칙적: 박동수가 정상 범위(60~100회/분)일 때 최대 간격 차이가 160 ms 미만이거나 박동수와 무관하게 최대 간격 차이가 가장 긴 간격의 10% 미만일 때 규칙적이라고 한다. 정상 간격으로 규칙적인 율동은 거의 대부분 정상 동율동이다.

㉡ 불규칙적

- 규칙성 있는 불규칙적(regularly irregular): 간격의 변화에 일정한 규칙이 있는 경우이다(**그림 7–7**). 단소성(unifocal) 조기박동, 전도차단을 동반한 심방조동 또는 심방빈맥, 동방차단, 2도 방실전도차단이 해당된다.
- 규칙성 없는 불규칙적(irregularly irregular): 간격의 변화에 전혀 규칙이 없는 경우이다(**그림 7–8**). 다소성(multifocal) 조기박동, 다소성 심방빈맥, 심방세동, 다형 심실빈맥이 해당된다. 이들 가운데 심방세동과 다형 심실빈맥이 가장 흔하다.

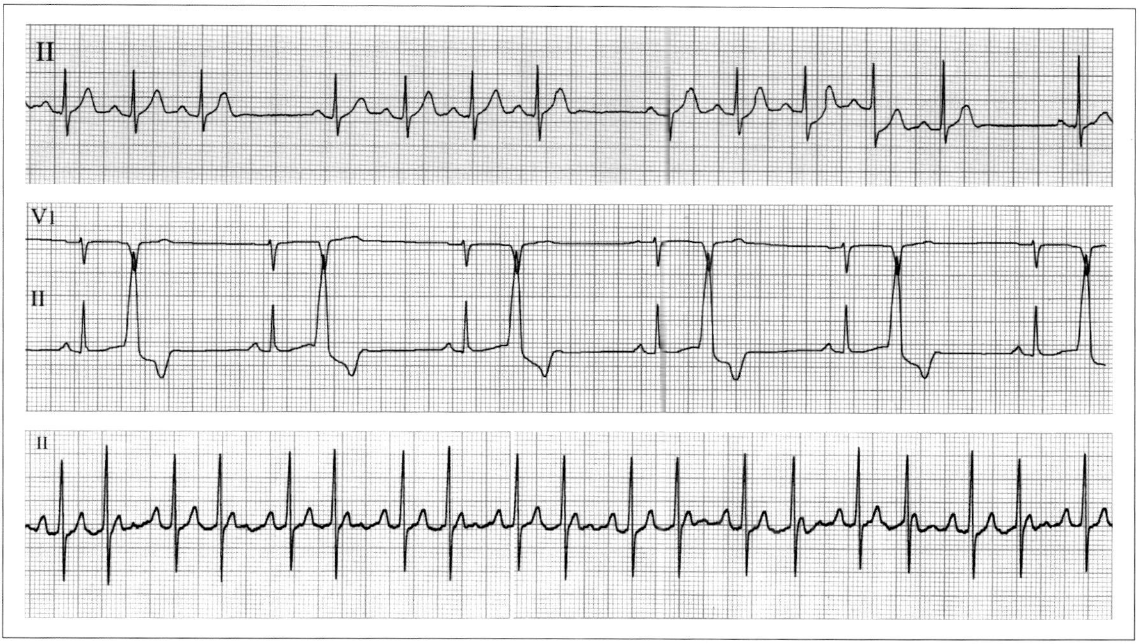

그림 7–7. 규칙성 있는 불규칙 율동.
율동이 불규칙하지만 일정한 규칙이 있어 규칙성 있는 불규칙 율동이다. 첫째 심전도는 2도 II형 동방차단, 둘째 심전도는 심실 조기박동, 셋째 심전도는 방실전도차단을 동반한 심방빈맥(3:2 방실전도)이다.

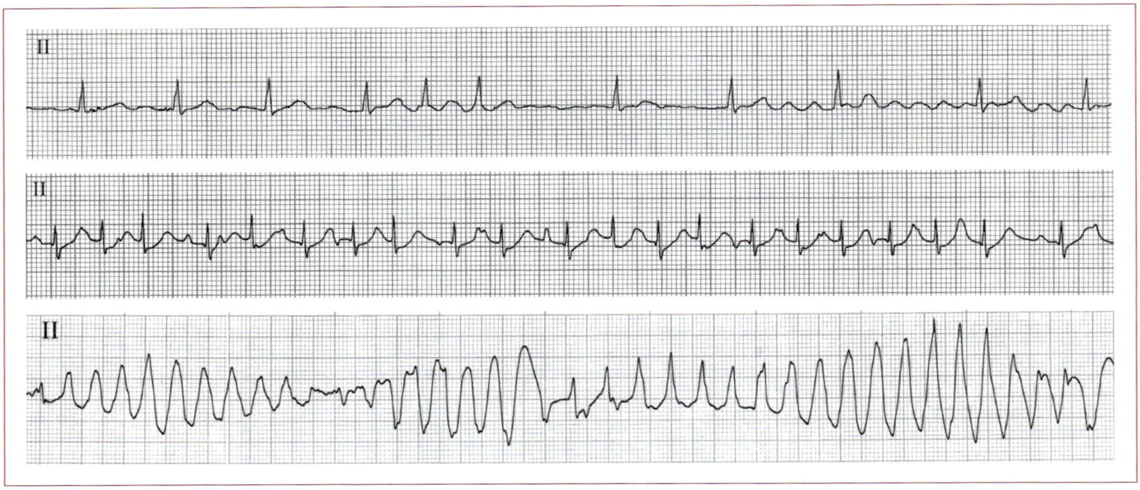

그림 7-8. 규칙성 없는 불규칙 율동.
규칙성이 전혀 없는 불규칙 율동이다. 첫째 심전도는 심방세동, 둘째 심전도는 다소성 심방빈맥, 셋째 심전도는 다형 심실빈맥이다. 이들 가운데 심방세동이 가장 흔하고 대표적이다.

(2) 모양

QRS파 분석에서 간격 다음으로 분석해야 할 것은 QRS파 모양이다. QRS파의 모양(size와 slope)로 심장 율동 이상을 일으키는 자극의 기원을 알 수 있기 때문이다. QRS파의 폭(size)을 먼저 보고 폭이 120 ms 이상으로 넓을 경우에는 경사(slope)를 본다.

① 폭(size)

QRS파는 기원에 따라 폭(size)과 경사(slope)가 달라지는데 폭으로 먼저 분류하고 폭이 넓을 경우에는 경사로 재분류한다.

㉠ 좁음(<120 ms): 심실상성 기원을 의미한다. P파의 위치와 극성(전기축)으로 심실상성 기원을 다시 심방성과 접합부성으로 분류한다(**그림 7-9, 10**).

㉡ 넓음(≥120 ms): 심실성일 가능성을 먼저 고려한다. 특히, 160 ms 이상으로 매우 넓을 때에는 거의 그렇다(예외: 약물 중독이나 전해질 이상). 140~160 ms일 때도 QRS파가 좌각차단 형태가 아니면 심실성일 가능성이 높다. 하지만 심실상성 자극의 각차단(편위전도) 또는 조기흥분의 가능성도 따져봐야 한다(**그림 7-11, 12**). 이 때 QRS파의 경사 분석이 도움이 된다. 최종 판정은 P파와 관계 분석을 통해서 한다.

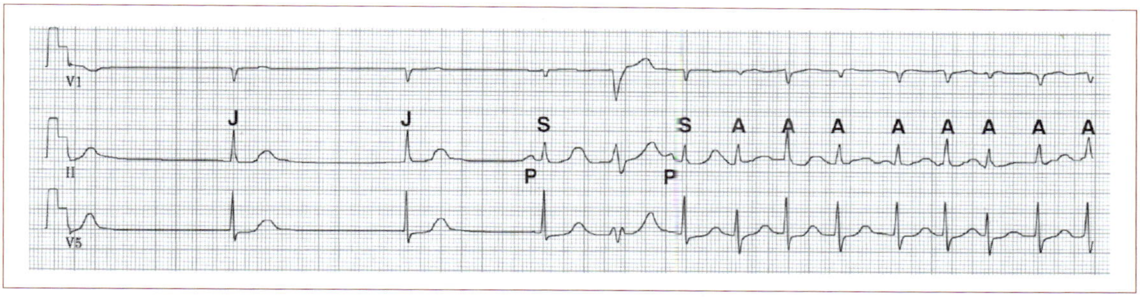

그림 7-9. 좁은 QRS파의 다양한 기원.

QRS파가 좁은 것은 심실상성 박동이다. 심실상성 박동에는 동결절성 (동성), 심방성, 접합부성이 있다. QRS파 앞에 P파가 없으면 접합부성 (J)이고, 정상 P파가 있으면 동성 (S), 비정상 심방파가 있으면 심방성 (A)이다. A로 표시된 심실파 앞에 심방파가 뚜렷하게 보이지 않지만 T파를 포함하여 기저선이 일정하지 않는 것으로 보아 심방세동이 있는 것으로 보인다.

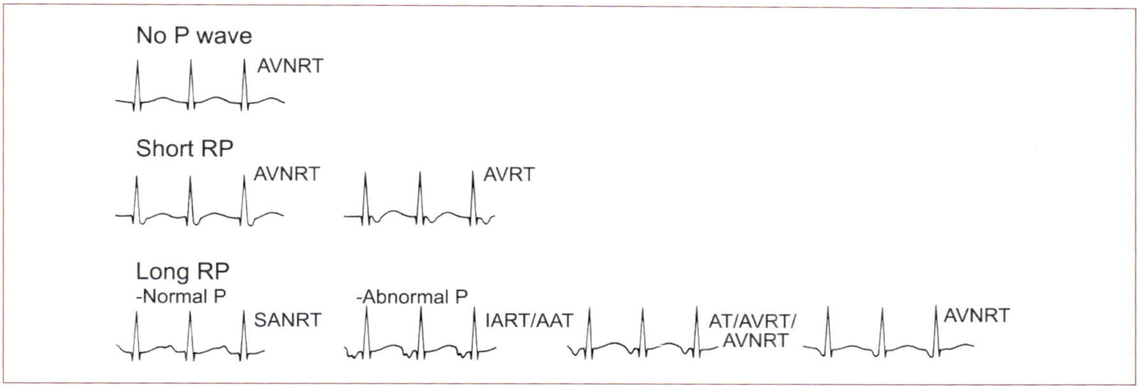

그림 7-10. 규칙적인 좁은 QRS파 빈맥의 P파의 위치와 전기축에 의한 감별.

좁은 QRS파 빈맥은 P파의 위치와 전기축으로 감별한다. P파가 QRS파 안에 위치하여 보이지 않을 때는 AVNRT, QRS파에 뒤따라 나올 때는 AVRT의 가능성이 높다. P파가 QRS파 앞에 나올 때는 모든 가능성이 열려 있다. 이 때에는 P파의 모양 또는 전기축으로 감별한다. P파의 전기축이 정상이면 동빈맥 또는 심방빈맥이다. AVNRT: 방실결절회귀성 빈맥, AVRT: 방실회귀성 빈맥, ST: 동빈맥, AT: 심방빈맥

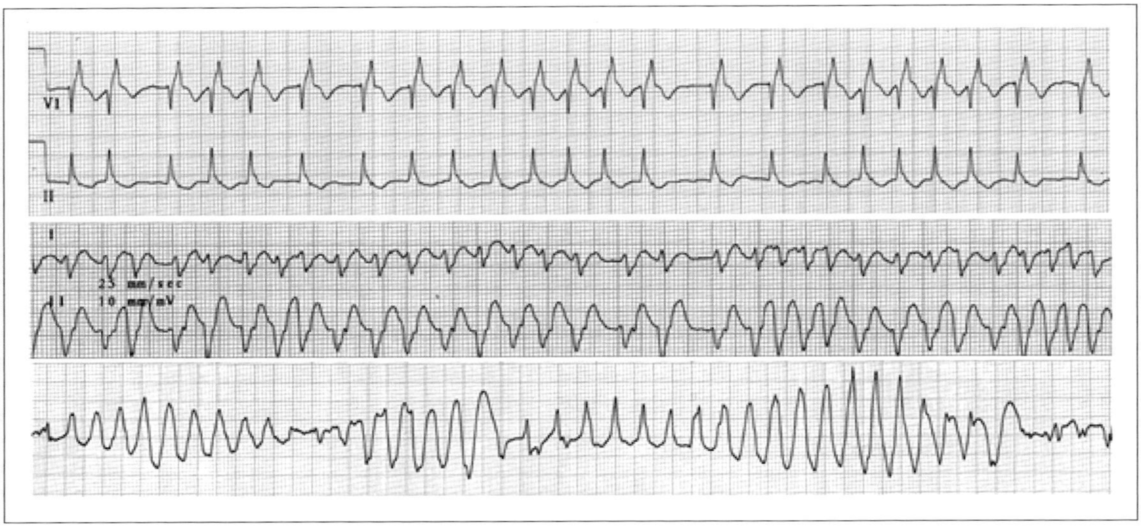

그림 7-11. 불규칙적인 넓은 QRS파 빈맥(FBI 율동)의 3대 기전(삼총사).
불규칙적인 넓은 QRS파 빈맥은 특이하게 QRS파가 Fast(간격이 빠름), Broad(폭이 넓음), Irregular(간격이 일정하지 않음)하여 줄여서 FBI라고 하는데 이는 원래 미연방수사국(Federal Bureau of Invetigation)을 뜻하는 말이다.
FBI 율동 세 가지는 각차단성 심방세동(첫째), 조기흥분성 심방세동(둘째), 다형 심실빈맥(셋째)인데 인어공주처럼 전반부 모습이 정상이면 각차단성, 전반부 모습이 일그러졌으면 조기흥분성 심방세동 또는 심실성인데 QRS파 모양이 대동소이하면 조기흥분성 심방세동이고 천차만별로 다양하면 다형 심실빈맥이다.

② 경사(slope)

QRS파의 경사는 심실내 전도속도를 반영한다. 심실내 자극전파가 정상적으로 히스퍼킨제계를 통해 매우 빠르게 진행될 경우에는 QRS파의 경사가 90도에 가깝게 매우 급격하다. 따라서 QRS파는 날씬하고 뾰족한 모습을 보인다. QRS파의 경사 둔화로 QRS파의 예리함이 어느 시기에 소실되었는지 살펴보면 넓은 QRS파의 기원 분석에 도움이 된다.

㉠ 초기 급격, 후기 완만: 심실상성 기원의 각차단 또는 편위전도이다(**그림 4-13, 7-11, 12**).

㉡ 초기 완만, 후기 급격: 심실상성 기원의 조기흥분이다(**그림 7-12**). 조기흥분 정도에 따라 완만한 심전도파(델타파)의 폭과 크기가 달라진다. 심실 전체가 조기흥분될 경우에는 시종일관 완만해져서(예: 심방세동을 동반한 WPW증후군, 역방향성 방실회귀성빈맥) 심실성 박동과 감별이 어려워진다. 조기흥분파는 항상 앞선 P파가 있으므로 감별에 도움이 된다.

㉢ 시종 완만: 심실성 기원이다(**그림 4-14, 7-12**). 경사가 전후반 모두 완만하여 날씬하고 뾰족한 예리함이 전혀 없어져서 각차단 때와 전혀 다른 모습을 보인다(**그림 4-14, 7-12**).

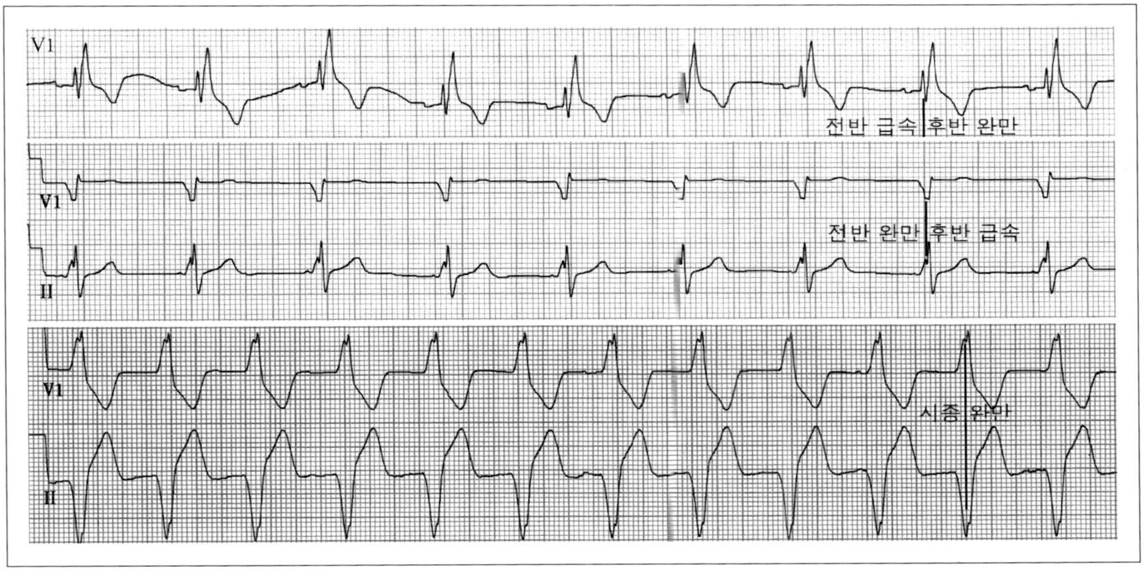

그림 7-12. 넓은 QRS파의 다양한 기원.
첫째는 QRS파 전반부 경사는 급격하고 후반부 경사가 완만하여 각차단을 시사하고, V_1에 RsR'파가 보여 완전 우각차단이다. 둘째는 QRS파 시작부 경사가 완만하고 후반부는 정상이며 유도 II에서 저명한 델타파가 보여 심실 조기흥분이다. 셋째는 넓은 QRS파가 P파와 무관하게 나오며 QRS파 경사가 시종일관 완만하고 모양이 각차단 형태와 전혀 달라 심실성 율동이다.

각차단성 심실상성 QRS파와 심실성 QRS파를 감별하는 데 유용한 QRS파 초기 경사의 분석에 여러 방법들이 제시되어 있다(**그림 7-13**). 이들 가운데 심실성을 시사하는 지표들로 $V_{1\text{-}2}$에서 QRS파 시작점에서 S파 최저점까지 시간이 60 ms 이상(nadir sign; Kindwall 등, 1988), 흉부유도 하나에서라도 QRS파 시작점에서 S파 최저점까지 시간이 100 ms 이상(Brugada sign; Brugada, 1991), 초기 r파나 q파의 폭이 aVR(Vereckei, 2008) 또는 어느 유도에서든지 40 ms 이상(Sasaki, 2009), 유도 II에서 QRS파 시작점에서 첫 극성 변화점까지 시간(R wave peak time)이 50 ms 이상(Pava, 2010) 등이 있다(**그림 7-13**). 이 지표들을 이용하면 QRS파 전반부 경사를 객관적으로 평가하는 데 도움이 된다.

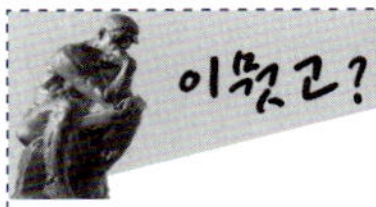

심전도 청백전의 종결자(terminator), FBI 삼총사!

삼총사란 원래 세 명의 총잡이를 줄인 말이다. 심전도 청백전이나 심전도 골든벨과 같은 심전도 판독 경연대회나 임상 현장에서 최후의 승자를 결정하는 가장 어렵고 긴박한 율동이 빠르고 Fast, 넓고 Broad, 불규칙한 Irregular한 율동인 FBI 율동이다. 기형적인 모양의 QRS파가 빠르고 불규칙하게 나타나서 판단이 쉽지 않으며 환자의 상태 또한 위중한 경우가 많기 때문이다. FBI 율동 가운데 첫째는 각차단을 동반한 심방세동, 둘째는 조기흥분을 동반한 심방세동, 셋째는 다형 심실빈맥인데 이들을 FBI 삼총사라고 부른다.

FBI 율동의 감별은 율동 분석의 종결자라고 할 수 있을 만큼 어려우나 한 가지 특징만 잘 알고 있으면 그렇게 어렵지 않다. 일그러진 모습의 불규칙한 율동이지만 QRS파의 앞 모습이 정상이어서 인어공주처럼 비교적 깔끔하면 각차단성 심방세동이고, 앞 모습이 정상은 아니지만 가면을 쓴 복면가왕처럼 비교적 대동소이한 모습을 보이면 조기흥분성 심방세동이고, 앞뒤 모두 정상이 아니고 괴물처럼 천차만별 다양한 모습을 보이면 다형 심실빈맥인 것이다.

1966년 개봉된 세르지오 레온 감독의 유명한 영화, "The Good, The Bad, and the Ugly(석양의 무법자)"에서 세 명의 총잡이 중에 착한 놈은 인어공주 같은 각차단성 심방세동, 나쁜 놈은 괴물 같은 다형 심실빈맥, 추한 놈은 복면가왕 같은 조기흥분성 심방세동이라고 할 수 있다.

1. 각차단성 심방세동(인어공주처럼 앞 모습은 정상인 비교적 깔끔한 율동): 착한 놈(The Good)

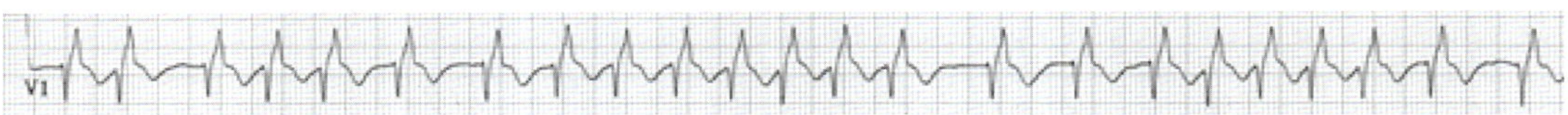

2. 조기흥분성 심방세동(복면가왕처럼 앞 모습은 이상하나 비교적 대동소이한 율동): 추한 놈(The Ugly)

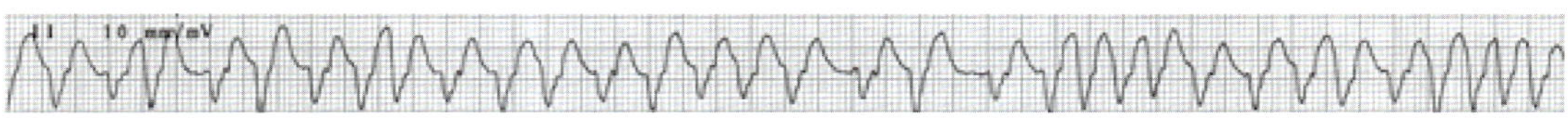

3. 다형 심실빈맥(괴물처럼 괴상한 모습을 보이고 천차만별로 변하는 율동): 나쁜 놈(The Bad)

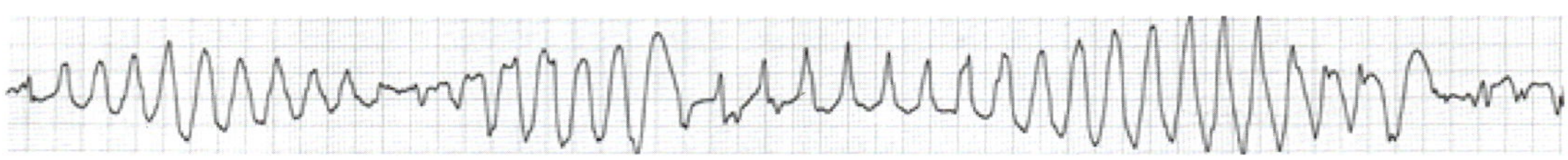

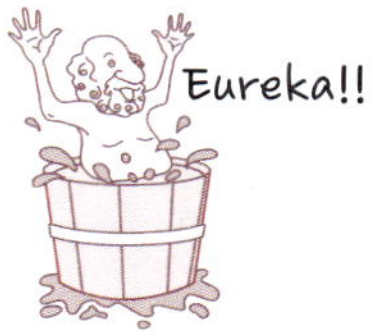

조기흥분파, 복면가왕에서 괴물까지 변신의 귀재!

조기흥분파(델타파)는 변신의 귀재다. 경미하면 복면가왕의 가면처럼 델타파가 일부 유도에서만 살짝 보이고 PR간격의 단축도 경미하여 PR분절이 살아 있다. 하지만 한쪽 심실이 거의 다 조기흥분되면 커진 델타파가 QRS파 전반부를 변형시켜 큰 R파나 Q파 같이 보이고 PR간격도 심히 단축되어 P파와 QRS파가 붙게 된다. 조기흥분이 극도로 심해져서 좌우 심실 모두가 조기흥분되는 최대 또는 완전 조기흥분(maximum preexcitation)의 경우에는 QRS파가 조기흥분파에 의해 완전 대체되어 정상 QRS파의 날씬하고 예리한 면을 완전 상실한 괴물처럼 보인다. 조기흥분파가 복면가왕에서 괴물의 모습까지 다양한 것은 방실우회로를 통과하는 자극이 심실을 흥분시키는 정도가 사람마다 상황마다 다르기 때문이다.

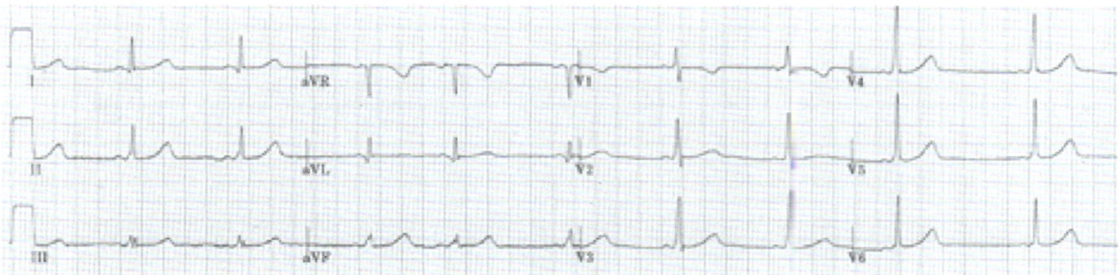

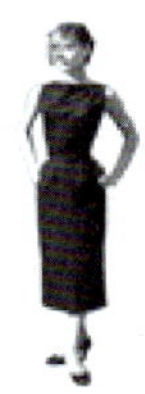

미세 조기흥분: 미세한 델타파가 일부 유도에서만 관찰되고 PR분절이 보존되어 있다.

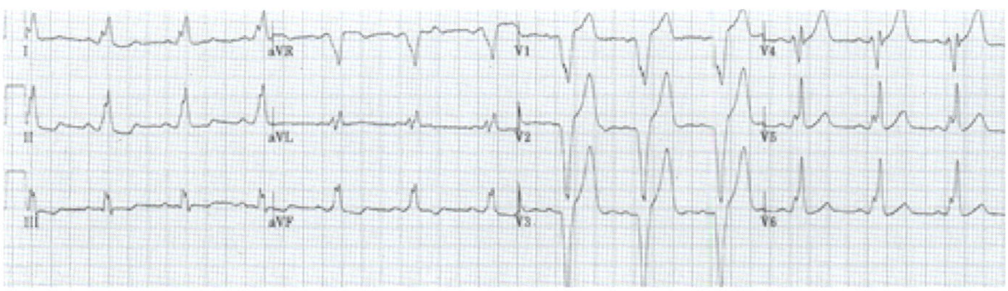

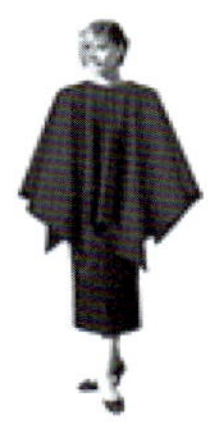

심한 조기흥분: 뚜렷한 델타파가 거의 모든 유도에서 관찰되고 PR분절이 소실되었다.

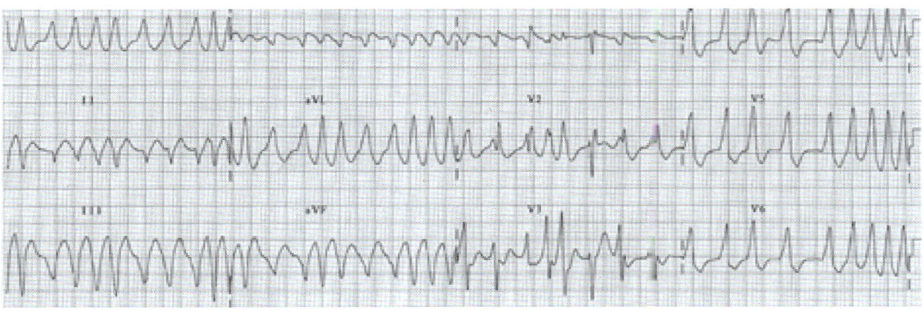

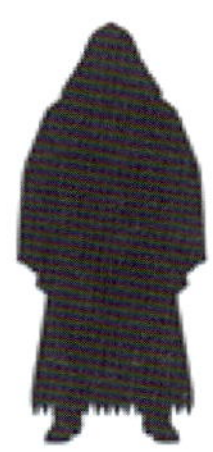

최대 조기흥분: 심방세동 때 심실 전체가 완전히 조기흥분되어 QRS과가 괴물처럼 변형되었다.

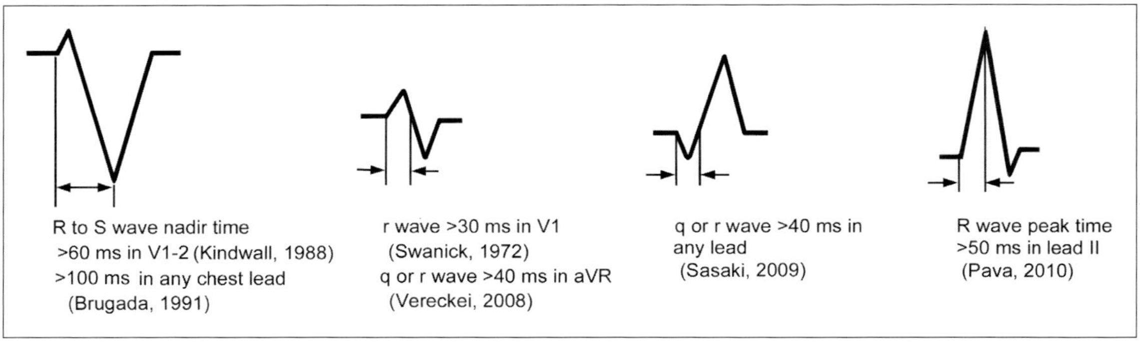

그림 7-13. 넓은 QRS파에서 초기 경사의 둔화를 평가하는 여러 방법과 심실성을 시사하는 지표들.

2) P파의 분석

QRS파의 분석을 통해 추정된 심장 율동 이상을 P파를 찾아 분석함으로써 최종적으로 확정하는 단계이다. P파를 분석하기 위해서는 먼저 P파를 찾아야 한다. P파는 크기가 작아서 QRS파, ST절, T파 등에 묻혀서 보이지 않는 경우가 많으므로 찾는 기술이 필요하다. P파의 색출 기법은 다음과 같다.

■ P파의 색출 기법

(1) 효자유도 우선 조사: P파가 잘 보이는 유도 II와 V_1에서부터 찾는다. 유도 II는 심방과 심실의 활동을 마주보는 유도이기 때문에 잘 보이고 V_1는 동방결절이 있는 우심방과 가장 가까이 있기 때문에 잘 보인다(**그림 7-14, 15, 16**).

(2) 철두철미 일괄 조사: 심전도 선을 처음부터 끝까지 눈을 떼지 않고 따라 가며 변형된 곳이 있는지 철두철미하게 살핀다. 심전도 선에 있는 미세한 변형은 P파일 가능성이 높다. 보물찾기에서 보물은 주변 환경과 어울리지 않게 조금 틀어진 바위나 나무 등걸 속에 숨겨져 있듯이 부정맥 진단에 열쇠이고 보물인 P파도 주변과 어울리지 않게 변형된 심전도 파 속에 숨어 있다. 따라서 P파를 찾아내기 위해서는 심전도 선을 처음부터 끝까지 눈을 떼지 않고 일괄적으로 살펴봐야 한다(**그림 7-14**).

(3) 이상 부위 집중 조사: 규칙성이 깨진 곳에 초점을 맞추고 직전 심전도 파와 분절을 집중적으로 살핀다(**그림 7-14**). P파는 율동의 규칙성이 깨진 곳(짧아지거나 길어진 곳)의 직전 T파나 ST절에 숨어 있을 가능성이 많으므로 규칙성이 깨진 이상 부위는 특히 더 집중해서 조사한다.

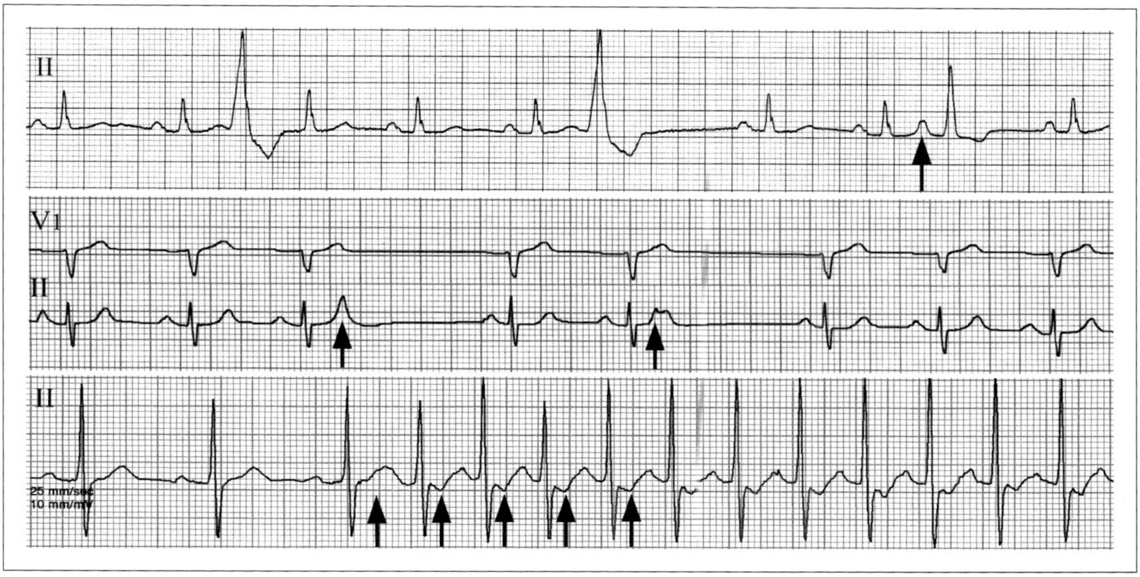

그림 7-14. P파 찾기: 효자유도(V1, II)에서 철두철미 일괄 조사, 이상 부위 집중 조사.

(위) 첫째 심전도에서는 정상 간격보다 짧은 간격으로 세 개의 조기박동이 나온다. 첫째와 둘째 조기박동에 비해 셋째 조기박동의 QRS파는 모양도 다르고 조기박동 직전 T파도 다르다. 첫째와 둘째 조기박동은 심실 조기박동이고 셋째 조기박동은 심방 조기박동인데 조기박동 직전 T파가 다른 T파와 달리 높이 솟아 있어 P파가 숨어있음을 알 수 있다. (가운데) 둘째 심전도에서는 RR간격의 연장이 두 번 반복되는데 RR간격이 연장되기 직전 T파의 모양이 그렇지 않는 경우와 다르다. 이것으로 T파 속에 P파가 숨어 있다는 것을 알 수 있어 전도차단된 심방 조기박동이다. (아래) 셋째 심전도에서는 정상 동율동 3개 후에 갑자기 빠른 맥이 시작되었는데 빠른 맥이 시작되기 직전 T파 모양이(첫째 화살표) 정상 동율동일 때와 다르고 빈맥 시에는 ST절이 동율동일 때와 달리 움푹 패여 있어(화살표) 역행성 P파가 짧은 RP간격으로 나와 방실회귀성 빈맥임을 알 수 있다. 이와 같이 P파를 찾아냄으로써 부정맥을 최종적으로 확정할 수 있다.

(4) 자벌레로 최종 점검: P파를 3~4개 정도 찾은 후에는 이들 가운데 가장 짧은 PP간격을 기준 간격으로 하여 캘리퍼나 종이띠에 간격을 표시하여 자벌레처럼 앞뒤로 이동하면서 못 찾은 P파를 마저 찾는다(**그림 7-15, 16**).

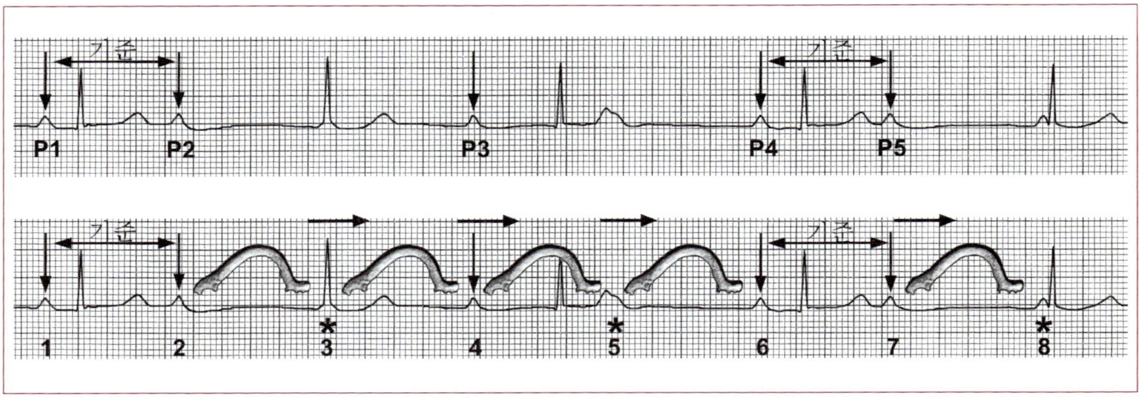

그림 7-15. 서맥에서 자벌레 활동으로 숨은 P파 찾기.
(위) 심전도 선에서 눈을 떼지 않고 심전도 기록선을 처음부터 끝까지 따라가며 확실한 P파(1, 2, 3, 4, 5번)를 찾는다. (아래) 일차로 찾아진 P파 간격 가운데 가장 짧은 간격(1~2번, 4~5번 PP간격)을 기준으로 하여 자벌레(inchworm)처럼 앞뒤로 이동하여 QRS파에 가려지거나(3, 8번) T파에 겹쳐있는 P파(5번)를 찾는다(*표). QRS파가 P파와 관계없이 느리게 나오므로 완전 방실전도차단이다.

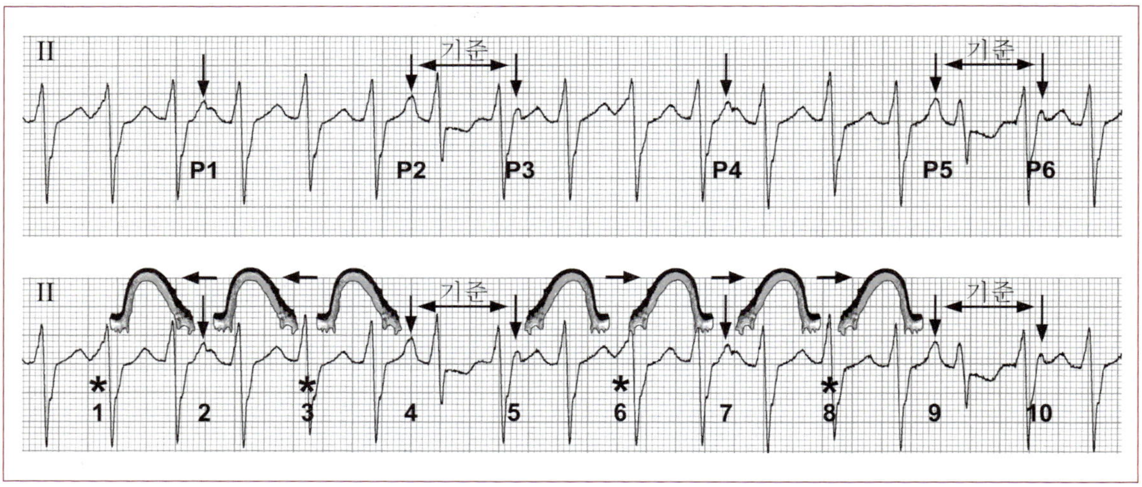

그림 7-16. 빈맥에서 자벌레 활동으로 숨은 P파 찾기.
빈맥에서는 서맥에서보다 덩치가 큰 QRS-T파가 더 촘촘히 나오기 때문에 P파가 QRS파나 T파에 가려지는 경우가 많아 찾기가 더 어렵다. (위) 일차로 찾은 P파(1, 2, 3, 4, 5, 6번) 가운데 가장 짧은 PP간격(2~3번, 5~6번)을 기준으로 하여 (아래) 자벌레처럼 앞뒤로 이동하여 QRS파에 가려진 P파(1, 3, 6, 8번)를 찾는다(*표). 넓은 QRS파가 P파와 무관하게 빠르게 나오므로 심실빈맥이다.

■ P파의 분석

P파의 분석은 위치(position)와 극성(polarity)을 분석하는 것이다. P파와 QRS파의 앞뒤 위치 관계(position)로 QRS파의 기원을 확정하고 P파의 극성(polarity)으로 P파의 기원을 확정하여 심장 율동을 최종 진단한다.

(1) P파의 위치(position)

율동 이상의 진단에서 자극의 기원을 파악하는 것이 중요한데 P파의 위치와 QRS파와의 관계가 결정적인 역할을 한다.

① QRS파 앞(PR<RP)(그림 7-17, 18)

동성 또는 심방성이다. 예외적으로 드물지만 P파의 전기축이 상향이고 PR간격이 120 ms 미만일 경우는 접합부성이다.

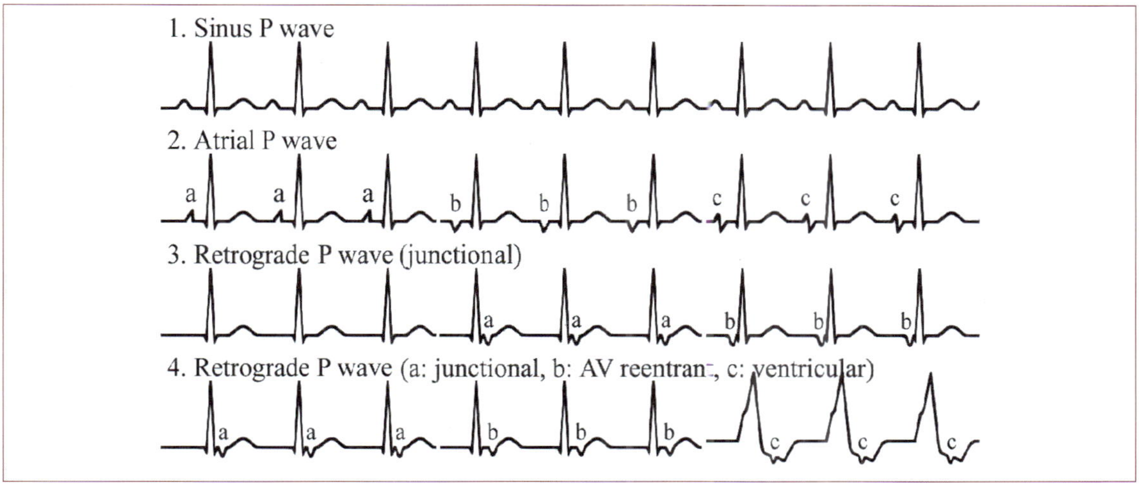

그림 7-17. 여러 심장 율동에서 P파의 위치와 전기축(유도 II).

1: 동성 P파, 정상 P파가 QRS파 앞에 정상 간격으로 나온다. 2: 심방성 P파, 비정상 P파가 QRS파 앞에 정상 간격으로 나온다(a: 상부 심방, b: 하부 심방, c: 중간부 심방). 3: 방실결절 또는 방실접합부(역행)성 P파, 역행성 P파가 QRS파에 겹쳐 보이지 않거나 QRS파 직후(a)에 나오고 드물게 QRS파 직전(b)에 나온다. 4: 역행성 P파, 상향 전기축의 음성 P파가 QRS파 뒤에 나오는데 RP간격이 짧으면(160 ms 이하) 접합부에서 올라온 것이고(a), 길면(160 ms 이상) 심실에서 올라온 것이다(b: 방실회귀성 P파, c: 심실 역행성 P파).

② QRS파 뒤(PR>RP)(그림 7–17, 18, 19)

정상 QRS파 뒤에 나오면 접합부성 또는 방실회귀성 율동의 역행성 P파이고, 넓은 QRS파 뒤에 나오면 심실성 율동의 역행성 P파일 가능성이 많다. 하지만 P파의 전기축이 정상일 경우에는 동성 또는 심방성이다.

③ QRS파 안(P in QRS)(그림 7–17)

P파가 QRS파 안에 묻혀서 보이지 않는 경우로 접합부성 또는 방실결절성이다.

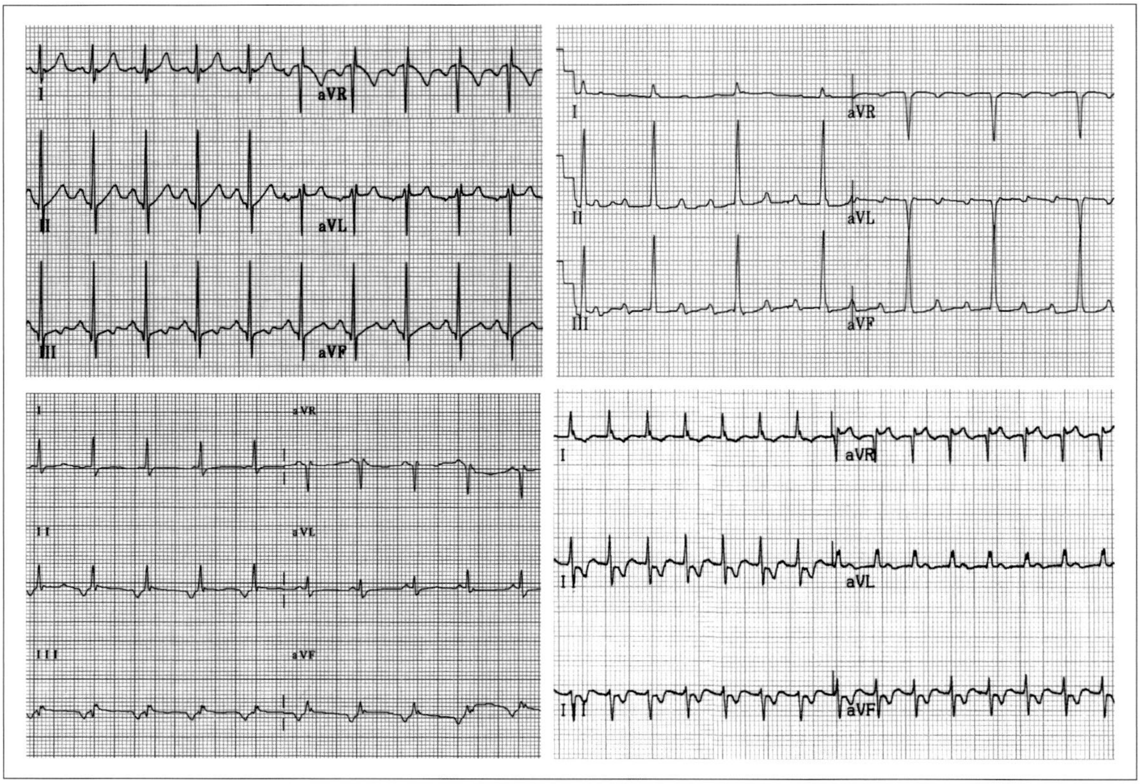

그림 7–18. 여러 종류의 심실상성 빈맥에서 P파의 위치와 전기축.
왼쪽 위: 정상 동율동(QRS파 앞, 정상 전기축: 동율동), 오른쪽 위: 심방빈맥의 3:1 방실전도(QRS파 앞, 하향 전기축: 이소성), 왼쪽 아래: 심방빈맥(QRS파 앞, 상향 전기축: 이소성), 오른쪽 아래: 방실회귀성 빈맥(QRS파 뒤, 상향 전기축: 역행성).

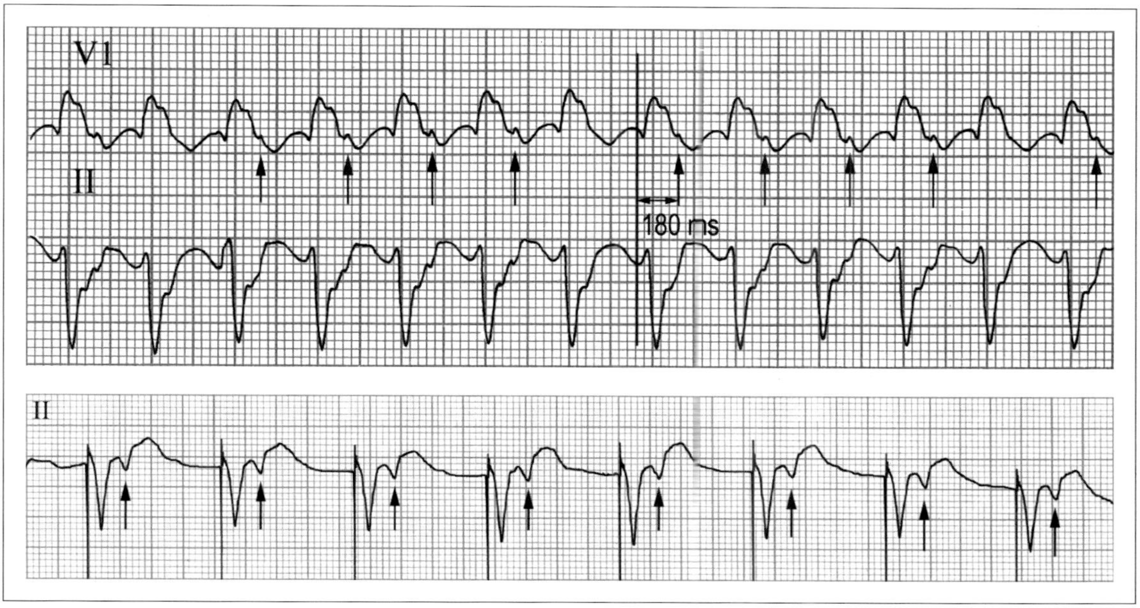

그림 7-19. 심실성 율동에서 역행성 P파.
넓은 QRS파 율동 다음에 P파가 뒤따라 나온다. (위) P파의 수가 QRS파의 수보다 적어 심실빈맥의 역행성 방실전도에 의한 P파(↑)이다. (아래) 심실 조율 흔적이 있어 인공 심실 조율율동의 역행성 P파(↑)이다.

④ 다양(방실해리)(그림 7-20)

㉠ 완전 방실전도차단(complete AV block)

방실전도가 완전히 차단되어 심방 활동은 동결절이나 심방에서 만들어진 자극에 의해 유지되고 심실 활동은 별도의 이탈 심박조율 조직에 의해 유지되어 P파가 QRS파와 상관없이 나타난다. 심방 활동에 비해 심실의 활동이 현저하게 느리므로 P파가 QRS파 브다 월등히 많다(**그림 7-20, 셋째**).

㉡ 등율성 방실해리(isorhythmic AV dissociation)

동서맥에서 느린 동율동과 이탈율동의 율동수가 비슷하면 어느 심박조율 조직도 상대 심박조율 조직을 제압하지 못하여 두 개의 율동이 공존하게 된다. 등율성 방실해리는 완전 방실전도차단으로 오인하기 쉽다. 두 가지 모두 서맥이고 방실해리가 있기 때문인데 차이점은 등율성 방실해리에서는 심방율동 수와 심실율동 수가 비슷하지만, 완전 방실전도차단에서는 심방율동이 심실율동에 비해 월등히 빠르다는 것이다. 따라서 방실해리가 있어도 PP간격과 RR간격이 비슷하면 동기능저하에 의한 등

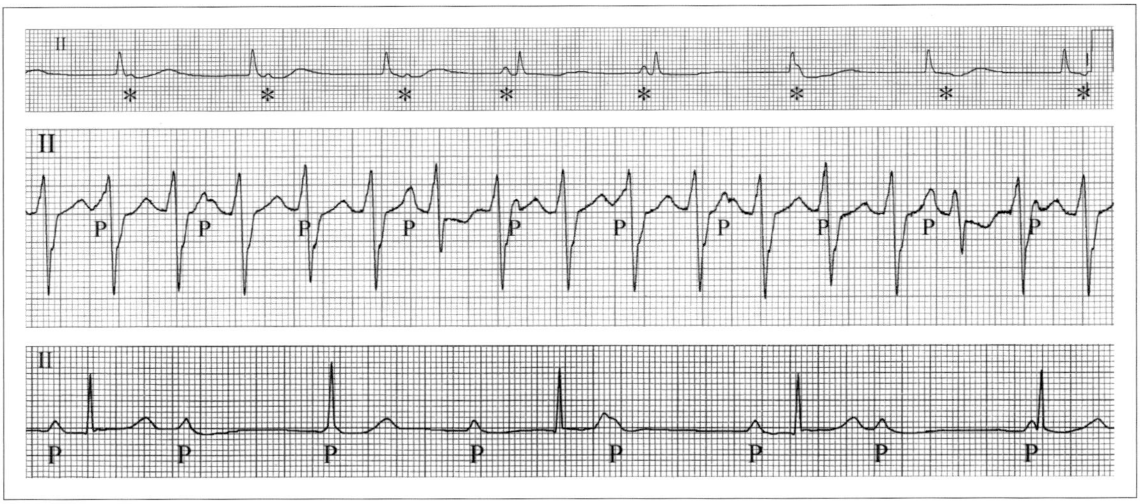

그림 7-20. 방실해리의 3가지 경우.
(첫째) 등율성 방실해리: 심한 동서맥에 동반된 접합부 이탈율동이 동율동과(*표) 빠르기가 비슷하여 상대 심박조율 조직을 압도하지 못하여 둘이 무관하게 공존하고 있다. 4–5번째 동성 자극은 접합부 율동보다 빨리 나와 심실에 전도되어 방실전도차단이 없음을 보여준다. (둘째) 간섭성 방실해리: 심실빈맥에 의해 정상 방실전도가 방해를 받아 심방과 심실 활동이 무관해진 것이다.(셋째) 완전 방실전도차단: 방실전도가 완전히 차단되어 심방 활동과 이탈성 심실 활동이 무관하다. 심방 율동수가 심실 율동수에 비해 월등하게 빠른 것이 등율성 방실해리와 다른 점이다.

율성 방실해리이고(**그림 7–20, 첫째**), PP간격이 RR간격에 비해 의미있게 짧으면 완전 방실전도차단이다(**그림 7–20, 셋째**).

㉢ 간섭성 방실해리(interference AV dissociation)

가속성 접합부율동이나 접합부빈맥, 가속성 심실율동이나 심실빈맥 시 접합부나 심실에서 생긴 빠른 자극이 방실전도계에 침투하여 방실전도계를 계속 불응 상태에 빠지게 하여 심실상성 자극의 방실전도를 간섭하여 방해함으로써 심방과 심실의 관계가 없어지는 경우이다(**그림 7–20, 둘째**).

(2) P파의 극성(polarity)

① 정상(0~90도, 유도 I, II에서 양성)

㉠ 정상 모양: 동성이다(**그림 7–18, 왼쪽 위**).

㉡ 비정상 모양: 심방성이다(**그림 7–18, 오른쪽 위**).

② **비정상**

㉠ 우하향 전기축(유도 I: 음성): 심방성이다.

㉡ 상향 전기축(유도 II: 음성): P파가 QRS파 앞에 있으면(PR < RP) 심방성이고(**그림 7-18, 왼쪽 아래**), P파가 QRS파 뒤에 있으면(PR > RP) 역행성이다(**그림 7-18, 오른쪽 아래**).

■ **심방율동의 확정(그림 7-20, 21)**

심방세동과 심방조동은 심방파 자체만으로도 심방율동의 확정이 가능하다. P파의 위치와 전기축(극성)으로 동성 또는 심방성으로 분류된 경우에는 간격과 규칙성으로 심방율동을 확정한다.

① **간격(그림 7-20)**

㉠ 600~1,000 ms: 정상 동율동, 이소성 심방율동이다.

㉡ >1,000 ms(느린맥): 동서맥, 이소성 심방율동, 심방 이칼율동이다.

㉢ ≤600 ms(빠른맥): 동빈맥, 심방빈맥이다.

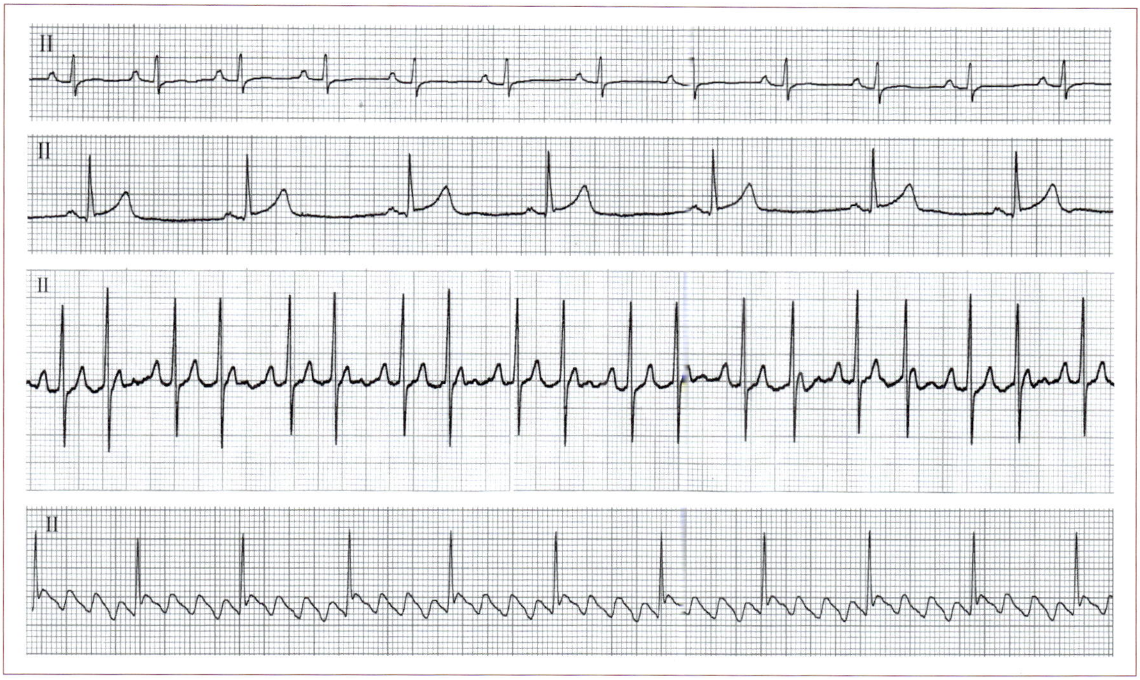

그림 7-20. PP간격에 의한 심방율동의 결정.
(첫째) 정상 동율동. PP간격이 730 ms로 정상 범위이다. (둘째) 동서맥. PP간격이 1340 ms로 연장되어 있다. (셋째) 심방빈맥. PP간격이 300 ms로 짧다. (넷째) 심방조동. 심방파의 간격이 240 ms로 짧고 쉼없이 계속 이어져 있다.

② **규칙성(그림 7-19, 21)**

㉠ 규칙적: 정상 동율동, 동서맥, 동빈맥, 심방빈맥, 심방조동, 방실회귀성 빈맥, 방실결절회귀성 빈맥이 해당된다.

㉡ 불규칙적(**그림 7-21**)

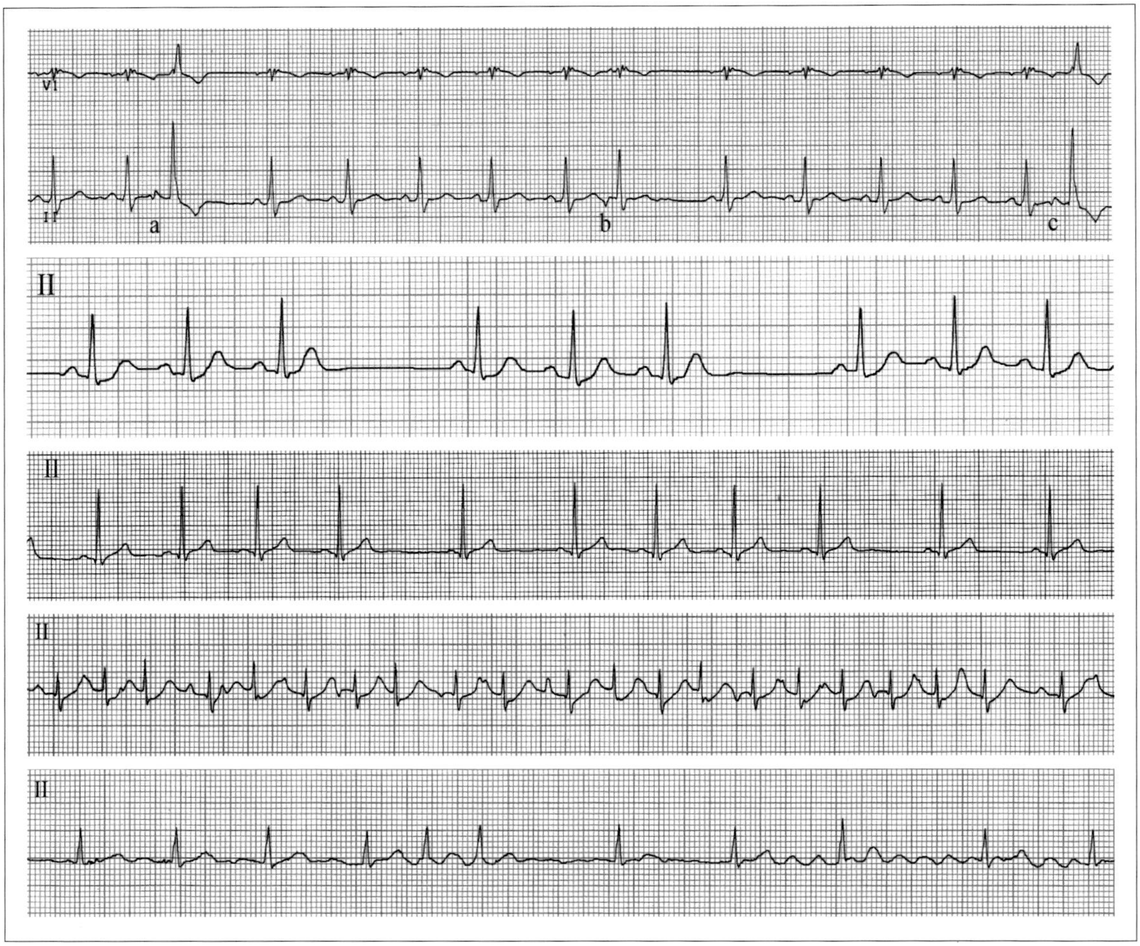

그림 7-21. 불규칙적인 심방율동의 종류.

(첫째) 심방 조기박동 a, b, c 가운데 a와 c는 모양과 이전 박동과 연결간격이 400 ms로 같은 반면에, b는 a, c와 모양이 다르고 연결간격도 540 ms로 다르다. (둘째) II도 2형 동방차단으로 PP간격이 정상 PP간격의 정수 배(여기서는 2배)로 늘어나는 규칙성이 있다. (셋째) 동부정맥으로 P파의 모양은 같고 간격이 일정하지 않으나 주기적으로 짧아졌다가 늘어나는 규칙성을 보인다. 최대 PP 간격 차가 160 ms 이상이어서 동부정맥이다. (넷째, 다섯째) 심방파가 무법칙적으로 규칙성이 전혀 없이 불규칙적으로 나오고 있다. 넷째는 다소성 심방빈맥이고, 다섯째는 심방세동이다.

a. 규칙성 있음: 단소성 심방 조기박동, 동방차단, 동부정맥이 해당된다.

b. 규칙성 없음: 다소성 심방 조기박동, 다소성 심방빈맥, 심방세동이 해당되나 심방세동이 가장 흔하다. 따라서 규칙성 없는 불규칙 율동은 일단 심방세동으로 간주해도 된다.

심장 율동의 분석 과정을 요약하면, 첫째 QRS파 간격의 분석으로 율동을 서맥과 빈맥으로 분류한다. 서맥인 경우에는 P와 QRS파 관계를 평가하여 유지되면 동기능부전이고, 유지되지 않으면 방실전도차단으로 분류한다. 빈맥인 경우에는 규칙성에 의해 규칙적인 것과 불규칙적인 것으로 나누고 이를 다시 좁은 QRS파 빈맥, 넓은 QRS파 빈맥으로 나눈다. 넓은 QRS파 빈맥도 QRS파의 경사에 따라 후반 완만 인어공주형(각차단성), 초기 완만 복면가왕형(조기흥분성), 시종 완만 괴물형(심실성)으로 나눈다. 최종 진단은 P파를 찾아 P파의 위치와 극성, 빠르기와 규칙성으로 확정한다(**표 7-2**).

표 7-2. QRS파와 P파의 분석을 통한 심장 율동의 진단

RR간격	P-QRS 관계		대표 부정맥
서맥	PR<RP, nP=nQRS		동서맥, 동정지, 동방차단
	PR<RP, nP>nQRS		2도 방실전도차단
	방실해리	nP≤nQRS	등서맥에 동반된 등율성 이탈율동
		nP>nQRS	완전 방실전도차단

RR간격	규칙성	QRS파 폭	P-QRS 관계	대표 부정맥
빈맥	규칙적	좁음	PR<RP	동빈맥, 심방빈맥, 심방조동
			PR>RP	방실회귀성 빈맥, 방실결절회귀성 빈맥
			P in QRS	방실결절회귀성 빈맥, 접합부빈맥
		넓음	nP≥nQRS	심실상성 빈맥
			nP<nQRS, AVD	심실빈맥
	불규칙	좁음	nP≥nQRS	심방세동, 심방빈맥 또는 심방조동의 다양한 방실전도, 다소성 심방빈맥
		넓음	P≥QRS	심방세동, 심방빈맥 또는 심방조동의 다양한 방실전도, 다소성 심방빈맥
			P<QRS, AVD	다형 심실빈맥

nP: number of P wave, nQRS: number of QRS complex, AVD : AV dissociation(방실해리)

나. 6대 부정맥 군에서 심장 율동 분석 순서도

부정맥을 서맥, 좁은 QRS파 규칙적인 빈맥, 좁은 QRS파 불규칙적인 빈맥, 넓은 QRS파 규칙적인 빈맥, 넓은 QRS파 불규칙적인 빈맥, 인공 심박조율 율동 등 6가지로 나누어 율동 분석 순서도를 소개한다.

(1) 서맥성 율동

율동이 연속적으로 느리거나 한 두 박자 느려지는 율동의 분석이다. 동서맥, 동정지, 동방차단, 방실전도차단, 전도차단된 심방 조기박동이 감별 대상이다.

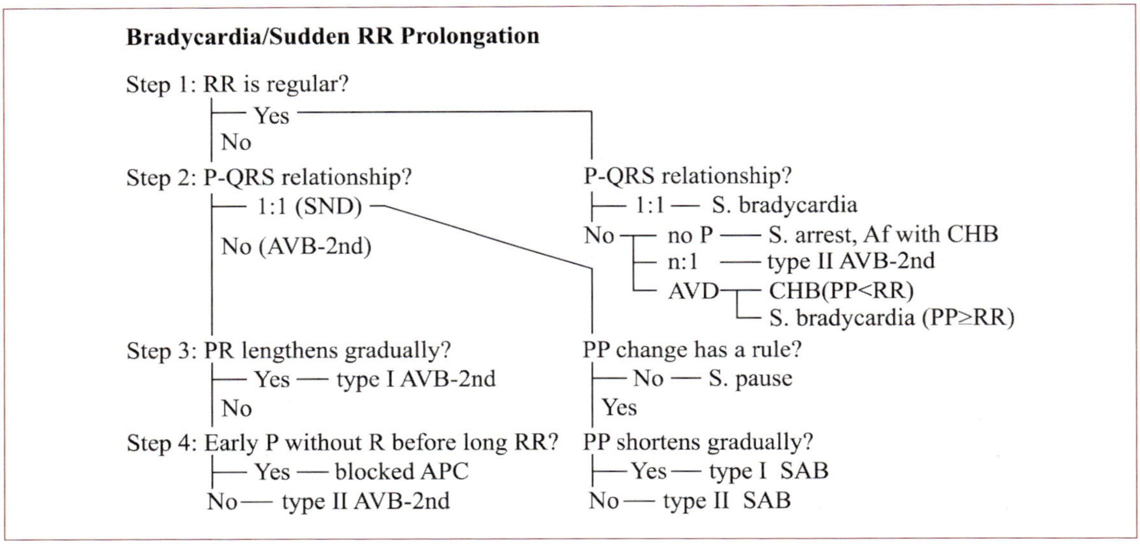

그림 7-22. 서맥 또는 돌연 RR간격 연장의 심전도 감별 진단 순서도.

SND: sinus node dysfunction, AVB: AV block, CHB: complete heart block, S: sinus, APC: atrial premature contraction, SAB: SA block, ER: escape rhythm.

<서맥성 율동의 감별 진단 연습>

① 규칙적인 서맥(①~⑤)

부정맥 ①

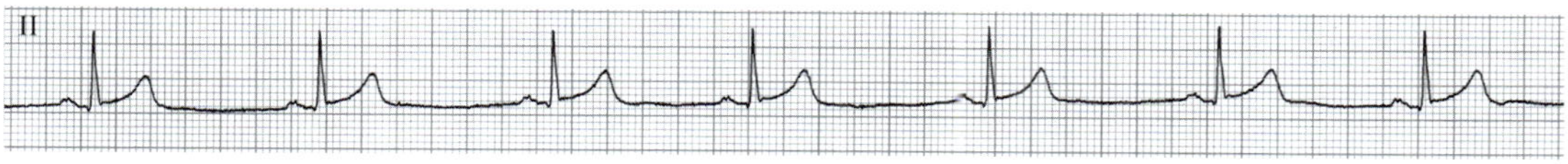

부정맥 ②

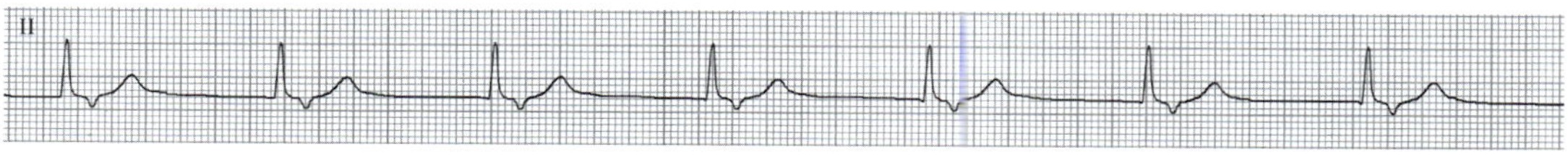

부정맥 ③

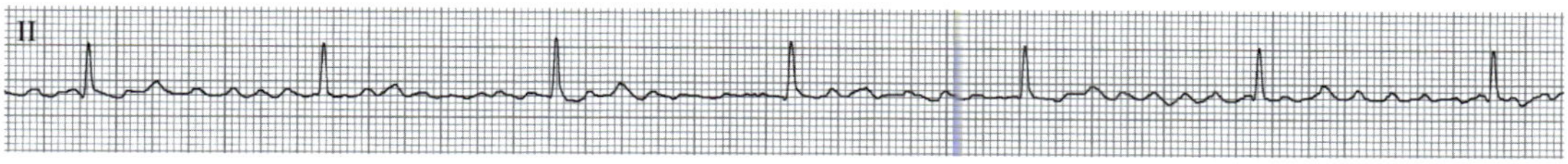

부정맥 ④

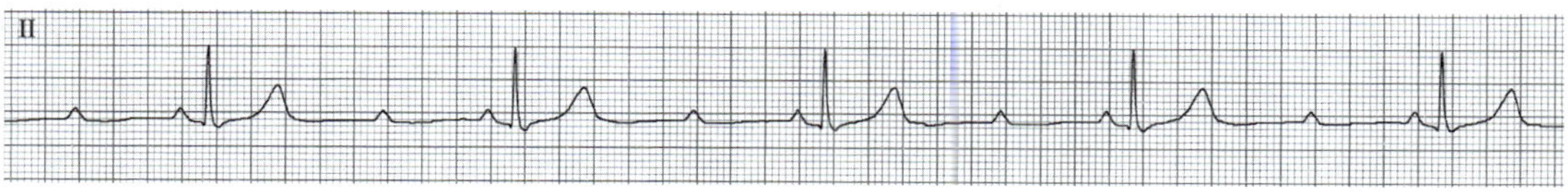

부정맥 ⑤

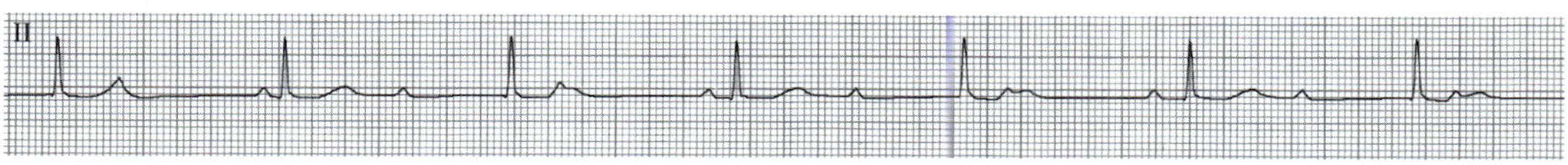

② 불규칙적인 서맥 또는 RR간격의 연장(ⓐ~ⓕ)

부정맥 ⓐ

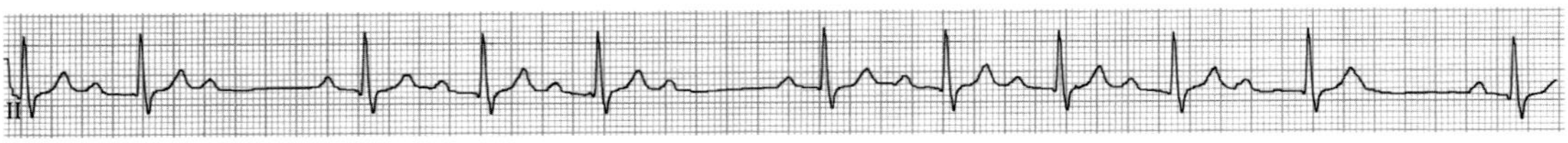

부정맥 ⓑ

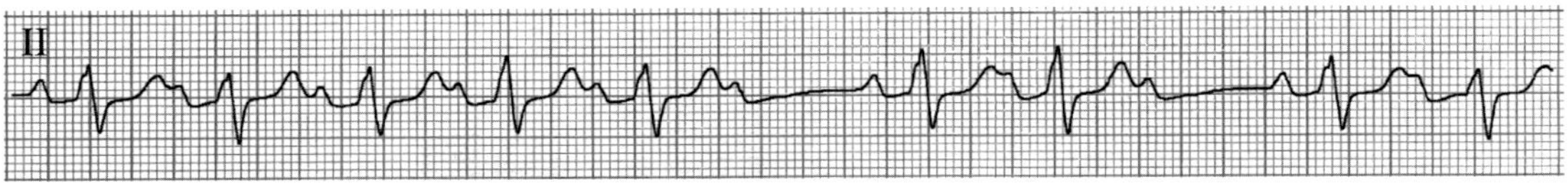

부정맥 ⓒ

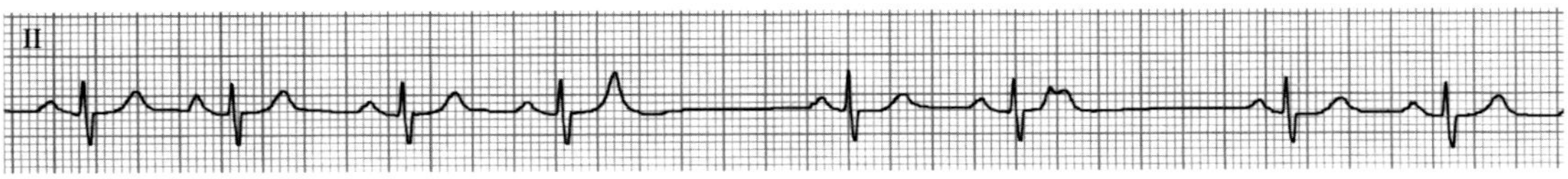

부정맥 ⓓ

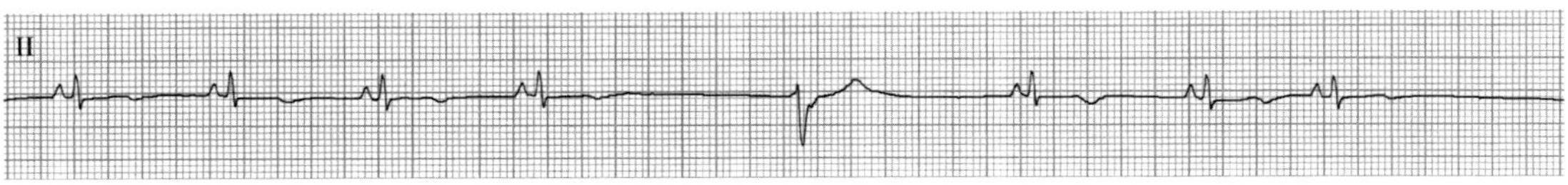

부정맥 ⓔ

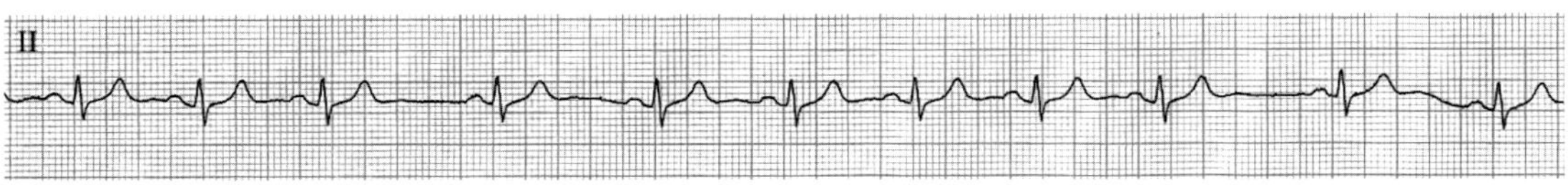

부정맥 ⓕ

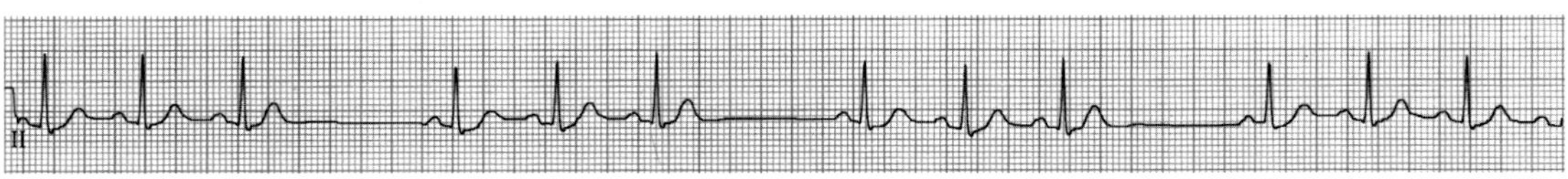

분석 순서도 적용

Step 1: RR is regular?
- Yes
- No

Step 2: P-QRS relationship?
- 1:1
- No

P-QRS relationship? (RR regular)
- 1:1(①)—S. bradycardia
- No
  - no P(②③)—SA with JER(②), Af with CHB(③)
  - r:1(④)—type II 2nd AVB (3:1)
  - AVD(⑤)—CHB with JER

Step 3: PR lengthens gradually?
- Yes(ⓐ)—type I 2nd AVB
- No

PP change has a rule?
- No(ⓓ)—SA with VEB
- Yes

Step 4: Early P w/o R b/f long RR?
- Yes(ⓒ)—blocked APC
- No(ⓑ)-type II 2nd AVB

PP shortens gradually?
- Yes(ⓔ)—type I 2nd SAB
- No(ⓕ)—type II 2nd SAB

분석 결과

(1) 규칙적인 서맥

① 동서맥(sinus bradycardia)

② 동정지와 접합부 이탈율동(sinus arrest with junctional escape rhythm)

③ 심방세동에 동반된 완전 방실전도차단과 접합부 이탈율동(atrial fibrillation with complete AV block and junctional escape rhythm)

④ 3:1 2도 방실전도차단(2nd degree AV block)

⑤ 완전 방실전도차단과 접합부 이탈율동

(2) 불규칙적인 서맥

ⓐ 2도 I형 방실전도차단(type I 2nd degree AV block)

ⓑ 2도 II형 방실전도차단(type II 2nd degree AV block)

ⓒ 전도차단된 심방조기박동(blocked atrial premature beat)

ⓓ 동정지와 심실 이탈박동(sinus arrest with ventricular escape beat)

ⓔ 2도 I형 동방전도차단(type I 2nd degree SA block)

ⓕ 2도 II형 동방전도차단(type II 2nd degree SA block)

(2) 좁은 QRS파 규칙적인 빈맥

규칙적인 심실상성 빈맥의 율동 분석이다. 동빈맥, 심방빈맥, 심방조동, 방실결절회귀성 빈맥, 방실회귀성 빈맥이 감별 대상이다.

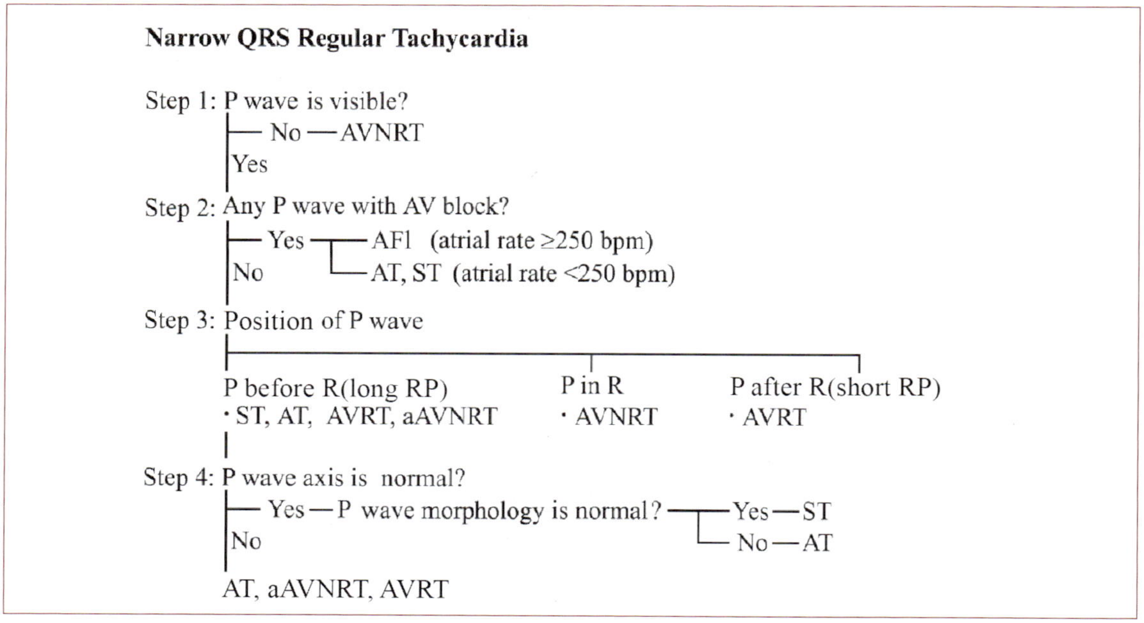

그림 7-23. 좁은 QRS파 규칙적인 빈맥의 진단 순서도.

AFl: atrial flutter, ST: sinus tachycardia, AT: atrial tachycardia, AVNRT: AV nodal reentry tachycardia, AVRT: AV reentry tachycardia, aAVNRT: atypical AVNRT

<좁은 QRS파 규칙적인 빈맥의 감별 진단 연습>

부정맥 ①

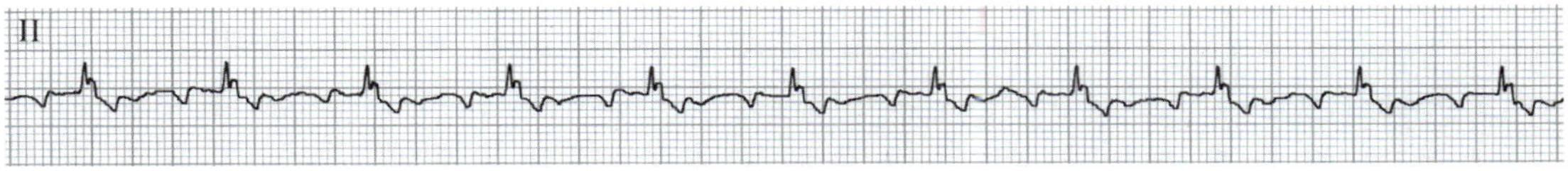

부정맥 ②

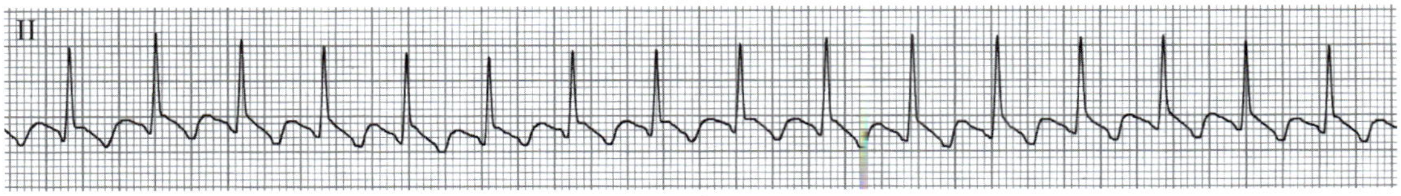

부정맥 ③

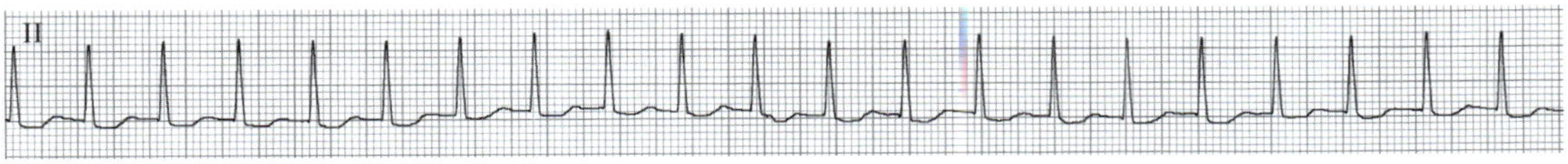

부정맥 ④

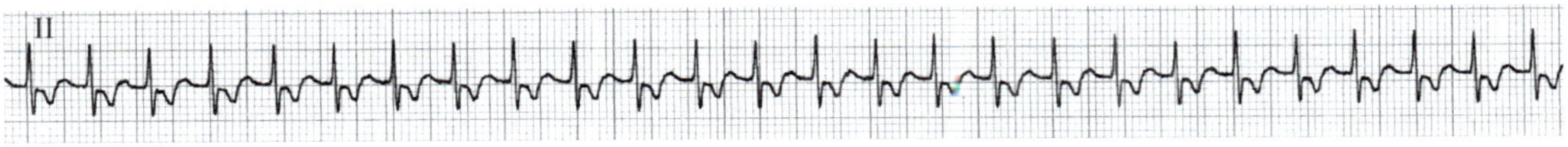

부정맥 ⑤

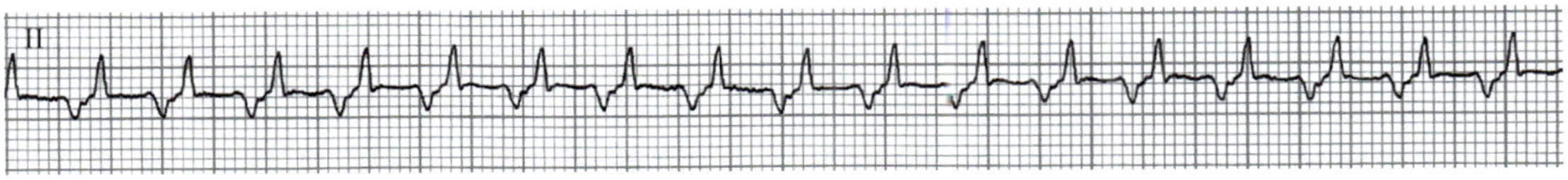

부정맥 ⑥

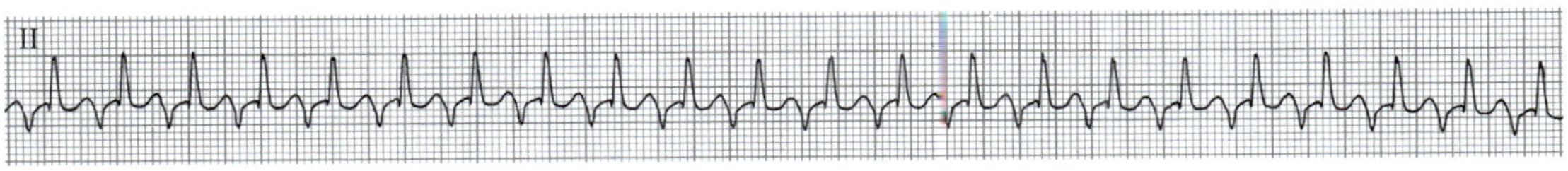

부정맥 ⑦

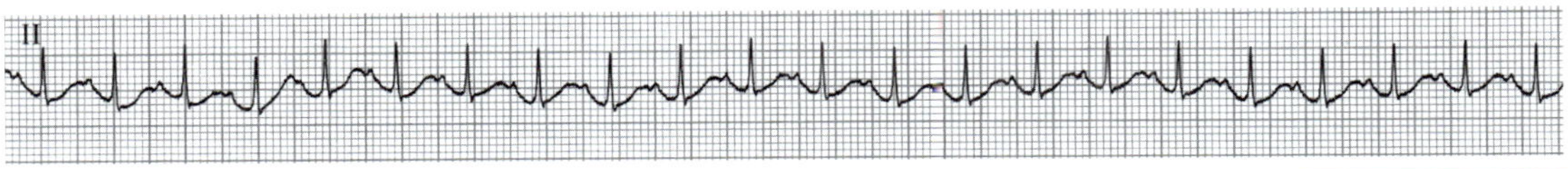

분석 순서도 적용

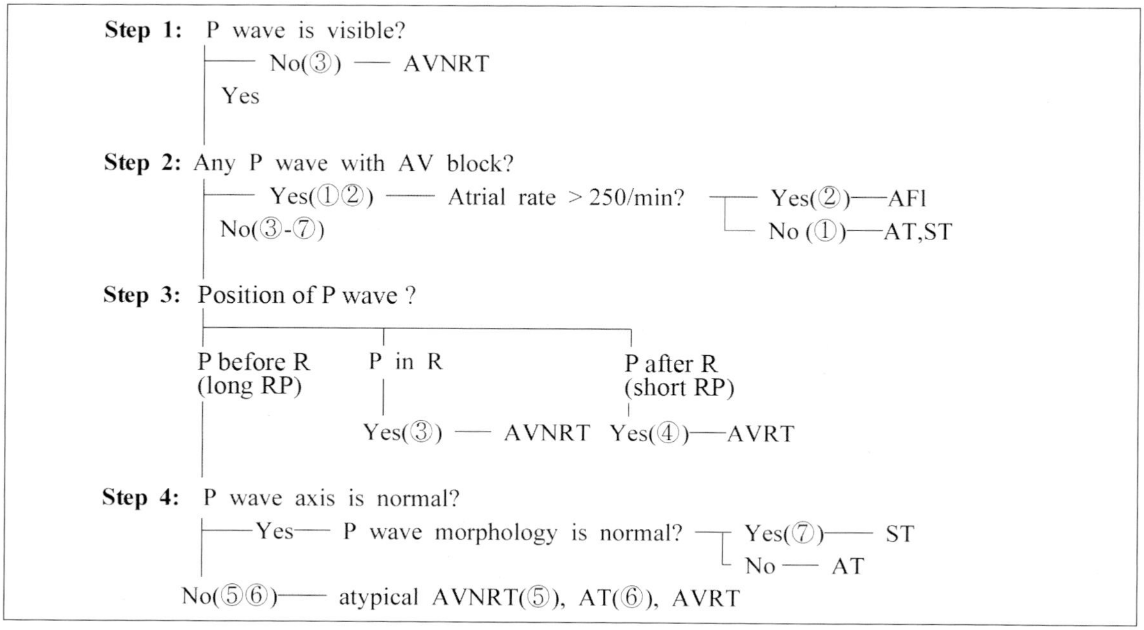

분석 결과

① 심방빈맥과 2:1 방실전도(atrial tachycardia with 2 to 1 AV conduction)

② 심방조동과 2:1 방실전도(atrial flutter with 2 to 1 AV conduction)

③ 방실결절회귀성 빈맥(AV nodal reentry tachycardia)

④ 방실회귀성 빈맥(AV reentry tachycardia)

⑤ 비전형적인 방실결절회귀성 빈맥(atypical AV nodal reentry tachycardia)

⑥ 심방빈맥(atrial tachycardia)

⑦ 동빈맥(sinus tachycardia)

(3) 좁은 QRS파 불규칙적인 빈맥

불규칙적인 심실상성 빈맥의 율동 분석이다. 심방세동, 다소성 심방빈맥, 방실전도가 다양한 심방조동과 심방빈맥이 감별 대상이다.

Narrow QRS Irregular Tachycardia

Step 1: Any atrial wave (P, F, f) is visible?
├── No — Af
│ Yes
Step 2: Atrial waves are separated?
├── No ──────────┐
│ Yes │
Step 3: Atrial waves are identical? Atrial waves are identical?
├── No — MAT ├── No — Af
Yes — AT with variable AVC Yes — AF1 with variable AVC

그림 7-24. 좁은 QRS파 불규칙적인 빈맥의 진단 순서도.

MAT: multifocal atrial tachycardia, AVC: AV conduction

<좁은 QRS파 불규칙적인 빈맥의 감별 진단 연습>

부정맥 ①

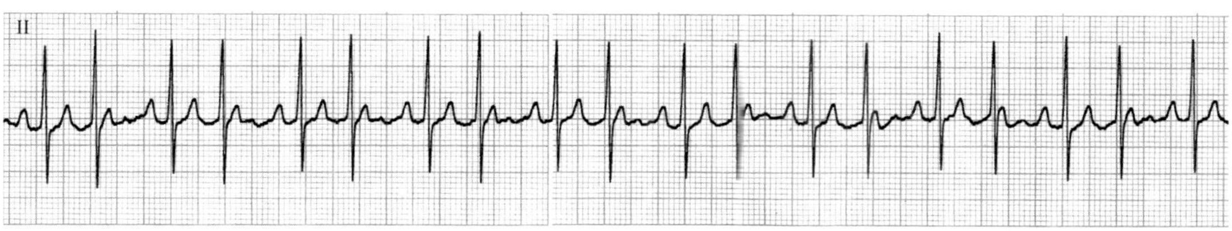

부정맥 ②

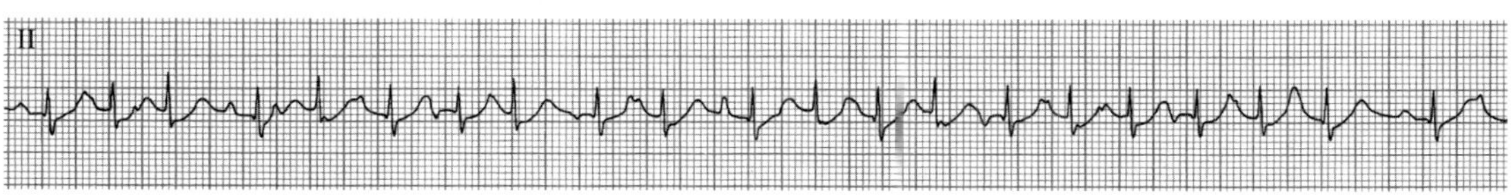

부정맥 ③

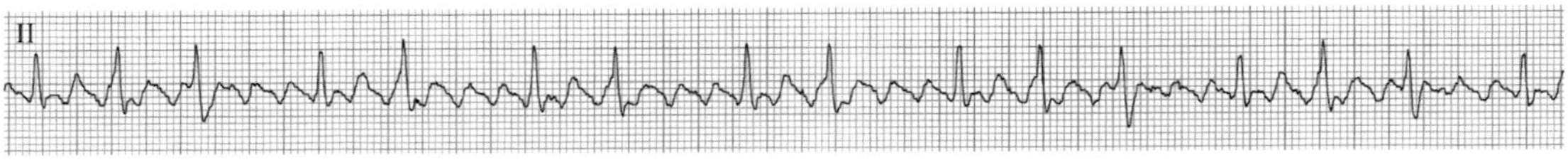

부정맥 ④

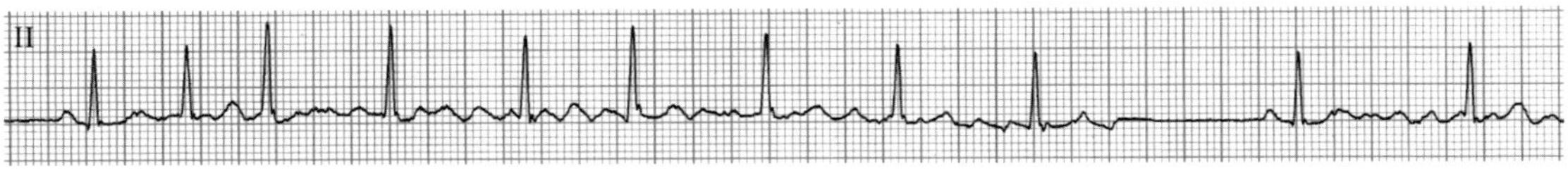

부정맥 ⑤

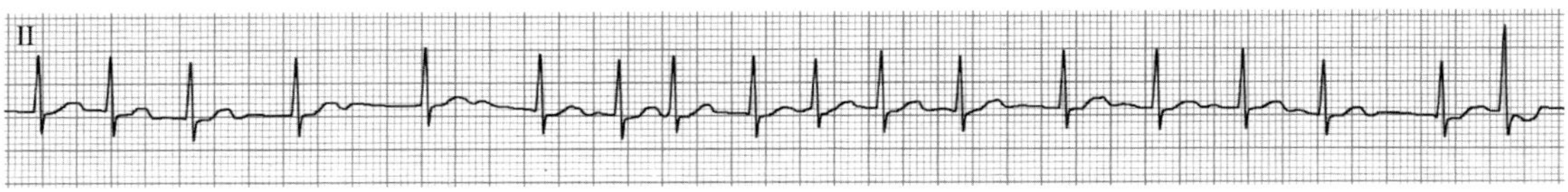

분석 순서도 적용

Step 1: Any atrial wave(P, F, f) is visible?

- No(⑤) — fine Af
- Yes(①②③④)

Step 2: Atrial waves are separated?

- No(③④)
- Yes(①②)

Step 3: Atrial waves are identical? (①②)

- No(②) — MAT
- Yes(①)

AT with variable AVC(①)

Atrial waves are identical? (③④)

- No(④) — Af
- Yes(③)

AFl with variable AVC (③)

분석 결과

① 심방빈맥(atrial tachycardia)

② 다소성 심방빈맥(atrial tachycardia, multifocal)

③ 심방조동(atrial flutter)

④ 심방세동(atrial fibrillation, paroxysmal)

⑤ 심방세동(atrial fibrillation, fine)

(4) 넓은 QRS파 규칙적인 빈맥

(단형)심실빈맥과 각차단 또는 조기흥분성 심실상성 빈맥의 감별이다.

Wide QRS Regular Tachycardia

Step 1: AV dissociation, fusion or capture beat or n(QRS)>n(P)?
- Yes — VT
- No

QRS terminal wave in V1?

Positive (RBBB pattern)

Step 2: QRS width >140 ms?
- Yes — favor VT
- No

Step 3: QRS axis, superior?
- Yes — VT
- No

Step 4: QRS morphology
positive concordance
V1: qR, R, RR'(R>R')
*single or left rabbit ear sign
V6: RS (R<S), rS
- Yes — VT
- No — SVT with RBBB

Negative (LBBB pattern)

>160 ms?
- Yes — favor VT
- No

northwest?
- Yes — favor VT
- No

QRS morphology
negative concordance
V1: broad r, slow S
*nadir or Josephson sign
V6: any q (Q)
- Yes — VT
- No — SVT with LBBB

그림 7-25. 넓은 QRS파 규칙적인 빈맥의 진단 순서도.
n(QRS)/n(P): number of QRS complexes/P wave

<넓은 QRS파 규칙적인 빈맥의 감별 진단 연습>

부정맥 ①

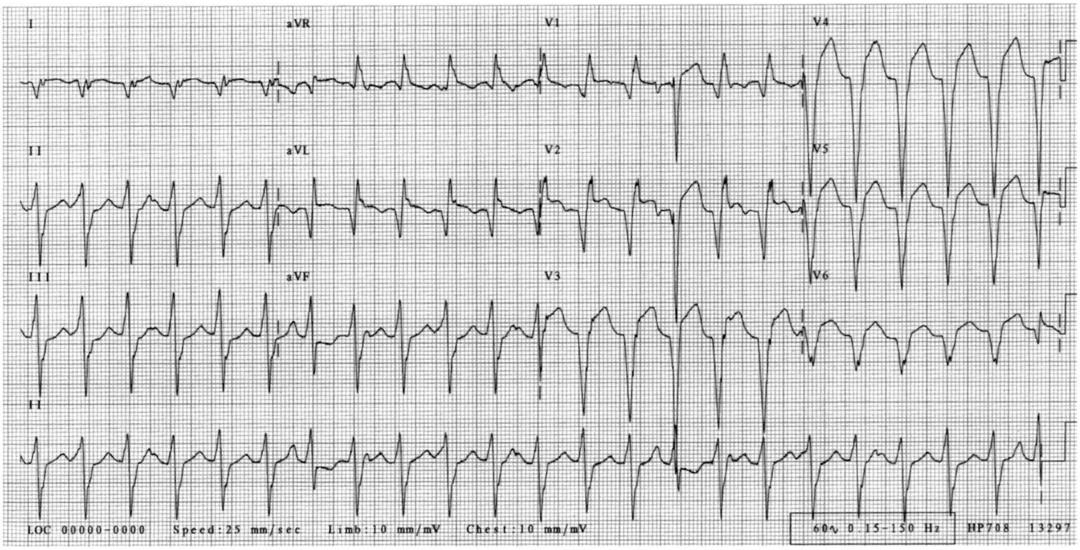

부정맥 ②

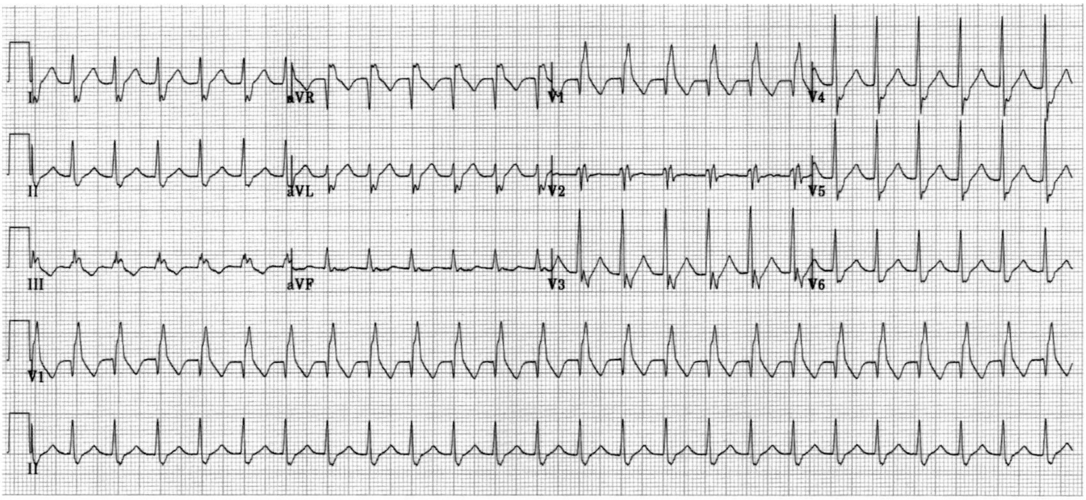

부정맥 ③

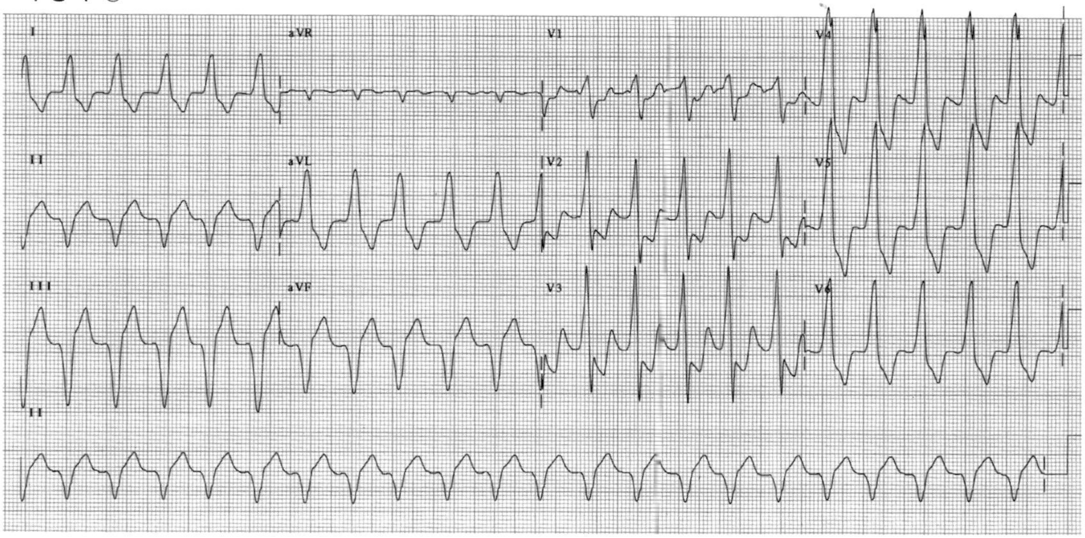

부정맥 ④

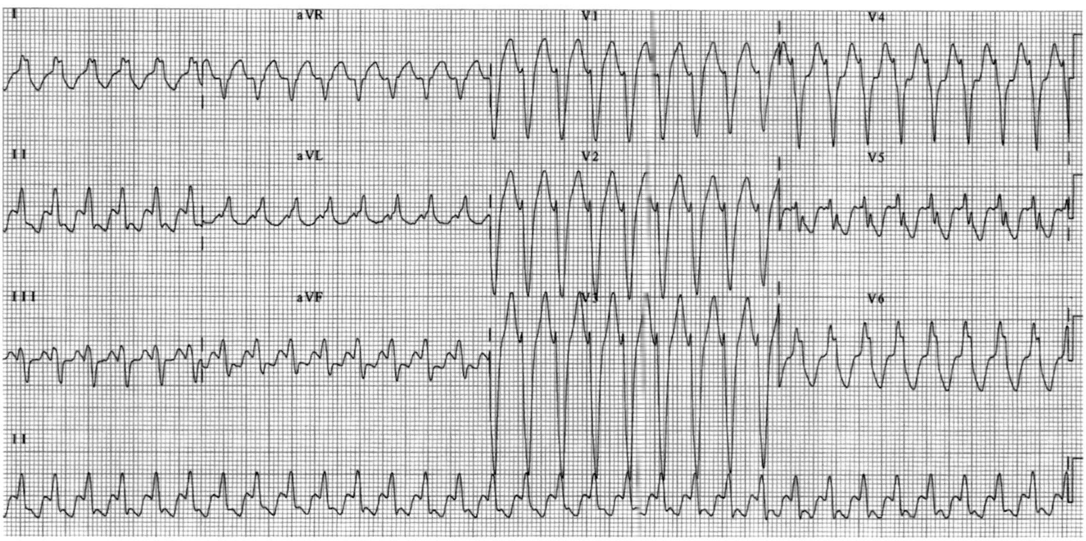

부정맥 ⑤

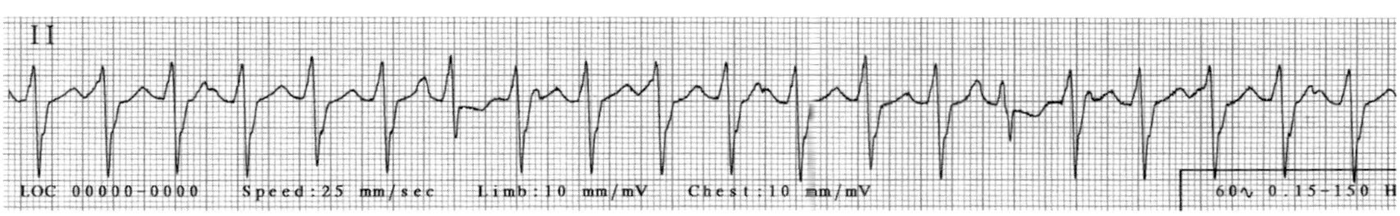

부정맥 ⑥

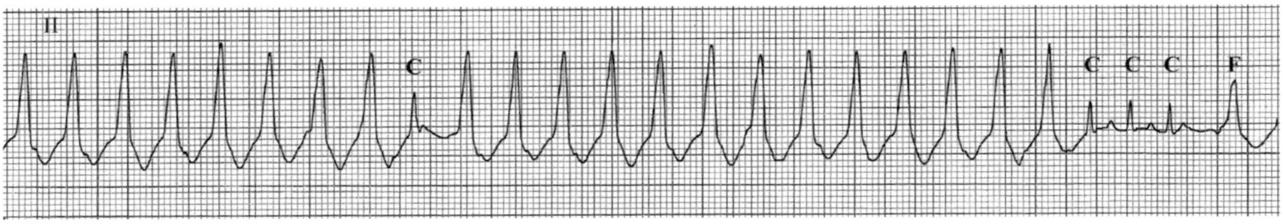

부정맥 ⑦

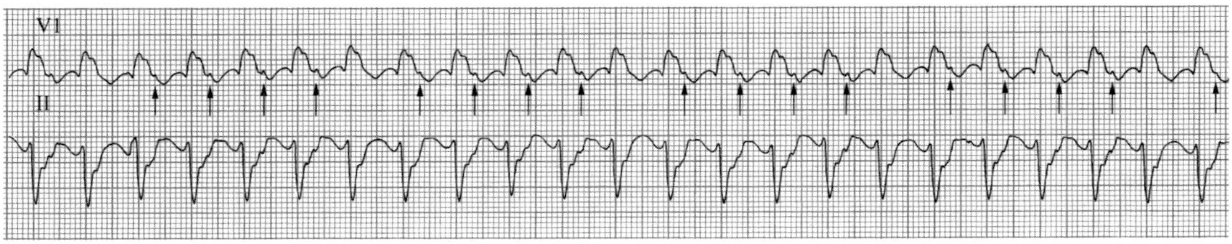

분석 순서도 적용

Step 1: AV dissociation, fusion or capture beat, or n(QRS) > n(P)?

- Yes(①⑤⑥⑦) — VT
- No(②③④)

QRS terminal wave in V1

	Positive(RBBB pattern, ①②)	Negative(LBBB pattern, ③④)
Step 2:	QRS width >140 ms?	>160 ms
	Yes(①) — favor VT	Yes(③) — favor VT
	No(②)	No(④)
Step 3:	QRS axis: superior?	northwest?
	Yes(①) — VT	Yes — favor VT
	No	No
Step 4:	QRS morphology positive concordance V1: qR, R, RR' V6: RS(R<S), rS	QRS morphology negative concordance V1: fat r and slow S V6: any q(Q)
	Yes(①) — VT	Yes(③) — VT
	No(②) — SVT with RBBB	No(④) — SVT with LBBB

분석 결과

① 심실빈맥, 우각차단형(VT, RBBB pattern)
② 방실결절회귀성 빈맥, 우각차단 동반(AVNRT with preexisting RBBB)
③ 심실빈맥, 좌각차단형(VT, LBBB pattern)
④ 방실회귀성 빈맥, 좌각차단형(AVRT with LBBB)
⑤ 심실빈맥에 융합박동(F) 출현(VT with fusion beat)
⑥ 심실빈맥에 포획박동(C)과 융합박동(F)출현(VT with capture and fusion beat)
⑦ 심실빈맥에 5:4 역행성 방실전도(VT with 5 to 4 retrograde VA condu-ction)

(5) 넓은 QRS파 불규칙적인 빈맥(FBI 율동)

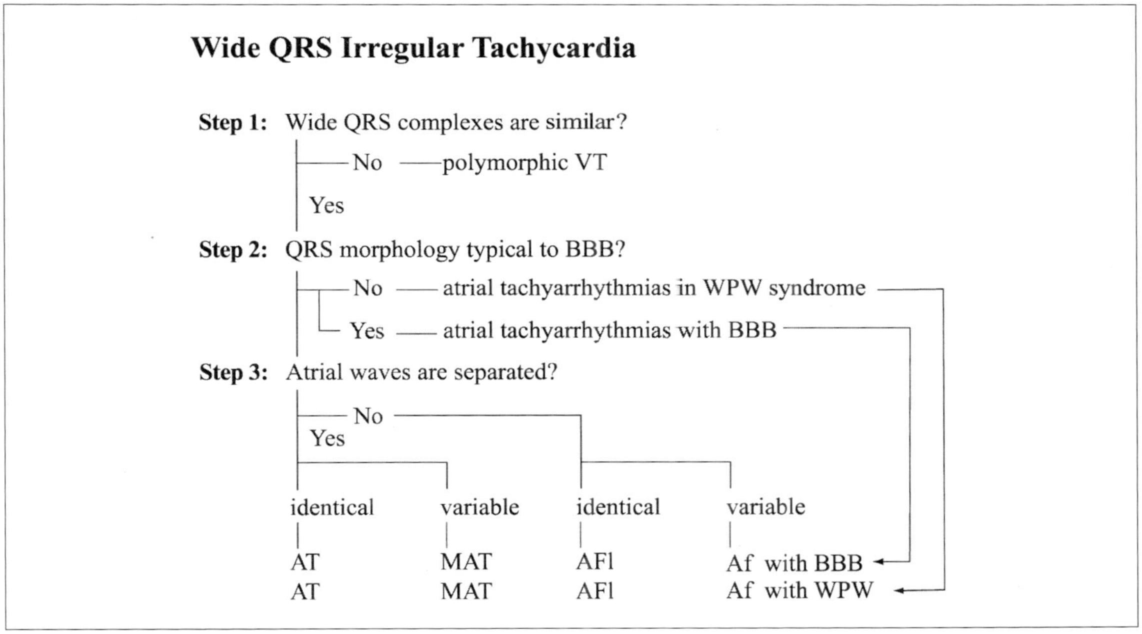

그림 7-26. 넓은 QRS파 불규칙적인 빈맥의 진단 순서도.
MAT: multifocal atrial tachycardia, FBI: fast broad irregular

<넓은 QRS파 불규칙적인 빈맥의 감별 진단 연습>

부정맥 ①

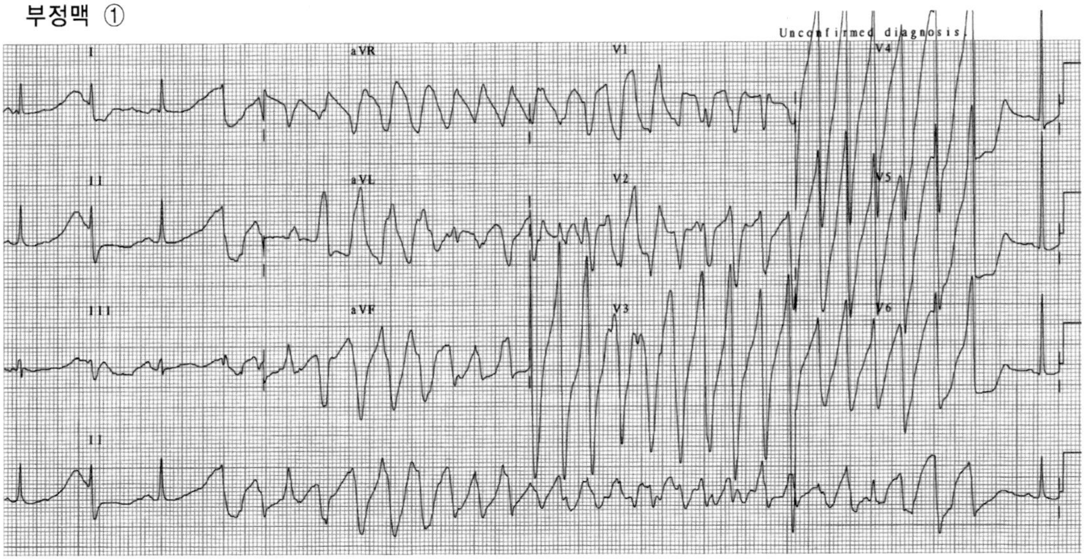

부정맥 ②

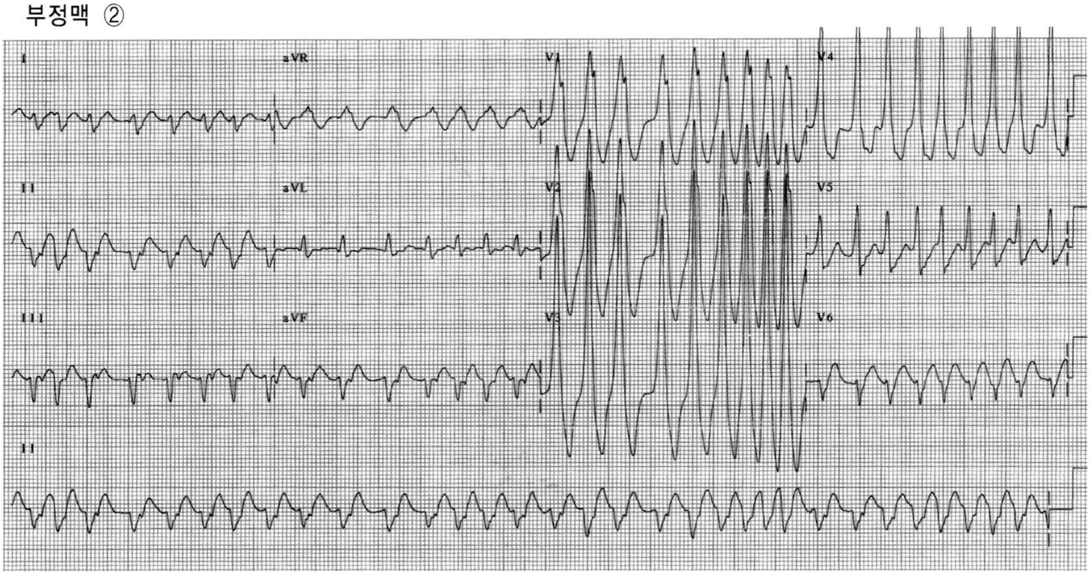

부정맥 ③

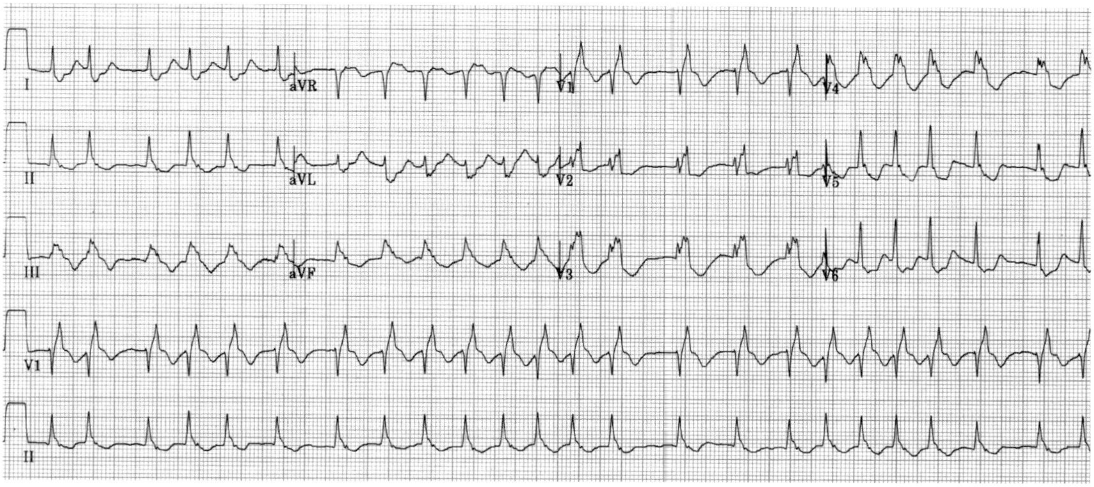

분석 순서도 적용

Step 1: Wide QRS complexes are similar?
- No(①) — polymorphic VT
- Yes (②③)

Step 2: QRS morphology typical to BBB?
- No(②) — atrial tachyarrhythmias in WPW syndrome → Af with WPW (②)
- Yes(③) — atrial tachyarrhythmias with BBB → Af with BBB (③)

Step 3: Atrial waves are separated?
- Yes
  - identical — AT
  - variable — MAT
- No
  - identical — AFl
  - variable — Af

identical	variable	identical	variable
AT	MAT	AFl	Af with BBB (③)
AT	MAT	AFl	Af with WPW (②)

분석 결과

① 다형 심실빈맥(polymorphic VT)

② WPW증후군에 동반된 심방세동(WPW syndrome with atrial fibrillation)

③ 우각차단을 동반한 심방세동(atrial fibrillation with RBBB)

(6) 인공 심박조율 율동

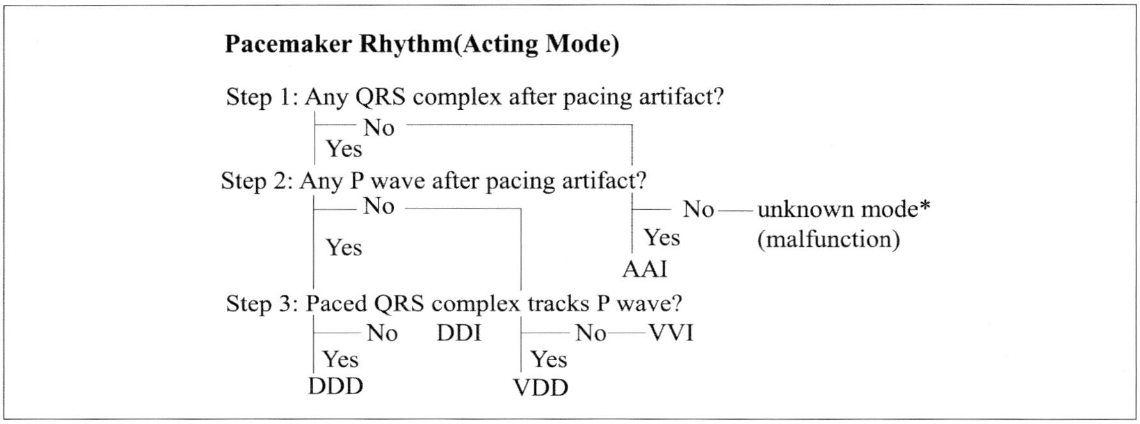

그림 7-27. 인공 심박조율 율동의 조율 방식 진단 순서도.

<인공 심박조율 율동의 감별 진단 연습>

부정맥 ①

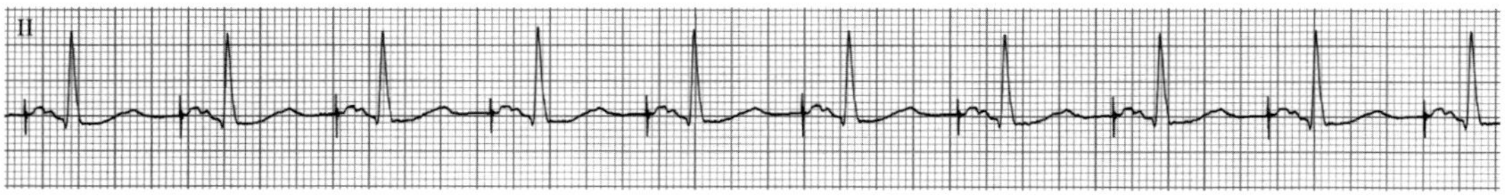

부정맥 ②

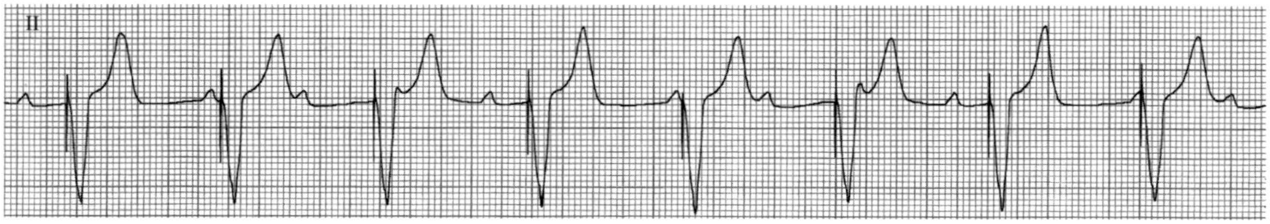

부정맥 ③

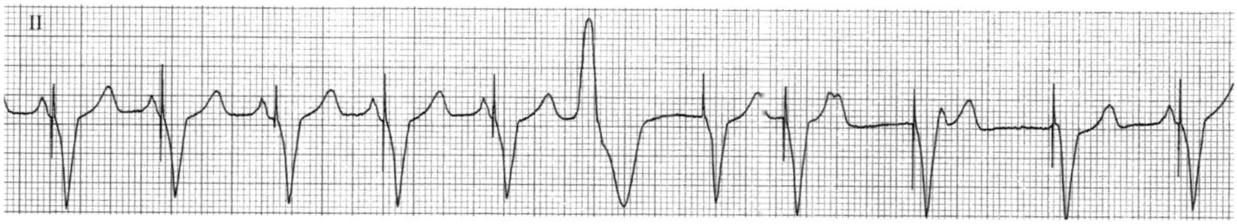

부정맥 ④

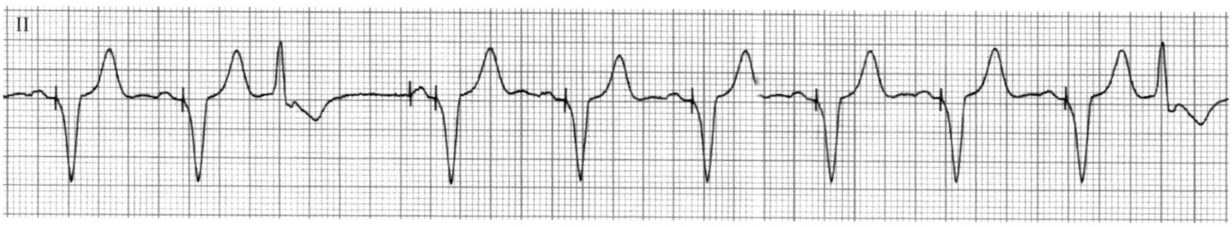

분석 순서도 적용

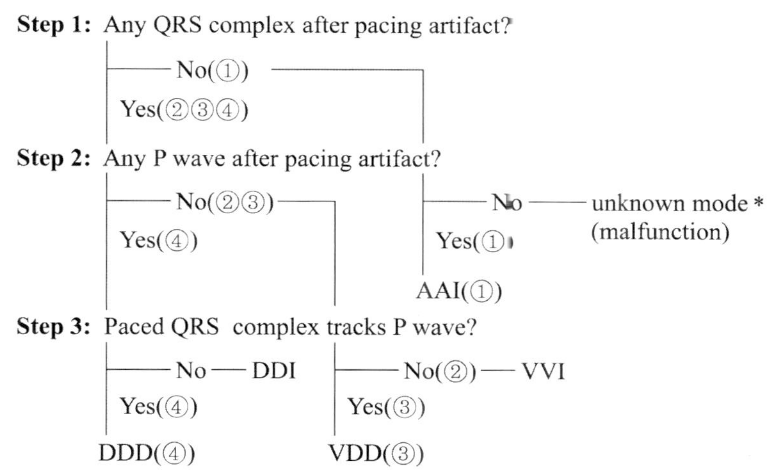

분석 결과

① AAI형 심박조율 율동　　② VVI형 심박조율 율동

③ VDD형 심박조율 율동　　④ DDD형 심박조율 율동

3. 파와 분절의 분석

심전도 파와 분절에 대해 P-QRS파로부터 시작하여 ST-T-U파까지 전기축(axis: A), 방실 및 심실내전도(conduction: C), 심방과 심실의 비대 및 비후(hypertrophy: H), 심근경색 및 허혈(infarct-ischemia: I), 재분극(repolarization: R) 이상을 ACHIR(아치)의 순서로 분석한다.

1) 전기축(electrical axis: A)

P파와 QRS파의 전기축을 측정하여 자극의 기원과 자극 통과 조직의 이상과 위치를 추정하는 단계이다.

■ 전기축의 측정

전기축을 분석하는 데 흔히 아래와 같은 두 가지 방법이 이용된다.

① 4분면법(quadrant system)

4분면법은 유도 I과 aVF에서 P파나 QRS파의 순면적이 양인지 음인지에 따라 360도의 네 사분면 가운데 어디에 해당하는지 알아내는 방법이다. 이는 관찰할 유도를 2개로 고정시키고 해당 유도에서 P파나 QRS파의 음양 여부만 확인하면 되기 때문에 간편하게 전기축의 정상 여부와 편위된 방향을 알 수 있어 임상에서 많이 이용된다(**표 7-3, 왼쪽, 그림 7-28, 29**). 같은 원리로 유도 I와 II를 이용하면 병적인 전기축 이동 여부를 보다 더 정확하게 판별할 수 있다(**표 7-3, 오른쪽**).

표 7-3. 전기축 측정의 4분면법(I-aVF 유도법, I-II 유도법)

I	aVF	전기축	판정
+	+	0 ~ 90	정상
+	−	0 ~ −90	좌축편위
−	+	90 ~ 180	우축편위
−	−	−90 ~ 180	극단편위

I	II	전기축	판정
+	+	−30 ~ 90	정상
+	−	−30 ~ −90	좌축편위
−	+	90 ~ 150	우축편위
−	−	150 ~ −90	극단편위

② 최대 유도법: 풍향계법

가장 크게 나부끼는 깃발로 바람의 방향을 알수 있듯이 사지유도 6개 가운데에서 가장 큰 심전도파가 기록된 유도의 방위각으로 전기축을 추정하는 방법이다. 가장 큰 유도가 없고 두 개의 유도에서 비슷할 경우에는 두 유도의 중간이 전기축이 된다. 이렇게 구한 전기축을 순면적이 0에 가까운 이상성(biphasic) 유도(최소 전위 유도)의 수직방향과 비교하여 보정하고 재확인하면 보다 더 정확하게 전기축을 구할 수 있다(**표 7-4, 그림 7-28~31**).

최대 유도법은 4분면법과는 달리 6개의 사지유도 모두에서 P파나 QRS파의 크기(순면적)를 비교해야한다는 단점이 있으나 전기축을 오차 범위 15도 이내로 비교적 정확히 추정할 수 있다는 장점이 있다.

우각차단이 있을 때는 QRS파의 전반부 또는 첫 60 ms 만을 가지고 평가해야 한다(**그림 7-30**).

표 7-4. 전기축 측정의 최대 유도법(풍향계법)

최대 전위 유도	최소(0) 전위 유도	최대 전위 유도의 극성에 따른 전기축	
		양	음
I	aVF	0	180
II	aVL	60	−120
III	aVR	120	−60
aVR	III	−150	30
aVL	II	−30	150
aVF	I	90	−90

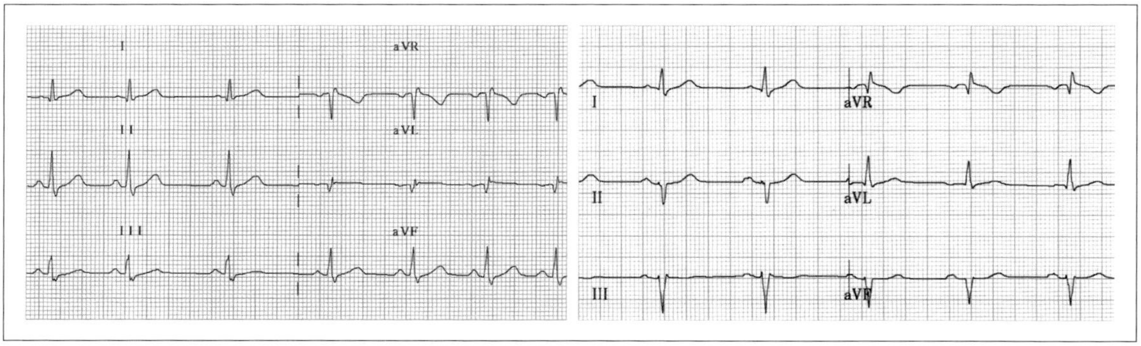

그림 7-28. QRS파 전기축의 측정.

(왼쪽) 4분면법에 의하면 유도 I과 aVF에서 QRS파의 순면적이 양성이므로 전기축이 정상 범위(0~90도)에 있음을 알 수 있다. 반면 최대 유도법에 의하면 가장 큰 QRS파가 유도 II에서 보이고 양성이므로 60도로 추정되는데 가장 작은 이상성 QRS파가 유도 aVL에서 보이므로 aVL에 수직인 60도가 확실하다. (오른쪽) 4분면법에 의하면 유도 I에서 양성, 유도 aVF에서 음성이므로 좌축편위가 있음을 알 수 있다. 최대 유도법에 의하면 가장 큰 QRS파가 유도 III에서 보이고 음성이므로 전기축은 유도 III의 음성 방향인 −60도로 추정되는데 0에 가까운 이상성 QRS파가 aVR에서 보이므로 aVR에 수직인 −60도가 확실하다. 이로써 좌전섬유속차단이 있음을 알 수 있다.

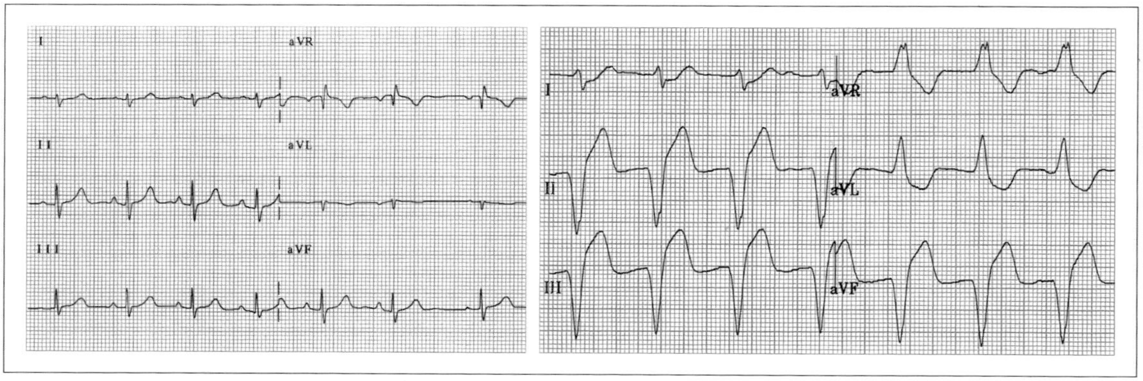

그림 7-29. QRS파 전기축의 측정.

(왼쪽) 4분면법에 의하면 QRS파가 유도 I에서 음성, aVF에서 양성이어서 전기축이 90~180도 사이에 있어 우축편위가 있음을 알 수 있다. 반면 최대 유도법에 의하면 가장 큰 QRS파가 유도 III에서 양성으로 보여서 전기축은 유도 III의 양성 방향인 120도로 추정된다. 0에 가까운 이상성 QRS파가 유도 aVR에서 관찰되므로 aVR에 수직인 120도가 맞다. (오른쪽) 4분면법에 의하면 유도 I에서 음성, aVF에서 음성이어서 전기축이 북서편(northwest)에 있음을 알 수 있다. 반면 최대 유도법에 의하면 가장 큰 QRS파가 유도 aVF에서 음성으로 보여서 −90도로 추정된다. 여기에 QRS파 면적이 가장 작은 유도가 유도 I이므로 유도 I에 수직인 −90도가 전기축으로 합당함을 알 수 있다.

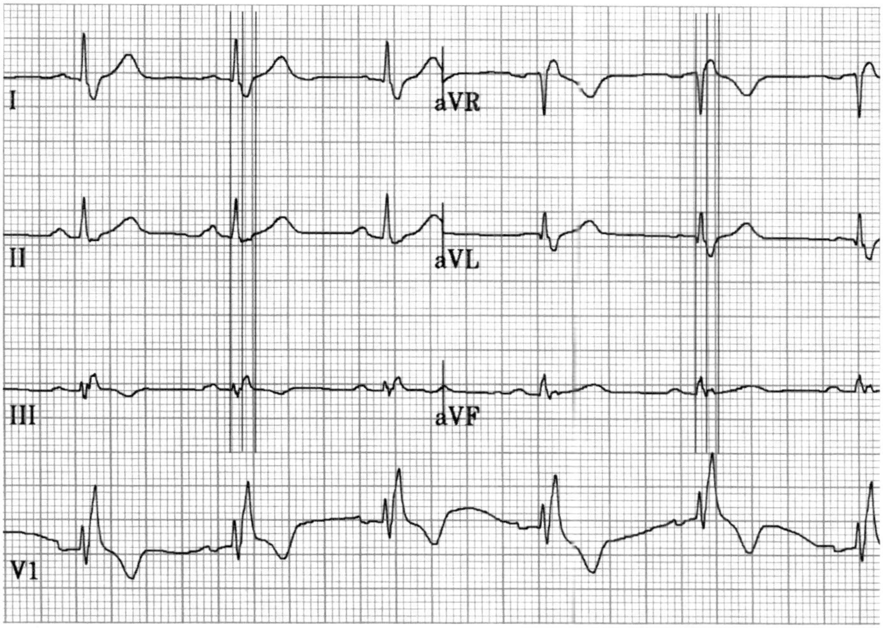

그림 7-30. 우각차단에서 QRS파 전기축의 측정.
우각차단에 좌섬유속차단의 동반 여부를 평가하기 위해서 QRS파 전기축의 편위 여부를 확인해야 하는데 이 때는 좌심실의 탈분극을 반영하는 QRS파 전반부 또는 첫 60 ms만을 가지고 평가한다. 여기에서 QRS파 전반부 순면적이 가장 큰 유도는 유도 I과 aVR로 보인다. 유도 I에서는 양성이고, aVR에서는 음성이므로 전기축은 0도 또는 30도로 추정된다. 그런데 가장 작은 QRS파가 유도 III에서 보이므로 유도 III에 수직인 30도가 전기축으로 더 합당하다. 전기축이 정상이므로 섬유속차단은 동반되지 않음을 알 수 있다.

(1) P파 전기축의 이상(그림 7-31, 32)

P파의 정상 전기축은 0~90도이다. P파의 비정상 전기축은 거의 항상 비정상 기원을 의미한다. 비정상 기원은 동결절 이외 심방조직에서 기원하는 이소성과 방실접합부나 심실에서 올라온 역행성이 있다. 이소성은 P파가 정상 또는 정상 이상의 간격(PR간격)으로 QRS파 앞에 선행하고, 역행성은 전기축이 -80~-90도이고 V_1에서 좁고 양성이며 대부분 QRS파 직후에 나온다.

비정상 기원의 P파에서 크기와 폭 등의 형태 분석은 의미가 없으므로 시행하지 않는다.

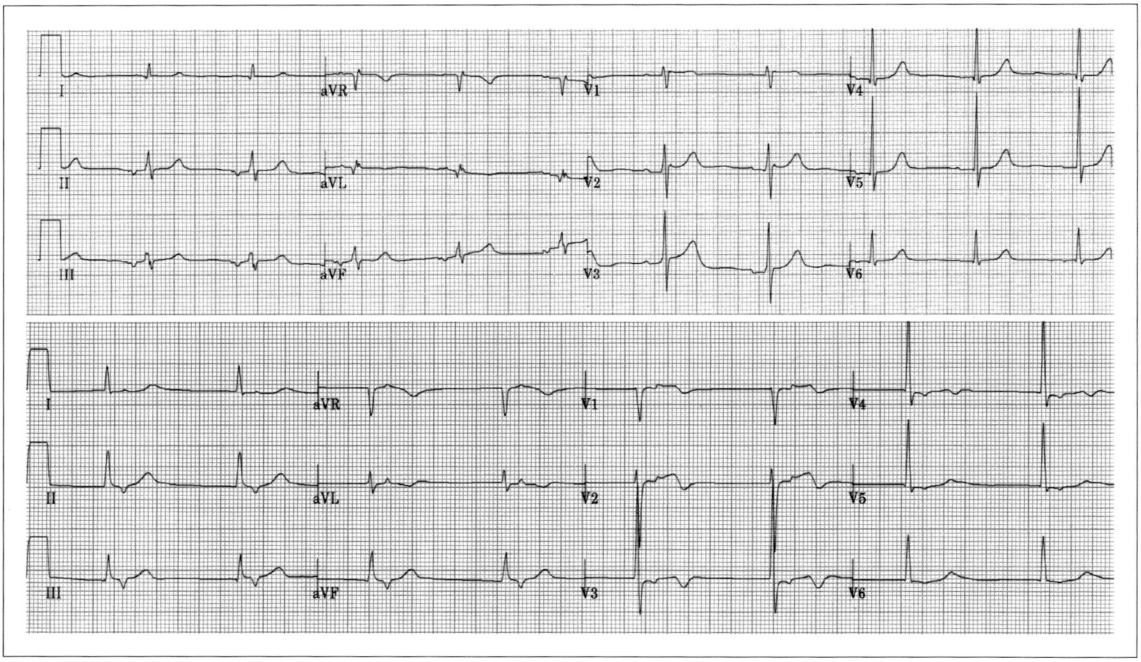

그림 7-31. P파 전기축의 이상: 이소성 P파, 역행성 P파

(위) P파가 QRS파에 선행하고, II, III, aVF에서 음성이어서 이소성(하부) 심방율동이다.

(아래) P파가 QRS파 직후에 나타나고, II, III, aVF에서 음성이고, V1에서 양성이어서 접합부 율동의 역행성 P파에 합당하다.

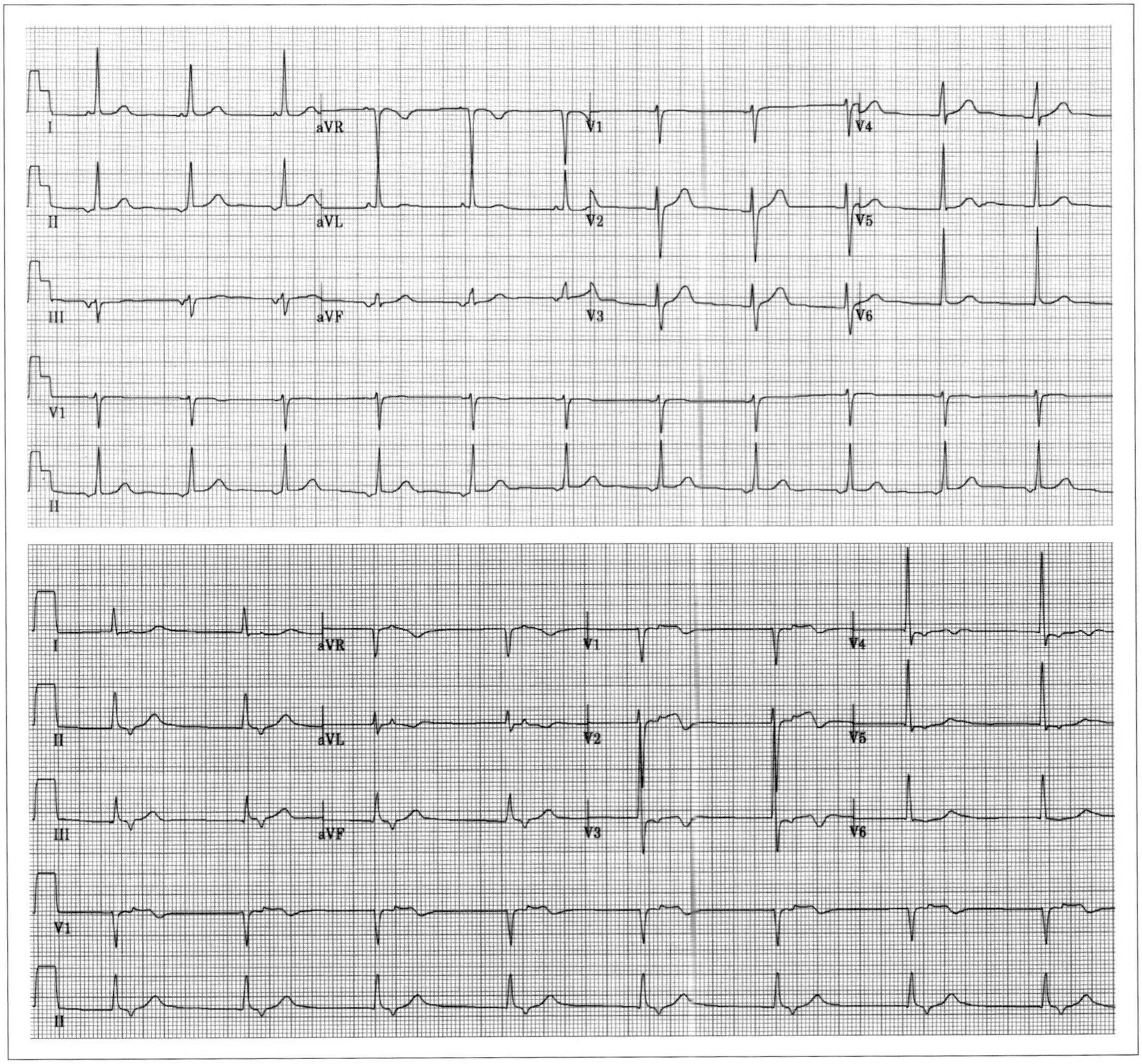

그림 7-32. 역행성 P파.

상향 전기축을 가진 P파가 정상보다 짧은 간격으로(< 120 ms) QRS파 바로 앞에(윗 심전도) 또는 뒤에(아래 심전도) 보인다. 방실접합부 율동에서 나타나는 역행성 P파는 아래 심전도처럼 주로 QRS파 직후에 보이거나 QRS파에 묻혀 보이지 않는 경우가 많지만 윗 심전도처럼 직전에 나오는 경우도 있다.

(2) QRS파 전기축의 이상

정상 전기축은 -30~90도이다. 0~90도를 정상, 90~180도를 우축편위(right axis deviation: RAD, 우하방 전기축), -30~-90도를 좌축편위(left axis deviation: LAD, 좌상방 전기축), -90~-180도를 극한 편위(northwest axis, 북서편 전기축 또는 심한 우축편위)라고 한다(**그림 7-33**). 또한 0~180도를 하향(inferior) 전기축, 0~-180도를 상향(superior) 전기축이라고 한다.

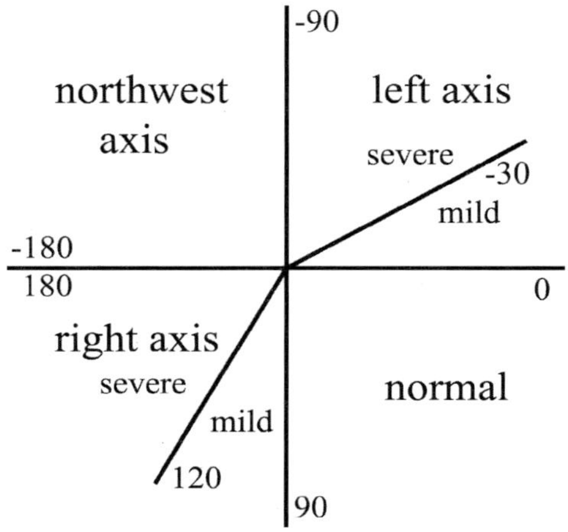

그림 7-33. QRS파 전기축의 분류.
QRS파의 정상 전기축은 −30도에서 90도이다. 0도에서 −30도까지 경미한 좌축편위는 정상 전기축 범위에 포함시키는 것이 일반적이다. 좌축편위는 −30 ~ −90도의 심한 좌축편위를 의미한다. 90도에서 180도까지를 우축편위라고 하며 이중 120도에서 180도까지를 심한 우축편위라고 한다. 북서편 전기축 또는 극한 편위는 180도에서 −90도까지이고 심한 우축편위라고 부르기도 한다.

① 좌축편위(left axis deviation: LAD)

원인으로 좌심실비후, 좌각차단, 하벽 경색, 심실조기흥분(후중격부 우회로), 좌전속차단(배제 진단), 심실조율(우심실 첨부 조율), 고칼륨혈증 등이 있다.

② 우축편위(right axis deviation: RAD)

원인으로 우심실비후(가장 흔함), 전벽 또는 측벽 경색, 만성 폐질환, 심실조기흥분(좌측벽 우회로), 좌후섬유속차단(배제 진단), 유소년, 수평위 심장, 우흉심 등이 있다.

③ **극한 편위(extreme axis deviation)**

극한 편위를 보이는 경우는 매우 드물다. 원인에는 우심실비후, 심첨부 경색, 심실조율(심첨부 조율), 심실빈맥, 고칼륨혈증 등이 있다. QRS파 폭이 넓고 극한 편위가 있는 경우에는 심실성 율동일 가능성이 매우 높다.

2) 전도(conduction: C)

방실전도와 심방간전도 및 심실내전도 이상을 평가하는 단계이다. PR 관계로 방실전도 이상을 평가하고, QRS파 폭으로 심실내전도 이상을 평가한다.

(1) 방실전도 이상

① **방실전도차단(1도 방실전도차단, 그림 7-34)**

PR간격이 200 ms 이상으로 연장된 것을 말한다. PR 관계가 간헐적 또는 지속적으로 소실되는 2도 또는 3도 방실전도차단은 율동 이상을 초래하므로 이들은 부정맥 편에 기술되어 있다.

② **심실조기흥분(ventricular preexcitation)**

심실조기흥분(WPW증후군)에서 정상 방실전도계를 우회하는 우회로(샛길)에 의해 심실의 일부가 조기에 흥분되어 정상적인 QRS파 시작 직전에 델타파가 나타나고 이로 인해 PR간격(P-delta간격)이 짧아진다(그림 7-34). 델타파 때문에 QRS파 폭은 넓어진다(그림 7-34). 진단 기준은 PR간격의 단축(<120 ms), 델타파, QRS파 폭의 증가(≥120 ms) 이다.

간혹 델타파 없이 PR간격이 짧아진 경우가 있다. 성인의 2~4%에서 관찰되고 방실결절 전도 항진(enhanced AV node conduction)이나 작은 방실결절이 주된 원인이다.

(2) 심방간전도 이상: 바흐만속 차단

P파 폭이 120 ms 이상 연장되었으나 V_1에서 좌심방비대의 소견이 없을 때를 말한다. 1도 또는 부분 차단은 P파가 하벽유도(II, III, aVF) 및 측벽유도(I, V_{4-6})에서 두 개의 양성 봉우리를 가진 이봉성(bimodal)인 경우를 말하고 바크만속 전도지연이 주된 기전이다(그림 7-35). 전도 지연이 심해질수록 하벽유도에서 P파 후반부가 음성파로 변하여 이상성(biphasic) 파로 나타나며 II, III, aVF 모두에서 이상성이면 3도 또는 고도 차단이라고 한다. 이는 바크만속 전도차단에 의해 좌심방의 탈분극이 관상

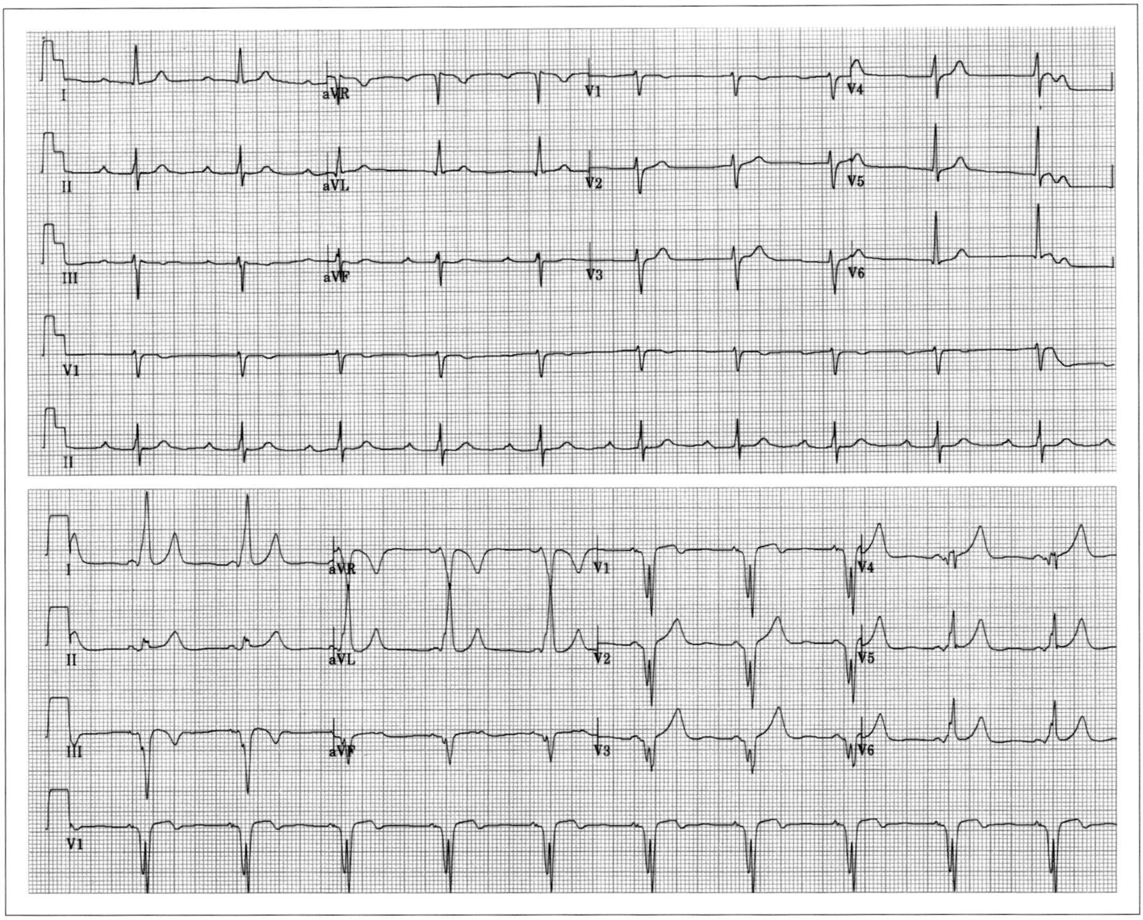

그림 7-34. 방실전도 이상: 전도지연과 조기흥분.
(위) 방실전도지연: PR간격이 300 ms로 연장되어 있어 1도 방실전도차단이 있다. (아래) PR간격이 100 ms로 단축되어 있고 QRS파 폭이 140 ms로 확장되었으나 초기 경사가 완만하고 시작부에 델타파가 있어 심실조기흥분이다.

정맥동을 통해 아래에서 위쪽으로 진행되기 때문이다.

(3) 심실내전도 이상: 각차단

동결절을 포함한 심실상성 자극에 의해 생성된 QRS파의 폭이 120 ms 이상 넓어진 경우이다. 이는 심실내전도를 담당하는 각분지를 통한 자극전도가 차단되면 전도차단이 있는 쪽 심실 자유벽의 활성화 시간이 크게 지연되기 때문에 생긴다. 차단된 각분지의 쉬운 진단법은 4장 각차단파 편에 있다.

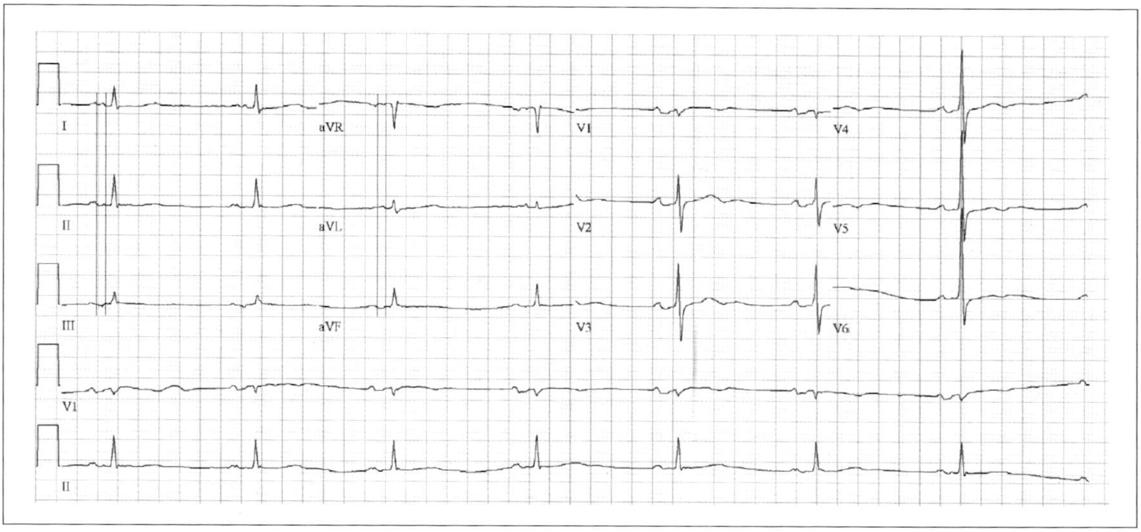

그림 7–35. 심방간전도 이상: 심방간 전도차단(interatrial block).
P파 폭이 180 ms로 크게 늘어나 있고 유도 I에서는 이봉성이나 II, III, aVF 유도에서는 P파 후반부가 음성인 이상성 파이어서 3도 또는 고도 심방간 전도차단에 합당하다.

① 우각차단(그림 7–36)

우각차단의 진단 기준은 다음과 같다.

ⓐ QRS파 폭 ≥120 ms

ⓑ V_{1-2}, aVR에서 3상성 RSR'(M자) 모양: 드물게 qR 형태로 나타나는데 정상인 경우에는 q파가 작으나, 전중격 경색에 동반된 경우에는 q파가 크고 깊다.

ⓒ V_{5-6}, I, aVL에서 넓은 S파

ⓓ 기타: V_{1-3}에서 ST절 하강, T파 역위, 심실활성화시간 지연(>70 ms), 정상 평균 전기축

② 좌각차단(그림 7–37)

좌각차단의 진단 기준은 다음과 같다.

ⓐ QRS파 폭 ≥120 ms

ⓑ V_1에서 넓은 QS파 또는 rS(r파는 매우 작음)

ⓒ V_{4-6}, I, aVL에서 중격성 q파 소실 및 넓은 R, RsR', 또는 RR' 형태

ⓓ 기타: I, aVL, V_{4-6}에서 이차성 ST-T변화, 심실활성화시간 지연(>70 ms), 정상 평균 전기축

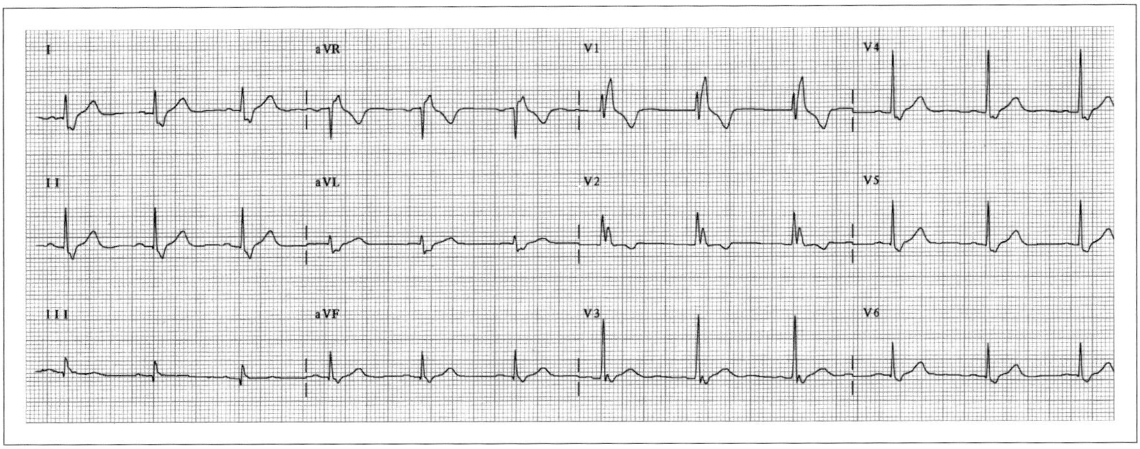

그림 7-36. 우각차단.

QRS파 폭이 120 ms 이상 확장되었으나 후반 경사만 완만하고, V_1 유도에서 QRS파가 RsR' 또는 누운 R자 모양이 보이며 양성 파로 끝나고 V_{5-6} 유도에서 넓은 S파가 보여서 우각차단에 합당하다. 평균 전기축은 60도로 정상 범위이다.

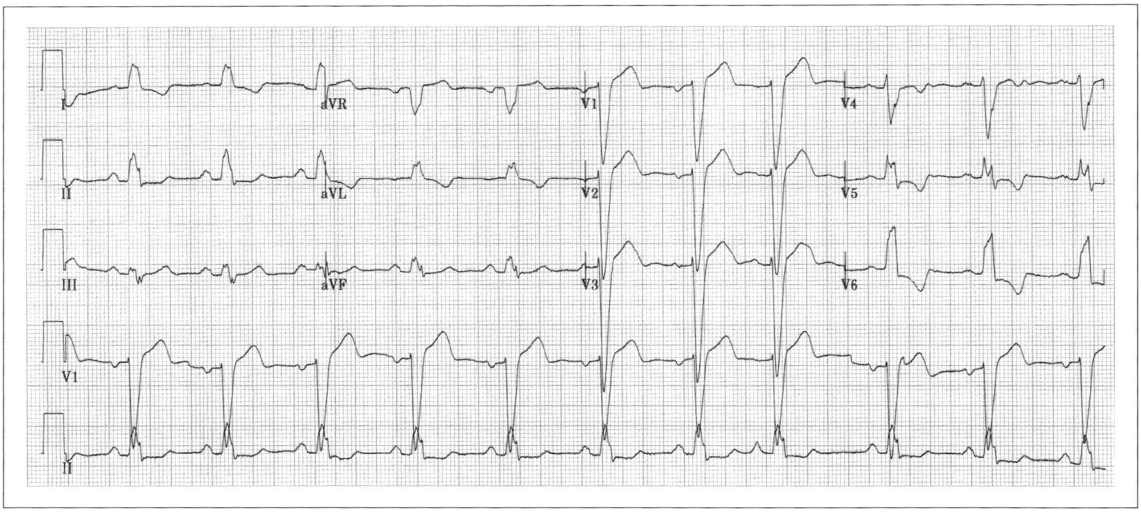

그림 7-37. 좌각차단.

QRS파 폭이 120 ms 이상 확장되었으나 초기 경사는 정상이어서 각차단파를 시사한다. V_1 유도에서 QRS파가 음성파로 끝나고 작은 r파와 넓고 깊은 S파로 되어 있어 서있는 소문자 L자처럼 보여서 좌각차단을 시사한다. V_{5-6} 유도에서 중격성 q파가 없고 RR' 형태여서 좌각차단에 합당하다. 평균 전기축은 30도 정도로 정상 범위이다.

③ 두섬유속차단

우각분지, 좌전섬유속, 좌후섬유속으로 구성된 3개의 심실내 전도로 가운데 두 개가 완전 또는 불완전하게 전도차단된 것을 말한다. 가장 흔한 형태는 우각차단과 좌전(섬유)속 차단의 조합이고 다음은 우각차단과 좌후속차단이 동반된 경우이다.

섬유속차단은 QRS파 전기축만 변하기 때문에 우각차단이 있는 경우에는 추가적인 섬유속차단 유무를 확인하기 위해 QRS파 전반부의 전기축을 측정해야 한다(**그림 7-38**). 여러 가지 조합에서 진단기준은 다음과 같다.

ⓐ 우각차단 + 좌전속차단

우각차단에 QRS파 전반부 전기축의 좌축편위(＜-30도), aVL에서 R파 정점 도달 시간 연장(＞45 ms)(**그림 7-38**)

ⓑ 우각차단 + 좌후속차단

우각차단에 QRS파 전반부 전기축의 우축편위(＞90도), aVF에서 R파 정점 도달 시간 연장(＞45 ms)

ⓒ 좌전속차단 + 좌후속차단

좌전속과 좌후속의 교대성 차단

④ 세섬유속차단

우각분지, 좌전섬유속, 좌후섬유속 등 3개의 섬유속에 완전 또는 불완전 차단이 있는 것을 말한다. 심전도에 다음과 같이 여러 가지 다양한 형태로 나타나며 확진하기 위해서는 히스속 전기도(His bundle recording)가 필요하다.

ⓐ 우각차단에 좌전속과 좌후속의 교대성 차단

ⓑ 두섬유속차단 또는 좌각차단에 심한 1도 또는 2도 Ⅱ형 방실전도차단 동반(**그림 7-38, 39**)

ⓒ 좌각분지와 우각분지의 교대성 차단

ⓓ 완전 방실전도차단에 심실고유율동의 동반: 이탈율동이 심실에서 나온다는 것은 심실내 전도계 모두의 기능이 전반적으로 떨어져 있다는 것을 뜻하므로 세섬유속차단을 의심한다.

ⓔ QRS파가 정상인 2도 Ⅱ형 방실차단(양측성 각차단): 좌우 각분지의 줄기에 같은 정도의 불완전한 전도차단이 있으면 양 심실의 탈분극이 거의 동시에 일어나므로 QRS파가 정상으로 나타난다.

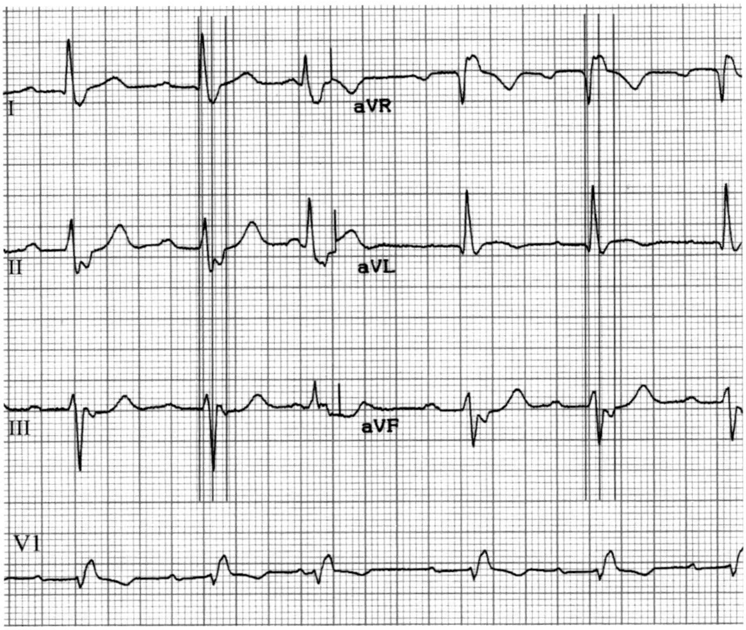

그림 7-38. 우각차단에서 QRS파 전기축의 측정.

QRS파 전반부의 순면적은 aVL에서 가장 크고 양성이므로 전기축은 －30도이어서 좌축편위가 있다. 따라서 이 심전도는 우각차단 + 좌전속차단 + 1도 방실전도차단이 있으며 이는 세섬유속차단을 시사하는 소견이다.

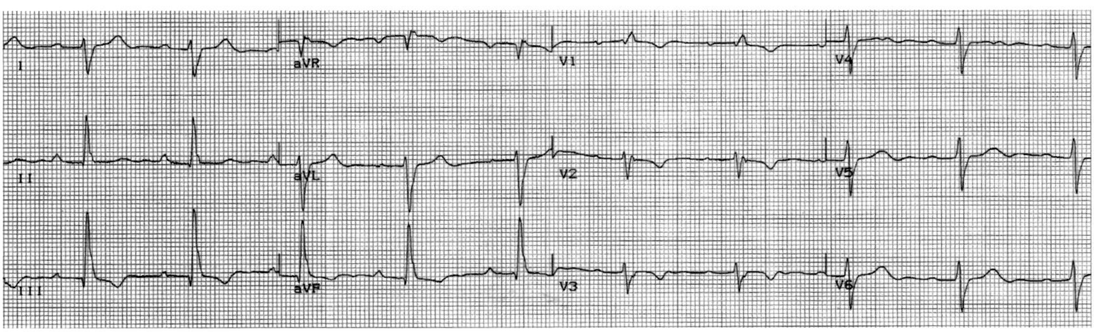

그림 7-39. 세섬유속차단.

우각차단(QRS파 = 130 ms, V_1에서 rsR') + 좌후속차단(QRS파 전반부 전기축 = 110도) + 1도 방실전도차단(PR 간격 = 260 ms)이 동반되어 세섬유속차단을 시사한다.

⑤ 심근경색에 동반된 각차단

Q파 심근경색에 각차단이 동반되면 각차단과 심근경색 모두의 진단이 어려워진다. 우각차단일 때 심근경색의 진단은 좌심실의 초기 활성화 과정이 변하지 않으므로 상대적으로 덜 어렵다. 하지만 좌각차단일 때는 좌심실 초기 활성화 과정이 완전히 뒤바뀌어 경색이 있어도 Q파가 나타나지 않거나 다른 유도에 나타나게 되므로 어려움이 많다.

우각차단 시 중격 경색은 $V_{1\text{-}2}$ 유도에 우각차단의 전형적인 형태인 RSR'에서 첫 번째 R파가 Q파로 대체되어 QR 형태로 바뀐다(**그림 7-40**). 좌각차단에 중격 경색이 동반되면 Q파가 중격 유도인 $V_{1\text{-}2}$ 대신 측벽 유도인 $V_{4\text{-}6}$에 나타나는 모순이 생겨 경색 부위 진단에 혼선을 준다(모순적인 중격 경색, **그림 7-41**). 반면에 고측벽 경색은 I, aVL 유도에 병적인 Q파를 만든다. 하지만 측벽 경색은 병적인 Q파를 만들지 않아 진단하기 어렵다. 급성 경색은 ST절 상승이나 T파의 상승으로 의심할 수 있고 Sgarbossa 기준에 따라 진단한다(**그림 7-42**). 만성 경색은 $V_{3\text{-}4}$의 S파 상승부 절흔이나(Cabrera 징후), $V_{5\text{-}6}$의 R파 상승부 절흔으로 추정할 수 있다(Chapman 징후, **그림 7-43**).

⑥ 비특이성 심실내전도장애

광범위한 근원섬유에서 전도장애로 인해 좌각차단이나 우각차단에 특징적인 소견 없이 QRS파 폭이 120 ms 이상 넓어진 것이다. 심한 심근염, 류마트성 심질환, 관동맥 질환과 같은 미만성 심근질환에서 나타난다.

⑦ 심실내전도의 국소적인 지연

우심실 일부 심근에서 자극전도가 지연되어 QRS파 끝에 찌글찌글한 1~2 mm 미만의 작고 예리한 심전도 파가 보일 수 있다. 이는 입실론파(epsilon wave)로 불리고 부정맥유발 우심실심근증(ARVD)을 시사한다. 입실론파는 ARVD에서 지방 또는 지방섬유 조직으로 변성된 우심실 일부 심근에서 자극 전도가 지연되어 생기며 ARVD의 1/3~1/2에서 나타난다. $V_{1\text{-}3}$ 유도에서 QRS파 폭의 국소적인 연장(>110 ms)도 ARVD를 시사하는 소견이다.

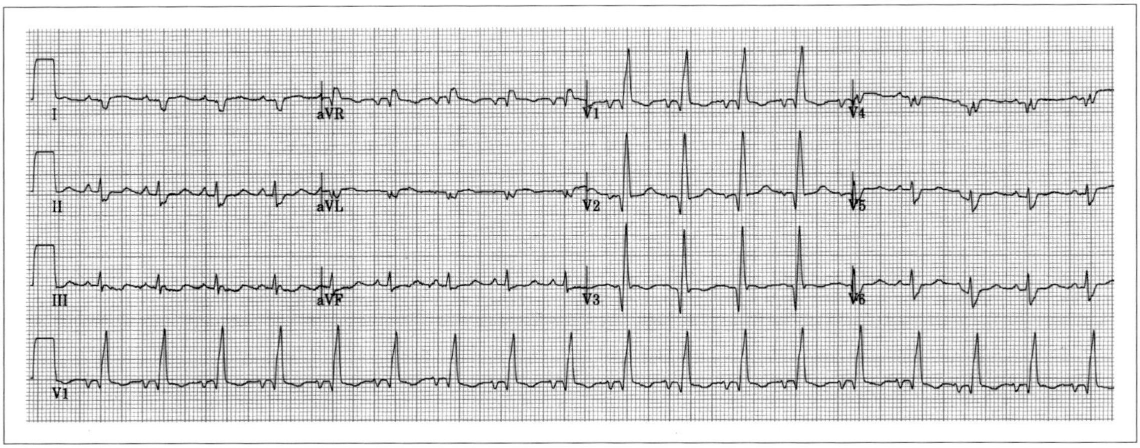

그림 7-40. 심근경색에 동반된 우각차단.

QRS파 폭이 140 ms로 넓어져 있고 V_{1-2} 유도에서 QRS파가 양성으로 끝나 우각차단이 있음을 알 수 있으나 V_{1-4}, I, aVL 유도에 병적인 Q파가 있어 광범위한 전벽 및 측벽 경색에 우각차단이 동반된 것임을 알 수 있다.

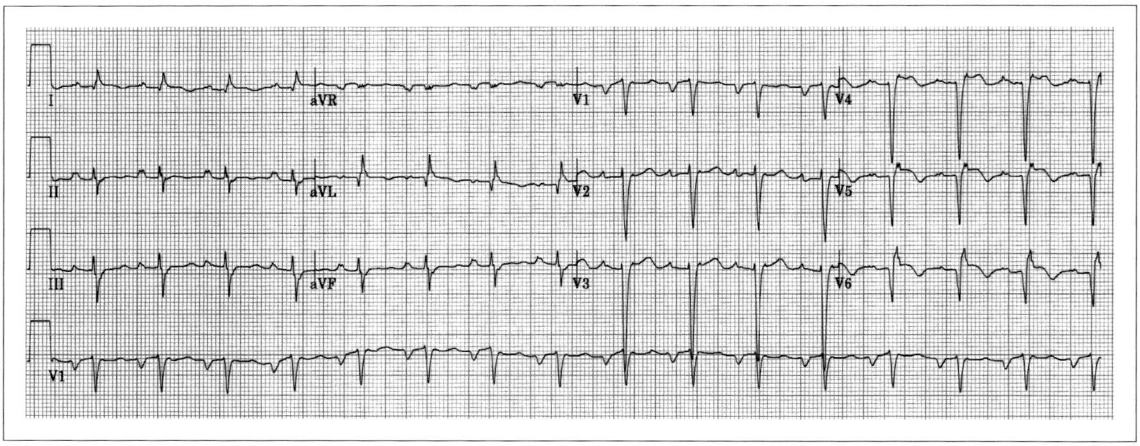

그림 7-41. 심근경색에 동반된 좌각차단.

QRS파 폭이 140 ms로 넓고 V_{1-2} 유도에서 QRS파가 음성으로 끝나 좌각차단을 시사하나 좌각차단 시 나타나지 않아야 할 Q파가 V_{4-6} 유도에서 나타나 묵은 중격 경색(모순적 중격 경색)이 있음을 알 수 있다.

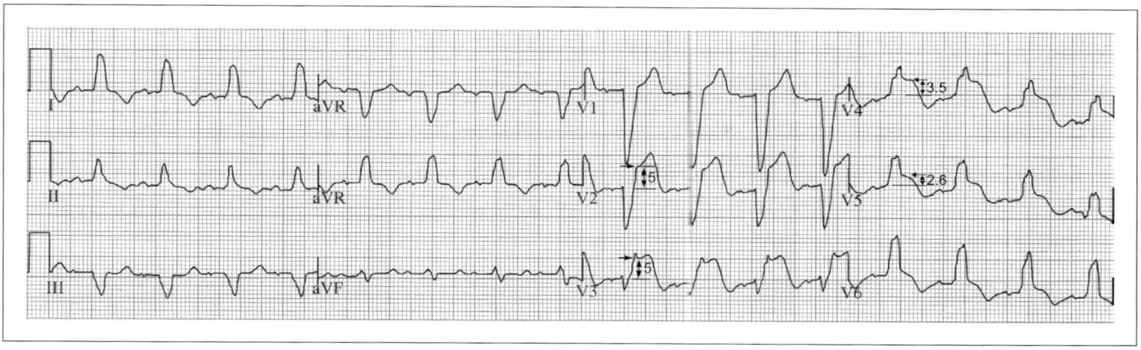

그림 7-42. 좌각차단에서 급성 심근경색의 진단(Sgarbossa 기준).

좌각차단과 함께 V_{2-5}에서 ST절 상승이 있다. V_{2-3}에서는 ST절이 QRS파에 역측성으로 5 mm로 과도하게 상승되어 있고, V_{4-5}에서는 ST절이 동측성으로 1 mm 이상(각각, 3.5 mm, 2.6 mm) 상승되어 있어 Sgarbossa 기준을 만족하여 급성 전중격 ST절 상승형 심근경색으로 진단할 수 있다. 수정 Sgarbossa 기준에서는 ST절의 역측성 변화가 5 mm 미만이어도 QRS파 최대치의 1/4(0.25) 이상이면 급성 심근경색을 진단할 수 있다고 하였다.

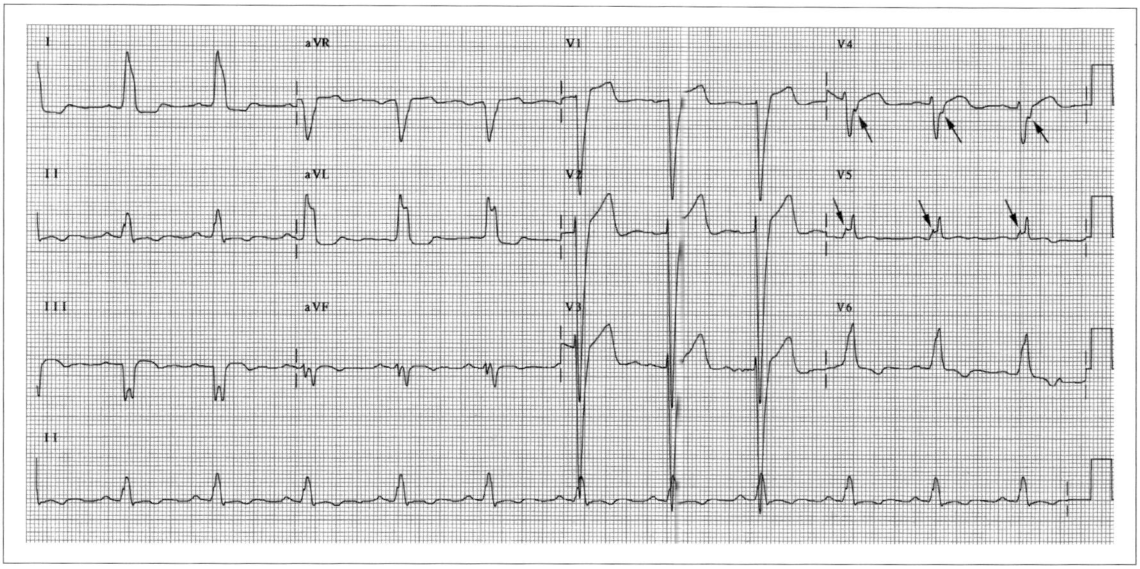

그림 7-43. 심근경색에 동반된 좌각차단.

QRS파 폭이 160 ms로 넓고 $V1_{-2}$ 유도에서 음성으로 끝나 좌각차단이 있음을 알 수 있다. V_4 유도에서 S파 상승부에 절흔(↑)이 있고(Cabrera 징후), V_5 유도에서 R파 상승부에 절흔(↓)이 있어 묵은 심근경색이 있음을 알 수 있다(Chapman 징후).

3) 비대 및 비후(hypertrophy: H)

P파와 QRS파의 크기 분석을 통해 심방이나 심실의 비대(확장)와 비후를 진단하는 단계이다.

(1) 심방비대

① 좌심방비대(승모판성 P파, 그림 7-44)

다음과 같은 진단 기준을 이용하여 진단한다.

ⓐ P파 폭이 110 ms 이상 확장

ⓑ $V_{1\text{-}2}$에서 P파 후반 음성파가 0.04 mm/sec 이상 증가

ⓒ 봉우리의 절흔(두 봉우리 사이의 간격이 40 ms 이상 증가)

② 우심방비대(폐성 P파, 그림 7-45)

P파가 사지유도에서 2.5 mm 이상, 흉부유도에서 1.5 mm 이상이고 폭은 정상일 때 진단한다.

③ 양심방비대(그림 7-46)

좌심방비대와 우심방비대의 심전도 소견이 공존할 때 진단한다.

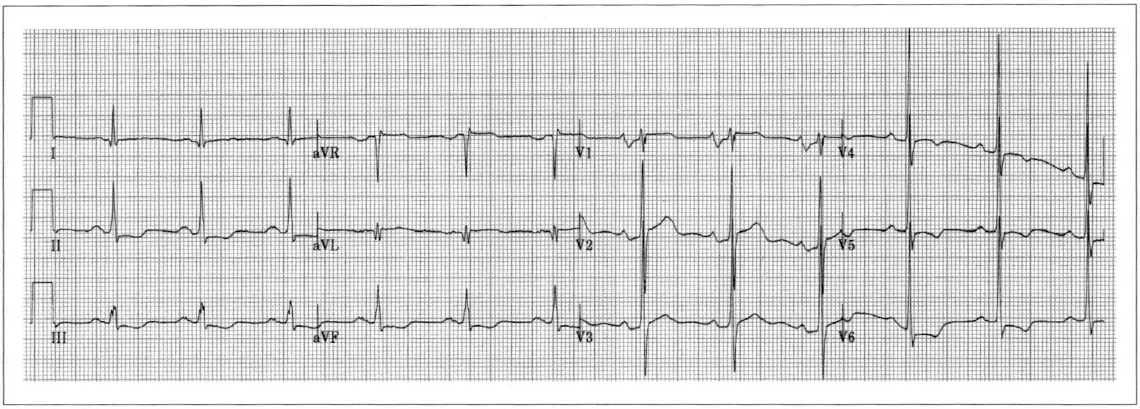

그림 7-44. 좌심방비대(승모판성 P파)의 심전도 소견.

유도 II에서 P파 폭이 120 ms 이상 넓고 V_1 유도에서 후반부 음성파가 0.04 mm · sec 이상으로 넓고 깊어 좌심방비대에 합당하다. 더불어 V_5 유도에서 R파가 28 mm로 커서 좌심실비후도 동반되어 있음을 알 수 있다.

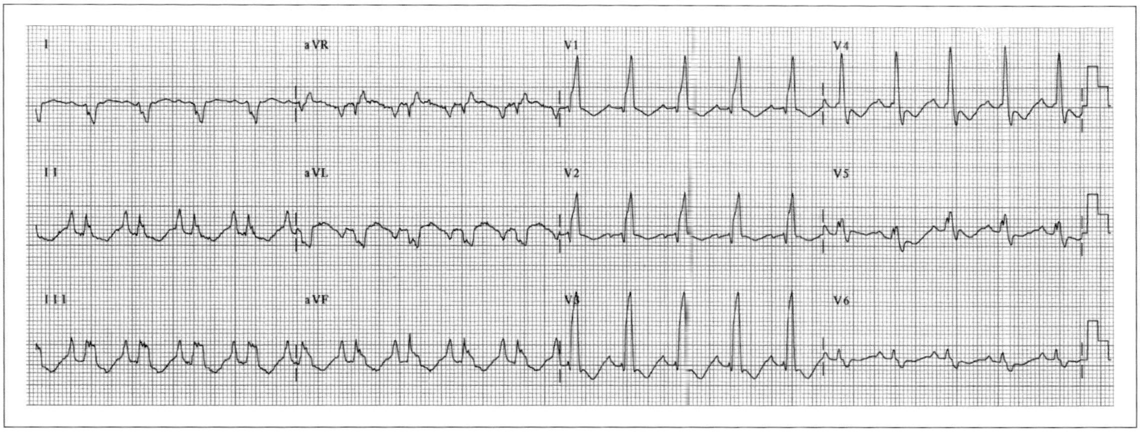

그림 7-45. 우심방비대(폐성 P파)의 심전도 소견.

유도 II에서 P파의 전위가 5.0 mm로 증가되어 있고 폭은 80 ms로 정상이어서 우심방 비대에 합당한 소견이다. V_1에서 qR파와 우축편위가 있어 우심실비대도 동반되어 있다.

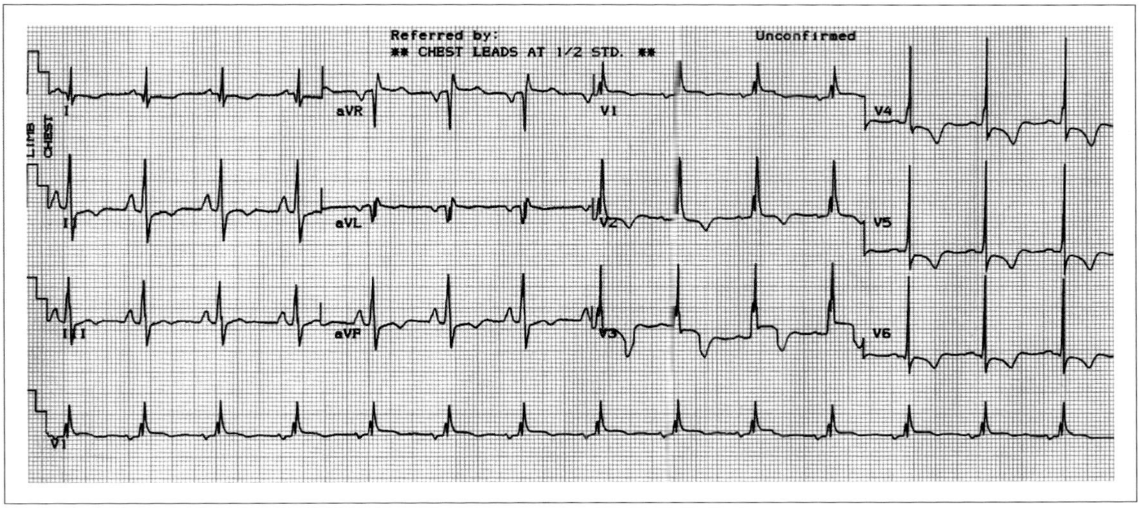

그림 7-46. 양심방비대의 심전도 소견.

유도 II에서 P파의 전위가 3.5 mm로 증가되어 있고 유도 V_1에서 P파 종갈력이 0.06 mm · sec로 커져있어서 양심방비대에 합당한 소견이다.

(2) 심실비대

QRS파의 전위와 전기축 등으로 심실의 비대(확장)이나 비후를 진단하는 과정이다.

① 좌심실비대

다양한 진단 기준이 이용되고 있다(표 7-5). 임상에서는 다음과 같은 전위 기준이 주로 사용된다.

ⓐ 흉부유도 $V_{5\text{-}6}$의 R파 ≥27 mm; V_1의 S파와 $V_{5\text{-}6}$의 R파의 합 ≥35 mm(20~30세: ≥40 mm; 15~20세: ≥60 mm)

ⓑ 사지유도 aVL에서 R파 ≥12 mm 또는 aVF에서 R파 ≥20 mm

ⓒ 기타: QRS폭 확대(≥100 ms), 좌심실 활성화시간 지연(≥50 ms), ST절의 위로 볼록형 하강과 T파의 비대칭적 역전(긴장 형태, 그림 7-47), 거대 음성 T파(심실 중간 또는 심첨부 비후, 그림 7-48)

표 7-5. 좌심실비대의 여러 가지 심전도 진단 기준의 진단적 가치

각차단 없을 때	예민도(%)	특이도(%)	정확도(%)
R in I + S in III > 25 mm	11	100	55
R in aVL > 7.5 mm	23	97	60
R in aVL > 11 mm	11	100	55
R in aVF > 20 mm	13	99.5	50
S in V_1 + R in V_{5-6} ≥ 35 mm	43	95	74
R in V_{5-6} > 26 mm	25	98	62
Romhilt-Estes score	60	97	78
좌각차단 있을 때			
S in V_1 + R in V_{5-6} ≥ 40 mm	58	97	
S in V_2 ≥ 30 mm + S in V_3 ≥ 25 mm	75	90	
좌전속차단 있을 때			
S in V_1 +(R+S) in V_5 ≥ 25 mm	69	92	
S in III + maximal(R+S) in any chest lead ≥ 30 mm	96	87	

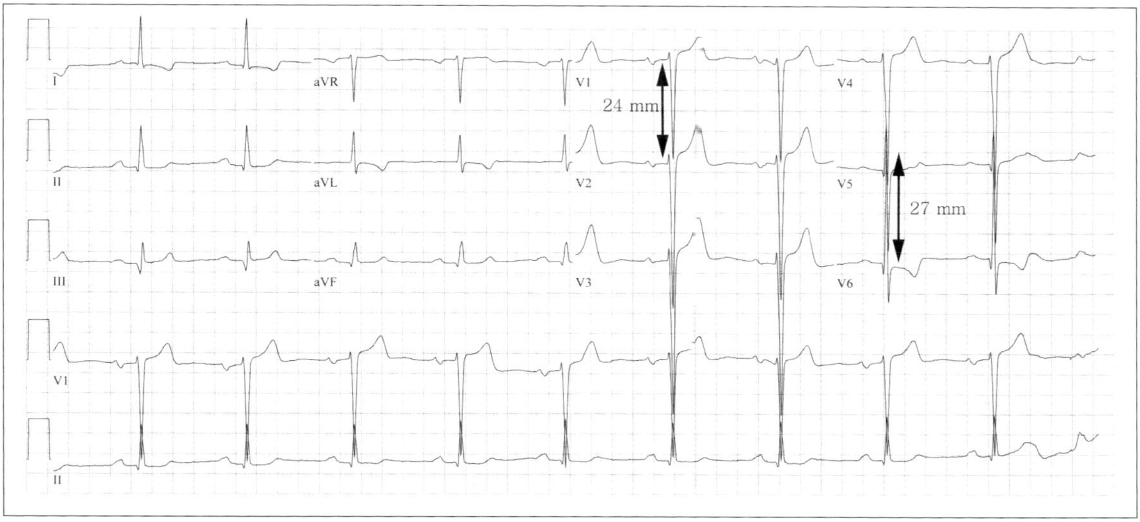

그림 7-47. 좌심실비대.

V_6에서 R파가 26 mm 이상이고 V_1에서 S파와 V_6에서 R파의 합이 35 mm 이상이어서 좌심실비대에 합당하다. V_6에서 ST절의 위로 볼록한 하강과 T파의 비대칭적 역전이 보여 전형적인 압력 과부하형 좌심실비후를 시사한다.

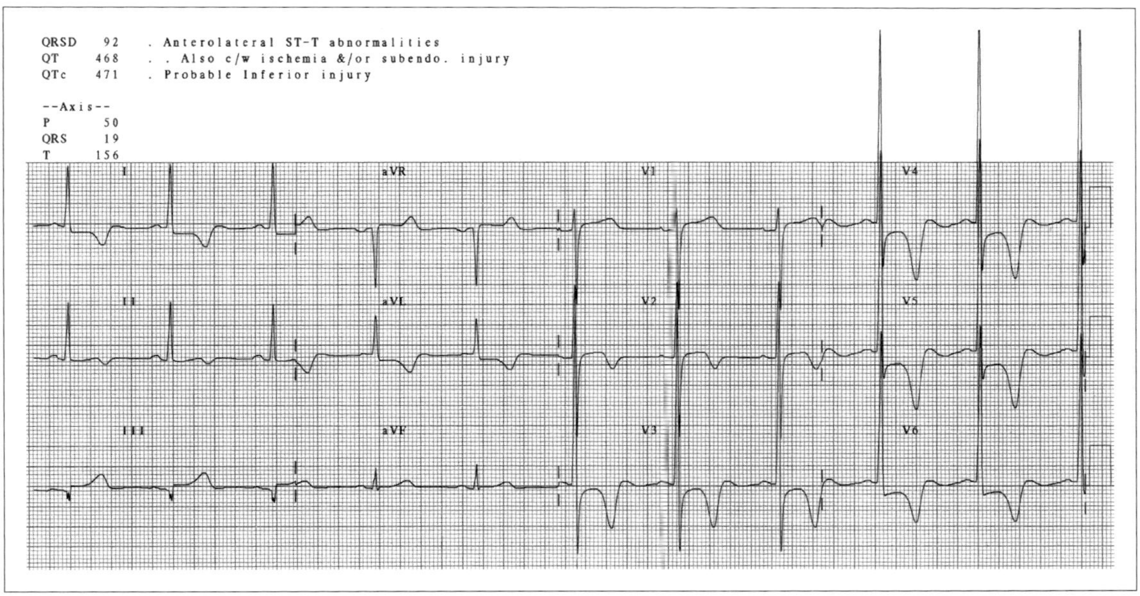

그림 7-48. 좌심실비대.

V_5 유도에서 R파의 크기가 50 mm로 커져 있어 좌심실비대에 합당하다. 거대 음성 T파(giant negative T wave)가 동반되어 있어 중간부 또는 심첨부 비후형 심근증을 시사한다.

② 우심실비대

우심실비대에는 다음과 같이 3가지 유형이 있다.

ⓐ QRS 벡터의 우전방 이동: 승모판막질환, 폐동맥 고혈압, 폐동맥판 협착증, 심실중격결손 등 심장질환에 의해 생기는 전형적인 우심실비대 형태이다(**그림 7-49, 50**).

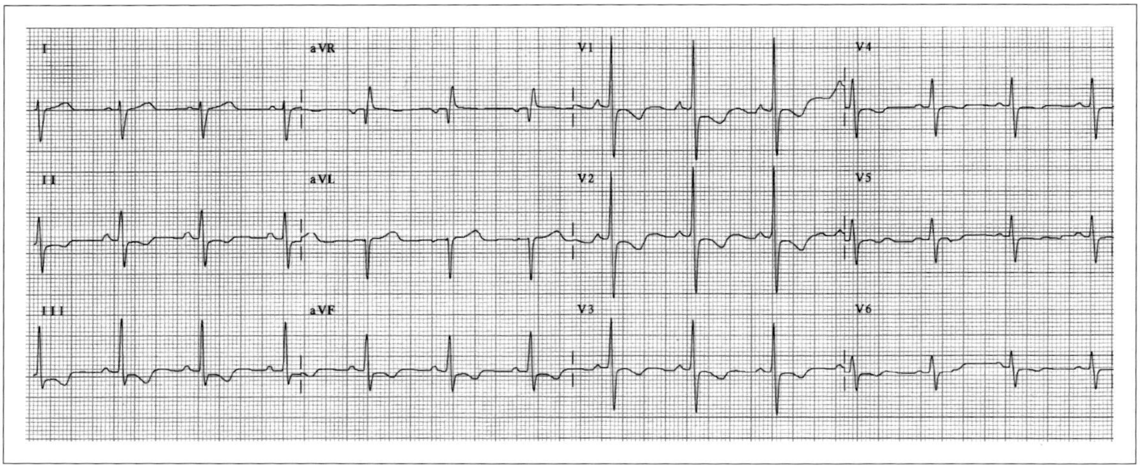

그림 7-49. 후천성 우심실비대.

V_1 유도에서 R/S >1이고 전기축이 150도 정도로 우축편위되어 있어 후천성 우심실비대의 전형적인 소견이다.

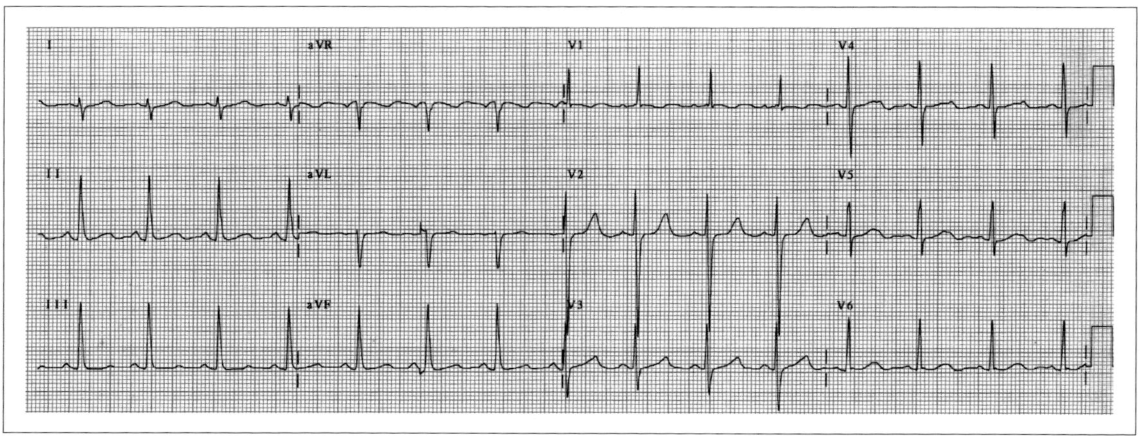

그림 7-50. 선천성 우심실비대.

V_1 유도에서 S파는 거의 없이 R파만 보이며 전기축이 110도 정도로 우축편위되어 있어 선천성 심장병에 의한 우심실비대를 시사하는 소견이다.

ⓑ QRS 벡터의 우후방 이동: 만성 폐쇄성폐질환에 의해 증가된 폐동맥압에 의해 커진 우심실의 벡터가 과팽창된 폐에 의해 오른쪽 뒤쪽으로 이동해서 생긴다(**그림 7-51**).

ⓒ 불완전 우각차단(QRS파 폭 <120 ms): 심방중격결손이나 삼첨판폐쇄부전 등과 같이 우심실에 용적 과부하를 일으키는 질환에 의해 우각분지가 과도하게 당겨져서 부분적으로 파열되어 생긴다.

우심실비대의 진단에 다음과 같이 다양한 기준이 이용되고 있으나 이들의 예민도는 20% 미만이다.

ⓐ V_1 유도에서 Rs 형태(R/S비 >1) 또는 qR 형태(S파 소실): 압력 과부하형 심장질환에 의한 우심실비대(좌심질환, 폐쇄성 폐동맥판막 및 혈관질환)(**그림 7-49, 50**)

ⓑ 모든 흉부유도에 지속적인 S파(Rs 또는 rs) 및 우축편위: 만성폐쇄성폐질환에 의한 우심실비대(**그림 7-51**)

ⓒ 불완전 우각차단과 R'>10 mm 또는 R'>S: 용적 과부하형 심장질환에 의한 우심실비대

ⓓ 기타: 우축편위 ≥110도, 우심실 활성화시간 ≥35 ms, V_{5-6} 유도에서 R/S <1

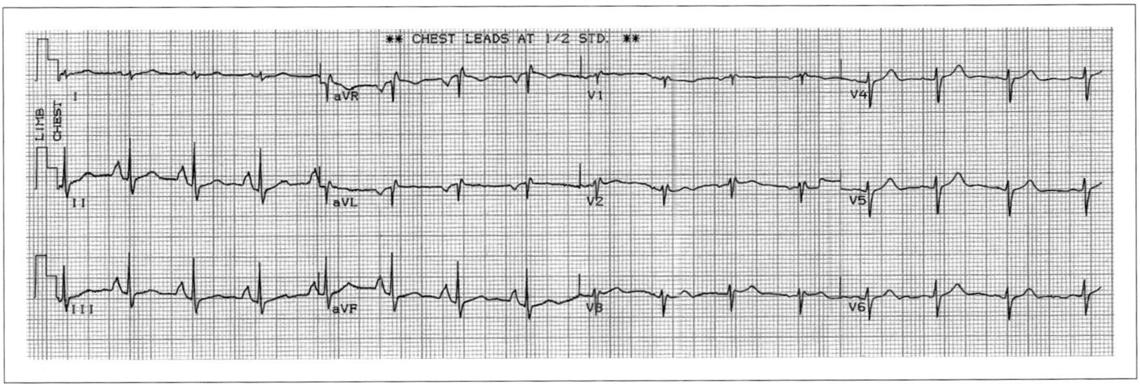

그림 7-51. 만성 폐질환성 우심실비대.
모든 흉부유도에서 R/S비가 1 이하이고 전기축이 90도 정도이어서 만성 폐쇄성폐질환에 의한 우심실비대의 심전도 소견이다.

표 7-6. 우심실비대의 여러 가지 심전도 기준의 진단적 가치

진단 기준	예민도(%)	특이도(%)	
V_1	R/S ≥ 1	6	98
	R ≥ 7 mm	2	99
	qR	5	99
	S < 2 mm	6	98
	VAT ≥ 35 ms	8	94
V_{5-6}	R/S ≤ 1	16	93
	R < 5 mm	13	87
	S ≥ 7 mm	26	90
사지유도	QRS axis ≥110°	16	96

VAT : ventricular activation time

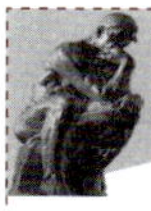

이뭣고?

V_1 유도에서 qR파와 Rs파의 의미는?

V_1 유도에서 qR파가 보이면 심한 우심실비대와 우각차단의 가능성을 고려해야 한다. QRS파 폭이 정상이면 심한 우심실비대를 의미하고 120 ms 이상이면 우각차단을 의미한다. 이때 q파가 병적인 Q파의 조건을 만족하면서 인접한 $V_{2,3}$ 유도에도 나타나면 전중격 심근경색에 동반된 우각차단이고 그렇지 않으면 우각차단의 정상 변이로 간주한다. 정상 사람도 V_1 유도에서 QRS파가 QS파로 나타나는 경우가 있는데 이런 사람에서 우각차단이 생기면 QRS파가 RsR'이 아니고 qR 형태로 나타나게 되기 때문이다.

V_1 유도에서 R파가 S파보다 큰 Rs파를 보이는 경우는 30세 이상 정상 성인에서는 1% 미만으로 드물어 병적인 경우를 의심해야 한다. 가장 먼저 고려해야 할 질환은 우심실비대와 후벽 심근경색이다. T파가 음성이고 우축편위가 있으면 우심실비대를 시사하고, T파의 극성과 전기축이 정상이면 후벽 심근경색의 가능성이 높은데 하벽 유도에 Q파가 있으면 더욱 그렇다. 이밖에도 Rs파로 나타날 수 있는 경우는 WPW증후군, 심장의 우측 이동(폐나 흉막 질환에 의한), 좌심실비대 등이 있다.

③ 양심실비대

좌우심실 모두가 비대해진 경우로 다음과 같은 진단 기준으로 판정한다(**그림 7-52**).

㉠ 좌심실비대의 좌흉부 유도 전위기준과 90도 이상의 우축편위: 가장 믿을 만함

㉡ 좌심실비대의 좌흉부 유도 전위기준과 V_1에서 R/S비가 1 또는 1에 근접

㉢ Katz-Wachtel sign: 중앙 흉부유도(V_{3-4})에서 R파와 S파의 합이 40 mm 이상(유소년), 60 mm 이상(성인)

㉣ Shallow S syndrome: V_1 유도에서 작은(< 4 mm) S파, V_2 유도에서 V_1 유도에서 보다 12 mm 이상 깊은 S파

㉤ 기타 소견: 양심방비대, 좌심방비대 + V_{5-6} 유도에서 S > 7 mm 또는 R/S < 1

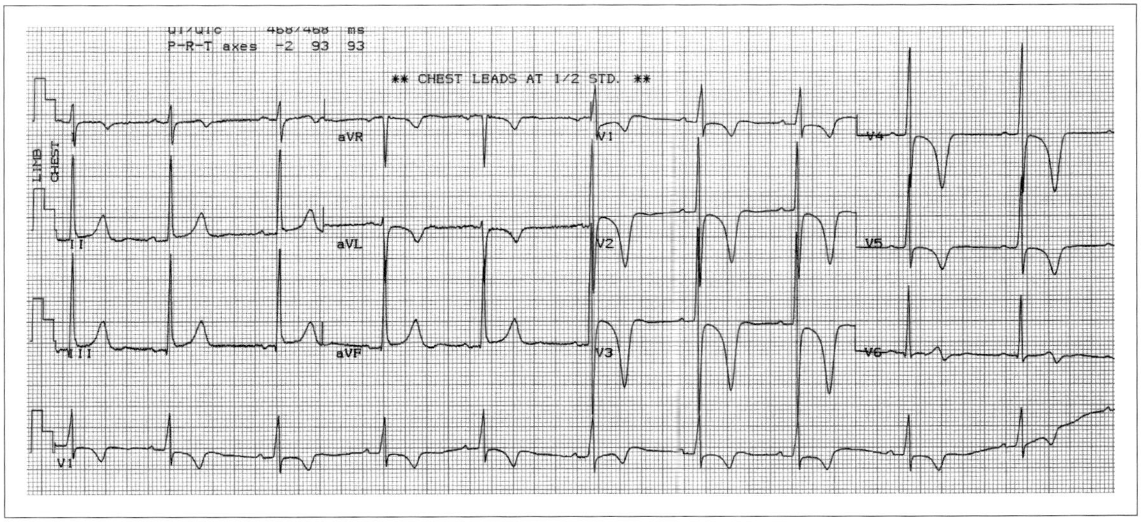

그림 7-52. 양심실비대.

V_5 유도에서 R파의 크기가 32 mm로 증가되어 있어 좌심실 비대를 진단할 수 있는데 전기축이 90도 이상 우축편위되어 있고 R/S > 1이고, V_1 유도에서 S파가 작으나(< 4 mm), V_2 유도에서는 V_1 유도에서 보다 12 mm 이상 깊으며(shallow S syndrome), 중앙 흉부유도에서 R파와 S파의 합이 94 mm(V_3), 68 mm(V_4)인 큰 RS파가 관찰되어(Katz-Wachtel sign) 양심실비대로 진단할 수 있다.

4) 심근경색 및 허혈(infarct-ischemia: I)

병적인 Q파로 급성 또는 묵은(진구성) 심근경색(old MI)을 진단하고 ST-T 변화로 급성 심근경색 또는 심근허혈을 진단하는 매우 중요한 과정이다. ST-T 변화는 원인이 다양하고 역동적이어서 의미를 파악하는 것이 쉽지 않다. 특히 흉통이나 급성 심장 증상이 있어 급성관동맥증후군(acute coronary syndrome: ACS)이 의심되는 상황에서는 시기에 따라 경미한 심전도 이상에서부터 ST절 상승과 병적인 Q파에 이르기까지 다양한 심전도 소견을 보이고(**표 7-7, 그림 7-53**), 심전도만으로는 경색과 허혈(협심증)의 감별이 어려운 경우가 많아 심장표지자(troponin) 검사가 필요하다(**그림 7-54**).

표 7-7. 급성 심근경색의 시기에 따른 심전도 변화

시기	병태생리	Q파	R파	ST절	T파
1기 (0~2시간)	심내막하 심근허혈 시작, 30분내 심내막하 심근손상이 발생하고, 30분내 심내막하 심근괴사 시작되어 2시간내 심근벽 절반까지 진행	불변	불변 또는 증가	상승 시작 오목형에서 볼록형으로	크기 커짐, 최고에 이름
2기 (2~24시간)	6시간까지 심근벽의 90%까지 괴사되고 나머지는 남은 시간에 완료됨	폭과 깊이가 커지기 시작	감소 시작	최대 상승 볼록형 T파와 융합	크기 감소, 양성은 유지
3기 (24~72시간)	허혈이나 손상은 거의 사라지고 치유 과정 시작	최고로 커짐	소실	기저선 으로 복귀	최고로 역전
4기 (2~8주)	섬유조직으로 대체됨	지속	일부 회복	정상	약간 음성

(1) Q파 심근경색

병적인 Q파는 일반적으로 완결된 심근경색을 의미한다. Q파 심근경색은 거의 항상 ST절 상승 심근경색에서 진행한다. 병적인 Q파에 ST절 상승이 동반되어 있으면 급성 심근경색이고 ST절 상승이 없으면 회복기 급성 심근경색 또는 묵은 심근경색이다.

병적인 Q파의 전통적인 기준은 폭 0.04 sec 이상, 깊이 R파의 1/4 또는 4 mm 이상이나 2012년에 개정되었다. 개정된 기준은 V_{2-3}에서 폭 0.02 sec 이상, V_1, aVR, III를 제외한 나머지 유도에서 폭 0.03 sec 이상, 깊이 1 mm 이상인 경우를 병적인 Q파로 정의하였고, V_{1-2}에서 R파 폭 0.04 sec 이상,

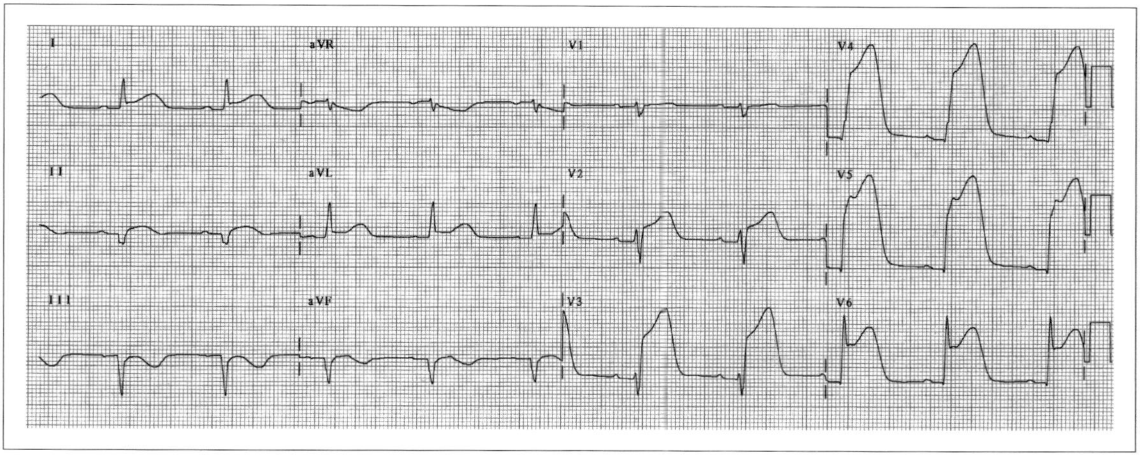

그림 7-53. 급성 전벽 심근경색과 묵은 하벽 심근경색.

흉부유도 V_{2-6}에 급성 전벽 경색을 시사하는 ST절과 T파의 상승이 있고 유도 II, III, aVF에 묵은 하벽 경색을 시사하는 비정상 Q파, 정상 ST절, 음성 T파가 있다.

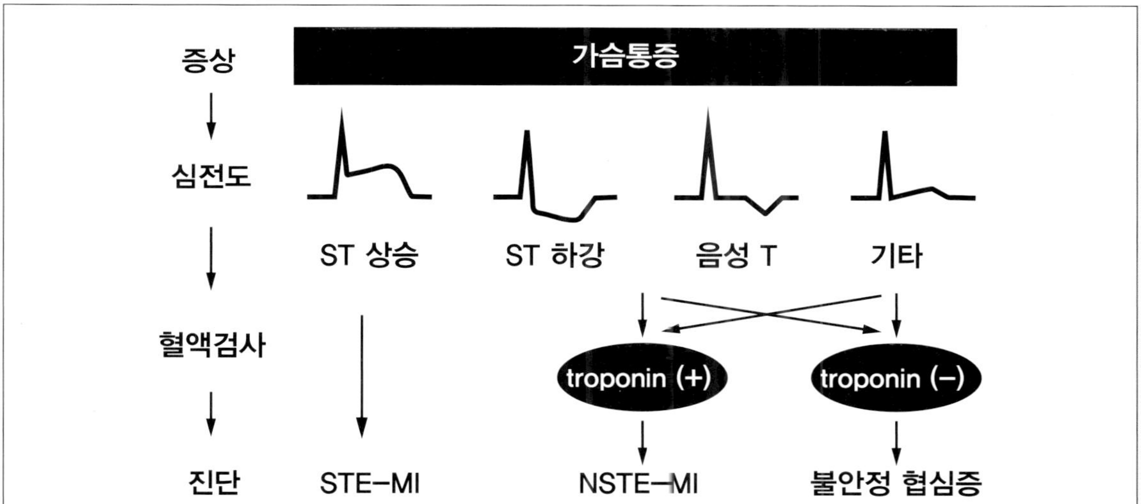

그림 7-54. 급성관동맥증후군의 감별진단에서 심전도와 트로포닌 검사의 역할.

지속성(대개 > 20분) 협심통증으로 급성관동맥증후군이 의심된 환자에서 심근허혈에 전형적인 ST절 상승이 보이면 자체만으로 ST절 상승 심근경색(STEMI)으로 진단할 수 있으나 그밖의 경우에는 심장표지자 검사로 경색(NSTEMI)과 허혈(협심증: UA)을 감별하여야 한다. UA: unstable angina

R/S ≥1 및 양성 T파도 병적인 Q파와 동등한 경색(후벽) 소견으로 정의하였다. 이와 같은 병적인 Q파가 인접 유도 2개 이상에서 기록되면 증상에 상관없이 심근경색으로 진단할 수 있다.

병적인 Q파의 분포 유도를 통해 심근경색 부위와 범위를 진단할 수 있다(**표 7-8**). 그러나 좌각차단이 있는 경우에는 좌심실 측벽 유도($V_{5\text{-}6}$)의 Q파는 좌심실 측벽의 경색을 의미하지 않고 모순되게 중격의 경색을 의미한다(paradoxical marker of septal infarct)(**그림 7-41**).

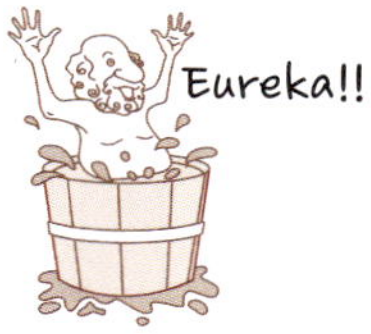

급성관동맥증후군의 다양한 심전도 표현: 묘비에서 상어 지느러미까지!

급성관동맥증군의 심전도 소견은 매우 다양하다. ST절 상승을 특징으로 하는 ST 상승형 심근경색(STEMI)도 초기에는 T파만 상승하기도 하고(de Winter sign; de Winter RJ, NEJM 2008) 다른 유도에서는 하강하고 aVR 유도에서만 상승하는(aVR LM sign; Gorgels AP, AJC 1993) 경우가 있어 간과하기 쉽다. ST절 상승이 R파를 능가할 정도로 심하게 상승되면 동반 상승된 T파와 함께 묘비처럼 보이거나(tombstone sign; Wimalaranta HSK, Lancet 1993) 상어 지느러미(shark fin sign; Smith SW, Dr. Smith ECG Blog 2018)처럼 보이는데 간혹 심실 기원의 넓은 QRS파로 오인하기도 한다. 이들은 예후가 불량한 좌전하행지 근위부 또는 좌주간지(left main: LM) 폐쇄를 시사하므로 응급상황에서도 놓치지 않도록 숙지하고 있어야 한다.

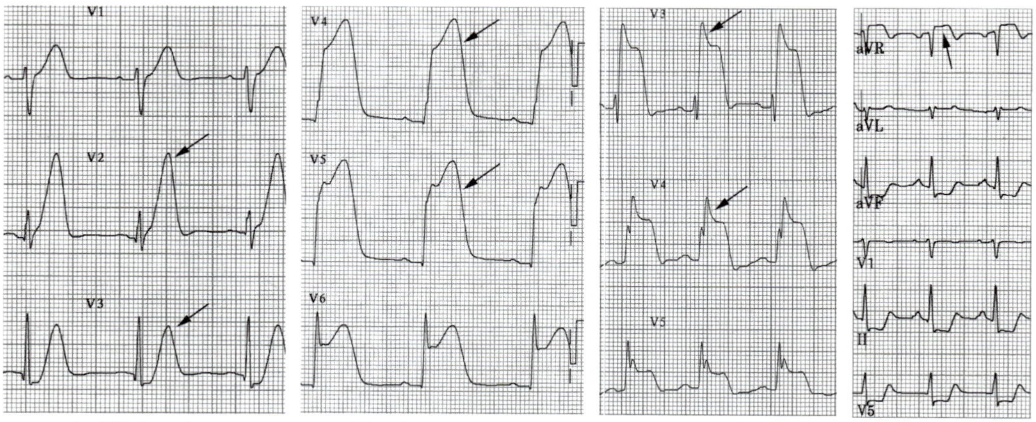

de Winter sign　Tombstone sign　Shark fin sign　aVR LM sign

표 7-8. 심전도에 의한 심근경색 부위 진단

경색 부위	담당 유도	폐쇄 동맥
기저부 중격, basal septum	aVR	LM, pLAD
(전)중격, antero-septal	V_{1-2}	pLAD
전벽, anterior	V_{3-4}	mLAD
(전)첨부, antero-apical	V_{5-6}	dLAD, LCX, RCA
(전)측벽, antero-lateral	I, aVL	LCX, D1
하벽, inferior	II, III, aVF	RCA(90%), LCX(10%)
후벽, posterior	V_{1-2}*, V_{7-9}	RCA, LCX
우심실, right ventricle	V_{3-4R}	RCA

V_{1-2}*: 후벽에서 Q파와 ST절 상승이 V_{1-2}에 크고 넓은 R파와 ST절 하강으로 나타남

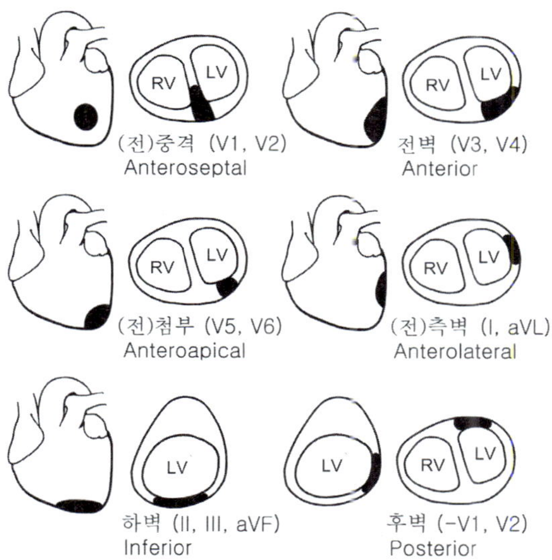

심근경색에서 Q파가 나오지 않는 위음성의 원인은 두 번째 경색에 의한 힘의 상쇄, 좌심실비대, ST-T절 이상의 비특이성, 측벽 경색, 후벽 경색, WPW증후군 등이다. 심근경색 없이 나오는 위양성 Q파는 정상 변이, 심실비대, WPW증후군, 만성 폐쇄성 폐질환, 섬유속차단, 침윤성 심장질환(종양, amyloidosis, hemochromatosis. myxedema) 등에서 보인다.

(2) 급성 심근허혈 또는 경색(급성관동맥증후군)

관상동맥의 급격한 폐쇄로 급성 심근허혈이 시작된 경우에는 병적인 Q파가 생성되기 이전이므로 특이적인 ST-T파 변화가 있으면 이로써 급성 심근경색을 진단하고, 없으면 트로포닌 검사로 경색과 허혈(협심증)을 구별한다(**그림 7-54**).

협심통증의 지속이나 급성 악화로 급성 심근경색이나 불안정형 협심증이 의심되는 급성관동맥증후군 환자에서 심전도 소견은 ① 신생 ST절 상승 또는 신생 좌각차단으로 ST절 상승 심근경색(STEMI)으로 진단할 수 있는 경우, ② 신생 ST절 하강, 음성 T파, 또는 일시적인 ST절 상승으로 ST절 비상승 심근경색(NSTEMI)이 의심되는 경우, ③ 심전도가 비진단적 또는 정상이어서 미감별 급성흉통증후군의 경우 등 3가지로 분류된다. 여기에서 첫 번째 경우는 심전도만으로도 급성 심근경색으로 진단할 수 있으나 나머지 경우는 트로포닌 양성 여부로 ST절 비상승 심근경색과 불안정형 협심증을 감별해야 한다(**그림 7-54**). 최초 트로포닌 검사가 음성이어도 6~9시간 후에 반복 측정하여 재차 음성일 때에만 급성 심근경색을 배제해야 한다. 이처럼 급성관동맥증후군에서 심근경색의 여부는 심장표지자 검사 결과에 의해 결정되고 심전도는 심근경색의 유형 분류에 이용된다.

ST절 분석은 ST절의 높이와 상승 또는 하강 형태를 보는 것이다. 높이 측정 시 기준은 TP절이나 PR절으로 하는데 빈맥에 의해 TP절이 없어지거나 PR절이 하강한 경우에는 QRS파 시작점으로 한다. ST절의 형태는 하강형, 상승형, 위로 볼록형, 위로 오목형 등으로 분류한다(**그림 7-55**).

① ST절 상승

급성 심근허혈 손상을 시사하는 ST절 상승은 인접 유도 2개 이상에서 새로 생긴 ST절 상승이 J점에서 1.0 mm 이상일 때이다. $V_{2\text{-}3}$ 유도에서는 정상인에서도 ST절 상승이 자주 관찰되므로 여자는 1.5 mm 이상, 남자 40세 이상은 2.0 mm 이상, 남자 40세 미만은 2.5 mm 이상이어야 한다. ST절이 R파 하강 도중에 시작할 때 특이도가 더 높고 ST절이 기시하는 R파의 위치가 높을수록 더 심한 손상을 의미한다(**그림 7-55 C, D**).

ST절 상승은 심외막하 또는 전층 심근허혈 손상을 시사하고 대부분에서 짧게는 수시간 길게는 24시간 후에 병적인 Q파를 만든다. 24시간 내에 T파는 역전되고, ST절도 떨어지기 시작한다(**표 7-7**). ST절 상승형 급성관동맥증후군은 급속히 Q파 심근경색으로 진행하므로 신속한 재관류요법이 필요하다(**그림 7-56**). ST절 상승이 있는 심전도 유도의 분포로 폐쇄 혈관을 추정할 수 있다(**표 7-8, 그림 4-24**). 우흉부유도와 후흉부유도에서 ST절 상승은 각각 우심실 경색과 후벽 경색의 진단에 도움을 준다(**그림 7-57**).

ST절 상승은 급성 심낭염, 급성 심근염, 조기재분극, 브루가다증후군, 스트레스심근증, 좌심실비후, 좌각차단, 심실류, 고칼륨혈증 등에서도 관찰되므로 환자의 임상 증상을 고려해서 잘 판단해야한다(**그림 7-55, 표 7-9**).

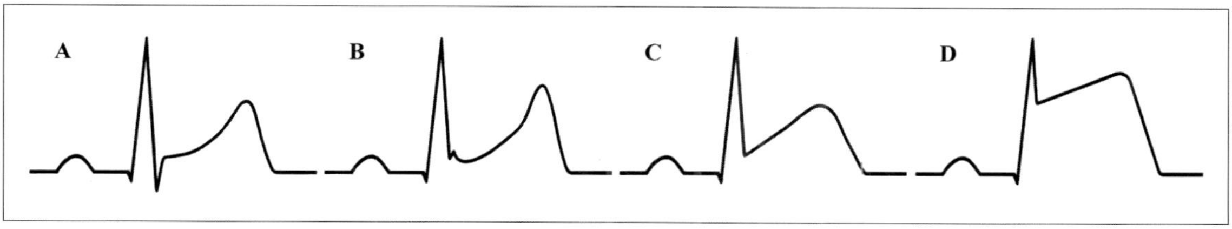

그림 7-55. ST절 상승의 여러 유형.

A: 정상 변형으로 QRS파에는 변화가 없고 J점이 상승하여 ST절 상승이 S파에 이어져 있는 경우이며 주로 V_2 또는 V_{2-3} 유도에서 나타나고 정상인에서 가장 흔히 보이는 ST절 상승 유형이다. B: 조기재분극에 의한 것으로 정상인에서 드물게 보이는 ST절 상승 유형이다. R파 끝 부분에 절흔이 있고 T파가 ST절 보다 4배 이상 상승되어 있고 전흉부 유도와 하벽 유도에서 주로 관찰된다. C, D: 심외막하 심근손상에 의한 경우로 ST절이 R파에서부터 나오며 손상의 정도에 따라 ST절이 기시하는 R파의 위치가 달라진다(높을수록 심함).

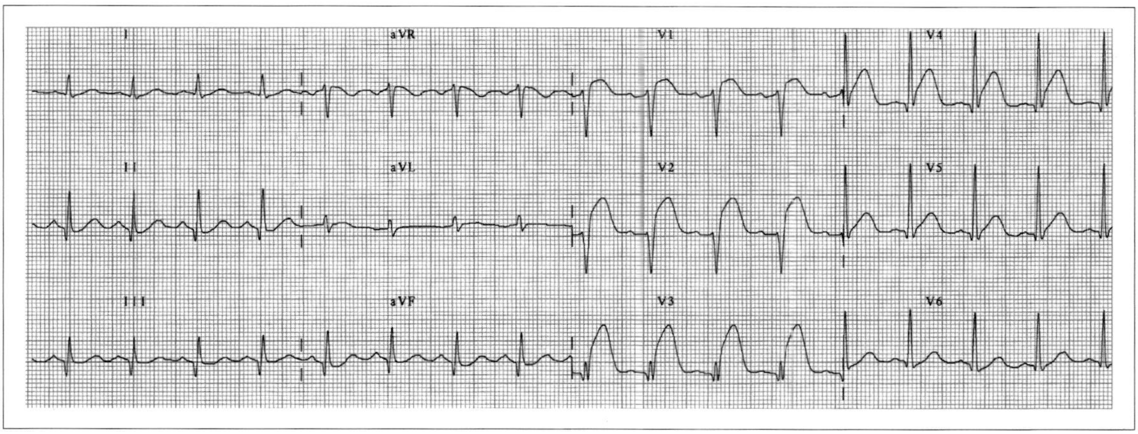

그림 7-56. ST절 상승형 급성 심근경색.

심전도 유도 V_{1-5}에 ST절이 1~5 mm로 상승되고 크고 뾰족한 T파가 보여 좌심실 전측벽에 초급성기 ST절 상승형 심근경색임을 알 수 있다.

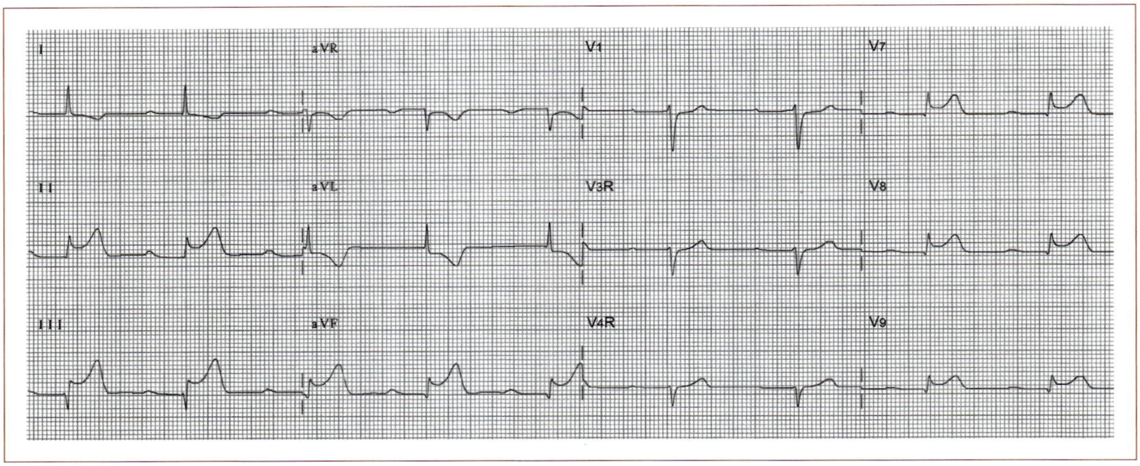

그림 7-57. 급성 하벽 경색 환자에서 기록한 우흉부유도(V_3R-V_4R)와 후흉부유도(V_{7-9}).
유도 II, III, aVF에 심한 ST절 상승이 있는 급성 하벽 STEMI 환자에서 후흉부유도 V_{7-9}에도 의미있는 ST절 상승이 있어 후벽 경색이 동반되었다. 하지만 우흉부유도에는 ST절 상승이 없어 우심실 경색은 배제할 수 있다.

표 7-9. ST절 상승의 감별 진단

심전도 소견	급성 심낭염	급성 심근경색증	조기재분극
ST절 상승 모양 부위	 위로 오목 사지 및 흉부 유도	 위로 볼록 경색 부위 유도	 위로 오목 흉부 유도
거울상 ST절 변화	없음	있음	없음
ST/T 비(V_6 유도)	≥ 0.25	다양	< 0.25
비정상 Q파	없음	있음	없음
음성 T파	ST절 정상 회복 후	ST절 정상 회복 전	없음
PR절 하강	있음	없음	없음
출현 시기	2~3일	20~30분	지속성
지속 기간	2주	2주	무한정

좌각차단이 있을 때 급성 심근경색은 QRS파 극성과 같은 동측성 ST절 상승 1 mm 이상, 동측성 ST절 하강 1 mm 이상, 역측성 ST절 상승 5 mm 이상 또는 QRS파 크기의 1/4 이상 역측성 변화이면 진단할 수 있다(Sgarbossa 진단기준. Sgarbossa EB, 1996; Smith SW, 2012. 그림 7-42).

② ST절 하강

급성 심근허혈을 시사하는 ST절 하강의 심전도 소견은 새로 생긴 ST절 하강이 인접 유도 2개 이상에서 평탄형 또는 하강형으로 0.5 mm 이상일 때이다(그림 7-58). ST절 하강이 1 mm 이상이면 더 특이적이고, 3개 유도 이상에서 2 mm 이상이면 ST절 비상승 심근경색의 가능성이 매우 높다(그림 7-59). 상승형 ST절 하강은 비특이적어서 의미가 없다(그림 7-58). 심근허혈에 의한 ST절 하강은 I, II, V_{4-6}를 포함한 여러 유도에 미만성으로 나타나는 경우가 많다. 따라서 특정 지역에 국한된 경우에는 ST절 상승의 대칭성 변화의 가능성이 높으므로 반대편 유도에 아주 사소할지라도 ST절 상승이 있는지 면밀하게 살펴보아야 한다. 광범위한 ST절 하강에 aVR에서 ST절 상승(>1 mm)이 동반된 경우에는 좌주간지 협착을 시사한다(그림 7-60).

급성관동맥증후군이 의심되는 상황에서 초기 심전도의 ST절 하강만으로는 심근경색(NSTEMI)과 불안정형 협심증(UA)을 감별할 수 없다. 따라서 트로포닌 검사가 필수적이다(그림 7-53). 일반적으로 ST절 비상승 심근경색에서 ST절 하강은 운동 등과 같은 유발인자 없이 자발적으로 생기고 2-3일 경과하면서 ST절 하강이 완화되지만 완전히 소실되지는 않아 ST절 하강과 음성 T파가 남는다(표 7-7). 반면에 협심증의 경우에는 대부분 유발인자가 있고 추적 심전도에서 심전도 이상이 완전히 정상화되어 ST-T파 이상이 사라지는 것이 다르다.

ST절 하강이 디기탈리스 약리 효과(digitalis effect)로 나오는 경우도 있다. ST절이 위로 패인 곡선 또는 직선 형태로 서서히 하강하다가 급격히 등전위선으로 상승하고 QT간격이 짧아지고 T파가 작아져서 국자 모양으로(sagging, scooping, cupping 등으로 표현) 변하는 것이 특징이다(그림 7-58, 61).

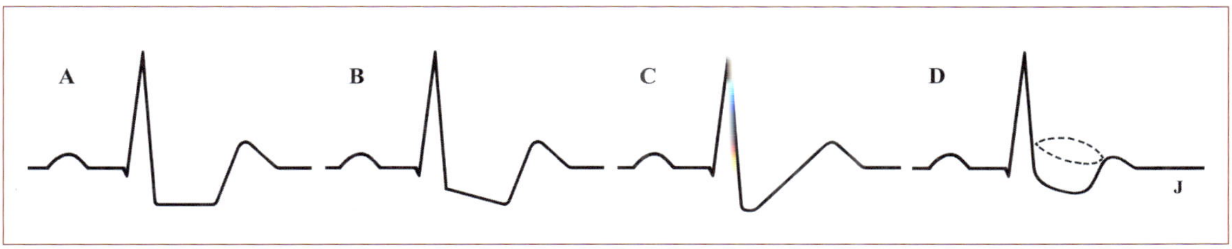

그림 7-58. ST절 하강의 3가지 유형.
A는 평탄형(horizontal), B는 하강형(down-sloping), C는 상승형(up-sloping), D는 국자형(scooping)이다. 안정 시 심전도에서 심근허혈에 가장 특이적인 것이 평탄형이고 다음은 하강형이다. 국자형은 ST절이 위로 오목한 하강 경사로 낮아지고 ST절이 짧아지고 T파가 낮아져서 생긴다. 국자형은 디기탈리스에 의해 나타나며 항상 중독을 의미하지는 않고 고칼슘혈증에서도 보일 수 있다.

국자 모양의 ST절 하강이 항상 디기탈리스 중독을 의미하는 것은 아니다. 디기탈리스 중독에 특이적인 심전도 소견은 QT간격의 심한 단축이다.

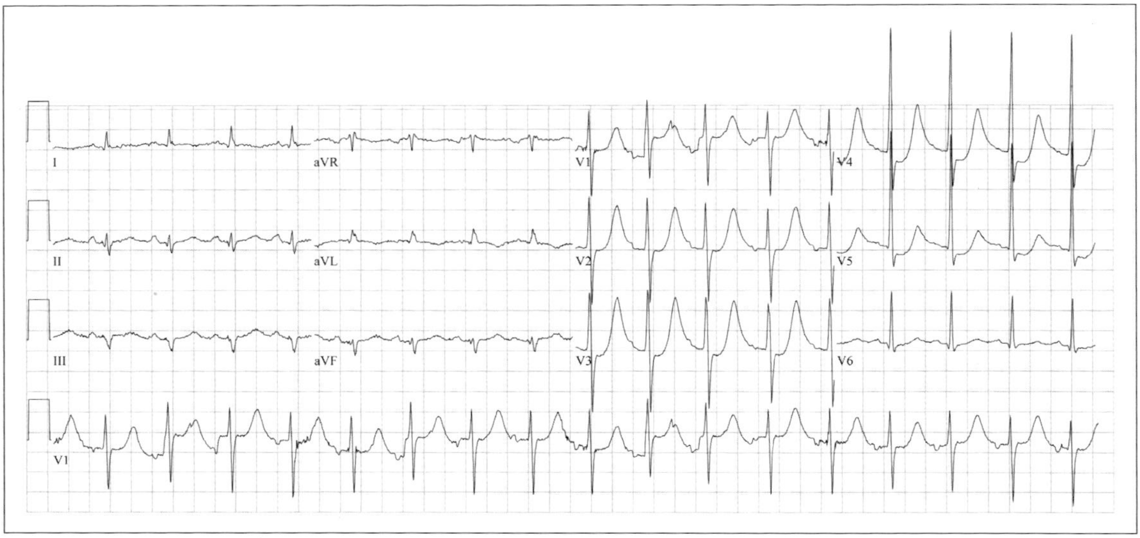

그림 7-59. ST절 비상승형 급성 심근경색에서 전형적인 ST절 하강.
좌회선지 입구 폐쇄에 의한 급성 NSTEMI 환자의 심전도에서 V_{3-5}에 평탄형 ST절 하강이 보인다.

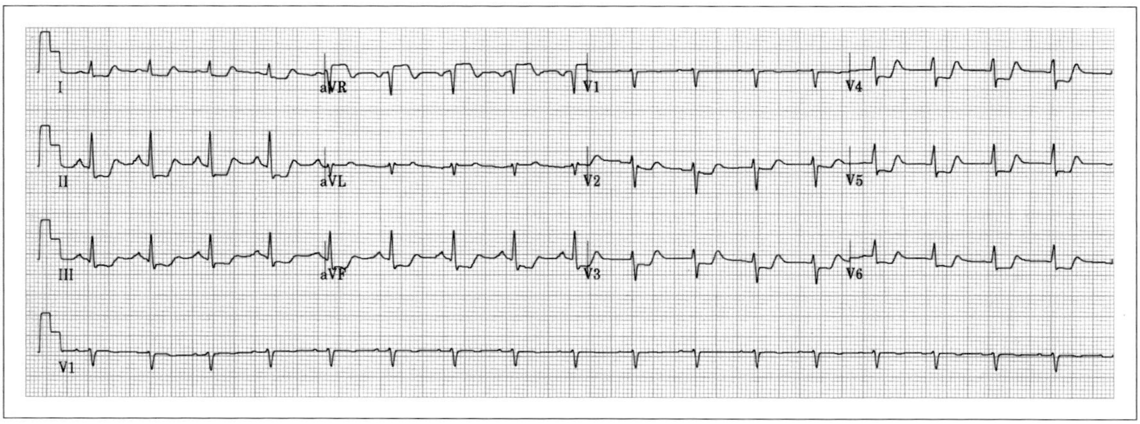

그림 7-60. aVR 유도에서 ST절 상승을 보인 좌주간지 폐쇄에 의한 심근경색.
흉통 환자에서 기록된 심전도로서 V_1을 제외한 모든 유도에서 ST절이 평탄형 또는 하강형으로 1 mm 이상 하강되어 있고 aVR에서는 1 mm 이상 상승되어 있어 좌주간지의 폐쇄를 시사하며 즉각적인 재관류술이 필요하다.

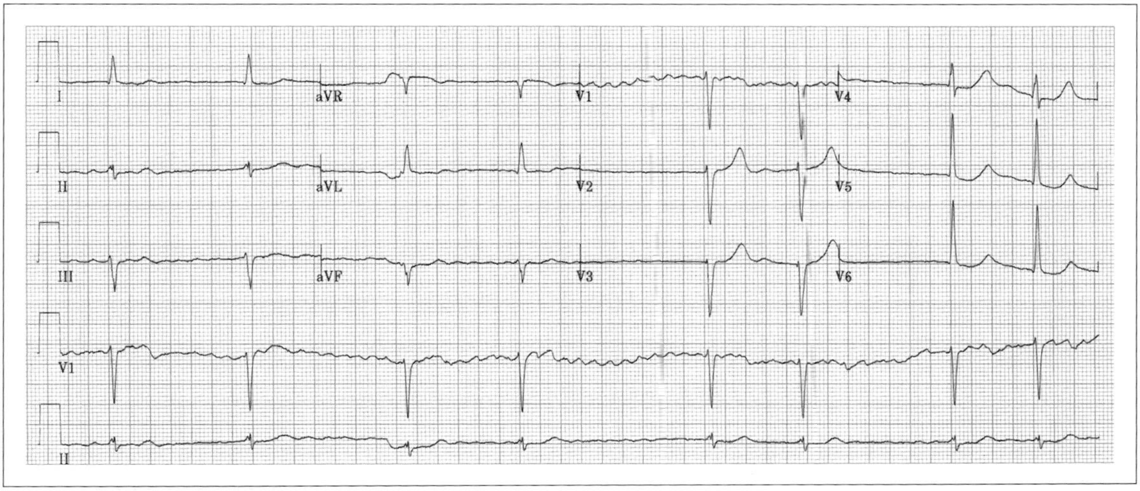

그림 7-61. 디기탈리스에 의한 ST절 하강.
심방세동 환자에서 심박수 조절을 위해 투여한 디기탈리스에 의해 심박수가 느리고 ST절이 국자 모양으로 하강되어 있다.

③ T파 이상

급성 심근허혈을 시사하는 음성 T파는 R파가 우세한(R/S >1) 인접 유도 2개 이상에서 T파의 깊이가 1.0 mm 이상일 때이다. 음성 T파 역시 원인이 다양하고 비특이적인 경우가 많기 때문에 심전도 자체만으로는 심근경색과 허혈을 감별할 수 없다. 따라서 급성관동맥증후군이 의심되는 상황에서는 트로포닌 검사를 시행하여 심근경색의 여부를 판단해야 한다. 반면에 음성 T파가 V_{2-3}에서 대칭성 또는 이상성으로 나타날 경우에는 좌전하행지 근위부 협착을 시사하는 Wellens 증후군에 해당되므로 즉각적인 관동맥 재관류술이 필요하다(**그림 7-62**). 급성 심근경색의 초급성기에는 잠시(20~30분) 동안 큰 양성 T파가 나타날 수 있다(**그림 7-56**).

음성 T파의 원인은 다양하고, 정상인에서 나타나는 경우도 있어 해석하는 데 주의해야 한다. V_1에서 음성 T파는 정상에서도 나타날 수 있고, QRS파 전기축이 수직이면 하벽 유도에서, 좌측이면 aVL 유도에서 음성 T파가 나타날 수 있다. 건강한 25세 미만 남자 또는 35세 미만 여자에서는 V_{2-3} 유도에서도 음성 T파가 나올 수 있는데 이를 청소년형 T파(juvenile T pattern)라고 한다. 하지만 심장이나 호흡기 증상을 가진 환자나 중장년 이후에 V_{2-3} 유도에 음성 T파가 보이면 우심실질환이나 폐동맥혈전색전증을 먼저 의심해보아야 한다(**그림 7-63**). 좌심실비후 또는 비후형심근증에서도 음성 T파가 기록될 수 있다. 이때 T파는 대개 비대칭적이나, 유출로 폐쇄가 없는 좌심실 중간부 또는 심첨부 비후형 심근증에서는 대칭적인 큰 음성 T파(거대 음성 T파: giant negative T wave)가 나온다(**그림 7-64**). 비후형 심근증과 심근허혈은 QRS파 전위의 크기로 심한 좌심실비후의 유무, 환자의 증상 또는 관동맥질환 위험도 등을 고려하여 감별한다.

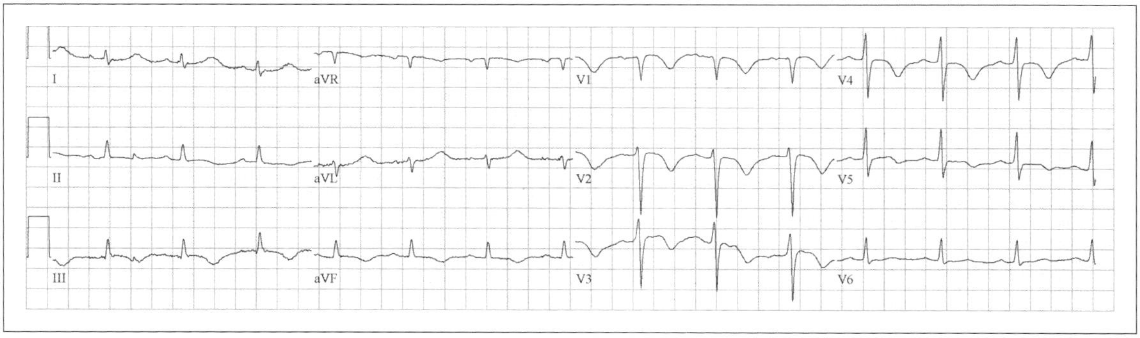

그림 7-62. 좌전하행지 근위부 협착을 시사하는 음성 T파(Wellens 증후군).
흉통을 가진 환자에서 V_{2-3}를 포함한 전흉부 유도에 대칭성 음성 T파가 있어 II형 Wellens 증후군에 합당하다. 관동맥조영술에서 좌전하행지 근위부 심한 협착을 포함한 세혈관질환으로 관동맥우회로술을 받았다.

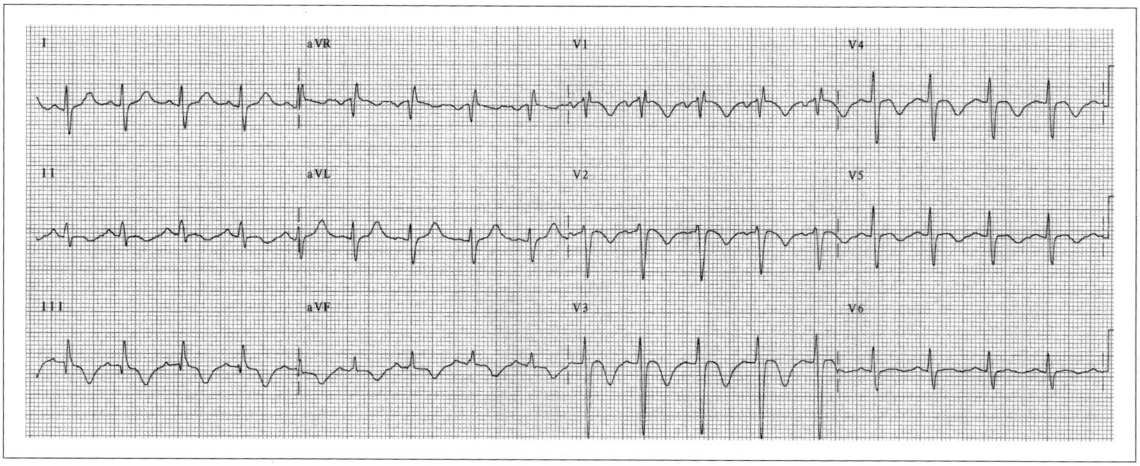

그림 7-63. 급성 폐동맥혈전색전증에 동반된 전중격 유도에서 음성 T파.
급성 폐동맥혈전색전증 환자에서 유도 I에 깊은 S파, 유도 III에 q파와 음성 T파가 있어 $S_1Q_3T_3$ 형태를 보이고 불완전 우각차단과 함께 V_{1-5}에 음성 T파가 보인다. 급성 폐동맥혈전색전증에서 전중격 유도의 음성 T파는 중증 폐동맥혈전색전증을 시사한다.

④ U파 이상

음성 U파는 심근허혈에 특이적인 소견이지만 매우 드물다.

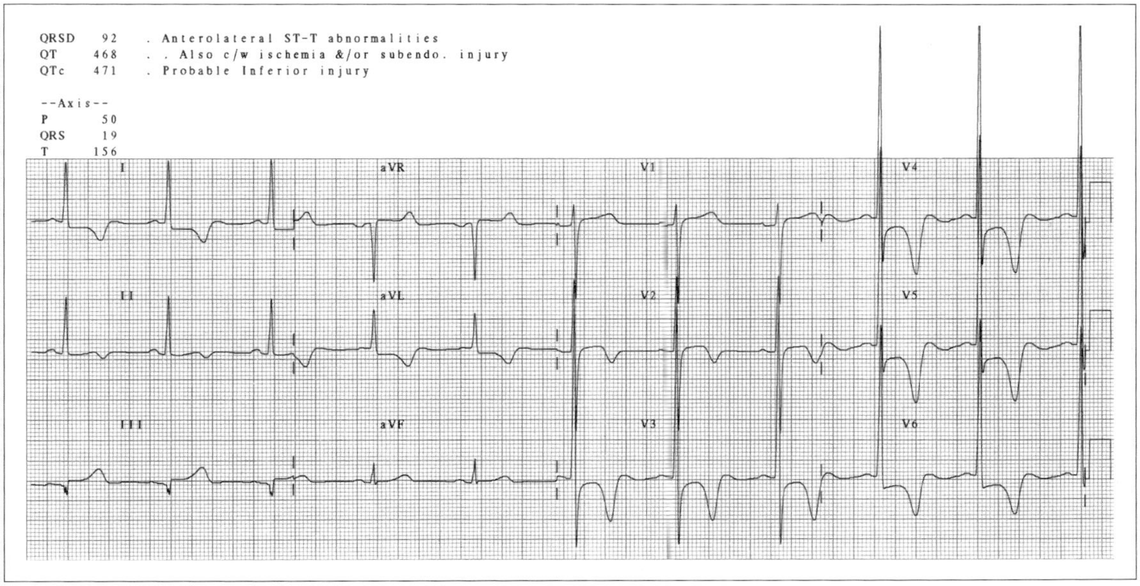

그림 7-64. 심첨부 비후형 심근증에서 큰 음성 T파(giant negative T wave).

V_5에서 R파가 50 mm로 증가되어 있고 $V_{3\text{-}6}$에서 매우 큰(V_5에서 −15 mm) 대칭형 음성 T파가 보이고 이는 심첨부 비후형 심근증에서 특징적인 소견이다. ST절 하강 역시 관찰되는데 심근허혈의 증상이 없다면 심실비후에 이차적인 것으로 간주해야 한다.

(3) 만성 허혈성 심질환

급성 심근경색을 시사하는 증상이 없는 일반 환자에서 시행한 심전도에 병적인 Q파가 보이면 묵은 심근경색을 진단할 수 있고, 의미있는 ST-T파 이상이 있으면 허혈성 심장병을 의심할 수 있다. 하지만 전형적인 협심증 환자에서도 30% 정도가 정상 심전도를 보이기 때문에 심전도가 정상이라고 해서 허혈성 심질환을 배제하면 안 된다.

(4) 비허혈성 ST-T파 변화

ST절 상승은 조기재분극, 급성 심낭염, 급성 심근염, 브루가다증후군, 스트레스심근증, 좌심실비후, 좌각차단, 심실류, 고칼륨혈증 등과 같은 비허혈성 심질환에서도 관찰된다. ST절 하강의 원인도 심실비후, 각차단, 빈맥, 과호흡, 승모판탈출증, 저칼륨혈증, 저체온증, 중추신경계질환, 디기탈리스 효과 등으로 다양하다. 음성 T파도 정상 변이, 심실비후, 각차단, 폐동맥혈전색전증, 뇌압상승 등으로 다양하다. 따라서 비특이적인 ST-T파 이상을 해석할 때에는 환자의 임상 상황과 기저 질환 등을 잘 살펴보아야 한다.

심근허혈이 의심되거나 감별이 필요한 경우에는 심장표지자 검사를 시행하고 그렇지 않은 경우에는 검사실 검사(전해질, 디곡신 농도), 심초음파도, 심장혈관시티 등의 의심 심질환에 대한 검사를 시행하여 확진한다.

① **조기재분극(early repolarization)**

건강한 사람에서도 심근의 조기재분극에 의해 ST절이 2~4 mm 정도 상승할 수 있다. 이는 주로 측벽이나 하벽 유도에서 잘 나타난다. ST절은 J점 상승으로 R파 끝 부분에 절흔(notch)이나 경사 둔화(slur)로 시작하며 위로 오목하고, 큰 T파를 동반한다(**그림 7-65**). 젊은 남자에서 흔하고 시간 경과에 따른 변화가 없고 운동(심박수 증가)에 의해 약화 또는 소실된다.

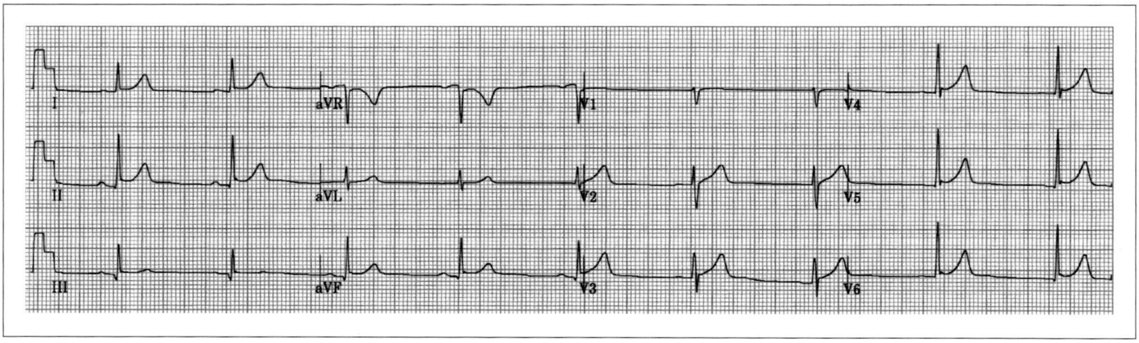

그림 7-65. 조기재분극에서 ST절 상승.
하벽 유도(II, III, aVF)와 흉부유도 V_{5-6}에서 R파 하강선 끝 부분에 절흔 또는 경사 둔화가 있고(fish hook sign), 이어서 ST절이 J점과 함께 위로 오목하게 1~2 mm 상승되어 있고 T파는 ST절 보다 4배 이상 크다. 조기재분극에 특징적인 소견이다.

② **급성 심낭염(acute pericarditis)**

급성 심낭염의 심전도 소견은 염증에 의한 심외막하 심근손상에 의해서 만들어 진다. 심낭은 하나의 폐쇄된 공간이므로 여기에 염증이 생기면 모든 심외막하 심근에 파급되므로 ST절 상승이 aVR과 V_1 유도를 제외한 모든 심전도 유도에서 나타난다(**그림 7-66**). ST절 상승은 주로 S파로부터 시작하고 2 mm를 넘지 않으며 PR절 하강을 동반하기도 한다. aVR과 V_1에서는 ST절 하강과 PR절 상승이 나타난다. ST절 상승 형태가 조기재분극과 비슷하며 감별진단법은 **표 7-9**에 정리되어 있다(**표 7-9**). ST절 변화는 2주 정도 경과하면 정상화된다.

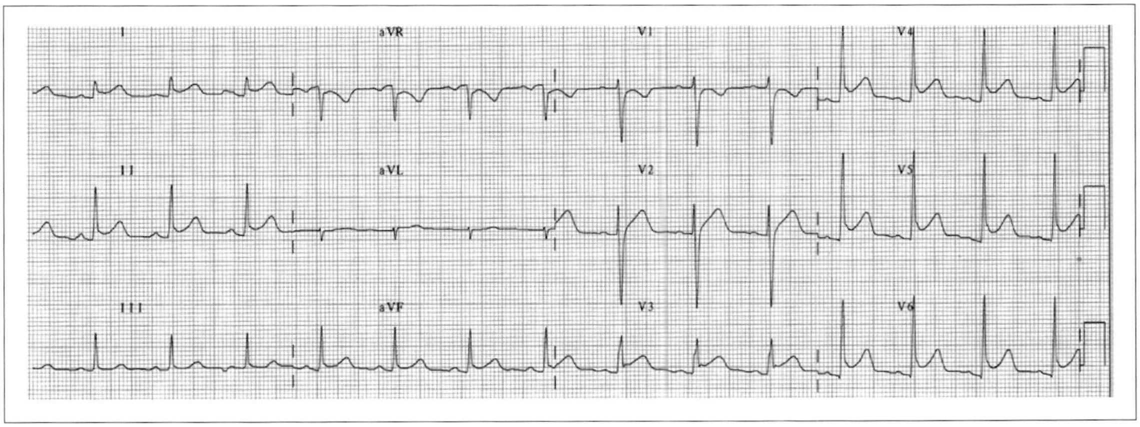

그림 7-66. 급성 심낭염에서 ST절 상승.
aVR 유도를 제외한 모든 유도에서 위로 오목한 ST절 상승과 PR절 하강이 보여 급성 심낭염에 합당하다. II, aVF, V_{5-6}에서 J점에 절흔이 보이며, aVR에서는 PR절이 상승되어 있다.

③ 심실비후

좌심실비후 시 ST절 하강과 음성 T파가 기록될 수 있다 ST절 하강은 하강형이고 T파는 대개 비대칭적이다. 하지만 유출로 폐쇄가 없는 좌심실 중간부 또는 심첨부 비후형 심근증에서는 대칭적인 큰 음성 T파(거대 음성 T파)가 기록된다(**그림 7-62**). 비후형 심근증과 심근허혈의 감별에 ST-T절 이상이 새로 생겨서 시간 경과 후 소실되는 역동성, QRS파 전위의 크기, 환자의 증상, 관동맥질환 위험도 등이 도움이 된다.

④ 청소년형 T파

V_1에서 음성 T파는 정상 소견이다. 건강한 남자 25세 미만, 여자 35세 미만에서는 V_{2-3} 유도에서도 음성 T파가 나올 수 있고 이를 청소년형 T파(juvenile T pattern)라고 한다(**그림 7-67**). 사지유도에서도 관찰할 수 있는데 QRS파 전기축이 수직이면 하벽유도, 좌측이면 aVL 유도에서 잘 관찰된다. 하지만 심장이나 호흡기 증상을 가진 환자나 중장년 이후에 보이면 우심실질환이나 폐동맥혈전색전증 등을 의심해야 한다.

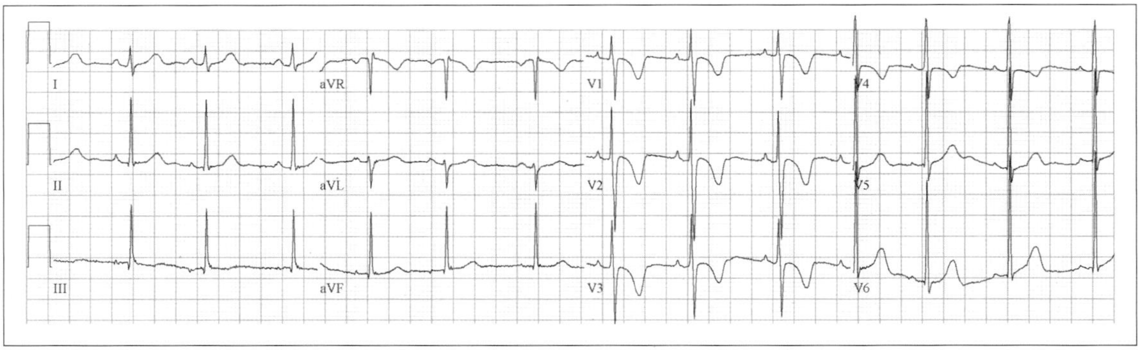

그림 7-67. 청소년형 음성 T파(juvenile T pattern).
건강한 6세 여아의 심전도에서 V_{1-3} 유도에 음성 T파가 보인다. 남자 25세, 여자 35세까지는 정상 소견일 수 있으므로 해석하는 데 주의해야 한다.

⑤ 폐동맥혈전색전증

폐동맥혈전색전증 시 전벽유도 V_{1-4}와 하벽유도에서 음성 T파가 나타날 수 있다(**그림 7-62**). 이는 폐동맥압의 상승에 의해 유발된 우심실 허혈과 긴장에 의해 생기며 폐동맥혈전색전증의 진단에 가장 특이도가 높은(>90%) 소견이다. 동빈맥이 폐동맥혈전색전증의 가장 흔한 심전도 이상이고 우각차단은 사망률의 증가와 연관이 있다. 고전적인 $S_1Q_3T_3$ 형태는 특이도와 예민도가 높지 않고 20% 정도에서만 관찰된다.

⑥ 고칼륨혈증(hyperkalemia)

급성 심근경색의 초급성기에 일시적으로 큰 양성 T파가 나타나는 경우가 있다. 이는 중등도 고칼륨혈증에서도 보인다. 고칼륨혈증에서는 T파가 대칭적이며 끝이 뾰족하고 밑변이 좁아 A형 텐트같이 보인다(**그림 7-68**). 반면에 급성 심근경색에 의한 경우는 밑변이 넓고 봉우리가 둥글며, 곧 바로 ST절 상승이 나타난다(**그림 7-69**).

고칼륨혈증에 의한 큰 양성 T파는 V_{3-6} 유도에서 잘 나타나고 사지유도에서는 덜하다. 혈중 칼륨 농도와 T파 변화는 꼭 일치하는 것은 아니다. 심한 경우에는(>9 mEq/L) QRS파가 200 ms까지 넓어지고 이것이 ST절 상승에 의해 큰 T파와 연결되고 P파가 소실되어 전체적으로 하나의 사인파(sine wave)처럼 보이게 된다(참고: **그림 7-77**).

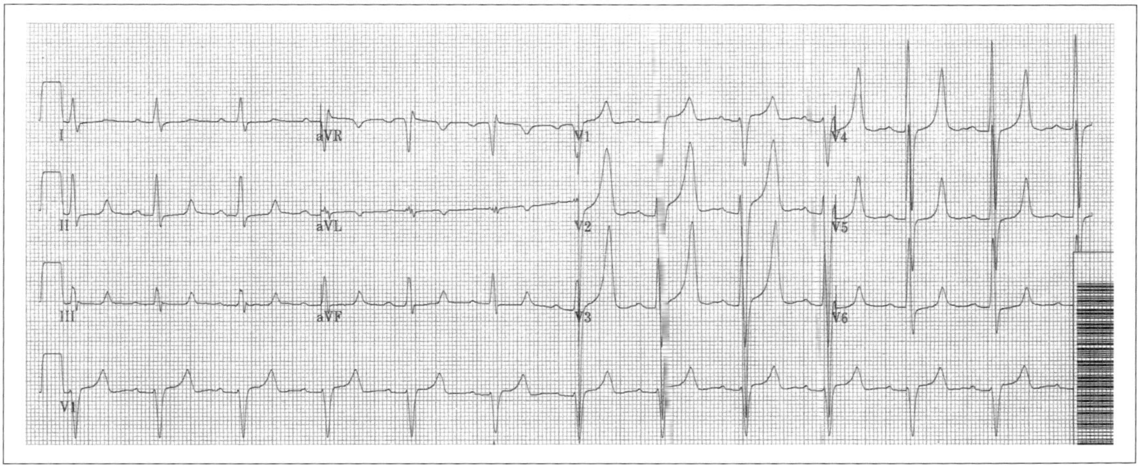

그림 7-68. 고칼륨혈증에서 큰 양성 T파.

급성 콩팥기능부전으로 혈청 K^+이 7.9 mEq/L로 상승된 환자의 심전도 V_{2-5}에서 좁고 뾰족한 큰 양성 T가 보인다.

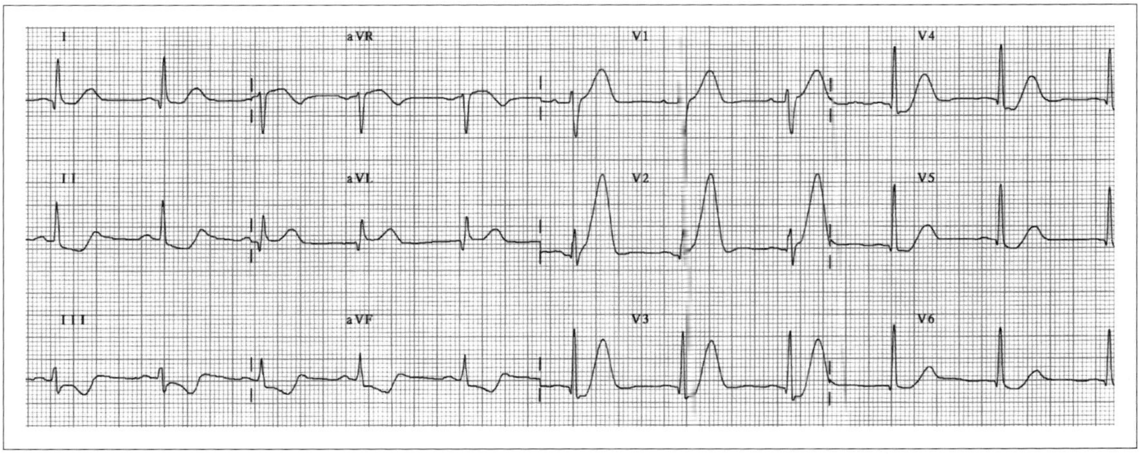

그림 7-69. 급성 심근경색증의 초급성기에 기록된 큰 양성 T파.

V_{1-4}에 기저부가 넓고 대칭적인 큰 T파가 있어 초급성기 전중격 심근경색(STEMI)을 시사한다. 유도 II, III, aVF에서 ST절 하강은 전중격 경색의 대칭성 변화로 나타난 것이며 V_{3-5}의 ST절 하강도 좌전하행지 폐쇄를 시사한다(de Winter 징후).

5) 재분극 이상(Repolarization abnormality: R)

J점의 분석으로 초기 재분극 이상인 조기재분극(early repolarization)이나 J파 증후군을 진단하고, QT간격의 분석을 통해 총 재분극의 이상을 파악하는 단계이다.

(1) J점 상승

J점 상승은 QRS파 끝에 절흔(notching)이나 하강 경사의 둔화(slurring)로 불리는 작은 양성 파(J파)를 만든다(**그림 7-65**). 정상인에서도 흔히 관찰되고 심박수 감소, 미주신경 항진 상태, 저체온증에서 잘 보인다. 드물지만 특발성 심실세동, 심근허혈, 뇌손상, 고칼슘혈증 등에 동반되는 경우가 있다.

① 조기재분극

건강한 사람에서 J파가 관찰되는 경우로 흔히 상승형 ST절 상승이 동반된다(**그림 7-65**). 무증상 일반인에서 관찰될 경우 돌연사 위험도는 10만명 년당 70명 정도로 낮으므로 우연히 관찰된 경우에는 돌연사 고위험 소견으로 해석하지 말아야 한다.

② 조기재분극증후군(early repolarization syndrome)

J파에 특발성 심실세동이 동반되는 경우이다. 브루가다증후군과 함께 J파증후군(J wave syndrome)으로도 불린다. J파가 여러 심전도 유도(하벽 및 전벽)에서 기록되고 ST절 상승이 비상승형(평탄 또는 하강형)이고 2 mm 이상 크고 시간에 따라 변하는 역동성을 보일 때 악성일 가능성이 높다(**그림 7-70**).

③ 브루가다증후군(Brugada syndrome)

V_{1-2}에서 큰 J파와 하강형 ST절 상승으로 의심한다(**그림 7-71**). ST절과 T파의 변화가 활처럼 생긴 것을 1형(coved type), 안장처럼 생긴 것을 2~3형(saddle back type)이라고 한다. 이들 가운데 I형을 의미있는 것으로 간주하는데 이러한 심전도 소견은 고정되어 있지 않고 역동적이어서 저절로 사라졌다가 다시 나타나기도 하므로 의심될 경우에는 반복 검사가 필요하다. 또한 통상적인 흉부유도 위치에서는 기록되지 않는 경우도 있어 의심될 경우에는 V_{1-2} 유도를 제3 늑간에서 기록해보아야 한다.

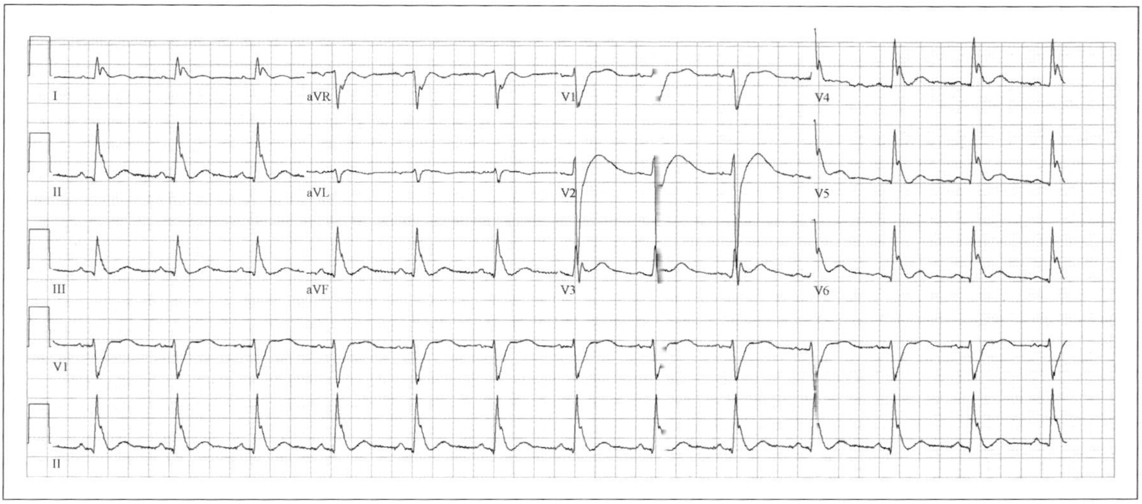

그림 7–70. 조기재분극증후군 환자의 심전도.

돌연심장사에서 소생된 19세 남자에서 I, V_{3-6}, II, III, aVF 유도에서 최대 6 mm의 거대한 J파가 보인다.

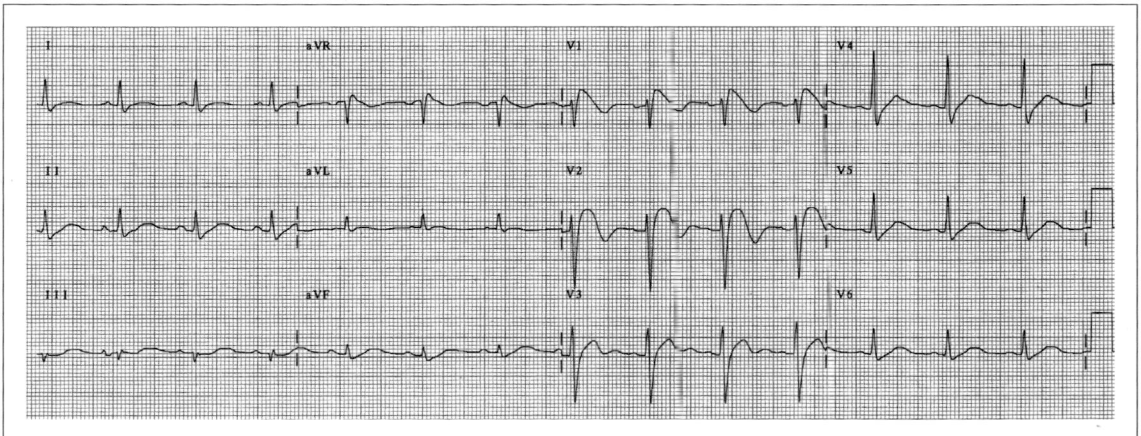

그림 7–71. 브루가다증후군에서 J파와 ST–T 변화.

돌연심장사로부터 소생된 환자의 심전도. V_{1-2} 유도에서 QRS파가 J파에 의해 우각차단처럼 보이고 상승된 ST절이 급하게 하강하여 음성 T파와 연결되어 활처럼 보인다.

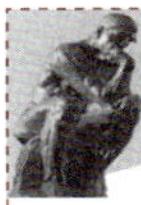

조기재분극, 얼마나 위험한가?

전통적으로 조기재분극(early repolarization: ER)이라고 불렀던 J점과 ST절의 상승은 건강인에서도 흔히 관찰되어 양성 소견으로 간주되어 왔다. 하지만 2008년 Haissaguerre 등이 돌연심장사(sudden cardiac death: SCD)와 관련이 있다고 보고하여 주목을 받고 있다. 조기재분극 소견의 임상적인 의미는 크게 임상 증상, 가족력, 심전도 유형에 의해서 결정된다. 심전도 유형에 따른 위험도는 측벽 상승형에서 가장 낮아 무시할 정도이며, 하벽 비상승형에서 높고, J파의 크기가 2 mm 이상일 때 특히 높다(그림).

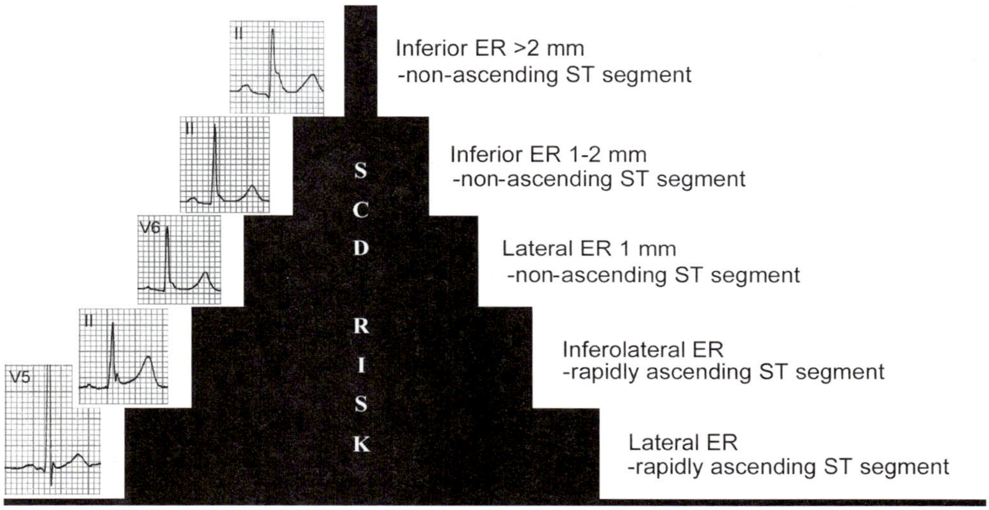

(Modified from Junttila, 2012)

(2) U파 이상

U파의 이상으로 심근허혈과 저칼륨혈증에 의한 재분극 이상을 평가한다. 정상 U파는 T파와 같은 극성을 갖고 크기는 T파의 25% 정도이며 $V_{2\text{-}3}$ 유도에서 잘 보인다.

① 큰 양성 U파: 저칼륨혈증에서 나타나고 T파와 합쳐져 구분하기 어렵다(**그림 7-72**).

② 음성 U파: 좌심실비대, 고혈압, 관동맥질환에서 나타난다(**그림 7-73**).

③ 운동부하 시 U파 음성화(음전): 관동맥질환을 시사한다.

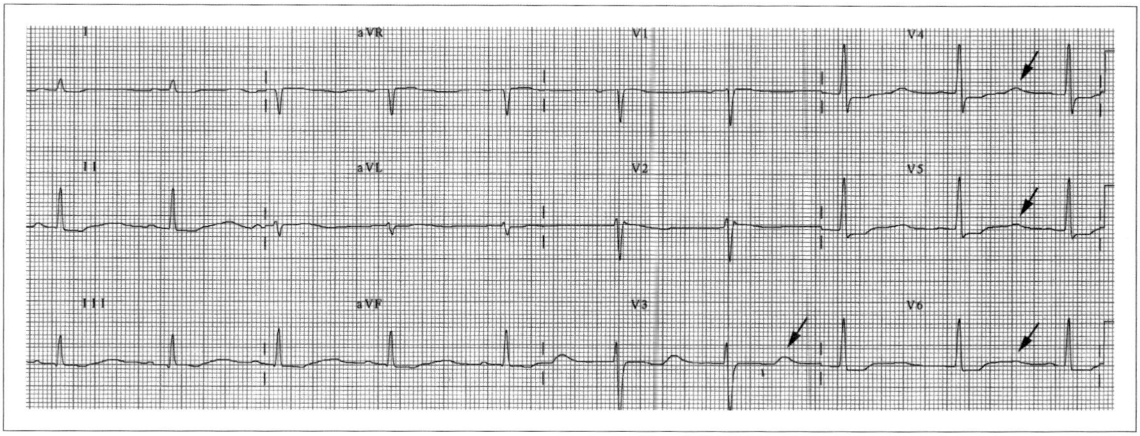

그림 7-72. 저칼륨혈증에서 저명한 U파와 QU(QT)간격의 연장.
U파(화살표)가 T파보다 커져 있으나 T파와 융합되어 T파와 U파의 구분이 모호하다. QU(QT)간격이 720 ms로 연장되어 있다.

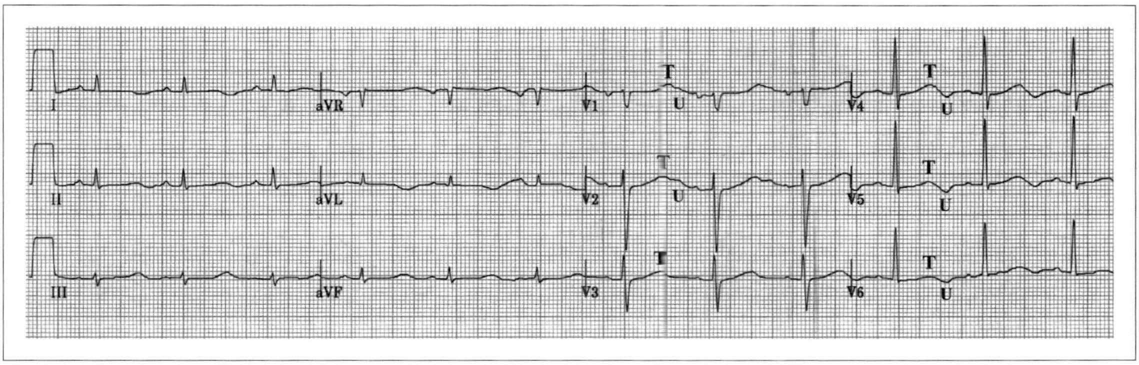

그림 7-73. 음성 U파.
QU간격이 640 ms로 길어져 있고 저명한 U파가 보여 저칼륨혈증(2.6 mEq/L)이 있음을 알 수 있고 음성 U파가 V_{4-6}, I, aVL 유도에서 관찰되어 좌심실 측벽의 심근허혈이 의심된다.

(3) QT간격 이상

QT간격으로 심실의 재분극 이상을 평가하는 것으로 심전도 분석의 마지막 단계이다. V_{5-6} 또는 유도 II에서 측정하고 T파의 끝 점이 불분명한 경우에는 꼬리자르기법(cut-the-tail method)으로 끝 점을 정하여 측정한다. T파에 절흔이 있는 경우에는 두 번째 T파의 끝까지로 측정한다. U파가 있을 때는 U파가 작고 T파와 분리되어 있으면 배제시키고, U파의 전위가 T파의 절반 이상이고 T파와 붙어 있으면 포함시킨다(**그림 7–74**).

재분극 속도는 심주기 간격에 비례하기 때문에 RR간격으로 보정한 QT간격(QTc)을 사용한다. 여러 방법이 있는데 Bazett법($QT/\sqrt{RR\,(sec)}$)이 가장 많이 사용된다. 정상 기준은 남자 350~440 ms, 여자 350~460 ms이다. 맨눈측정법으로 QT간격이 이전 RR간격의 중간선 이내이면 정상으로 간주해도 된다. QRS파 폭이 확장되어 있는 경우에는 500 ms까지를 정상으로 간주한다.

① QT 연장(QT prolongation)

QTc로 남자 440 ms, 여자 460 ms 이상일 때이다. 500 ms 이상을 확실한 연장, 600 ms 이상을 과도한 연장이라고 한다(**그림 7–75**). 원인으로 선천성 이온통로 이상(선천성 긴QT증후군: long QT syndrome), 약제(항히스타민제, 항부정맥제, 항우울제, 항생제, 항진균제 등), 전해질 이상(저칼륨혈증, 저칼슘혈증, 저마그네슘혈증), 심근허혈, 뇌압 상승 등이 있다.

긴QT증후군은 점수제를 이용하여 진단한다. QTc로 480 ms 이상 3점, 460~470 ms 이면 2점, 남자에서 450~460 ms이면 1점, 다형심실빈맥 2점, T파의 교대성 변이 1점, 3개 유도 이상에서 T파 절흔 1점, 스트레스에 동반된 실신 2점, 스트레스 무관한 실신 1점, 확실한 가족력 1점 등이다. 실신과 다형심실빈맥은 이중 가산하지 않는다. 총점이 4점 이상이면 가능성이 높고 1점이면 낮고, 2~3점이면 중간 정도이다. 유형에 따라 T파에 차이가 있다. LQT1형은 넓고 큰 T파, LQT2형은 작고 이분된 T파, LQT3는 늦게 출현하는 T파를 보인다.

② QT 단축(QT Shortening)

의미있는 QT 단축은 QTc간격이 350 ms 이하일 때를 말한다. QT 단축은 주로 고칼륨혈증, 고칼슘혈증, 디기탈리스 중독 등에 의해 초래된다. 드물지만 선천성 이온통로 이상에 의한 짧은QT증후군(short QT syndrome)이 원인일 경우가 있다. 이는 Gaita 등에 의해 2003년에 처음으로 보고된 가족성 부정맥 증후군이다. 진단에 점수제가 이용된다. 주요 지표로 QTc <330 ms 3점, QTc <350 ms,

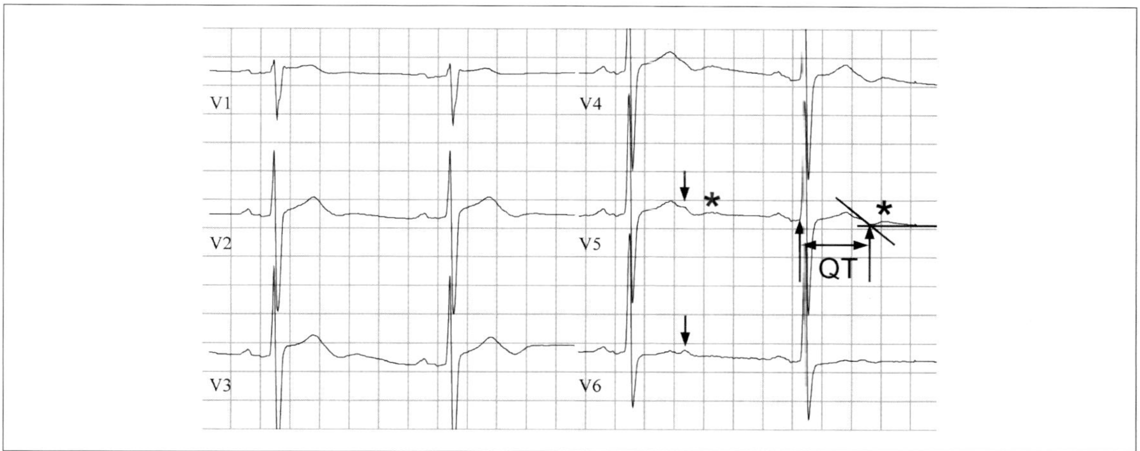

그림 7-74. QT 측정법: 꼬리자르기법(cut-the-tail method).
T파의 끝이 분명하지 않을 때에는 T파 하강 곡선의 최대 기울기로 접선을 그어 이 선이 기저선과 만나는 점을 끝점으로 한다. T파에 절흔(↓표)이 있을 때에는 QT간격에 포함시키고, U파(*표)가 T파와 분리되어 있을 때에는 배제시킨다

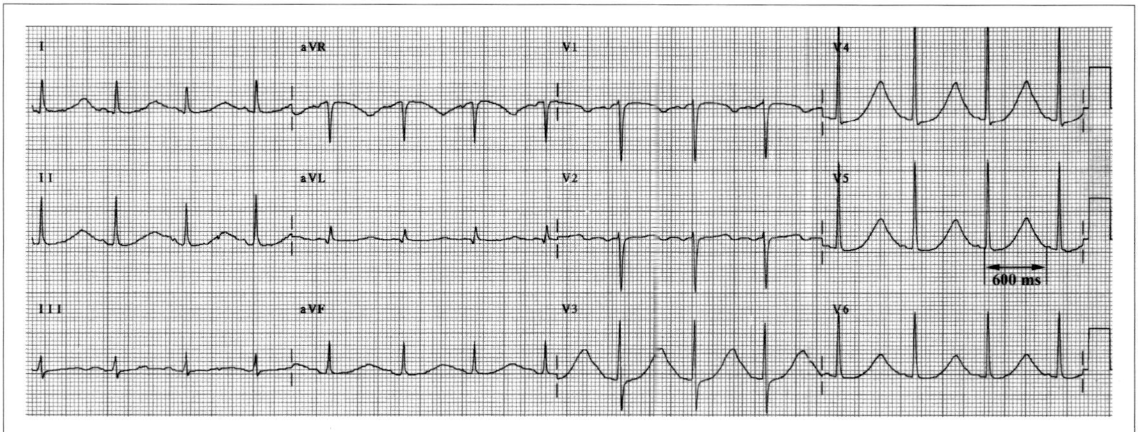

그림 7-75. 선천성 긴QT증후군 환자에서 QT간격.
QT간격이 600 ms이나 RR간격 0.84초로 보정하면 QTc간격은 "600/√0.84(sec) = 600÷0.9165"에서 655 ms로 계산된다. T파가 넓고 커서 LQT1형으로 생각된다.

돌연심장사, 다형 심실빈맥 또는 심실세동, 짧은QT증후군 1~2세 가계, 유전자 검사 양성 등은 2점이고, 원인불명 실신, 심방세동, 돌연사 가족력 등은 1점이다. 총점이 4점 이상이면 가능성이 높고 3점이면 중등도, 2점 이하는 낮다고 판정한다.

6) 기타

(1) 급성 폐동맥혈전전색증(pulmonary thromboembolism)

① 동빈맥: 가장 흔함

② 비특이적 ST-T 변화: 동빈맥 다음으로 가장 흔함(50%)

③ 우심실 긴장: $V_{1\text{-}4}$에서 음성 T파, 34%에서 관찰, 높은 폐동맥압 시사(**그림 7-63**)

④ $S_1Q_3T_3$형태: 20%에서 관찰(**그림 7-63**)

⑤ 완전 또는 불완전 우각차단: 18%에서 관찰, 사망 위험 증가 소견

⑥ 우축 편위: 16%에서 관찰, 극단적인 우축편위로 좌축편위 가능

(2) 스트레스심근증(stress-induced cardiomyopathy)

심한 급성 질환이나 정신적 육체적 스트레스에 의해 심실의 국소벽운동장애가 일어나는 질환으로 심전도에 심한 ST-T 변화가 자주 동반되어 급성 심근경색증과 혼동하기 쉽다(**그림 7-76**). 심전도 변화나 혈역학적 상태에 비해 트로포닌의 증가가 경미한 것이 특징이다. 최종 진단은 심초음파로 전형적인 심첨부 부품(apical ballooning) 현상을 확인하고 50% 이상 좁아진 관상동맥이 없음으로 확정한다.

① ST절 상승: 주로 전흉부 유도에서 보임, 가장 흔한 소견(35~55%)(**그림 7-76**)

② 음성 T파: 깊고 넓은 음성 T파에 QT간격의 연장이 동반(**그림 7-76**)

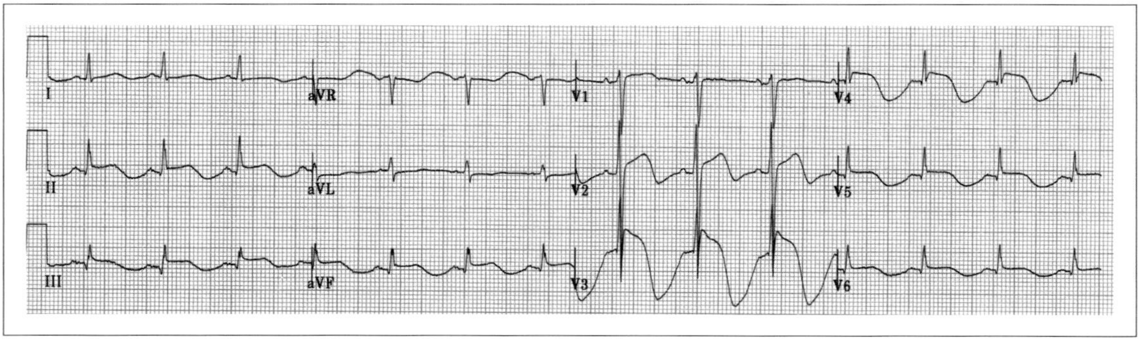

그림 7-76. 스트레스심근증의 심전도 소견: ST절 상승과 깊고 넓은 음성 T파.
지속성 경련 발작 환자의 심전도에서 전흉부 유도 및 하벽 유도에 ST절 상승이 관찰되고 매우 깊고 넓은 음성 T파와 QT간격의 심한 연장이 관찰된다. 극심한 심전도 변화에 비해 심장 표지자인 트로포닌의 상승은 경미한 것이 특징이다.

(3) 심낭삼출(pericardial effusion)

심낭삼출이 있으면 심전도 파의 전위가 감소된다. 대량 심낭삼출의 심전도 삼총사(triad)는 저전위(low voltage), 빈맥, 전기적인 교대맥(electrical alternans)이다(그림 7-77). 전기적인 교대맥은 심주기 간격의 변화 없이 QRS파나 T파의 전위가 교대로 변하는 것이다. 이와 같은 소견이 보이면 곧 바로 심초음파검사를 시행하여 심낭압전(cardiac tamponade)의 유무를 확인해야 한다.

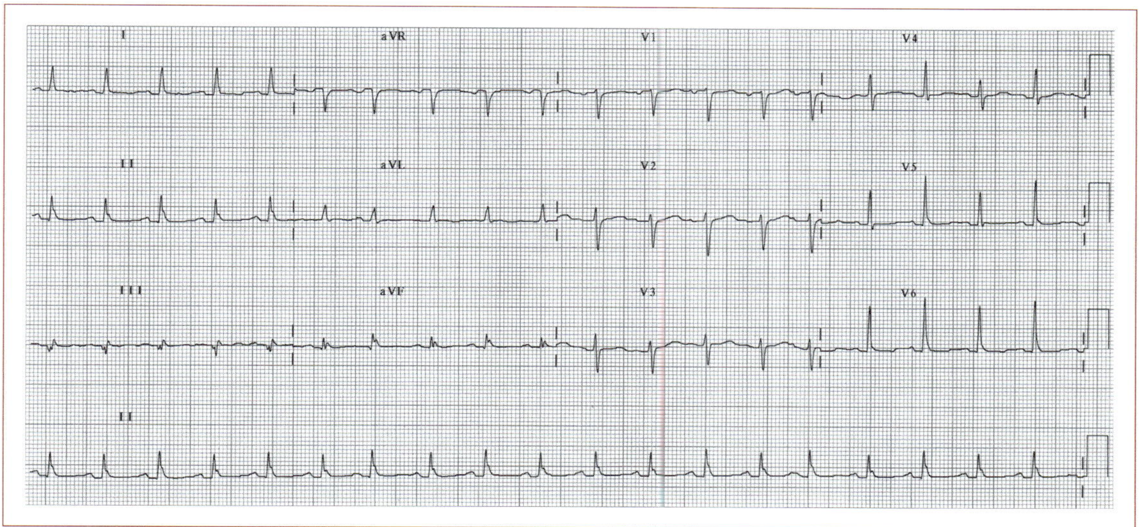

그림 7-77. 대량 심낭삼출의 심전도 소견: 저전위, 빈맥, 전기적교대맥(electrical alternans).
대량 심낭삼출로 심낭압전이 발생한 환자의 심전도에서 대량 심낭삼출의 삼총사인 저전위, 빈맥, 전기적인 교대맥이 보인다.

(4) 저체온증(hypothermia)

① 동서맥

② J파: 저체온증에서는 Osborn wave라고 부름(그림 7-78)

③ PR간격, QT간격의 연장, QRS파 폭의 확장

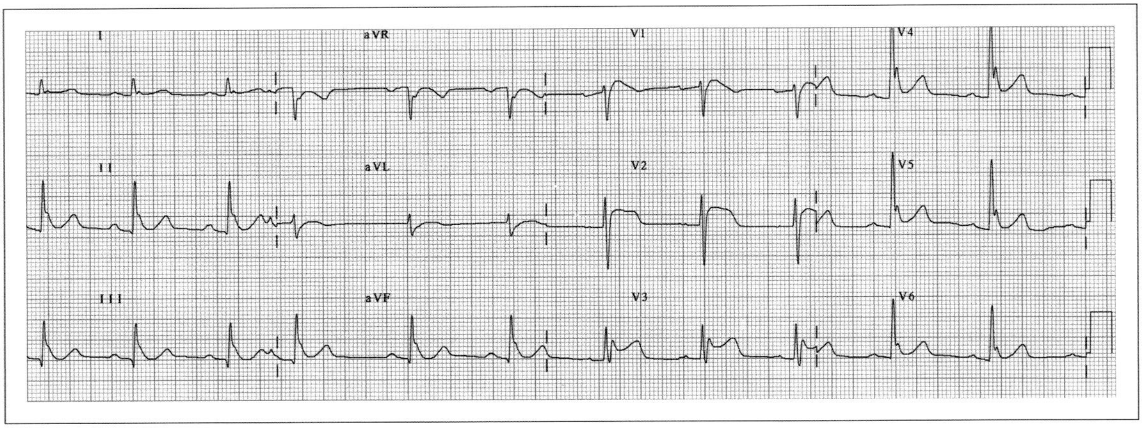

그림 7-78. 저체온증에서 관찰된 오스본파.
브루가다증후군에 의한 심정지로 저체온요법 중인 환자에서 기록한 심전도에서 저명한 오스본파가 보인다. V_{1-3}에서는 브루가다증후군을 시사하는 브루가다파가 보인다.

(5) 전해질 이상

① 고칼륨혈증

고칼륨혈증은 증가된 칼륨 농도가 직접 안정전압을 낮춰서 탈분극에 영향을 미친다. 결과적으로 내향전류의 감소가 일어나고 활동전압의 상승 속도와 크기를 감소시켜 전도속도를 떨어뜨린다. 심전도에는 P파 크기 감소, PR간격과 QRS폭의 증가, 재분극을 증가시켜 활동전압의 고원기와 QT간격을 단축시켜서 특징적인 크고 뾰족한 T파로 나타난다(**그림 7-68, 79**). 좀 더 심한 농도에서는 P파의 소실이 일어나고(**그림 7-79**) 방실전도차단과 심실세동으로 사망할 수 있다.

㉠ 높고 뾰족한 T파
㉡ R파 크기의 감소
㉢ QRS파 폭의 확대
㉣ ST절 하강
㉤ QRS파가 T파와 접합되어 ST절의 분별이 곤란(sine wave)
㉥ P파 크기의 감소 및 소실(9~10 mEq/L)

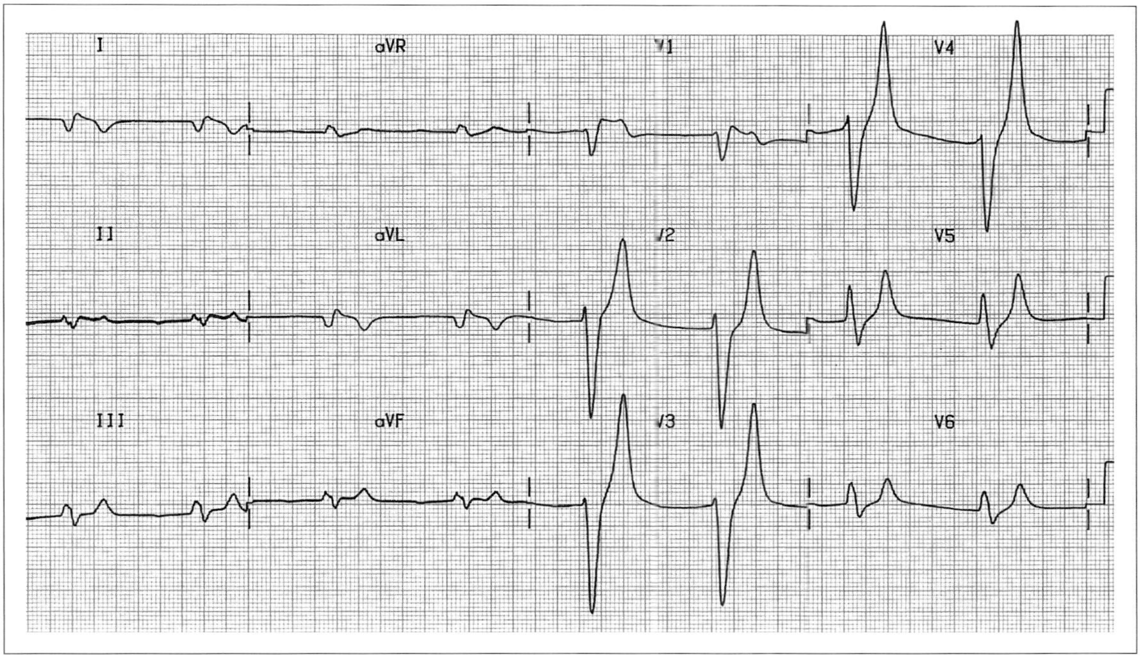

그림 7-79. 고칼륨혈증에서 심전도 변화.

QRS파가 200 ms 정도 넓어져 있고 T파가 뾰족하게 커져있으며 P파가 보이지 않는다. 사인파처럼 변하기 직전이다(혈중 K^+: 9.9 mEq/L). 또한 양팔 전극 교환으로 유도 I에서 심전도 파가 위아래로 뒤집혀 있고 유도 II와 III이 바뀌고 aVR과 aVL이 바뀌어져 있다.

② 저칼륨혈증

㉠ 저명한 U파(U파가 T파 보다 크면 혈청 K^+ <3 mEq/L)(**그림 7-72**)

㉡ T파 평탄 또는 역위

㉢ ST절 하강(<2 mEq/L)

③ 고칼슘혈증

고칼슘혈증은 활동전위의 기간을 단축시키고 느린 내향전류를 증가시키며 재분극 속도를 증가시킨다. 이로써 심전도에서 QT간격이 짧아진다.

④ 저칼슘혈증

재분극 속도가 감소하여 ST절 연장에 의해 QT간격이 길어진다(그림 7-80).

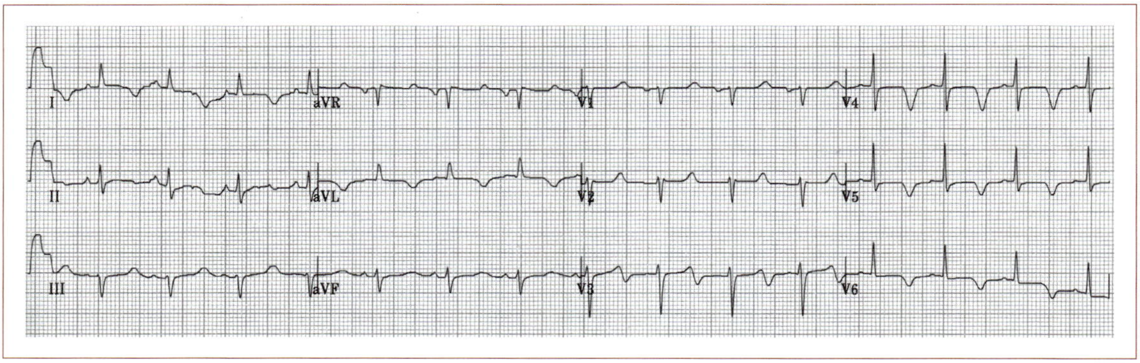

그림 7-80. 저칼슘혈증에 동반된 QT간격의 연장.
QTc 간격이 537 ms(450/√0.7 = 537)로 연장되어 있는데 특이하게 ST절이 길어져 있어 QT간격의 연장이 저칼슘혈증에 의한 것임을 시사한다.

4. 심전도 분석의 이중 선회법

심전도 분석 순서인 율동 분석(rhythm: 리듬)과 파와 분절의 분석(ACHIR: 아치) 과정을 실제 심전도 분석에 적용하는 이중 선회법을 소개한다. 표준 12유도 심전도 기록지에는 3개 유도씩 4줄로 12유도가 배열되고 맨 아래에는 2~3개 유도의 율동띠(rhythm strip) 기록이 있다. 숙련된 전문가는 12개 기록을 한 눈에 파악할 수 있으나 초보인 경우에는 하나하나 순서대로 분석해 나가야 한다.

저자가 고안한 심전도 분석 이중 선회법은 12유도 심전도 기록를 맨 아래 율동띠 기록에서 시작하여 외곽으로 한 바퀴 돌고 이어서 흉부유도와 사지유도군 안에서 한 바퀴씩 더 돌면서 리듬아치(rhythm-ACHIR)의 순서로 분석하는 것이다(그림 7-81). 좀 더 자세히 살펴보면, ① 율동 분석(rhythm)을 기록지 맨 아래에 있는 10초짜리 율동띠 기록에서부터 시작한다. 본 예에서는 동율동과 심실조기박동이 관찰된다. ② Axis, 전기축은 기록지 맨 왼쪽 세로 줄에 있는 사지유도들을 따라 올라가 II와 I에서 구한다. 본 예에서는 P파와 QRS파 모두 유도 II와 I에서 양성이므로 정상이다. ③ Conduction, 방실전도는 전기축과 같이 유도 II와 I에서 평가하고, 심실내전도는 흉부유도 V_1으로 이동하여 시행한다. 본 예에서는 PR간격이 224 ms로 연장되어 있어 방실전도지연(1도 방실전도차단)이 있으나 V_1에서 QRS파 폭과 모양이 정상이어서 심실내전도는 정상이다. ④ Hypertrophy, 비후와 비대는 II에서는 심방, V_1에서는 심방과 우심실에 대해서 평가하고 $V_{5\text{-}6}$에서는 좌심실에 대해서 평가한다. 본 예에서는 V_1에서 P파 후반 음성파가 1×1 mm 상자 이상으로 커져 있어 좌심방비대가 있고, V_5에서 R파가 35 mm로 커져 있어 좌심실비대가 있다. ⑤ Infarct-Ischemia, 경색과 허혈은 흉부유도군과 사지유도군 안에서 순회하며 병적인 Q파로 묵은 경색을 진단하고 ST-T 변화로 급성 경색 또는 허혈을 진단한다. 흉부유도군에서는 V_3, V_2, V_1를 전중격군으로 모아서 분석하고 이어서 V_4, V_5, V_6를 전측벽군으로 모아서 분석한다. 본 예에서는 병적인 Q파는 없고 V_4, V_5, V_6 유도에서 하강경사의 ST절 하강이 있어 심근허혈이 의심된다. 사지유도군에서는 aVF, III, II를 하벽군으

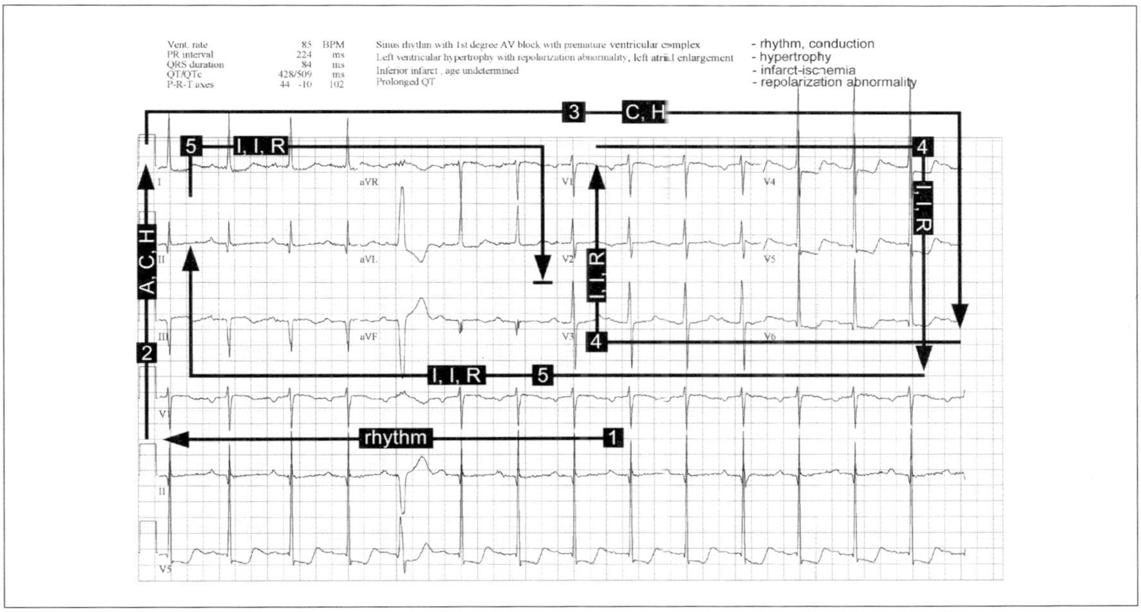

그림 7-81. 심전도 분석의 이중 선회법.

표준 12유도 심전도 기록지를 맨 아래 율동띠 기록에서 시작하여 외곽으로 한 바퀴 돌고 이어서 흉부유도군과 사지유도군 안에서 한 바퀴씩 돌면서 율동(rhythm)과 파와 분절(ACHIR)을 분석하는 것이다. 본 예에서는 ① 율동 분석에서 동율동과 심실조기박동(VPC), ② A, 전기축 분석에서는 유도 II와 I에서 모두 양성이므로 심방과 심실 전기축 모두 정상, ③ C, 방실전도 및 심실내전도 분석에서는 방실전도의 지연(1도 방실전도차단)과 정상 심실내전도, ④ H, 비후 및 비대 분석에서는 V_1에서 P파 후반 음성파의 증대로 좌심방비대, V_5에서 R파 크기가 35 mm로 증가하여 좌심실비후, ⑤ I, 경색-허혈 분석에서는 흉부유도 $V_{4\text{-}6}$에서 ST절 하강으로 측벽 허혈, 사지유도 aVF, III, II에서 병적인 Q파로 묵은 하벽 경색, ⑥ R, 재분극 분석에서는 J점 이상은 없고 QTc가 509 ms로 QT 연장이 있다.

로 모아서 분석하고, 이어서 남은 I, aVR, aVL를 분석한다. 본 예에서는 aVF, III, II에 병적인 Q파가 있어 묵은 하벽경색을 진단할 수 있다. 마지막으로 ⑥ Repolarization 이상을 J점과 T-U파의 분석과 QT간격의 측정을 통해 평가한다. 이는 Infarct-Ischemia 분석 과정에서와 같이 흉부유도군과 사지유도군을 순회하면서 마무리한다. 본 예에서는 J점 이상은 없고, QTc가 509 ms로 QT 연장이 있다. V_3에서 T파에 절흔이 있는 것 같이 보이나 이는 P파에 의한 것이고 T파 자체의 문제는 아니다.

5. 심전도 분석 결과 서술 방법

심전도 분석의 최종 결과는 율동(rhythm), 전기축(axis), 전도 장애(conduction disturbance), 비후-비대(hypertrophy), 경색-허혈(infarct-ischemia), 재분극 이상(repolarization abnormality)의 순서(rhythm-ACHIR)로 말한다. 심전도 분석 결과를 발표하거나 서술할 때에는 이 순서로 하면 빠짐 없이 할 수 있다. 구체적인 방법을 다양한 예를 들어 설명한다.

첫째, 심장율동을 말한다(rhythm).

1. RR간격이 정상 범위이고 규칙적일 때(예: 정상 동율동, 이소성 심방율동)

예: 심박수는 분당 75회로 정상이고 규칙적이다. 정상 QRS파가 정상 P파와 1:1의 관계를 보여 정상 동율동이다…(정상 동율동일 때). 또는 심박수는 분당 75회로 정상이고 정상 QRS파의 규칙적인 율동이 P파와 1:1의 관계를 보이지만 P파의 전기축이 위쪽을 향하여 이소성 심방율동이다…(이소성 심방율동일 때).

2. RR간격이 길고 규칙적일 때(예: 동서맥, 완전 방실전도차단)

예: 심박수가 분당 40회로 느리나 규칙적이며 P파와 1:1로 대응하여 동서맥이다…(동서맥일 때). 또는 심박수가 분당 40회로 느리나 규칙적이며 P파와 전혀 관계없이 해리되어 있어 완전 방실전도차단이다…(완전 방실전도차단일 때).

3. RR간격이 간헐적으로 연장될 때 또는 불규칙적으로 느려질 때(예: 2도 방실전도차단, 동방차단, 동정지, 전도 차단된 심방 조기박동)

예: RR간격이 간혹 갑자기 길어지나 P파는 일정한 간격으로 나오고 RR간격이 길어질 때 P파 다음에 QRS가 따라 나오지 않으므로 2도 방실전도차단인데 PR간격의 점차적인 연장이 없으므로 2도 II형이다…(2도 방실전도차단일 때). 또는 RR간격이 간혹 갑자기 길어지나 P파와 QRS파는 1:1로 대응하여 RR간격의 연장은 PP간격의 연장에 의한 것이고 PP간격이 무법칙적으로 연장되기 때문에 동정지이다…(동정지일 때).

4. RR간격이 짧고 규칙적일 때(예: 동빈맥, 심방빈맥, 심방조동, 발작성 심실상성 빈맥, 단형 심실빈맥)

예: 심박수가 분당 150회로 빠르나 규칙적이며 QRS파가 정상이어서 규칙적인 심실상성 빈맥인데 정상 P파가 정상 간격으로 QRS파 앞에 일관되게 나오므로 동빈맥이다…(동빈맥일 때). 또는 심박수가 분당 150회로 빠르나 규칙적이며 QRS파가 정상이어서 규칙적인 심실상성 빈맥인데 P파가 보이지 않아 방실결절회귀성 빈맥으로 생각된다…(방실결절회귀성 빈맥일 때). 또는 심박수가 분당 150회로 빠르나 규칙적이며 QRS파가 비정상적으로 넓고 모양도 각차단과 다르며 P파와 전혀 관계가 없어 심실빈맥이다…(단형 심실빈댁일 때).

5. RR간격이 짧고 불규칙적일 때(예: 심방세동, 다소성 심방빈맥, 방실전도차단을 동반한 심방빈맥 또는 심방조동, 다형 심실빈맥)

예: 심박수가 분당 180회로 빠르고 무법칙적으로 불규칙하나 QRS파는 정상이고 심방파가 잔물결처럼 보여 심방세동이다…(심방세동일 때). 또는 심박수가 분당 180회로 빠르고 무법칙적으로 불규칙하나 QRS파의 모양이 넓고 계속적으로 변하여 다형 심실빈맥이다…(다형 심실빈맥일 때).

6. RR간격이 간헐적으로 짧아질 때(예: 심방 조기박동, 접합부 조기박동, 심실 조기박동)

예: RR간격이 갑자기 한 번씩 짧아지나 QRS파 모양이 정상이어서 심실상성 조기박동인데 앞선 P파가 있어 심방 조기박동이다…(심방 조기박동일 때). 또는 RR간격이 갑자기 한번씩 짧아지나 QRS파 폭과 모양이 비정상이며 선행하는 P파가 없어 심실 조기박동이다…(심실 조기박동일 때).

둘째, 전기축을 말한다(axis).

1. P파 전기축

예: P파 전기축은 정상이며…(동율동일 때), 또는 P파 전기축은 -90도 정도로 위를 향하며…(역행성 심방활동일 때).

2. QRS파 전기축

예: QRS파의 전기축은 -60도로 좌축편위되어 있으며…(좌전속차단일 때), 또는 0도에서 90도 사이로 정상이며…(정상일 때).

셋째, 전도 장애를 말한다(conduction disturbance).

방실전도 장애와 심실내 전도 장애를 말한다.

1. 방실전도 장애

예: PR간격이 200 ms 이상 연장되어 있어 1도 방실전도차단이며...(1도 방실전도차단일 때), PR간격이 짧고 QRS파에 델타파가 있어 심실조기흥분이며...(WPW형태일 때).

2. 심실내전도 이상

예: QRS파 폭이 넓으나 전반부 경사는 정상으로 유지되어 각차단이 있는데 V_1에서 QRS파가 양성으로 끝나서 우각차단이며…(우각차단일 때), 또는 V_1에서 QRS파가 음성으로 끝나서 좌각차단이며…(좌각차단일 때).

넷째, 심비대를 말한다(hypertrophy).

1. 심방비대

예: 유도 II에서 P파의 전위가 3 mm로 커져있어 우심방비대(폐성 P파)이며…(우심방비대일 때), 유도 II에서 P파의 폭이 130 ms로 연장되어 있어 좌심방비대(승모판성 P파)이며…(좌심방비대일 때).

2. 심실비대

예: V_1에서 QRS파의 R/S 비가 2정도로 R파가 커져 있어 우심실비대이며…(우심실비대일 때),

또는 V_5에서 R파가 29 mm로 커져 있어 좌심실비대이며…(좌심실비대일 때).

다섯째, 심근경색과 허혈을 말한다(infact-ischemia).

예: 하벽 유도 II, III, aVF에서 병적인 Q파가 나타나고 ST절은 정상이어서 묵은 심근경색이 있으며…(묵은 심근경색일 때), 또는 V_{3-6} 유도에서 ST절이 4 mm 정도로 상승되어 있어 급성 허혈 손상이 있으며…(급성 심근경색 또는 급성 심근경색의 초급성기일 때), 또는 하벽 유도에서 ST절이 평탄형으로 2 mm 저하되어 있어 심내막하 심근허혈 손상이 있으며…(심내막하 심근허혈 손상일 때), 또는 V_{1-4} 유도에서 T파가 대칭적으로 깊게 역전되어 있어 전중격 심근허혈이 의심되며…(심근허혈이 있을 때).

여섯째, 재분극 이상을 말한다(repolarization abnormality).

예: T파가 매우 뾰족하며 높고 대칭적이어서 고포타슘혈증이 의심된다……(고포타슘혈증일 때), 또는 QT간격이 600 ms로 연장되어 있어 긴QT증후군이 의심된다……(선천성 긴QT증후군일 때).

◈ 자율평가문제

1. 심전도 분석이 환자 진료에 크게 도움이 되는 3대 분야는 (　　　　), 관동맥질환(심근허혈, 　　　　), 심장의 확장과 비후 등이다. — 부정맥, 심근경색

2. 심전도를 분석하는 순서는 기록의 (　　)과 질의 평가, 심장 (　　)의 진단, 심전도 파와 (　　)의 분석, 이전 심전도와 비교이다. — 기준, 율동, 분절

3. 전기축을 측정하는 데 임상에서 가장 흔히 사용되는 방법은 (　　　　)이며 이는 유도 I과 (　　)에서 심전도 파의 (　　　)이 양인지 음인지에 따라 360도의 네 구획 중 어디에 해당하는지 알아내는 방법이다. — 4분면법, aVF, 순면적

4. 심장 율동을 진단하기 위해 심전도를 분석할 때, 맨 먼저 (　　)파를 분석하고, 두 번째 P파를 분석하고, 마지막으로 P파와 QRS파의 (　　)를 분석하는 순서대로 하는 것이 권장된다. — QRS, 관계

5. QRS파 폭이 비정상적으로 넓을 때는 (　　　) 박동일 가능성을 맨 먼저 생각하고 다음에 각차단이나 조기흥분을 동반한 (　　) 박동일 가능성에 대해서 따져 보아야 한다. — 심실성, 심실상성

6. 무법칙적으로 불규칙한 넓은 QRS파 빈맥의 대표적인 원인은 (　　) 심실빈맥과 조기흥분 또는 각차단이 동반된 (　　　　)이다. — 다형, 심방세동

7. P파를 찾을 때에는 (　　) 유도 우선, (　　　　) 일괄 조사, 이상 부위 집중 조사, (　　　　) 활동으로 최종 점검하는 방법을 이용한다. — 효자, 철두철미, 자벌레

8. P파 모양이 비정상적이고 전기축이 위쪽일 때에는 (　　　) 또는 역행성 박동의 가능성을 고려해야 하는데 (　　)가 QRS파 직후에 나오면 (　　　)일 가능성이 높다. — 이소성, P파, 역행성

9. PP간격의 돌연 연장은 ( )나 동방차단에 의해 생기는데 PP간격의 연장에 어떤 법칙이 있으면 ( )이다.

동정지
동방차단

10. 심방활동이 무법칙적으로 불규칙하게 빠르면 ( ) 심방빈맥과 심방세동을 생각해야 하는데 심방활동이 하나하나 ( )되어 있으면 다소성 심방빈맥이고 불분명하거나 연속되어 있으면 ( )이다.

다소성
독립
심방세동

11. 심전도에서 방실해리가 보일 수 있는 경우는 ( ) 방실해리 (isorhythmic AV dissociation), 간섭성 방실해리 (interference AV dissociation), 완전 ( )성 방실해리 등이다. 등율성 방실해리의 대표적인 예는 ( ), 간섭성 방실해리의 대표적인 예는 ( )이다.

등율성
방실전도차단
동서맥
심실빈맥

12. 방실해리 가운데 심방 율동수가 심실 율동수보다 ( ) 경우는 완전 방실전도차단성 방실해리이고, 비슷한 경우는 ( ) 방실해리, 심실 율동수가 심방 율동수보다 빠른 경우는 ( ) 방실해리이다.

빠른
등율성
간섭성

13. 심전도 파와 분절의 분석을 통해 크게 심장의 ( )적인 이상과 ( ) 대사 이상을 파악할 수 있고 더불어 원발성 탈분극과 재분극 이상도 파악할 수 있다.

구조, 에너지

14. P파의 분석 시 P파의 전기축과 ( )으로 P파의 ( )을 알게 되고 전위의 크기와 폭으로 심방 ( )를 진단한다.

모양, 기원
비대

15. QRS파 분석 시 QRS파 폭과 모양으로 QRS파의 기원과 ( ) 이상을 평가하고, 크기로 ( ), 비정상 ( )로 심근경색을 진단한다.

전도,
심실비대, Q파

16. 심전도로 심근경색을 진단하는 데 ( )는 55~60%, 특이도는 70~90%여서 가짜 ( )이 나올 가능성이 많다. 따라서 심근경색이 의심되면 ( )가 정상이라고 하여도 적어도 4~6시간은 병상에서 관찰하고 ( )와 심전도를 반복해서 검사해 보아야 한다.

민감도
음성, 심전도
심근표지자

17. 우각차단과 좌각차단을 구별하는 데 V_1 유도에서 QRS파 (　　)이 크게 도움이 된다. V_1 유도에서 위로 솟은 봉우리가 2개이고 (　　) 봉우리로 끝나면 우각차단이고 시작부에 작은 r파 외에는 양성 봉우리가 하나도 없이 (　　)으로 끝나면 좌각차단이다.

모양
양성
음성

18. 우각차단이 있을 때 QRS파의 (　　　)는 느린 우심실 탈분극에 의해 만들어지기 때문에 좌심실 활동과는 상관이 없으므로 (　　　)차단의 동반 여부를 확인하기 위해 QRS파 전기축을 측정할 때에는 QRS파 전반부 (　) ms만을 가지고 해야 한다.

후반부
섬유속
60

19. 우각차단이 있을 때에는 심근경색의 위치와 Q파 출현 유도가 (　　)하지만 (　　　　) 이 있을 때에는 일치하지 않아 (　　　) 경색 시 비정상 Q파가 좌측 유도인 V_{4-6} 유도에 나타난다.

일치, 좌각차단
전중격

20. 심실비대 시 QRS파 (　　)의 증가가 주로 나타나는 유도는 좌심실 비대에서는 (　　) 흉부유도인 V_{5-6} 유도이고, 우심실 비대에서는 우측 흉부유도인 (　) 유도이다.

전위, 좌측
V_1

21. ST절의 경미한 하강이나 (　　)은 비특이적인 경우가 많아 임상적 (　　)를 판정하기가 어려운 때가 많다. 따라서 (　　　　) 경우가 아니면 환자의 임상 상황에 기초하여 판정해야 한다.

상승, 의미
전형적인

22. ST절 변화의 원인 가운데 가장 심각한 것이 (　　　　)인데, ST절 상승이 (　　)파에서 출발할 때, ST절 하강이 평탄형일 때 특이도가 높다.

심근허혈, R

23. 브루가다증후군은 치사성 심실부정맥에 의해 (　　　)를 잘 일으키는 부정맥 증후군인데 특징적으로 흉부유도 V_{1-2}에 (　　)과 ST절 상승이 보이고 상승된 ST절과 변형된 T파가 활처럼 보이기도 하고 (I형), 안장처럼 보이기도 한다 (II–III형).

돌연사
J점

24. T파 변화 역시 ST절과 같이 원인이 다양하고 ( ) 경우가 많은데 가장 심각한 원인은 ( )이다. 심근허혈에 특이도가 높은 T파는 기저부가 넓고 끝이 뾰족하며 ( ) 경우이나 보다 더 중요한 것은 환자의 임상 상태이다.	비특이적인 심근허혈 대칭적인
25. QT간격은 심실의 ( ) 기간을 반영하며 U파가 크고 붙어 있으면 U파를 포함하여 측정한다. RR간격으로 보정한 것을 수정 QT간격 또는 ( )간격이라고 한다. QT간격이 RR간격의 ( )을 넘지 않으면 정상으로 간주해도 되며 ( ) ms 이상이면 확실한 연장, 600 ms 이상이면 심한 연장이라고 한다.	재분극 QTc 절반, 550

8장 심전도 홀로서기 연습

진료 현장이나 시험장에서 어떤 심전도가 주어지더라도 혼자 완벽하게 판독할 수 있는 판독 능력을 스스로 점검하고 기르는 곳이다. 여러분의 홀로서기 연습을 위하여 저자가 30년 동안 환자를 진료하면서 판독한 심전도 가운데 판독 연습에 특히 도움이 될 보석 같은 심전도 108편을 골라서 심전도 분석 순서인 리듬아치의 순서에 따라 짧은 해설과 함께 싣는다.

01. 다음 심전도에서 접촉이 나쁜 전극은?

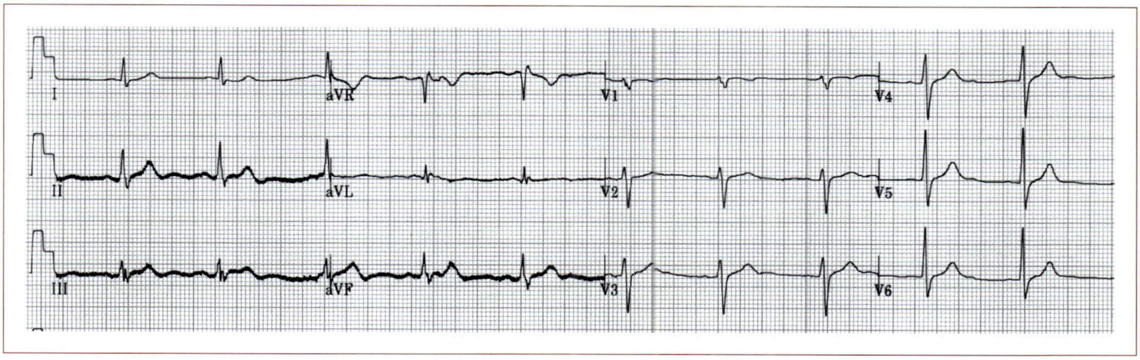

답: 왼 다리 전극

해설: 유도 I은 잡음으로 오염되지 않아 유도 I을 구성하는 오른 팔과 왼 팔 전극은 아니고 대신 왼 다리 전극의 접촉이 불량한 것을 알 수 있고, 이는 단극유드 가운데 aVF에서만 잡음이 심한 것으로도 확인된다.

02. 다음 심전도에서 잡신호(noise)의 원인은?

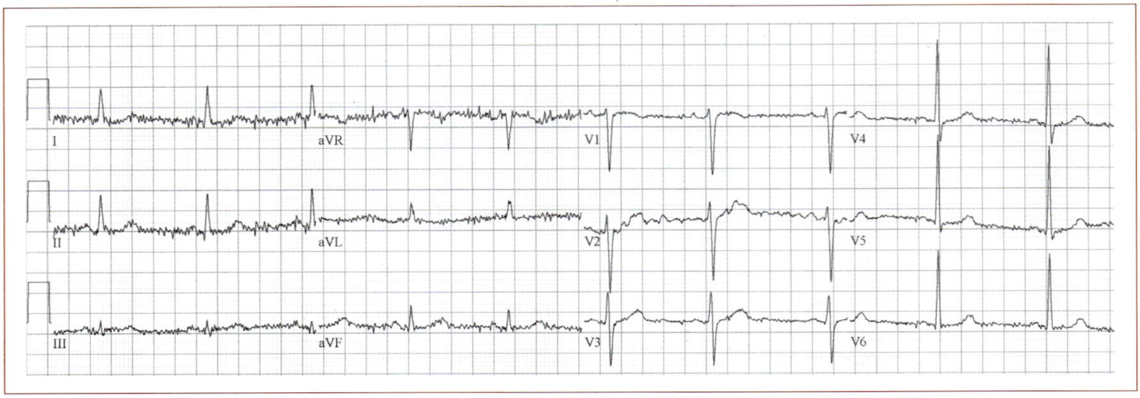

답: 파킨슨병에 의한 손발 떨림

해설: 잔 떨림이 몇 개의 특정 유도에 국한되지 않고 모든 유도에서 보이는데 흉부유도보다 사지유도에서 더 심하다.

03. 다음 심전도에서 전극이 부적절하게 부착된 것은?

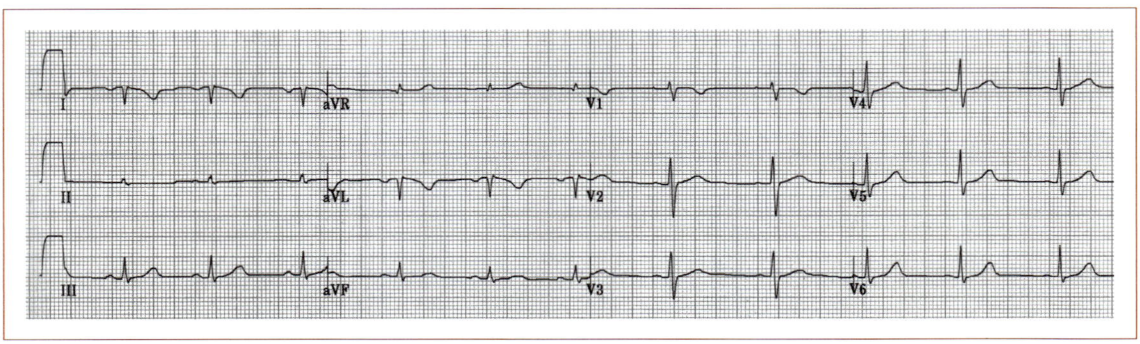

답: 양팔 전극(양팔 전극 교환)

해설: 사지유도에서 P파와 QRS파의 전기축이 모두 오른쪽으로 편위되어 있으나 흉부유도에서 QRS파의 성장이 정상이고 V_6와 유도 I의 모양이 달라 전극 부착 오류이고 우흉심은 배제할 수 있다.

04. 다음 심전도에서 RR간격, PR간격, QT간격과 QRS파의 전기축은?

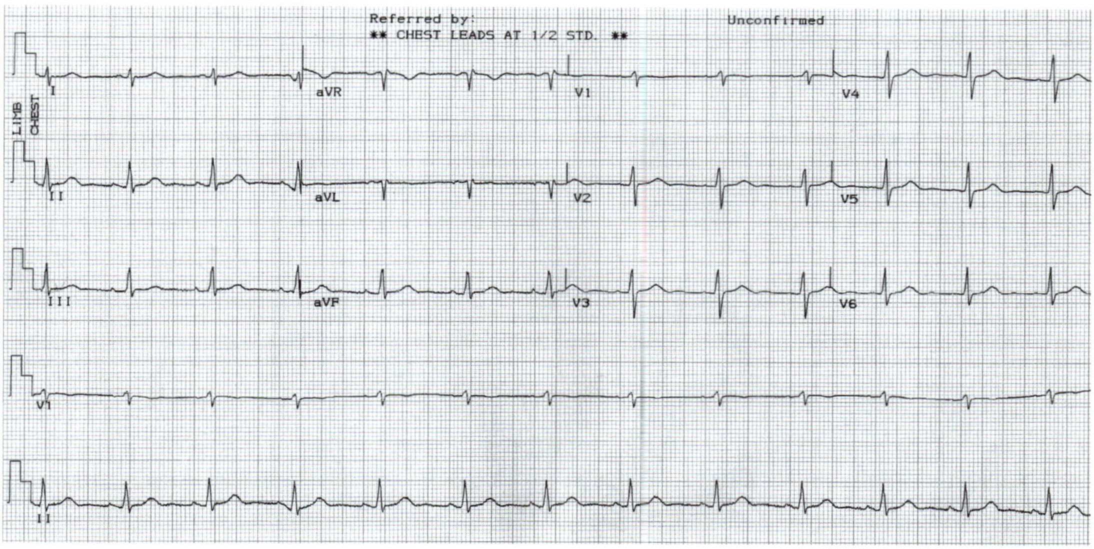

답: RR간격 780 ms(심박수 75회 정도), PR간격 160 ms, QT간격 400 ms, QRS파 전기축 90도

해설: QRS파 전기축은 QRS파의 순면적이 0인 유도가 유도 I이고 유도 I에 수직 유도인 aVF에서 QRS파가 양성이므로 90도이다.

05. 다음 심전도에서 율동 이상은?

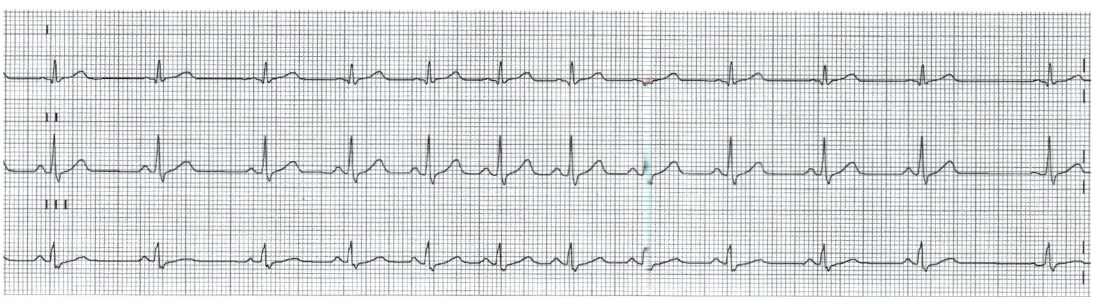

답: 동부정맥, 생리적(호흡성)

해설: 분당 72회의 정상 율동 수 범위 안에서 P파의 간격이 160 ms 이상 변하는데 PP간격의 연장과 감소 정도가 비슷하여 좌우 대칭적이어서 2도 1형 동방차단과 다르다. 이는 들숨과 날숨에 의한 미주신경 긴장도 변화에 의한 것으로 정상 생리적인 반응이다.

06. 다음 심전도에서 율동 이상은?

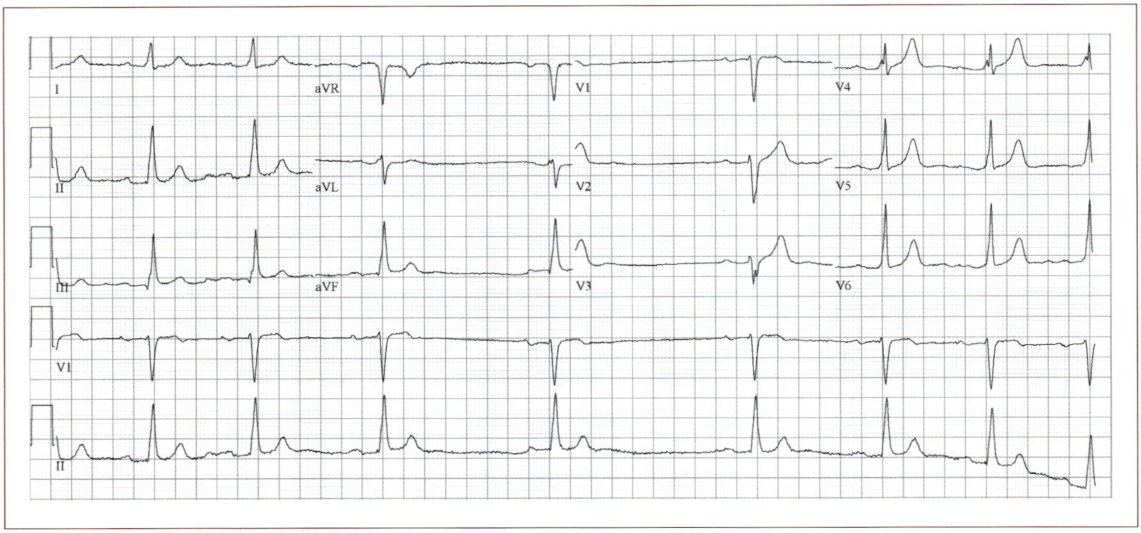

답: 동부정맥, 동기능부전성

해설: 분당 45회의 서맥이 있고 PP간격이 1,000 ms나 변하여 동부정맥이나 PP간격의 변화가 급격하고 무법칙적이서 동기능부전에 의한 것이다.

07. 다음 심전도에서 율동 이상은?

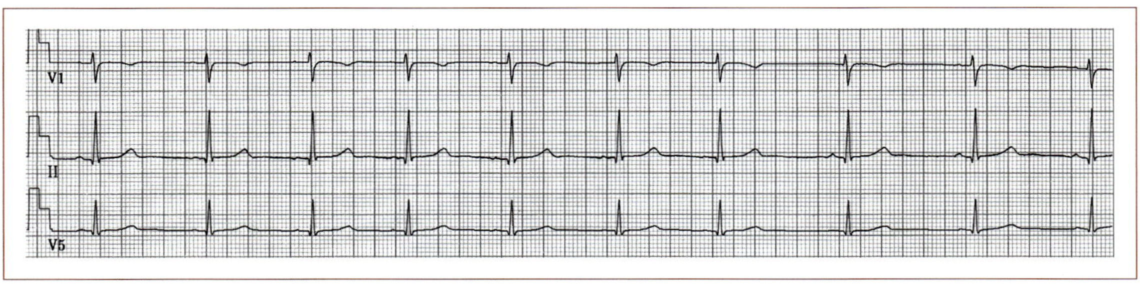

답: 유주 심박조율기(wandering pacemaker)

해설: PP간격이 짧아졌다 늘어나는 양상을 보이나 P파의 모양도 같이 변하므로 동부정맥이 아니고 심박조율 조직이 동결절에서 우심방 하부 조율 조직 사이를 왔다 갔다 하는 유주 심박조율기이다.

08. 다음 심전도에서 율동 이상은?

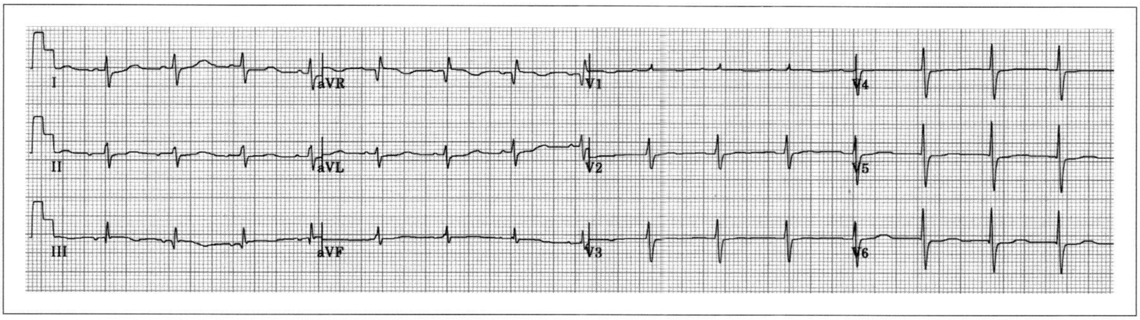

답: 이소성 심방율동

해설: 박동수는 정상이고 P파가 QRS파 앞에 있으나 유도 II, III에서 음성이어서 우심방 하부에서 기원한 이소성 심방율동이다.

09. 다음 심전도에서 율동 이상은?

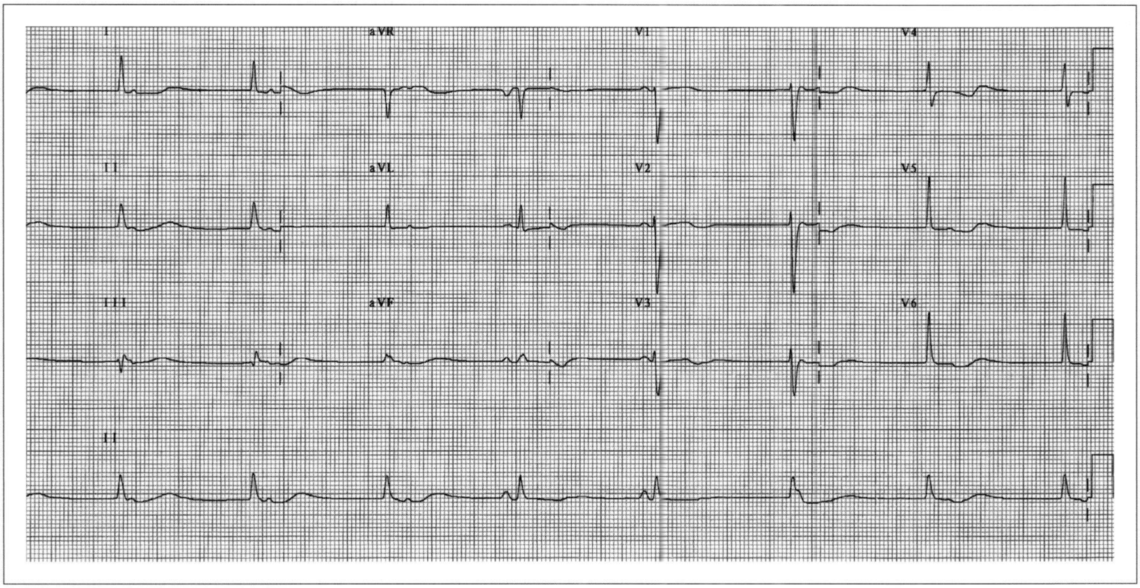

답: 동서맥과 접합부 이탈율동 및 등율성 방실해리(isorhythmic AV dissociation)

해설: 선행하는 P파가 없이 분당 48회 정도로 정상 QRS파의 느린 접합부 율동이 나오고 중간에 동율동이 2박동 회복되었다가 다시 접합부 율동이 나온다. 접합부 율동이 지속될 때 ST절에 묻혀 있는 P파가 보이는데 QRS파와 무관하여 동서맥과 접합부 이탈율동이 등율성으로 해리되어 있음을 알 수 있다.

010. 다음 심전도에서 율동 이상은?

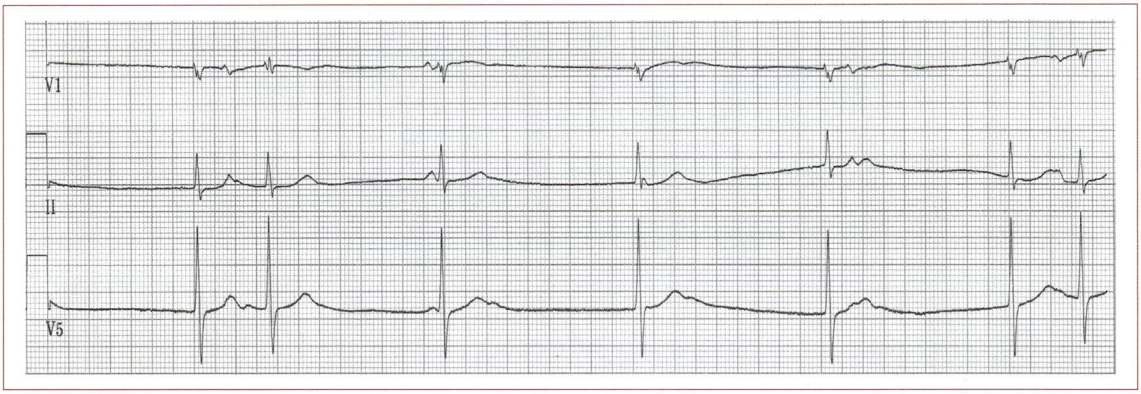

답: 동서맥과 접합부 이탈율동 및 등율성 방실해리와 간헐적인 심실 포획(capture)

해설: 분당 30회(PP간격 2,000 ms)의 심한 동서맥에 분당 33회(RR간격 1800 ms)의 접합부 이탈율동이 나온다. 동서맥에 따른 느린 P파와 접합부 이탈율동은 서로 무관하여 등율성 방실해리를 보이지만 2번째와 끝에서 1번째 박동은 동성 자극의 방실전도가 이루어져 심실이 포획되어 간헐적인 심실 포획을 보인다.

011. 다음 심전도에서 율동 이상은?

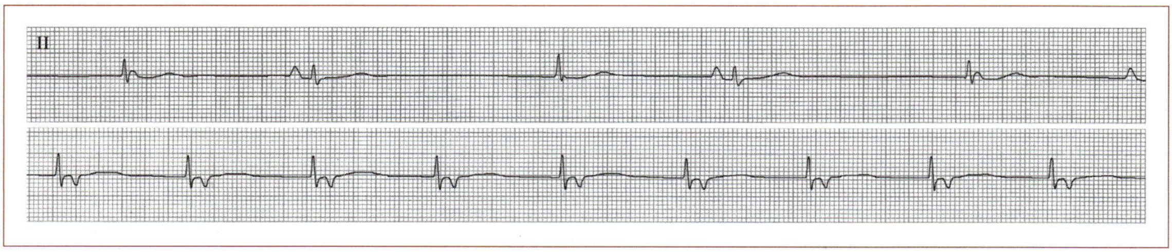

답: 동정지와 접합부 이탈박동 및 이탈율동

해설: (위) 긴 PP간격의 돌연 연장으로 선행하는 P파 없이 좁은 QRS파의 접합부 이탈박동이 나온다.

(아래) 접합부 이탈박동이 계속 이어져서 접합부 이탈율동을 형성하고 ST절에 윗 심전도에서 보이는 P파와 다른 상향 전기축의 역행성 P파가 보인다.

012. 다음 심전도에서 율동 이상은?

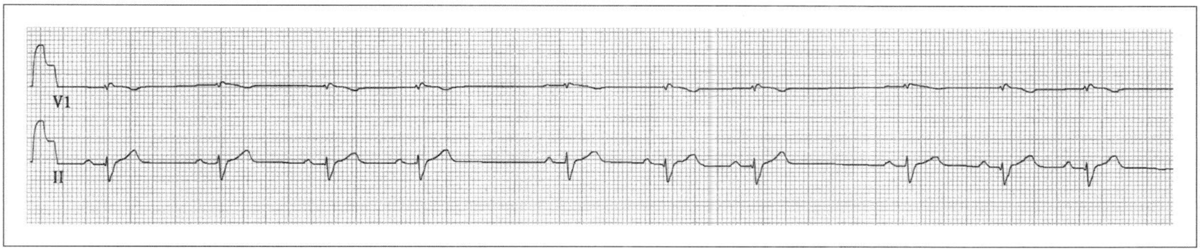

답: 2도 I형 동방전도차단

해설: PP간격의 연장이 PP간격의 점차적인 단축에 뒤따라 나온다. 동부정맥과 달리 PP간격의 단축과 연장이 아니고 길어진 PP간격이 정상 PP간격의 2배가 되지 않아 2도 II형 동방차단이 아니다.

013. 다음 심전도에서 율동 이상은?

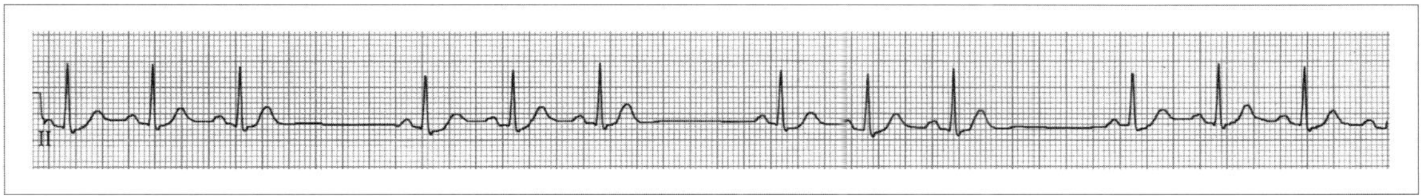

답: 2도 II형 동방전도차단

해설: PP간격이 PP간격의 점차적인 단축 없이 정상 간격의 2배(정수 배)로 늘어났다.

014. 다음 심전도에서 율동 이상은?

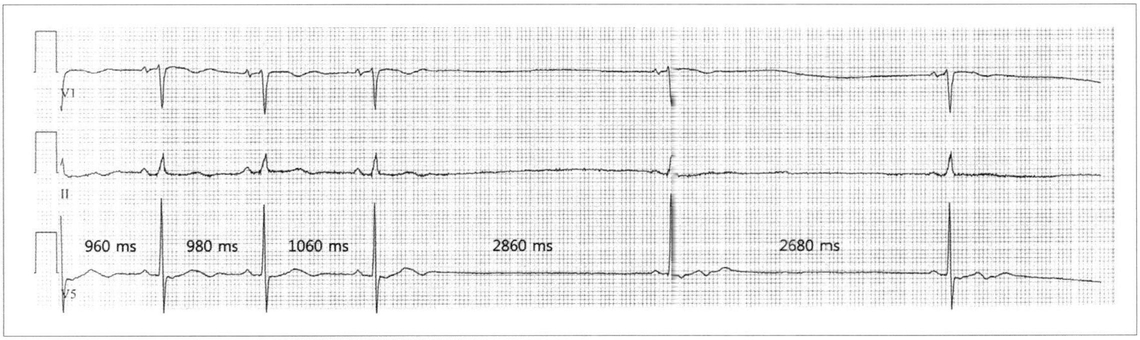

답: II도 2형 고도(3대1) 동방차단

해설: 정상 동율동이 갑자기 3배 정도로 느려져서 3대1 고도 동방차단이 의심된다.

015. 다음 심전도에서 율동 이상은?

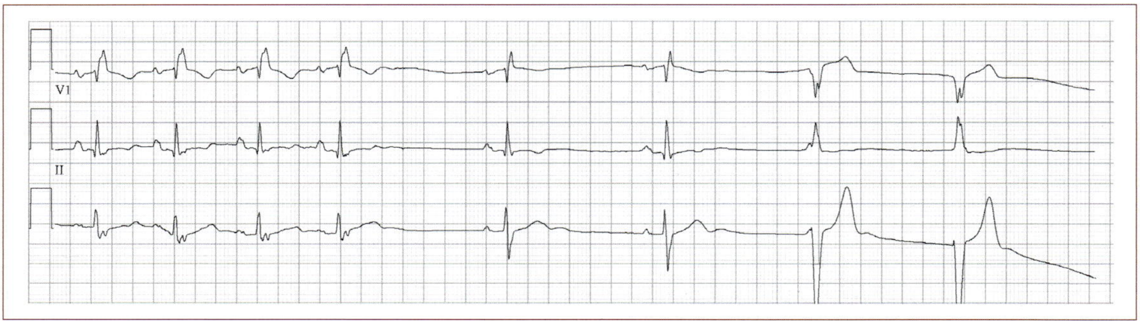

답: 2도 II형 동방차단과 심실 이탈박동

해설: 분당 75회의 정상 동율이 갑자기 2배로 느려지다가 마지막 2개 박동은 QRS파 모양이 변했다. PP간격이 돌연 2배로 연장되어 2도 II형 동방차단이고 마지막 2개 박동은 QRS파가 넓고 P파 없이 나와서 느려진 동율동 때문에 심실에서 기원한 심실 이탈박동이다.

016. 다음 심전도에서 율동 이상은?

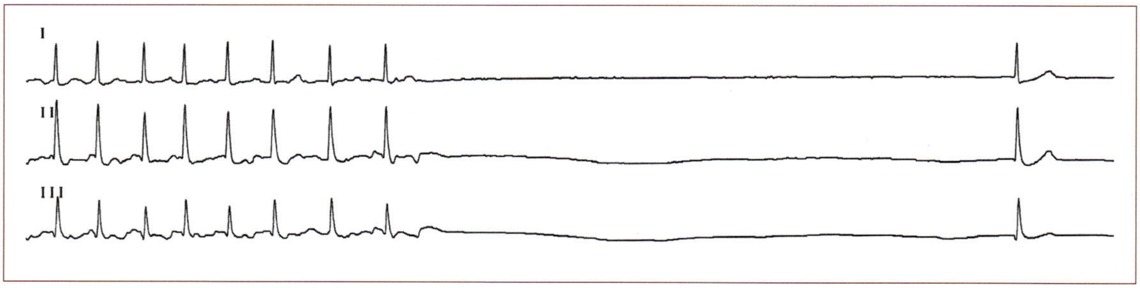

답: 빈맥-서맥(심방세동 자연 종료 후 동정지 및 접합부 이탈박동)

해설: 불규칙적인 정상 QRS파 빈맥이 멈춘 다음에 긴 동정지가 뒤따르고 접합부 이탈박동이 앞선 P파 없이 정상 QRS파로 나온다. 불규칙적인 정상 QRS파 빈맥은 뚜렷한 P파가 없고 기저선이 작은 파동으로 흔들리고 있어서 심방세동임을 알 수 있다.

017. 다음 심전도에서 율동 이상은?

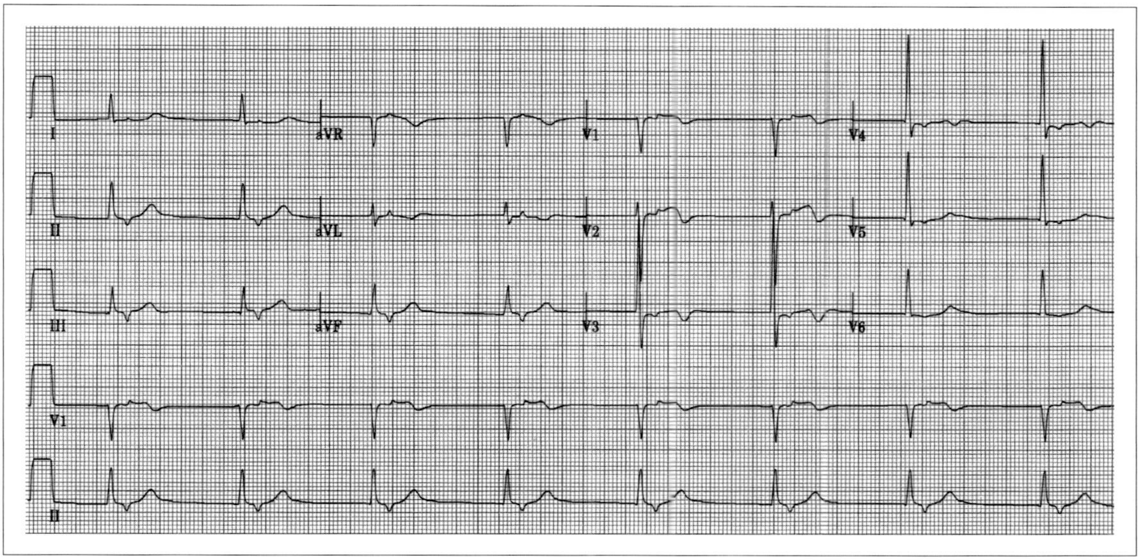

답: 동정지 및 접합부 이탈율동

해설: 선행하는 P파가 없이 나오는 정상 QRS파의 느린 접합브 이탈율동이며 QRS파 직후에 역행성 P파가 보인다.

018. 다음 심전도에서 율동 이상은?

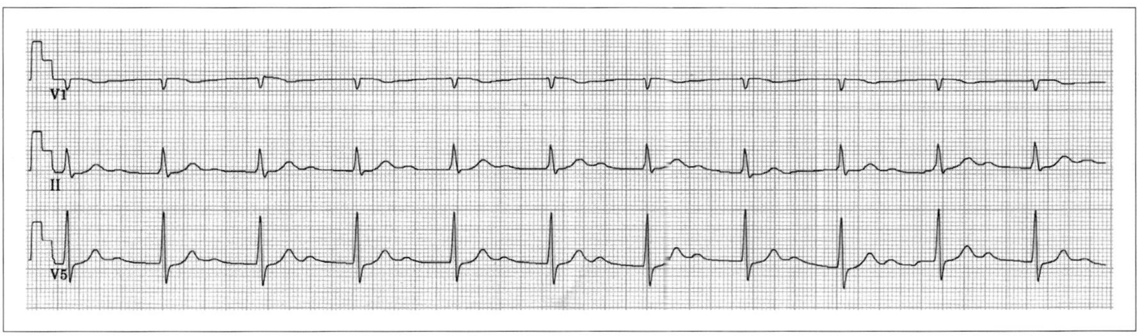

답: 1도 방실전도차단

해설: PR간격이 600 ms 정도로 매우 연장되어 있다. PR간격ㅋ 300 ms 이상 연장된 경우에는 전도차단 부위가 방실결절일 가능성이 높다.

019. 다음 심전도에서 율동 이상은?

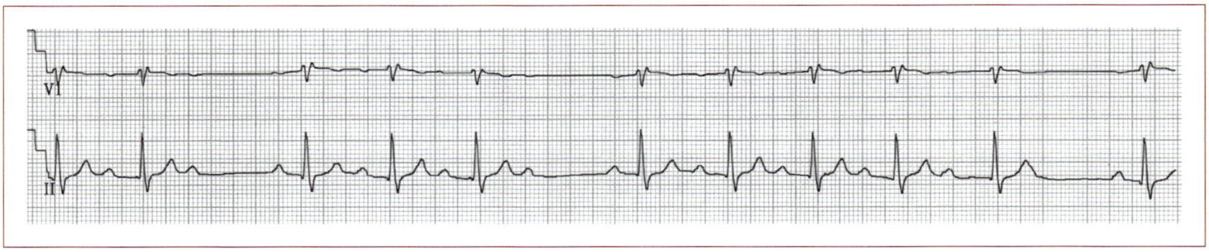

답: 2도 I형 방실전도차단

해설: PR간격의 점차적인 연장에 이어 방실전도차단이 일어난다.

020. 다음 심전도에서 율동 이상은?

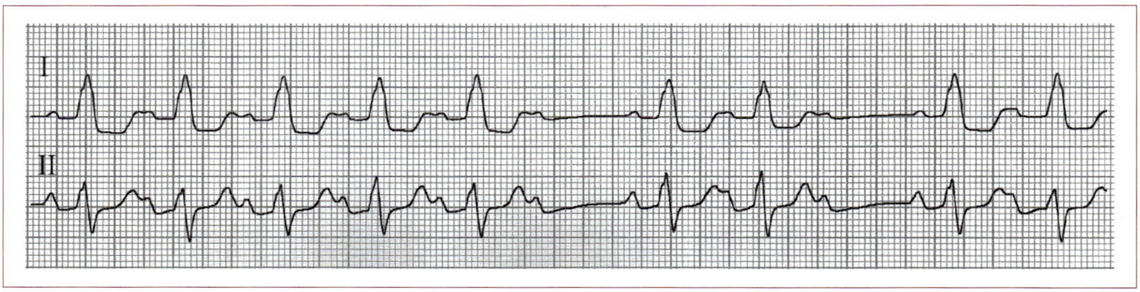

답: 2도 II형 방실전도차단

해설: 선행하는 PR간격의 변화없이 방실전도차단이 일어난다. QRS파 폭이 넓어 좌각차단이 동반되어 있음을 시사한다.

021. 다음 심전도에서 율동 이상은?

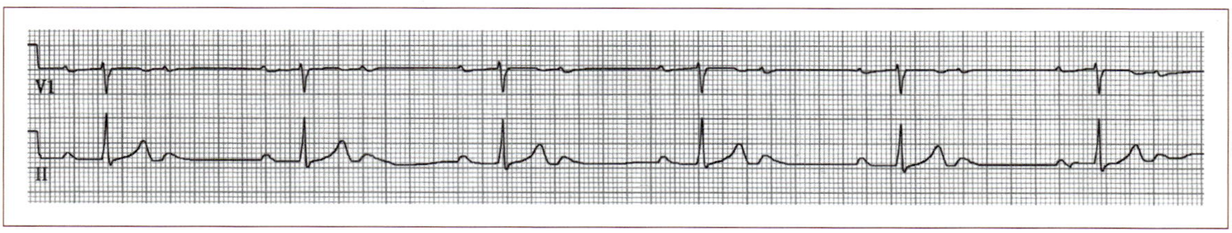

답: 2 : 1형 2도 방실전도차단

해설: P파 2개마다 1개의 QRS파가 뒤따라 나온다. 전도된 PR간격이 하나뿐이어서 전도 차단 전 PR간격의 연장 여부를 비교할 수 없어 I형이나 II형으로 분류할 수 없으므로 2 : 1형이라고 한다.

022. 다음 심전도에서 율동 이상은?

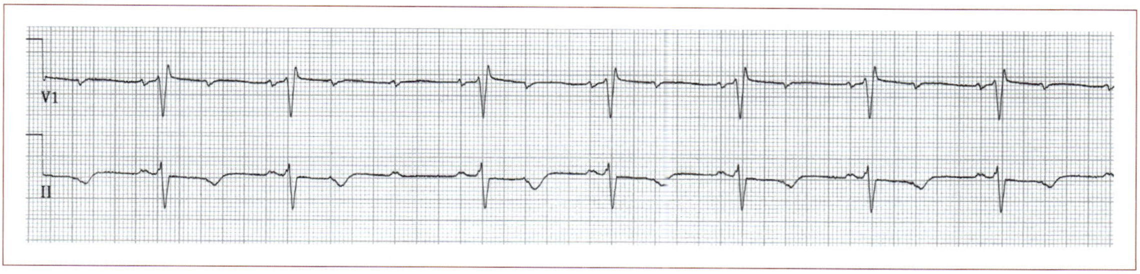

답: 2도 II형 고도(3:1) 방실전도차단

해설: P파와 QRS파의 비가 2 : 1, 3 : 1이다. 우각차단과 좌전속차단에 2도 II형 방실전도차단이 있어 세섬유속차단에 의한 것임을 알 수 있다.

023. 다음 심전도에서 율동 이상은?

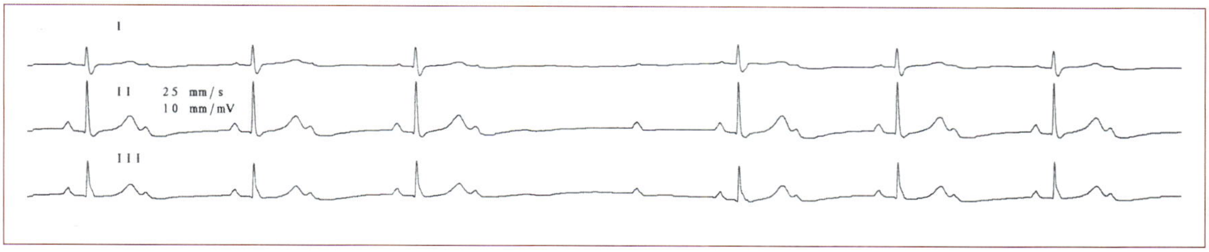

답: 2도 2 : 1형 방실전도차단과 2도 II형 동방전도차단

해설: 동율동이 일정하게 나올 때 방실전도가 2 : 1로 일어나고, 도중에 PP간격이 2개의 PP간격으로 연장되어 2도 II형 동방전도차단이 있다.

024. 다음 심전도에서 율동 이상은?

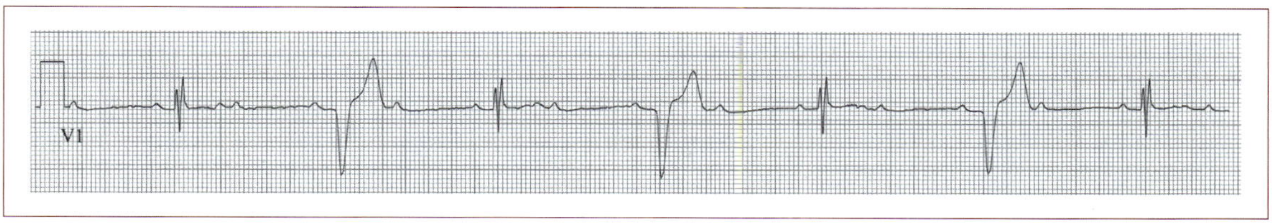

답: 2 : 1 방실전도차단과 양측 각차단(bilateral bundle branch block)

해설: P파 2개 중 하나만 방실전도가 일어나 QRS파가 뒤따르지만 QRS파가 교대로 우각차단과 좌각차단의 형태를 보인다. 양측 각차단에 2도 방실전도차단이 있어 세섬유속차단을 시사한다.

025. 다음 심전도에서 율동 이상은?

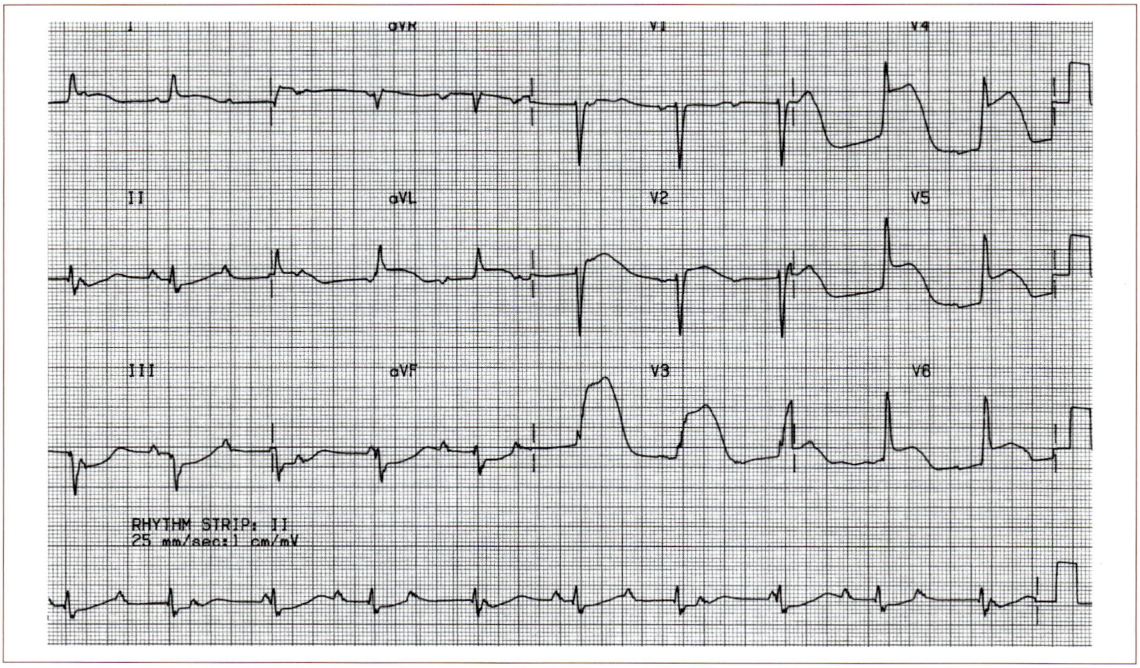

답: 완전 방실전도차단

해설: PP간격이 RR간격보다 짧고 P파와 QRS파가 해리되어 있다. ST 상승형 급성 전측벽 경색도 있다.

026. 다음 심전도에서 율동 이상은?

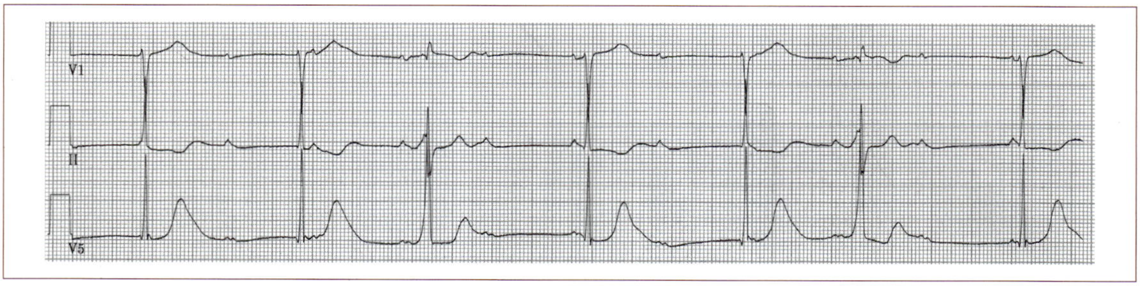

답: 완전 방실전도차단 및 간헐적인 심실 조기흥분

해설: 정상 QRS파 율동이 분당 66회의 정상 동율동의 P파와 무관하여 느리게 나와서 완전 방실전도차단이 있음을 알 수 있다. 하지만 3, 6번째 박동은 다른 접합부 이탈율동과 달리 보다 짧은 간격으로 나오고 유도 II, V_5에서 저명한 델타파를 가지고 있어서 간헐적으로 방실우회로를 통한 방실전도가 일어남을 알 수 있다.

027. 다음 심전도에서 율동 이상은?

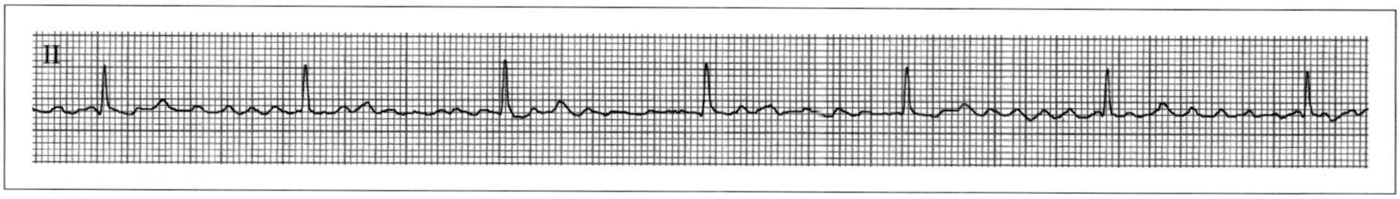

답: 심방세동과 완전 방실전도차단

해설: 심방파가 잔물결처럼 빠르고 불규칙하여 심방세동이 있으나 심실 율동은 매우 느리고 규칙적이어서 완전 방실전도차단이 있고 심실 율동은 접합부 이탈율동이다.

028. 다음 심전도에서 율동 이상은?

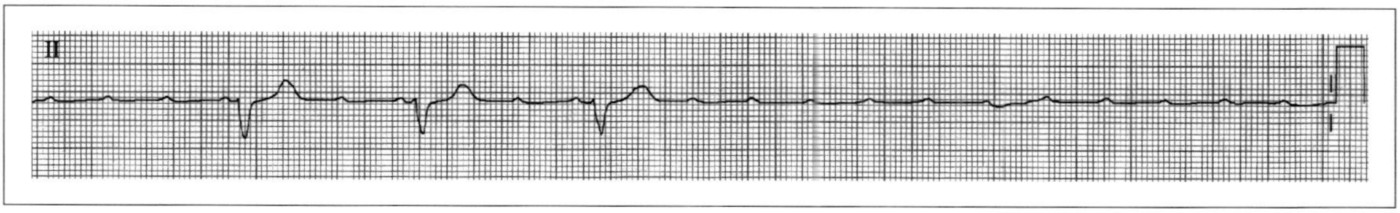

답: 발작성 방실전도차단, 심실 무수축(이탈율동의 중단)

해설: 넓은 QRS파의 심실 이탈율동이 P파와 관계없이 느리게 나오다가 멈추어 긴 심실 무수축이 일어났다.

029. 다음 심전도에서 율동 이상은?

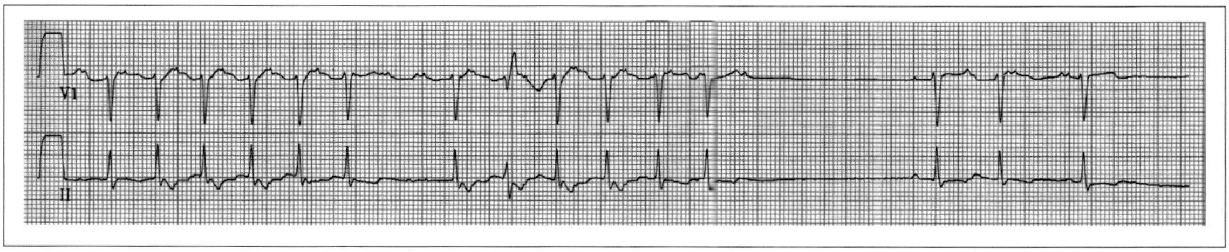

답: 발작성 심방빈맥, 폐정맥 기원

해설: 정상 QRS파의 빈맥이 6번째 박동 다음에 방실전도차단이 일어났어도 심방율동은 지속되어 심방빈맥이다. V_1 유도에서 P파가 봉우리가 2개인 이봉성(bimodal)이어서 좌폐정맥에서 기원하는 폐정맥빈맥이다.

030. 다음 심전도에서 율동 이상은?

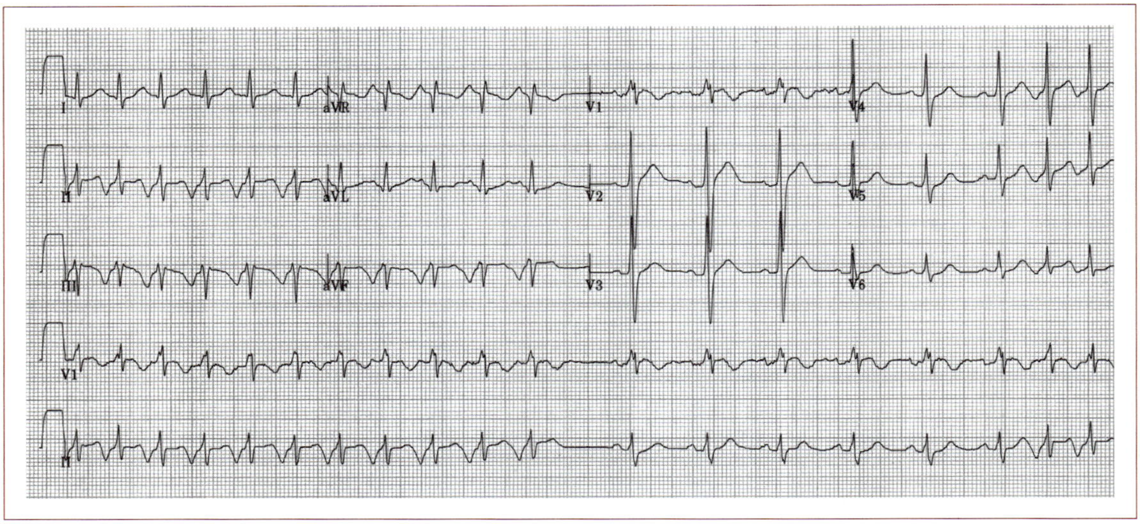

답: 이소성 심방빈맥

해설: 빈맥이 스스로 멈추었다가 다시 시작하는 것이 보이고 빈맥 시 QRS파는 동율동 때와 같이 정상이나 P파는 하벽유도에서 넓고 깊은 음성 파이어서 관상정맥동 부근에서 생긴 이소성 심방빈맥이다.

031. 다음 심전도에서 율동 이상은?

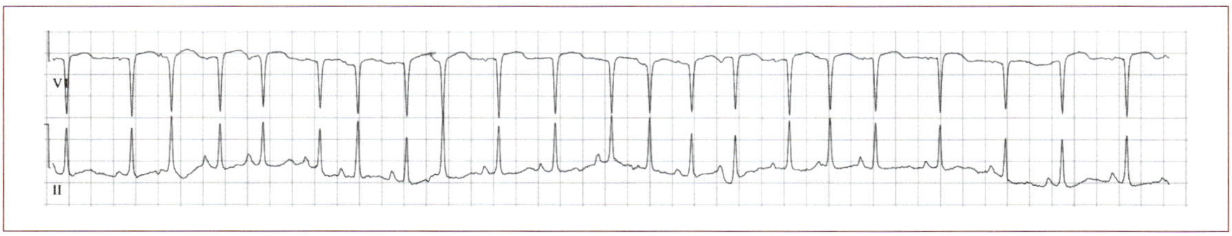

답: 다소성 심방빈맥

해설: 정상 QRS파의 불규칙하고 빠른 율동이 모양과 간격이 다른 3개 이상의 P파에 의해 유지되므로 병소가 여러 개인 심방빈맥이라는 뜻의 다소성 심방빈맥이다. P파가 독립성으로 나오는 것으로 심방조동이나 심방세동과 구별된다.

032. 다음 심전도에서 율동 이상은?

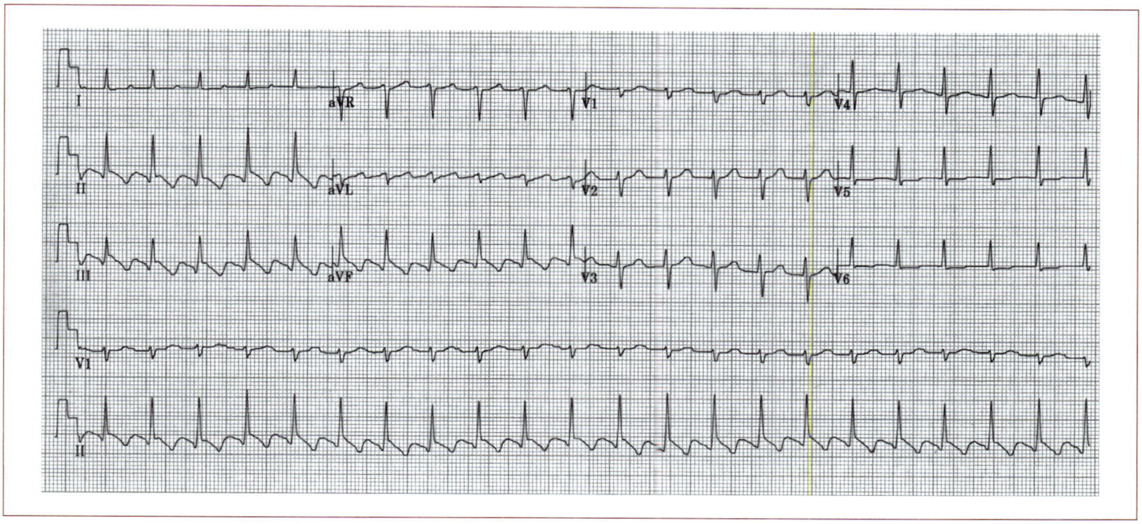

답: 전형적인 심방조동과 2:1 방실전도

해설: 하벽 유도에서 QRS파를 떼고 보면 톱날처럼 생긴 심방조동파가 보이고 조동파 2개마다 QRS파가 1개씩 나오므로 2:1로 방실전도가 일어나고 있다. 심방조동파가 하벽유도에서 음성이어서 시계반대 방향형이다.

033. 다음 심전도에서 율동 이상은?

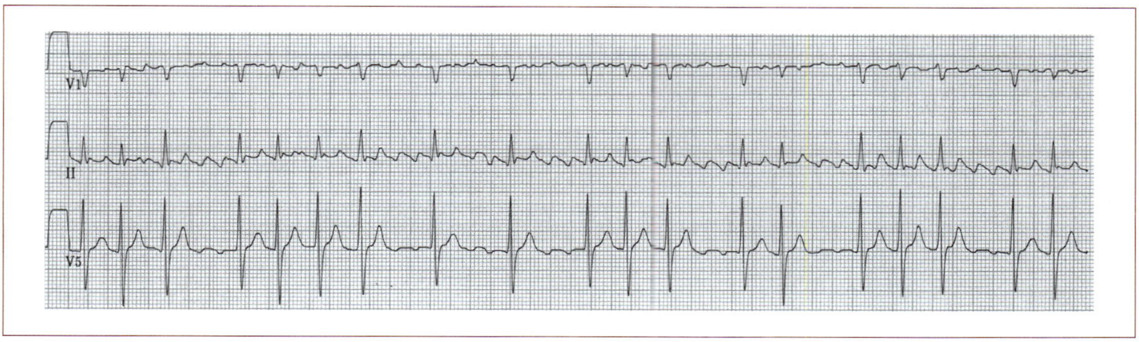

답: 심방조동의 다양한 방실전도(2대1 ~ 4대1)

해설: 유도 II에서 저명한 톱날 모양의 심방조동파가 보여 손 방조동인데 심실반응은 2대1과 4대1 방실전도가 섞여 있어서 심방세동 때와 비슷하게 다양하다.

034. 다음 심전도에서 율동 이상은?

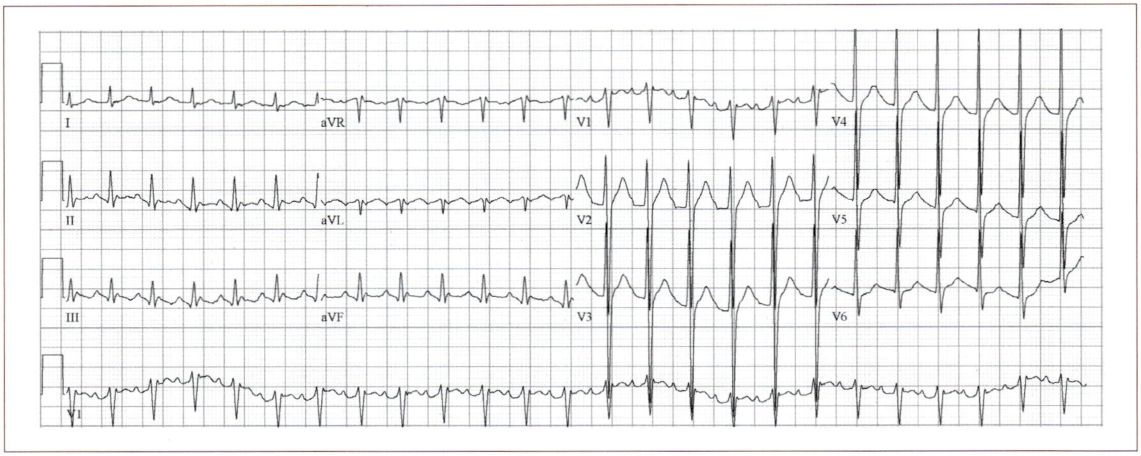

답: 전형적인 심방조동과 2:1 방실전도

해설: 유도 I, V1에서는 동빈맥으로 오인할 수 있으나 하벽유도 III, aVF에서 전형적인 심방조동파를 확인할 수 있어서 심방조동의 2대1 전도이다. 1~2개 유도로 율동 분석을 마치면 오진할 수 있으므로 가급적 여러 유도에서 분석하도록 노력해야 한다. 심방조동파가 하벽유도에서 양성이여서 시계방향형이다.

035. 다음 심전도에서 율동 이상은?

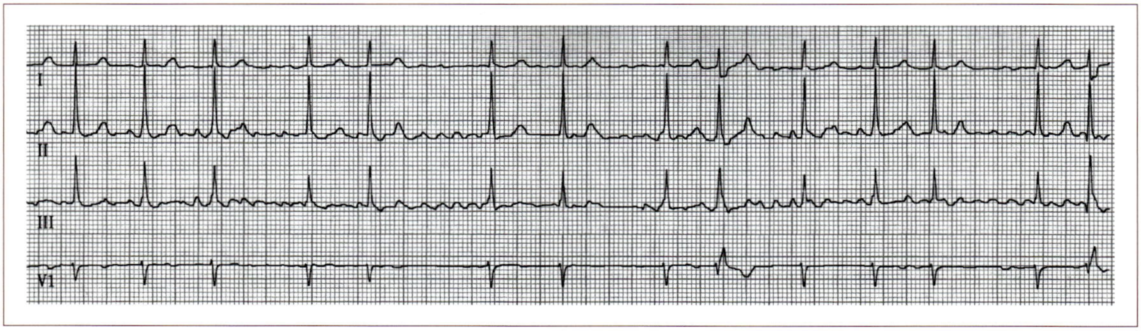

답: 심방세동과 조절된 심실반응, 편위전도

해설: 심실 율동이 무법칙적으로 매우 불규칙하게 나오고 심방파는 잔물결처럼 매우 빠르고 불규칙하게 연속적으로 나와 심방세동이다. 모양이 다른 2개의 QRS파는 긴 간격 다음에 짧은 간격으로 나오면서 rSR’ 형태로 변하여(애쉬만 현상) 우각차단형으로 편위전도된 것임을 알 수 있다(끝에서 1, 6번째).

036. 다음 심전도에서 율동 이상은?

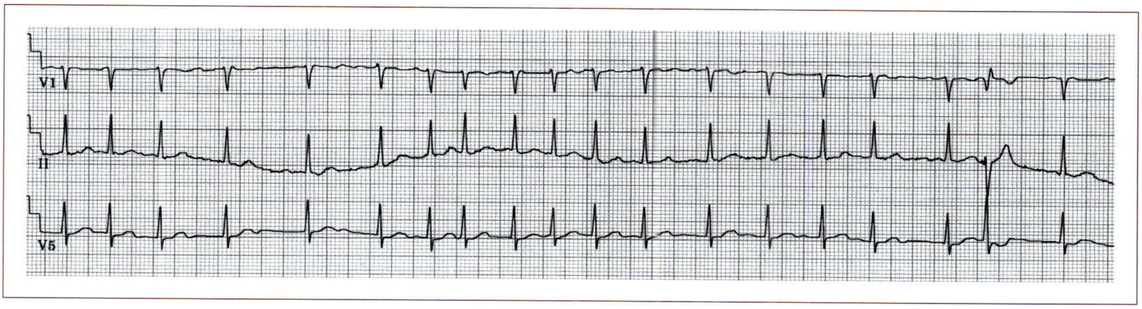

답: 미세 심방세동과 빠른 심실반응, 편위전도

해설: 심실 율동이 무법칙적으로 매우 불규칙하게 나오고 심방파는 V_1에서만 아주 작게 보여 미세 심방세동이고 마지막에서 2번째 넓은 우각차단형 QRS파는 어쉬만 현상이 있어 편위전도된 것임을 알 수 있다.

037. 다음 심전도에서 율동 이상은?

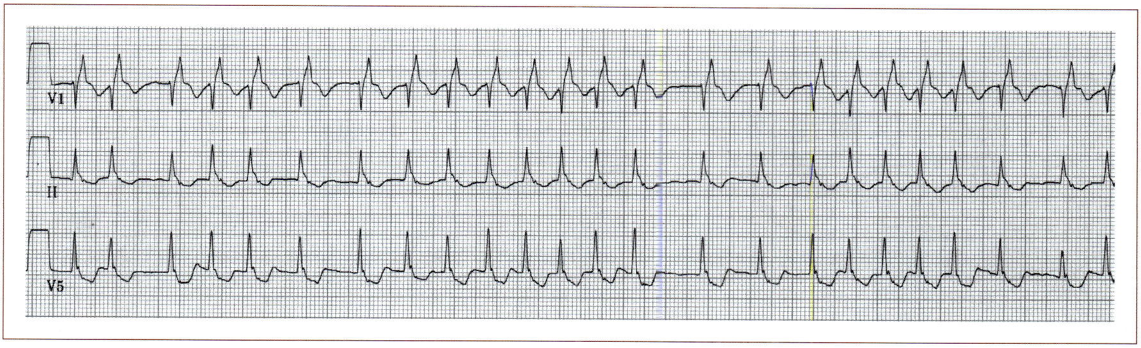

답: 우각차단을 동반한 미세 심방세동

해설: 무법칙적으로 불규칙한 넓은 심실파 빈맥(소위 FBI 율동)이나 QRS파의 전반부 경사가 정상이고 V_1 유도에서 rSR'의 전형적인 우각차단의 모양을 보여 우각차단을 동반한 불규칙한 심실상성 빈맥이다. 심방 파는 보이지 않으나 심실 율동이 빠르고 불규칙하여 미세 심방세동임을 알 수 있다.

038. 다음 심전도에서 율동 이상은?

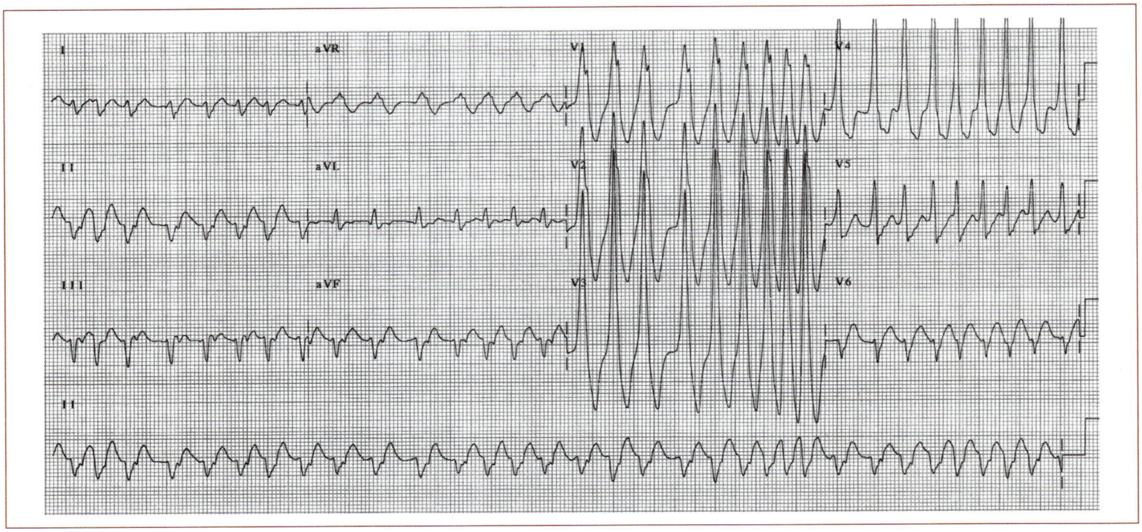

답: WPW 증후군에 동반된 심방세동

해설: 비정상(넓은) QRS파 심실 율동이 무법칙적으로 불규칙하게 빠르게 나오나 QRS파 모양은 비교적 일정하여 다형 심실빈맥은 배제할 수 있다. WPW 증후군에 동반된 심방세동이다. 빠른 심방 율동에 의해 정상 방실전도계는 교통 체증으로 전도가 마비되어 방실전도는 방실우회로를 통해서만 일어나 심실 조기흥분이 극대화되기 때문에 QRS파가 매우 넓고 괴상한 형태를 취하여 심실빈맥으로 오인하기 쉽다.

039. 다음 심전도에서 율동 이상은?

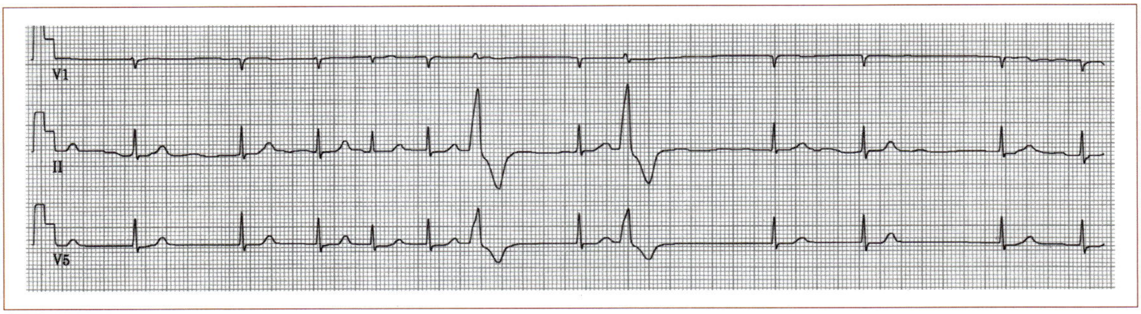

답: 심실 조기박동을 동반한 미세 심방세동

해설: 무법칙적으로 불규칙한 정상 심실파 율동인 심방세동 중에 6번째와 8번째로 폭이 넓고 괴상한 모양의 QRS파가 끼어들었는데 전후반부 경사가 모두 완만하고 6번째 박동에는 애쉬만 현상도 없어 심실 조기박동이다.

040. 다음 심전도에서 율동 이상은?

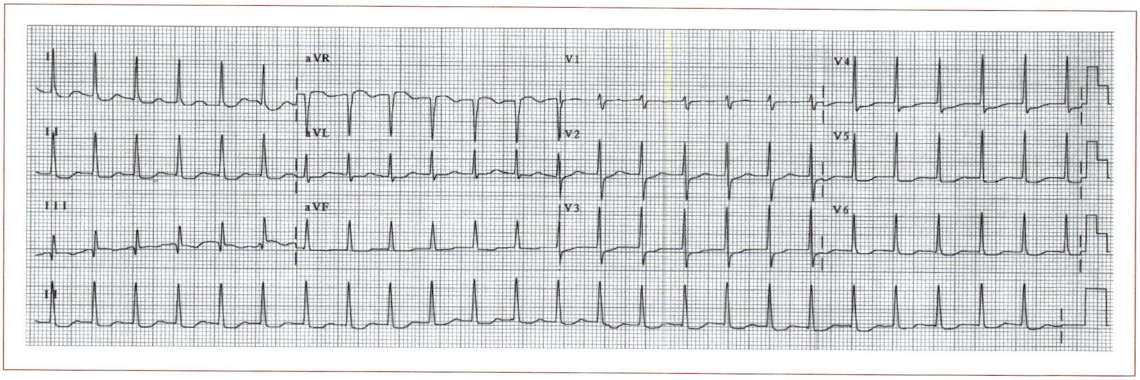

답: 전형적인 방실결절회귀성 빈맥(AVNRT)

해설: 규칙적인 정상 QRS파 빈맥인데 P파가 보이지 않아 QRS파 안에 묻혀 있을 것으로 생각되어 전형적인 완-급형 방실결절회귀성 빈맥이다.

041. 다음 심전도에서 율동 이상은?

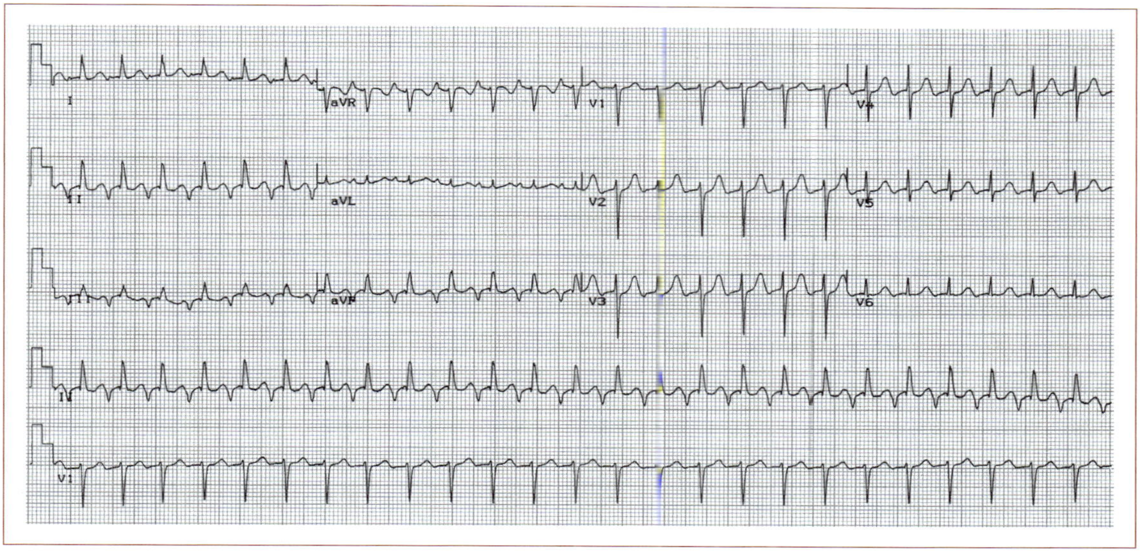

답: 비전형적인 방실결절회귀성 빈맥

해설: 규칙적인 정상 QRS파 빈맥이나 상향 전기축을 가진 P파가 QRS파와 긴 간격으로 뒤따라 나와 심방빈맥, 비전형적인 방실결절회귀성 빈맥, 느린 방실우회로를 이용한 방실회귀성 빈맥 가운데 하나이나 이 증례는 심전기생리검사에서 비전형적인 방실결절회귀성 빈맥으로 확인되었다.

042. 다음 심전도에서 율동 이상은?

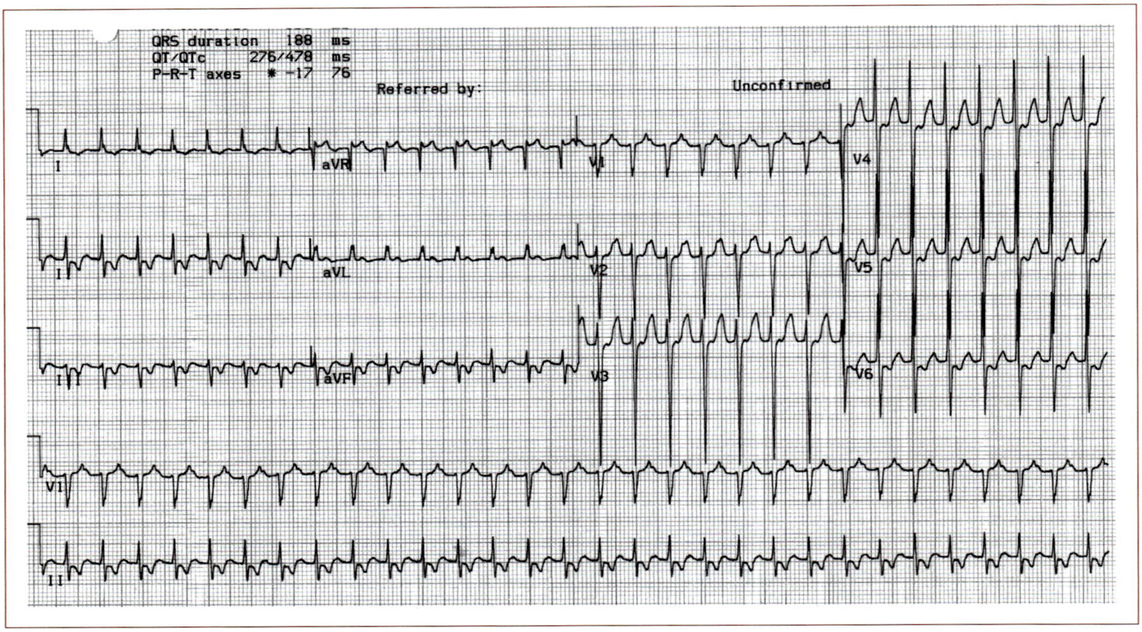

답: 방실회귀성 빈맥

해설: 규칙적인 정상 QRS파 빈맥이며 상향 전기축을 가진 P파가 QRS파와 짧은 간격으로 뒤따라 나와 방실회귀성 빈맥이다.

덤

방실결절회귀성 빈맥(AVNRT)의 특징적인 유발

정상 동율동 3개 후 4번째 박동부터 빨라진 빈맥 시 심전도에서 P파가 보이지 않아 방실결절회귀성 빈맥이 의심된다. 빈맥이 시작하는 4번째 박동 직전 T파가 동율동 때 T파보다 크고 뾰족하며(*) 조기 심방 파가 겹쳐 있음을 알 수 있고 이로 인해 PR간격이 280 ms 정도로 크게 연장되면서 빈맥이 시작되어 유발된 빈맥은 방실결절에서 완속 전도로를 타고 내려갔다가 급속 전도로를 타고 되돌아오는 방실결절회귀성 빈맥임을 알 수 있다.

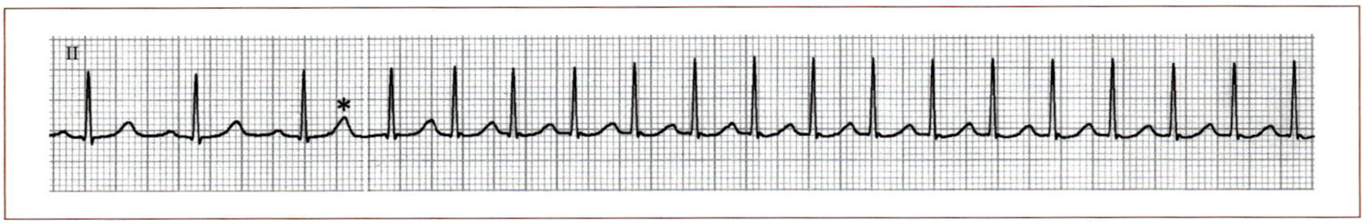

043. 다음 심전도에서 율동 이상은?

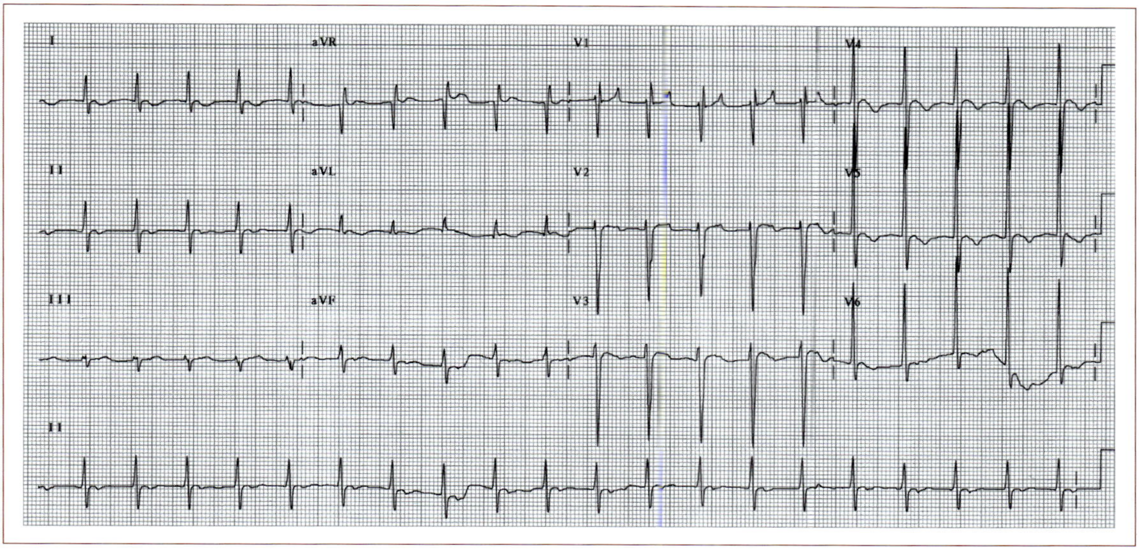

답: 방실회귀성 빈맥

해설: 분당 120회의 규칙적인 정상 QRS파 빈맥인데 하벽유도에서 음성 P파가 ST절에서 보이고 V_1에서는 양성 P파가 T파에 겹쳐 나와(둥글 넓적해야 할 T파 봉우리가 중첩된 P파 때문에 뾰족해짐) 방실회귀성 빈맥이다. 역행성 P파가 V_1에서 양성이어서 방실우회로의 위치는 좌측이다.

덤

방실회귀성 빈맥(AVRT)의 특징적인 유발

정상 동율동 3개 후 4번째 박동부터 빨라진 빈맥 시 심전도에서 음성 P파가 ST절에서 보여 방실회귀성 빈맥이 의심된다. 빈맥이 시작하는 4번째 박동 직전 T파가 동율동 때와 달라서(*) 조기 심방 파가 겹쳐 있음을 알 수 있고 이로 인해 동율동 때 보이던 델타파(△)가 없어지면서 빈맥이 시작되어 유발된 빈맥은 정상 방실전도계를 타고 심실로 내려가서 방실우회로를 타고 심방으로 되돌아오는 방실회귀성 빈맥임을 알 수 있다.

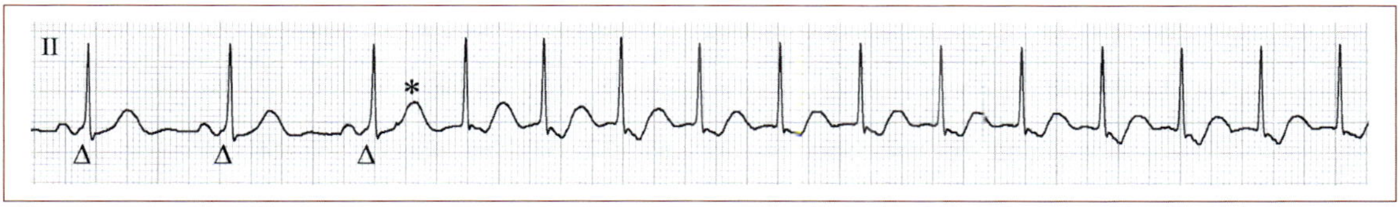

044. 다음 심전도에서 율동 이상은?

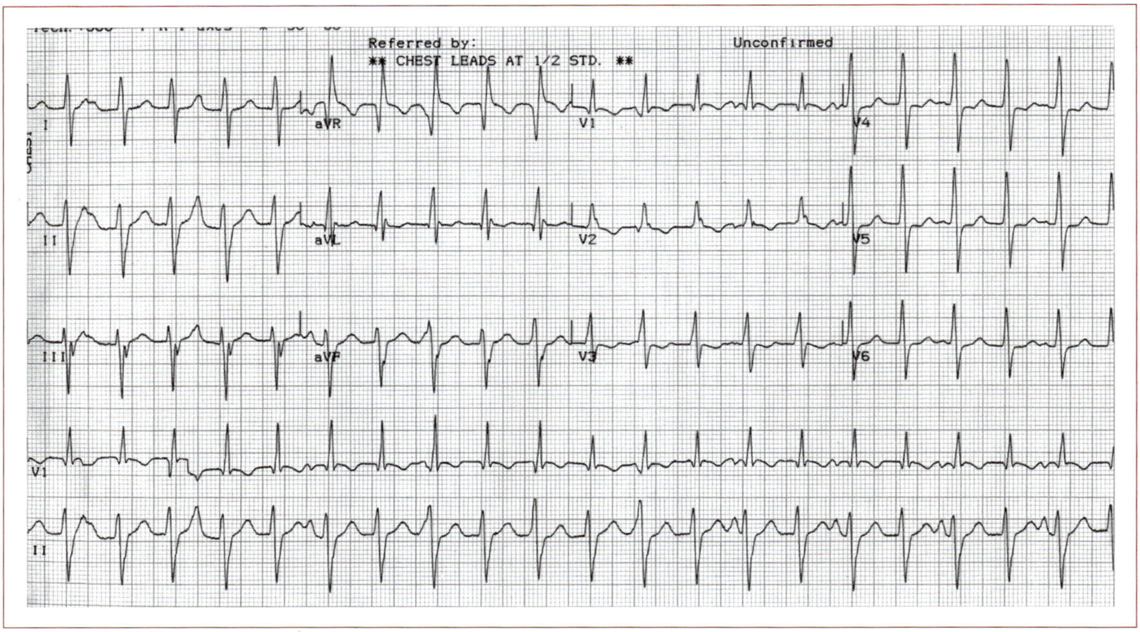

답: 특발성 좌심실빈맥(idiopathic left ventricular tachycardia: ILVT)

해설: 넓은 QRS파의 규칙적인 빈맥으로 방실해리가 있어 심실빈맥이다. QRS파 폭이 넓으나 120 ms로 많이 넓지 않고 우각차단 및 상향 전기축을 보여 좌후섬유속(fascicle)에서 기원하는 심실 섬유속 빈맥(fascicular tachycardia) 또는 특발성 좌심실빈맥을 시사한다. 베라파밀에 잘 반응하는 특징이 있어 베라파밀 예민성 좌심실빈맥이라고도 한다.

덤

심실 이탈율동(ventricular escape rhythm)

동서맥으로 심실에서 이탈율동이 나와 QRS파가 넓고, 등율성 방실해리가 있다.

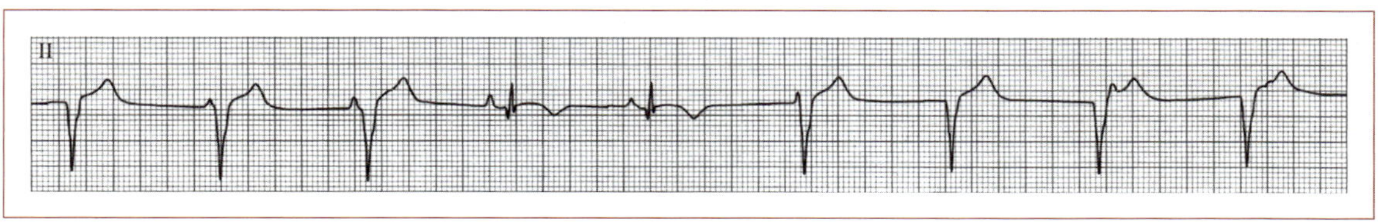

045. 다음 심전도에서 율동 이상은?

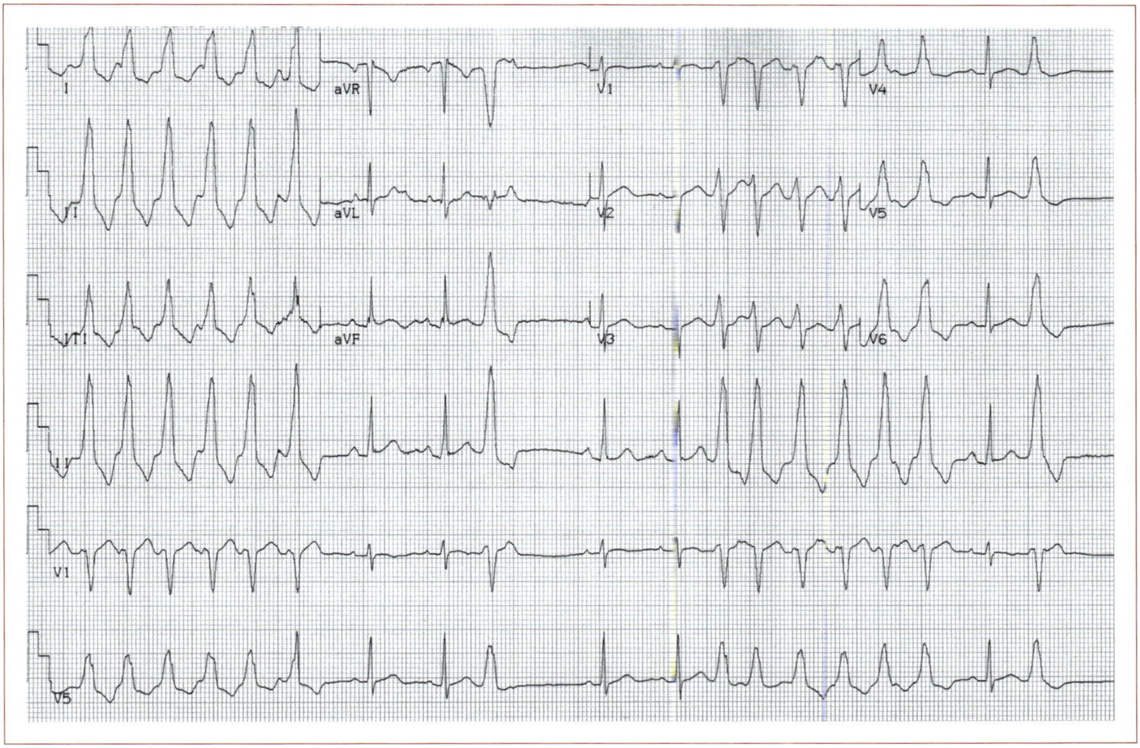

답: 반복성 단형 심실빈맥(repetitive monomorphic VT : RMVT)

해설: 비지속성 심실빈맥이 반복적으로 나타나며 좌각차단 및 하향 전기축을 보여 우심실 유출로에서 발생하는 것임을 알 수 있다.

덤

비지속성 심실빈맥

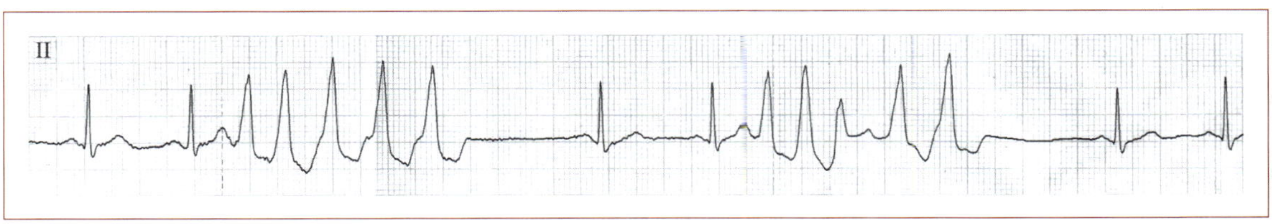

046. 다음 심전도에서 율동 이상은?

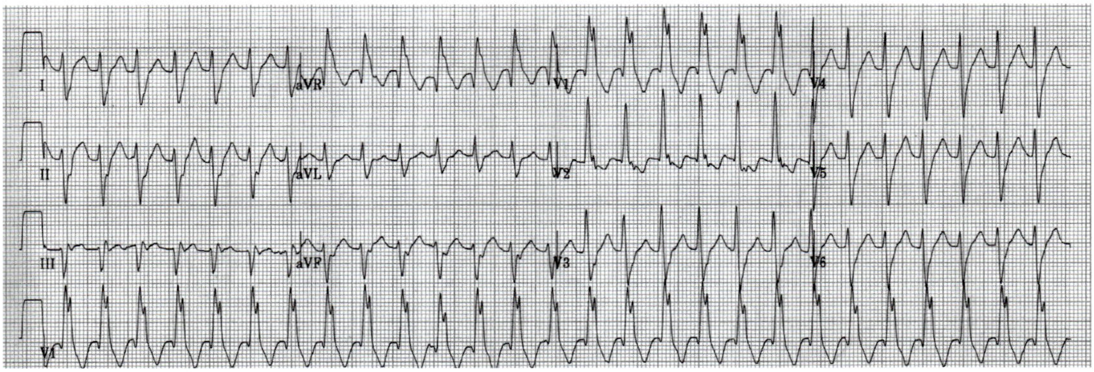

답: 심실빈맥, 우각차단형

해설: 규칙적인 넓은 QRS파 빈맥이며 우각차단형이나 V_1에서 R > R′이고(Marriott sign) V_6에서 R < S이며 상향 전기축이어서 심실빈맥이다. 후내측 유두근에서 기원한 것이다.

덤

좌심실빈맥의 심전도 감별법

Al'Aref 등이 제시한 좌심실 섬유속빈맥, 유두근빈맥, 승모판륜빈맥의 감별법을 소개한다.

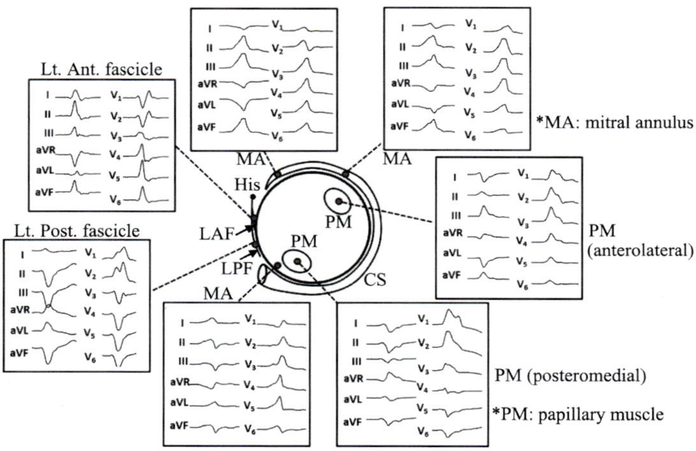

Modified from Al'Aref et al. Circ EP 2015;8:621

047. 다음 심전도에서 율동 이상은?

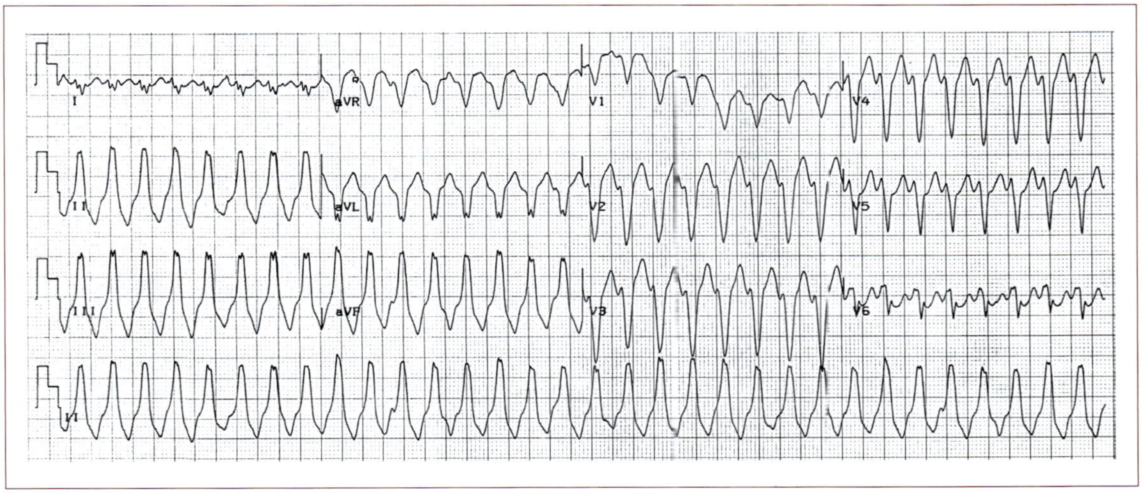

답: 심실빈맥, 좌각차단형

해설: 좌각차단형 넓은 QRS파 빈맥인데 유도 II에서 방실해리 된 P파가 있어 심실빈맥이다. 우심실 유출로에서 기원할 가능성이 높다.

덤

유출로 심실빈맥의 약물 반응

좌우 심실의 유출로 심실빈맥은 발작성 심실상성 빈맥처럼 아데노신에 90%가 반응한다. 규칙적인 넓은 심실파 빈맥이 P파(↑)와 해리되어 있어서 심실빈맥이 맞다. 아데노신 12 mg 주사 후 동율동으로 전환되었는데 이는 유출로 심실빈맥의 특징이다.

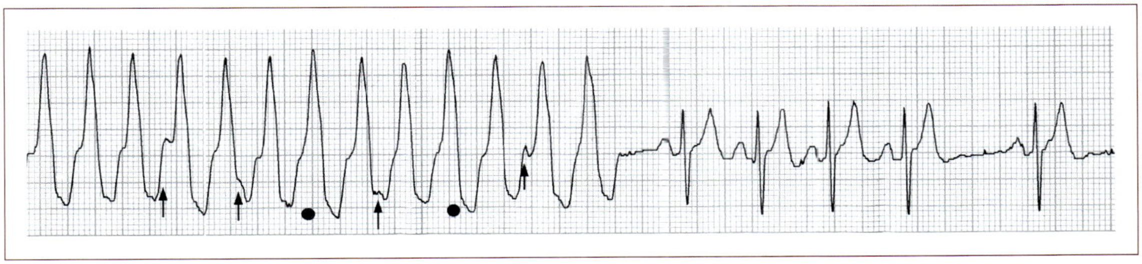

048. 다음 심전도에서 율동 이상은?

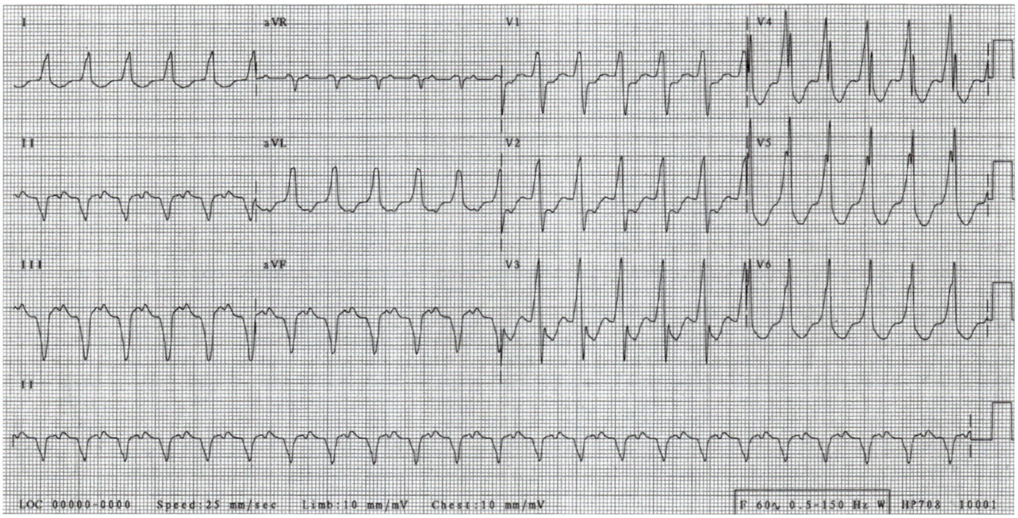

답: 심실빈맥, 좌각차단형

해설: 좌각차단형 규칙적인 넓은 QRS파 빈맥인데 V_1에서 R파가 크고 넓으며 nadir sign과 Brugada sign 양성이어서 심실빈맥이다. 심실빈맥에서는 보기 드문 1:1 실방전도가 보인다.

049. 다음 심전도에서 율동 이상은?

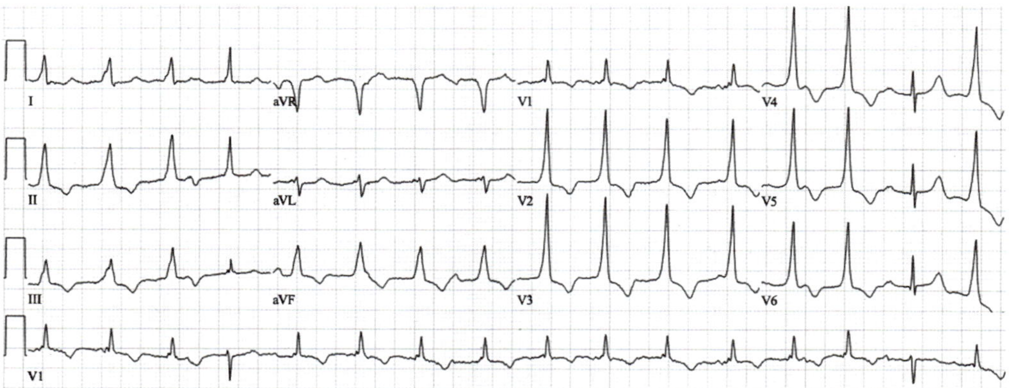

답: 가속성 심실고유율동(accelerated idioventricular rhythm: AIVR)

해설: 넓은 QRS파 율동으로 방실해리와 간헐적인 포획박동으로 심실율동임을 알 수 있다. 흉부유도에서 우각차단 형태와 양성 일치를 보이고 전기축이 하향이어서 좌심실 대동맥판-승모판륜 연합부(AMC) 기원으로 추정된다.

050. 다음 심전도에서 율동 이상은?

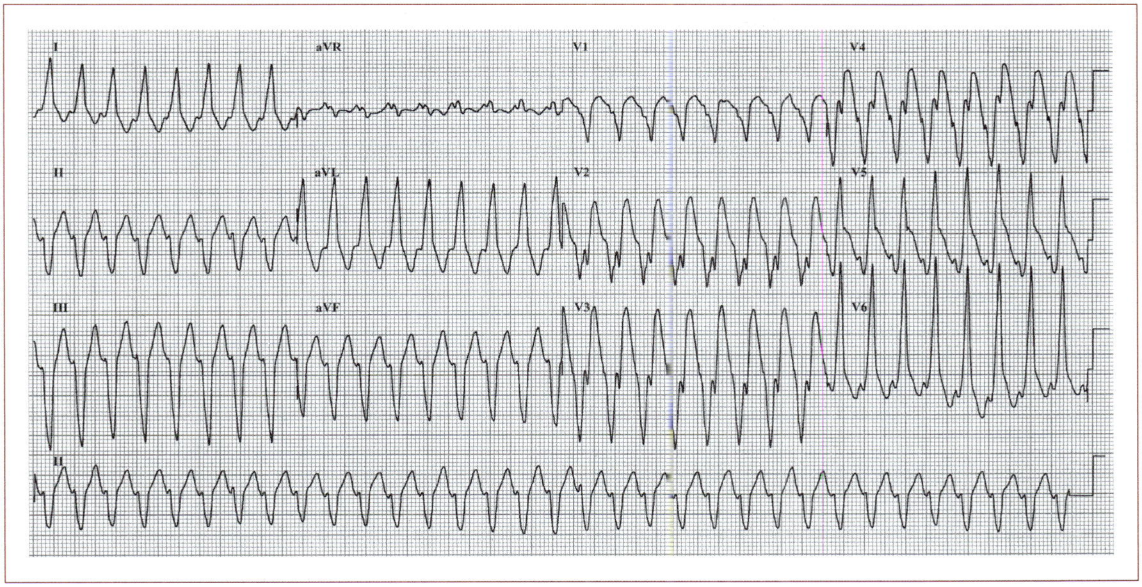

답: 심실빈맥, 좌각차단형

해설: 좌각차단형 규칙적인 넓은 QRS파 빈맥인데 T파 모양이 일정하지 않아(V_1에서 가장 뚜렷함) 방실해리가 의심되고, V_1에서 S파 하강 선에 절흔이 있어(Josephson 징후 양성) 심실빈맥에 합당하다.

051. 다음 심전도에서 율동 이상은?

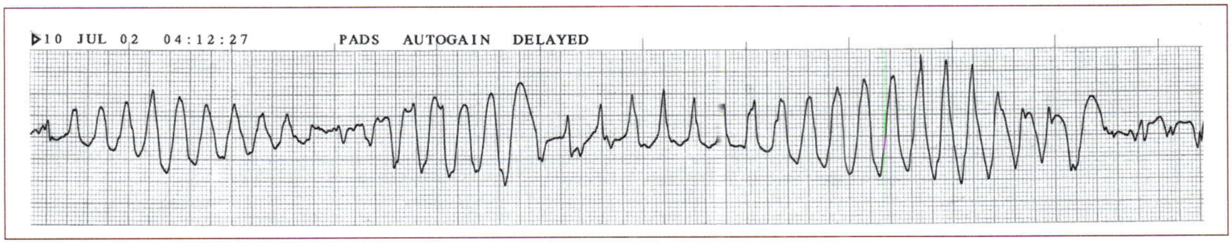

답: 다형 심실빈맥 (torsades de pointes: TdP)

해설: 불규칙적인 넓은 QRS파 빈맥(FBI 율동)인데 QRS파의 모양이 기저선을 중심으로 꽈배기처럼 뒤틀리는 특징적인 모습을 보여 다형 심실빈맥 중 또싸드 드 쁘왕뜨(TdP)이다.

052. 다음 심전도에서 율동 이상은?

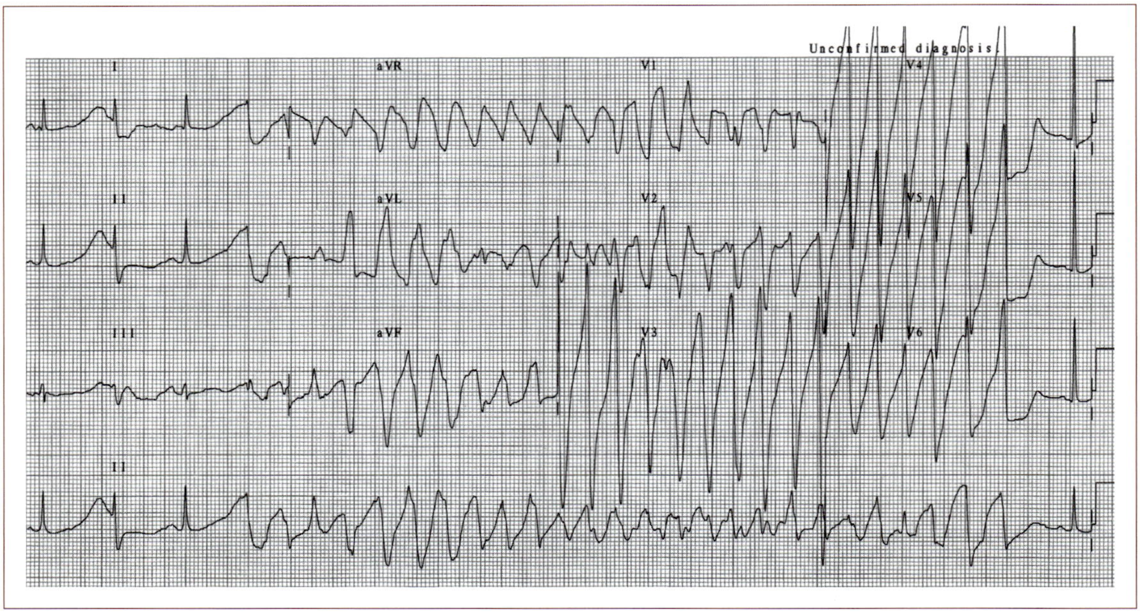

답: QT 연장과 다형 심실빈맥(torsade de pointes)

해설: QT간격이 심하게 연장되어 있고 T파 모양이 교대로 변하다가 간격과 모양이 뒤틀리듯이 변하는 다형 심실빈맥이 발생하였다.

053. 다음 심전도에서 율동 이상은?

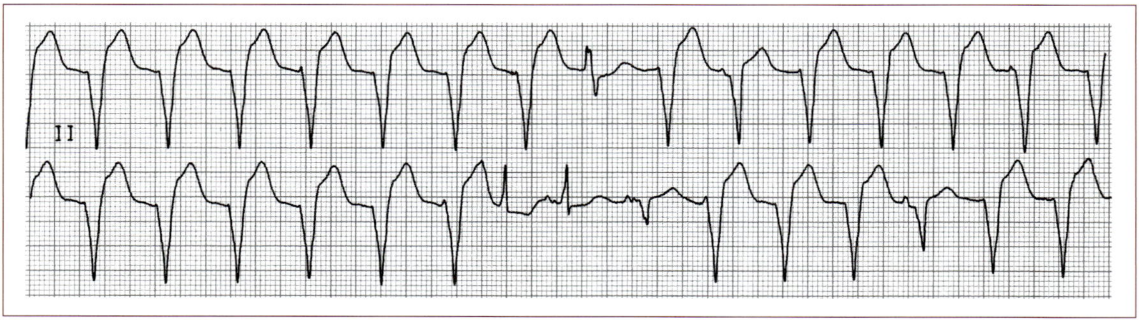

답: 가속성 심실고유율동 또는 느린 심실빈맥

해설: 넓은 QRS파 율동이 분당 105회 정도로 나오고 중간에 융합박동과 포획박동이 보여 심실성 율동임을 알 수 있다.

054. 다음 심전도에서 율동 이상은?

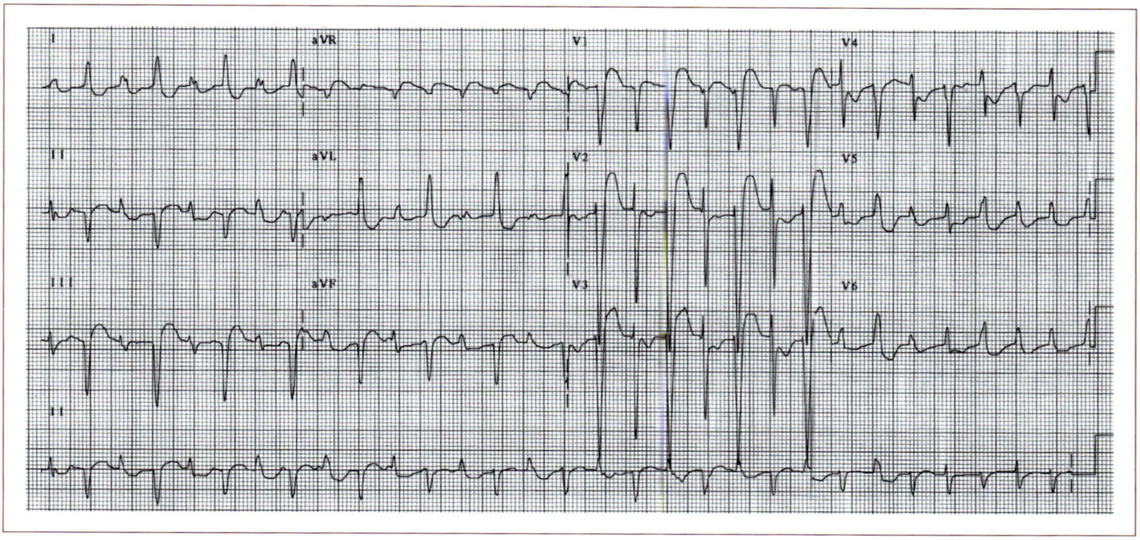

답: 양방향성 심실빈맥(bidirectional VT)

해설: QRS파 전기축이 두 방향으로 교대로 바뀐다. 디곡신 중독 때 잘 나온다.

055. 다음 활동 심전도에 기록된 율동 이상은?

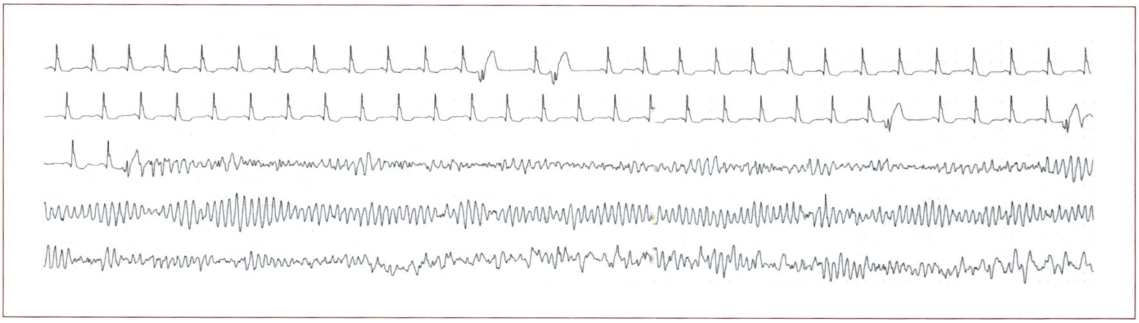

답: 심실 조기박동과 이로 인해 유발된 심실세동

해설: 심실 조기박동이 단발성으로 나오다가 QRS파가 완전히 분해되어 작은 파동으로 매우 빠르고 불규칙한 심실세동이 유발되었다.

056. 다음 심전도에서 율동 이상은?

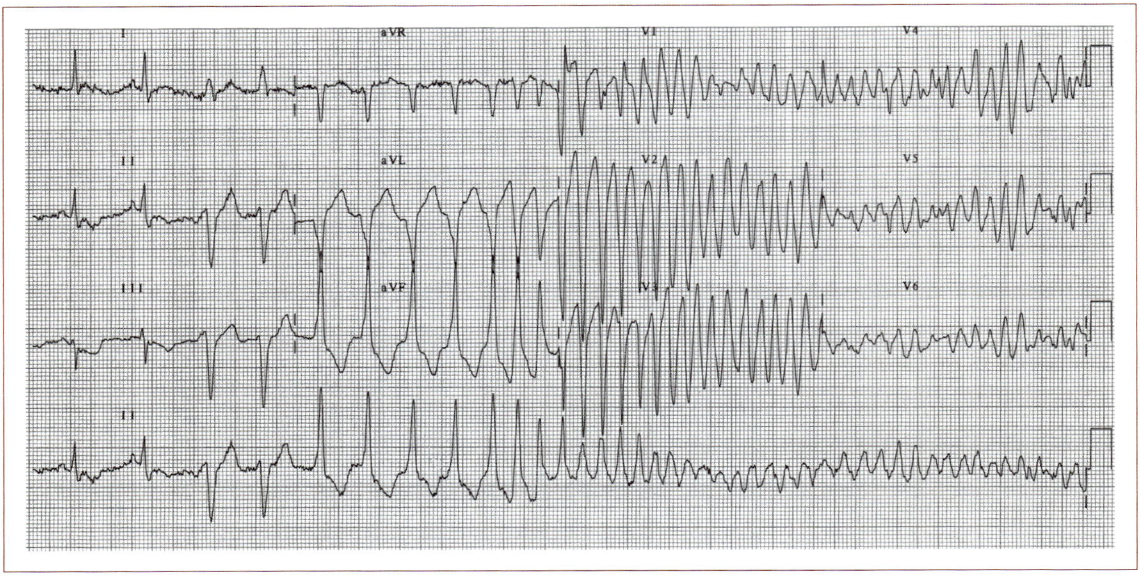

답: 심실세동

해설: 비정상이지만 QRS파의 형태가 유지되고 있던 심실빈맥이 QRS파 형태가 파괴되고 더욱 빨라진 심실세동으로 변했다.

057. 다음 심전도에서 율동 이상은?

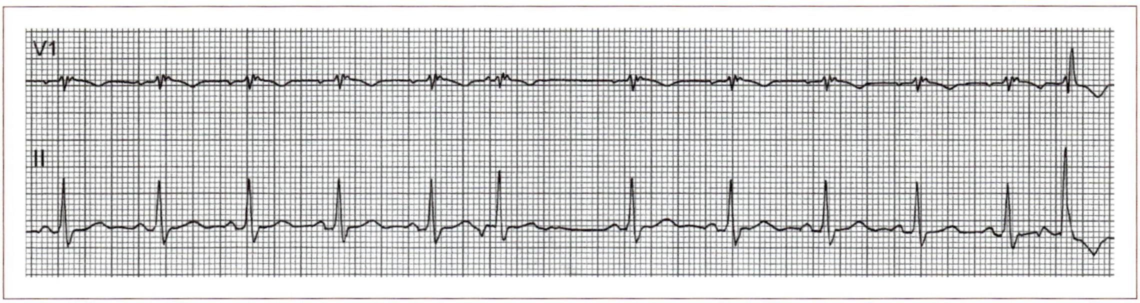

답: 기원이 다른 2개의 심방 조기박동과 편위전도

해설: 심방 조기박동이 2개 나왔으나 연결간격과 모양과 PR간격이 달라 기원이 다른 것을 알 수 있고 2번째 심방 조기박동의 연결간격은 1번째 보다 짧아 편위전도되어 다음 QRS파는 완전 우각차단 형태를 보인다.

058. 다음 심전도에서 율동 이상은?

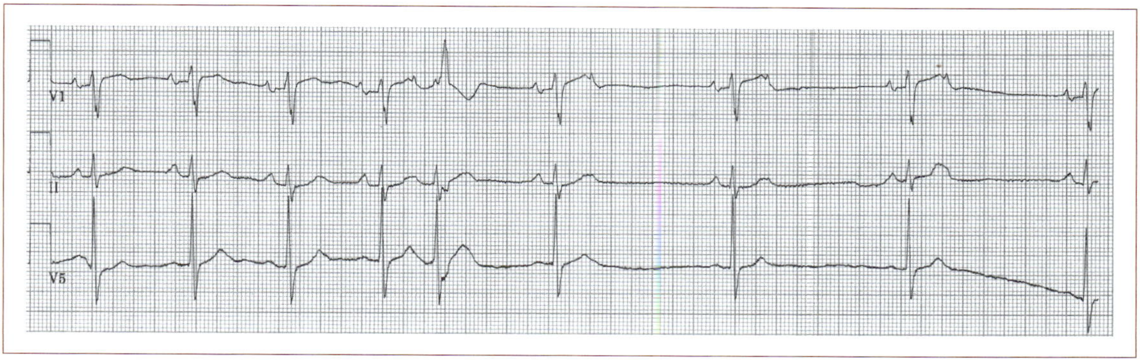

답: 편위전도 및 전도차단된 심방 조기박동

해설: 5번째 박동이 조기에 나왔는데 비전형적인 우각차단의 모습을 보이나 앞선 P파가 직전 박동의 T파 후반부에 있어 심방 조기박동의 우각차단형 편위전도임을 알 수 있다. 6번째 박동부터는 RR간격이 매우 느려져서 동서맥이 의심되나 T파 후반부에 QRS파를 수반하지 않은 P파가 있어 전도차단된 심방 조기박동이다.

059. 다음 심전도에서 율동 이상은?

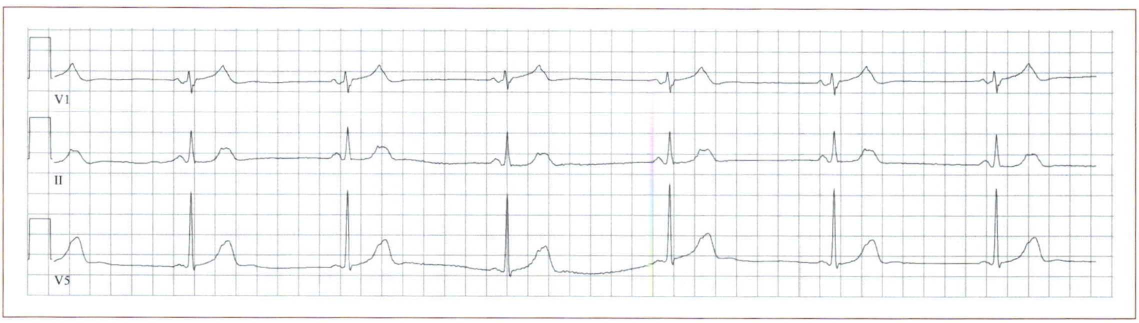

답: 전도차단된 심방 조기박동 이단맥(blocked atrial bigeminy)

해설: 정상 QRS파와 P파가 짝을 지어 느리게 나와 동서맥이 의심되지만 T파 정상 부위가 V_1에서는 매우 뾰족하고 II에서는 봉우리가 두 개여서 P파가 겹쳐있음을 알 수 있다. 따라서 동서맥이 아니고 심방 조기박동의 이단맥이 전도차단되어 동서맥처럼 보인 것이다.

060. 다음 심전도에서 율동 이상은?

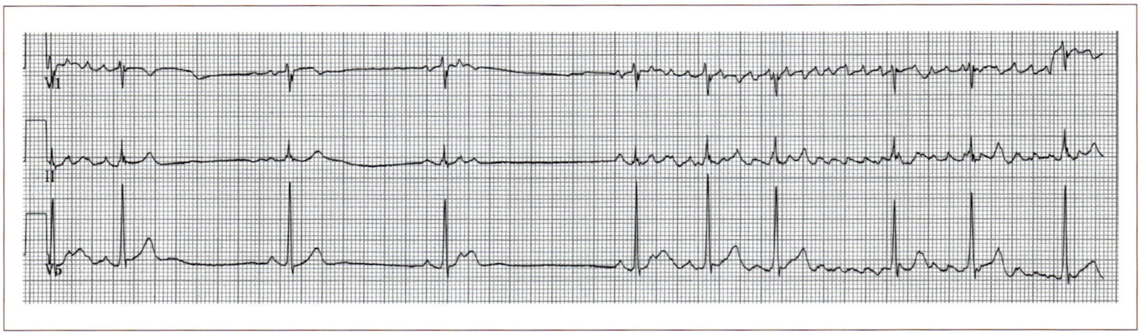

답: 심방 조기박동에 의해 유발된 심방세동

해설: 3번째 박동의 ST절에 전도차단된 심방 조기박동이 나왔는데 4번째 박동에서는 심방 조기박동에 의해 심방의 잔떨림(심방세동)이 유발되어 지속된다. 이처럼 T파나 ST절에 겹칠만큼 일찍 나오는 심방 조기박동은 심방이 전기적으로 불안정한 시기이므로 심방세동을 유발할 위험이 높다.

061. 다음 심전도에서 율동 이상은?

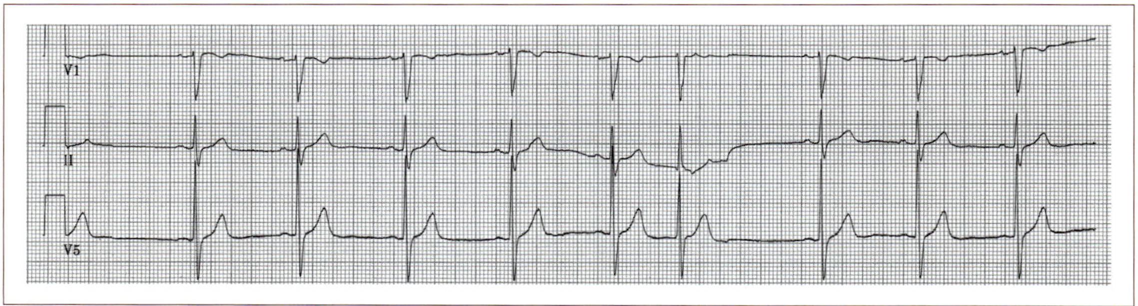

답: 접합부 조기박동

해설: 6번째 박동이 조기에 나왔는데 QRS파는 정상이나 앞선 P파가 없어 접합부 조기박동이다. QRS파 다음 ST절에서 역행성 P파가 보인다.

062. 다음 심전도에서 율동 이상은?

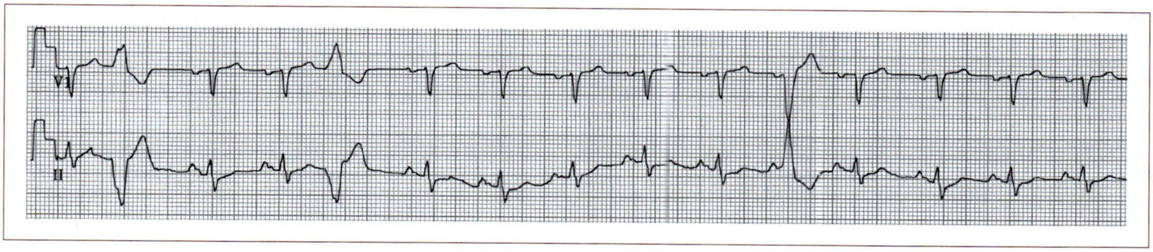

답: 다형 심실 조기박동

해설: 모양과 연결간격이 다른 넓은 QRS파가 선행하는 P파 없이 조기에 나온다.

063. 다음 심전도에서 율동 이상은?

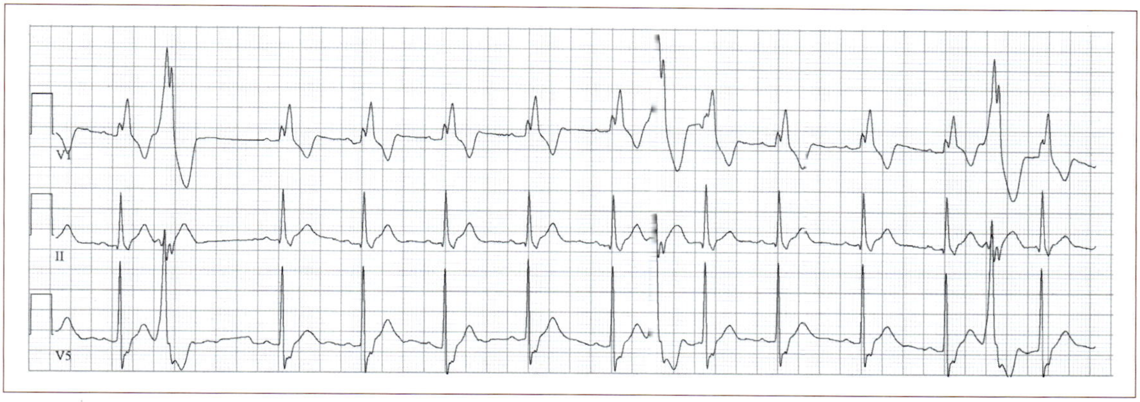

답: 우각차단과 우각차단형 심실 조기박동(매리엇 징후 양성)

해설: QRS파가 정상 간격으로 나올 때나 짧은 간격으로 조기에 나올 때 모두 폭이 넓다. 정상 간격으로 나오는 동율동에서 QRS파는 폭이 120 ms 정도이고 rR'의 형태인데 R'파가 r파 보다 커서 우각차단을 시사한다. 반면에 짧은 간격으로 나오는 조기박동 때 QRS파는 폭이 160 ms 이상으로 더 넓고 형태도 토끼의 왼쪽 귀(R파)가 오른 쪽 귀(R') 보다 커서 매리엇 징후(Marriott sign) 양성이어서 심실 조기박동에 합당하다. 비전형적인 우각차단과 우각차단형 심실 박동의 차이를 한 눈에 비교해 볼 수 있게 하는 심전도이다. 심실 조기박동은 V_1 유도에서 R파가 R'파보다 큰 RR'파를 보이고 상향전기축이어서 후내측 유두근에서 기원한 것이다.

064. 다음 심전도에서 율동 이상은?

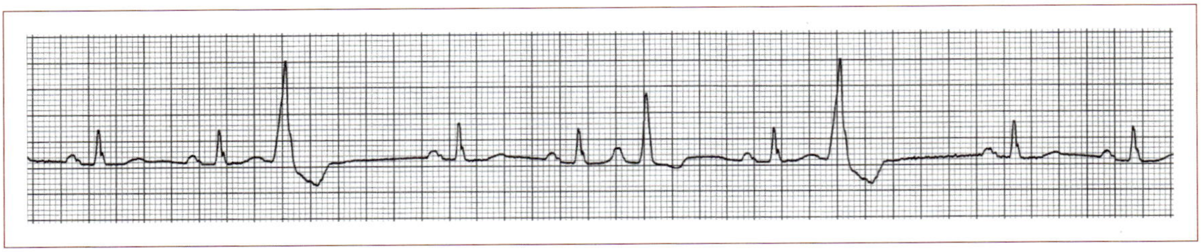

답: 심실 조기박동과 편위전도된 심방 조기박동

해설: 첫째와 셋째 조기박동은 선행하는 P파가 없고 보상성 휴지가 완전하여 심실 조기박동이고 둘째 조기박동은 선행하는 P파가 있고 보상성 휴지도 불완전하여 심방 조기박동이다.

065. 다음 심전도에서 율동 이상은?

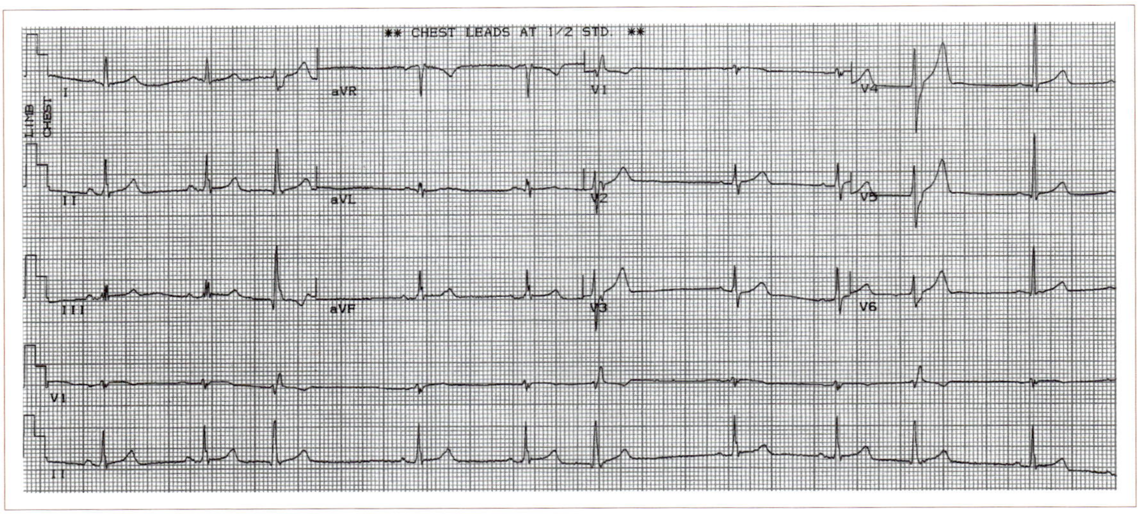

답: 좌심실 섬유속 조기박동(LV fascicular VPB)

해설: 3번째 박동마다 간격이 짧아진 조기박동이 나온다. 조기박동의 QRS파는 우각차단과 우축 편위(right axis deviation)의 형태를 보이나 앞선 P파가 없고 보상성 휴지도 완전하여 심실 조기박동에 더 합당하고 많이 넓지 않는 QRS파 폭에 우각차단 및 우축 편위가 있어 좌전 섬유속(left anterior fascicle) 근위부에서 기원하는 섬유속 조기박동이라고 할 수 있다.

066. 다음 심전도에서 율동 이상은?

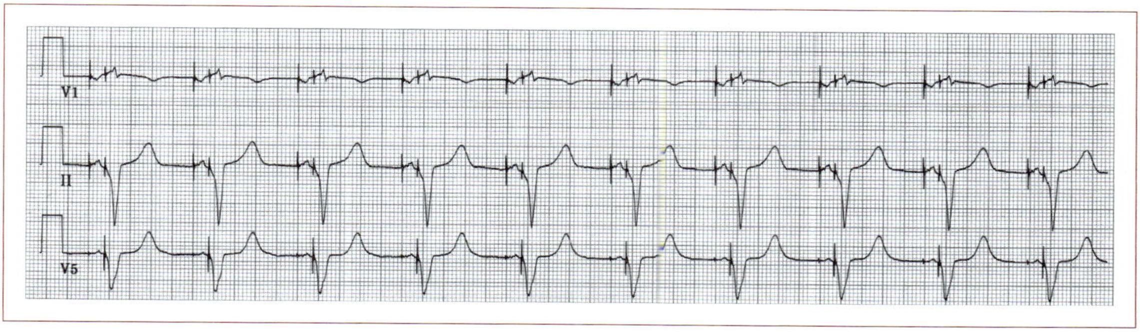

답: DDD형 인공 조율 율동

해설: 인공 조율 흔적이 보여 인공 조율 율동인데 P파와 QRS파 앞에 조율 흔적이 나오고 방실관계가 1:1로 유지되어 DDD형 조율 율동이다.

067. 다음 심전도에서 율동 이상은?

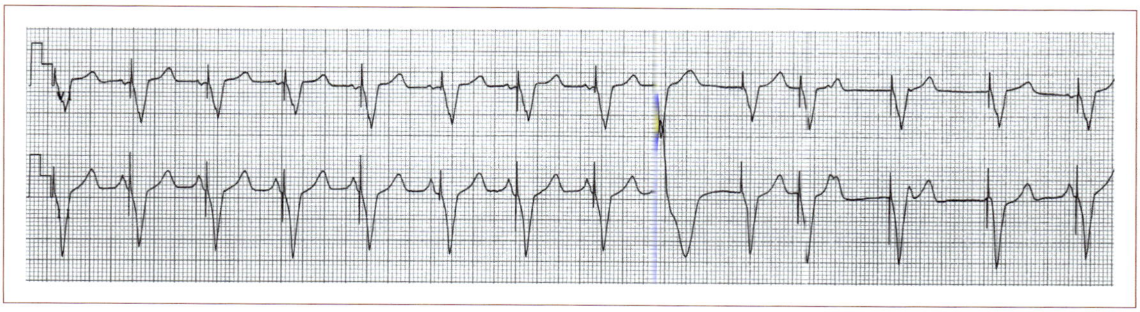

답: VDD형 인공 조율 율동

해설: 조율 흔적이 QRS파 앞에만 나와 심실 조율 율동인데 방실관계가 1:1로 유지되어 VDD형 조율 율동이다. DDD형과 다른 점은 자발성 심방 활동이 없어도 심방 조율을 하지 않는다는 점이다(끝에서 2, 3, 5번째 박동).

068. 다음 심전도에서 율동 이상은?

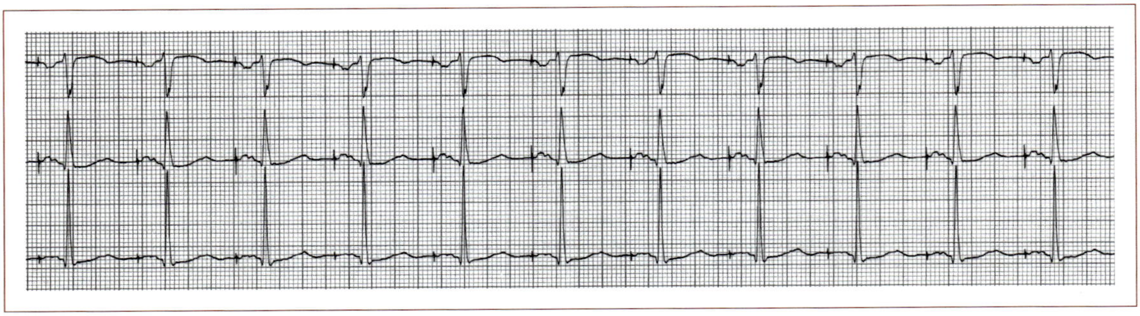

답: AAI형 인공 조율 율동

해설: 조율 흔적이 P파 앞에만 나와 AAI형 조율이나 DDD형 심박동기도 방실전도가 정상이면 이와 같이 AAI형으로 보일 수 있다.

069. 다음 심전도에서 율동 이상은?

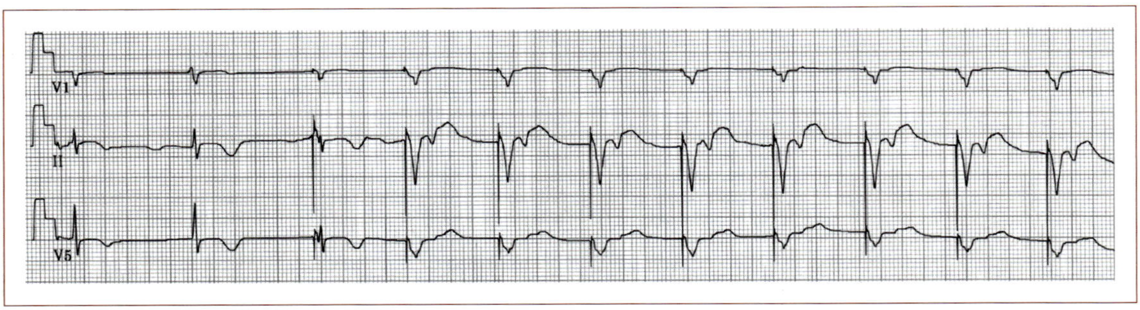

답: VVI형 조율 율동 및 역행성 실방전도, hysteresis 기능 설정

해설: 심실만 조율하고 심실의 자발 활동이 있을 때는 조율을 하지 않기 때문에 VVI형 조율 율동이다. 심실 조율 시 ST절에 상향 P파가 나타나서 역행성 실방전도가 있음을 알 수 있다. 자발율동 다음 첫 조율박동의 연결간격은 1090 ms(55 bpm)로 조율박동 사이의 간격인 857 ms(70 bpm)에 비해 길기 때문에 hysteresis 기능이 설정되어 있다는 것을 알 수 있다. 이는 심박동기 증후군을 완화시키기 위해서 사용하는 기능이다.

070. 다음 심전도에서 전기축 이상의 원인은?

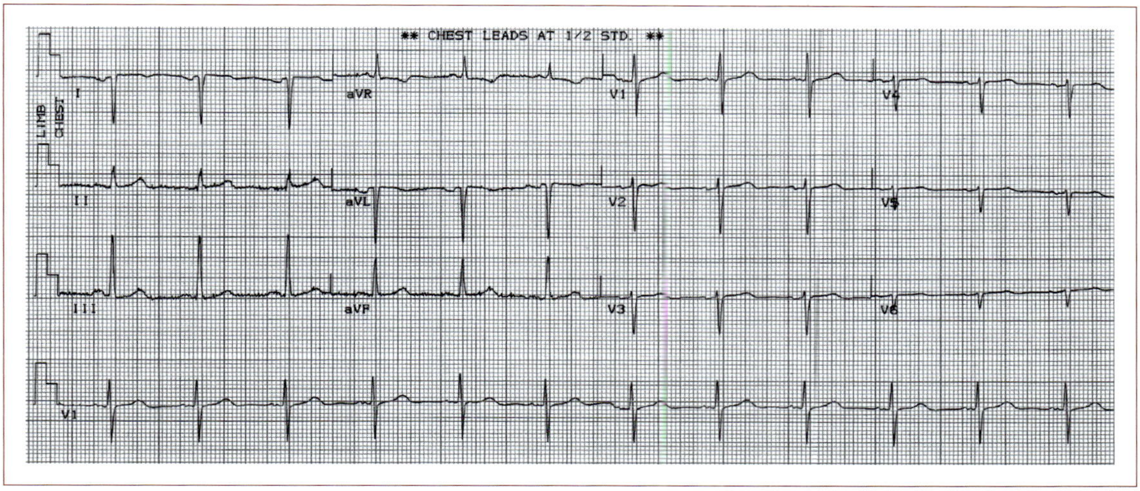

답: 우흉심(dextrocardia)

해설: 사지유도에서 심방과 심실의 전기축이 오른쪽으로 편위되어 있고 흉부유도에서 QRS파의 성장이 역방향이며 유도 I과 V_6에서 QRS파의 모양이 비슷하여 좌심실이 오른 가슴에 있는 우흉심이다. 양팔 전극 교환에서는 흉부유도에서 QRS파 성장이 정상이다.

071. 다음 심전도에서 전기축 이상의 원인은?

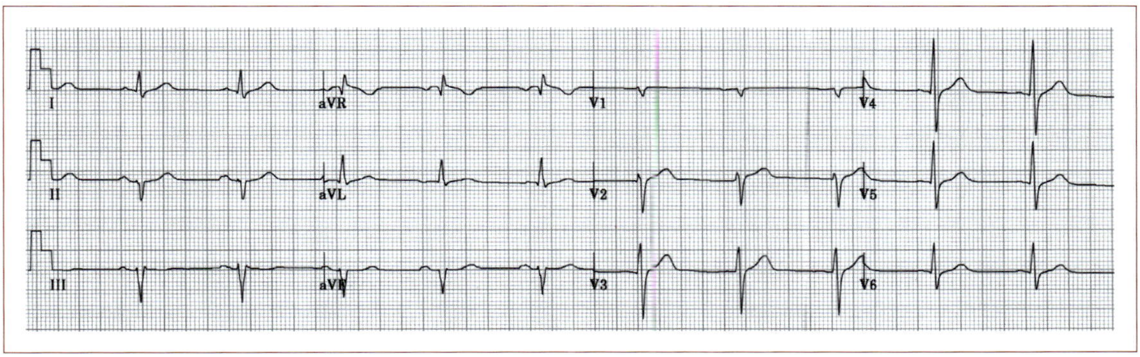

답: 좌전섬유속차단

해설: QRS파 전기축이 -60도로 편위되어 있는데 좌축편위를 설명할 하벽경색이나 좌심실비대와 같은 다른 이상 소견이 없기 때문에 좌전섬유속차단이다.

072. 다음 심전도에서 심실 전도 이상의 원인은?

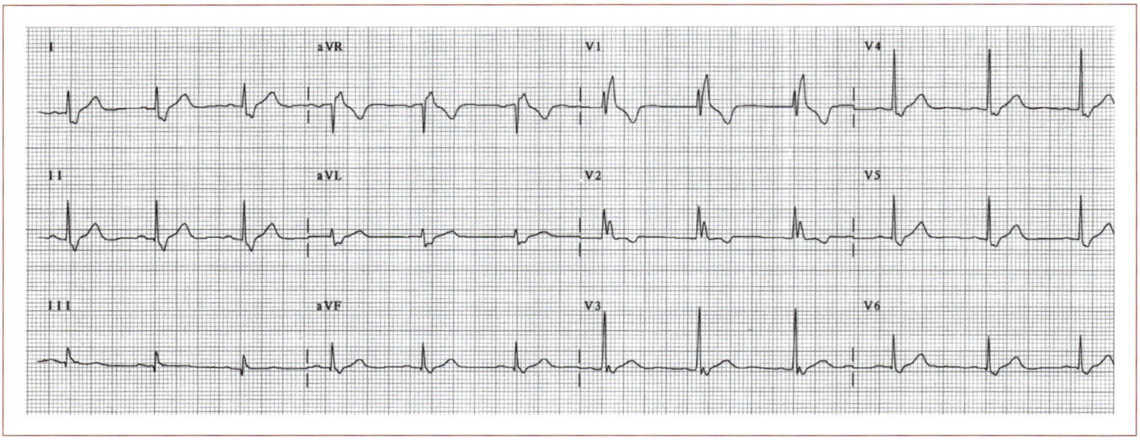

답: 완전 우각차단

해설: QRS파 폭이 넓으나 선행하는 P파가 있고 시작부 경사가 급격하고 V_1에서 M자 또는 누운 R자처럼 보여 우각차단이다.

073. 다음 심전도에서 심실 전도 이상의 원인은?

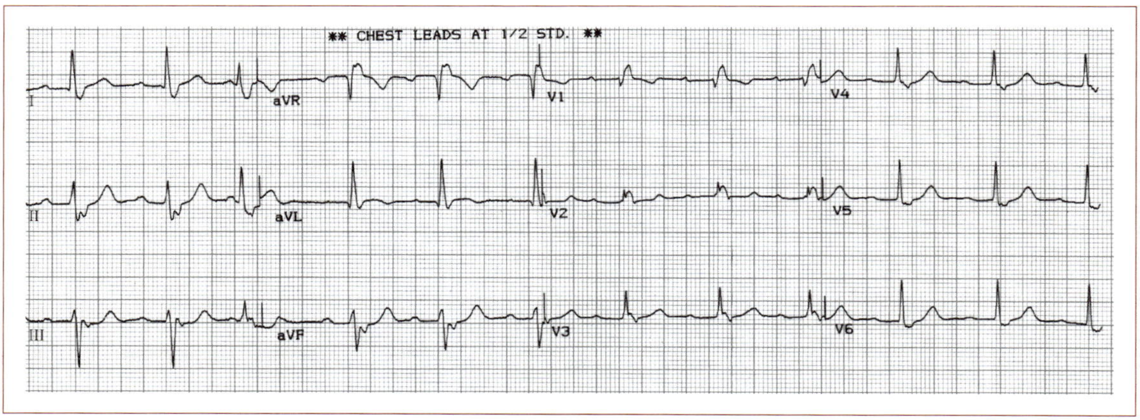

답: 세섬유속차단(접합부 조기박동을 동반함)

해설: 우각차단 + 좌전섬유속차단 + 1도 방실전도차단이 있어 세섬유속차단이 의심된다.

074. 다음 심전도에서 심실 전도 이상의 원인은?

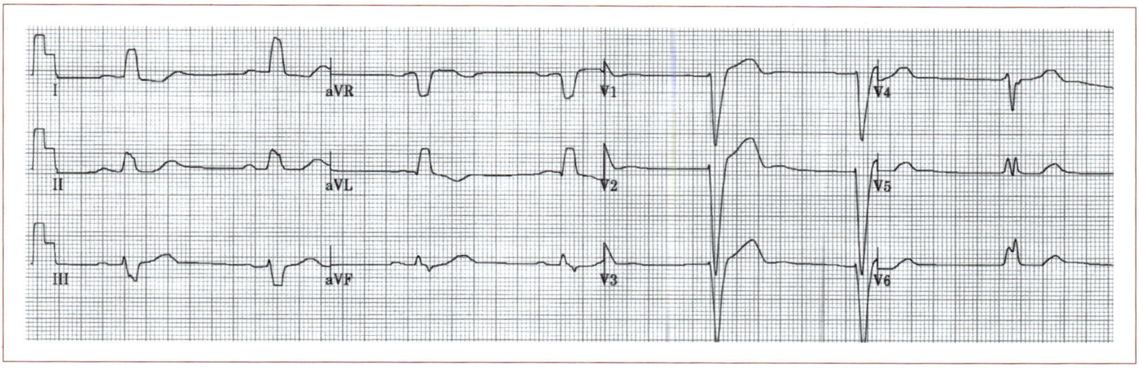

답: 좌각차단(동서맥에 동반됨)

해설: QRS파 폭이 넓어 심실내 전도 이상이 의심되고 V_1 유도에서 QRS파가 음성파로 끝나 좌각차단이다.

075. 다음 심전도에서 심실 전도 이상의 원인은?

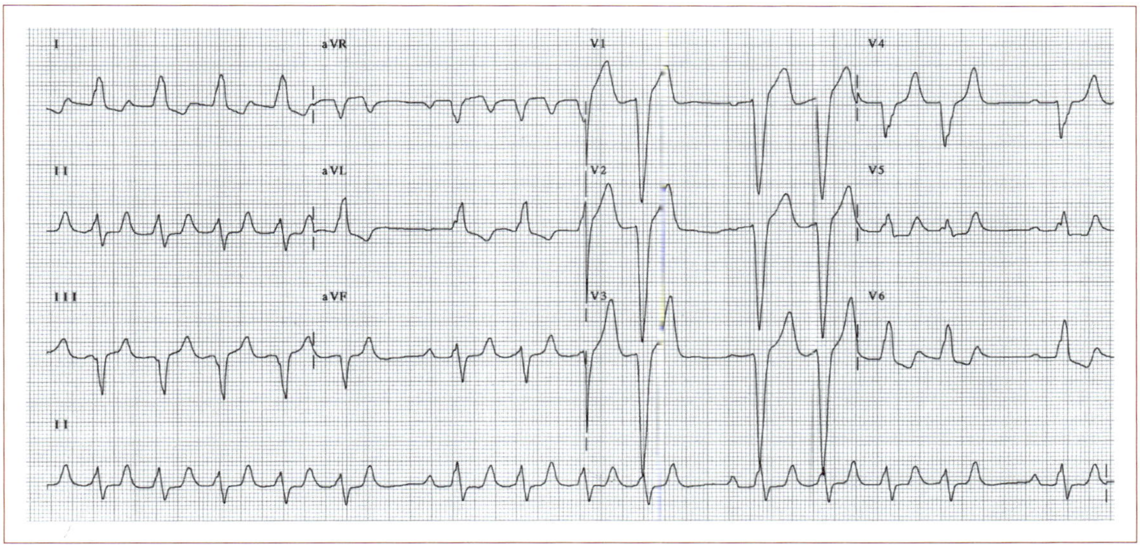

답: 좌각차단(동빈맥, 2도 II형 방실전도차단에 동반됨)

해설: QRS파 폭이 넓은데 V_1에서 음성파로 끝나 좌각차단이고 P파가 T파에 겹쳐 있고 1도 차단이 있다가 PR간격의 변화 없이 갑자기 차단되어 2도 II형 방실전도차단이 동반되었다.

076. 다음 심전도에서 심실 전도 이상의 원인은?

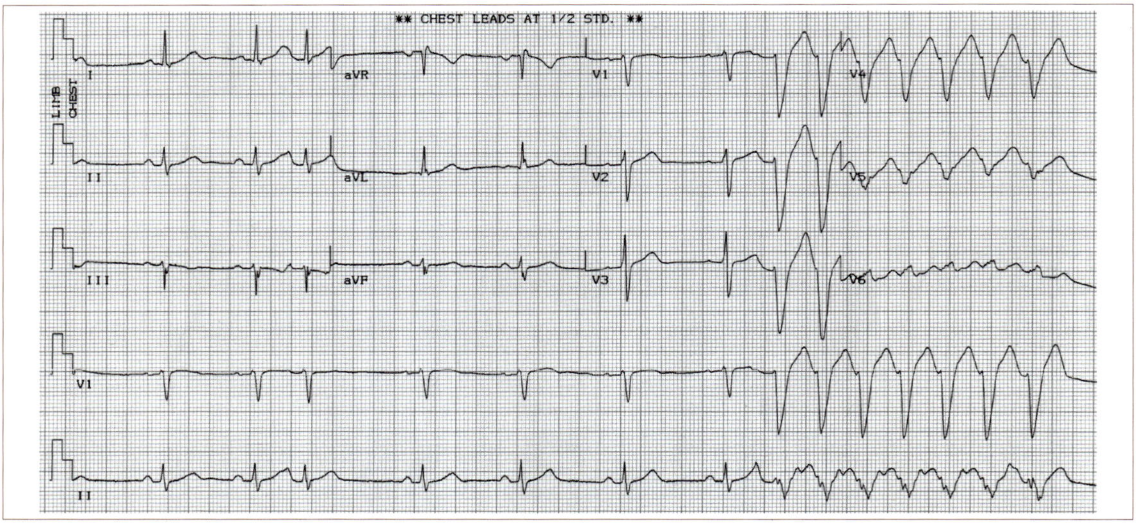

답: 좌각차단성 편위전도

해설: 3번째 박동과 8번째 박동의 앞선 P파가 T파에 겹쳐 있어서 심방 조기박동이다. 3번째 심방 조기박동에는 정상 QRS파가 뒤따라 나왔으나 8번째 박동부터는 QRS파가 넓어졌고 넓은 QRS파는 V_1에서 음성파로 끝나 발작성 심방빈맥의 좌각차단성 편위전도이다.

077. 다음 심전도에서 심실 전도 이상의 원인은?

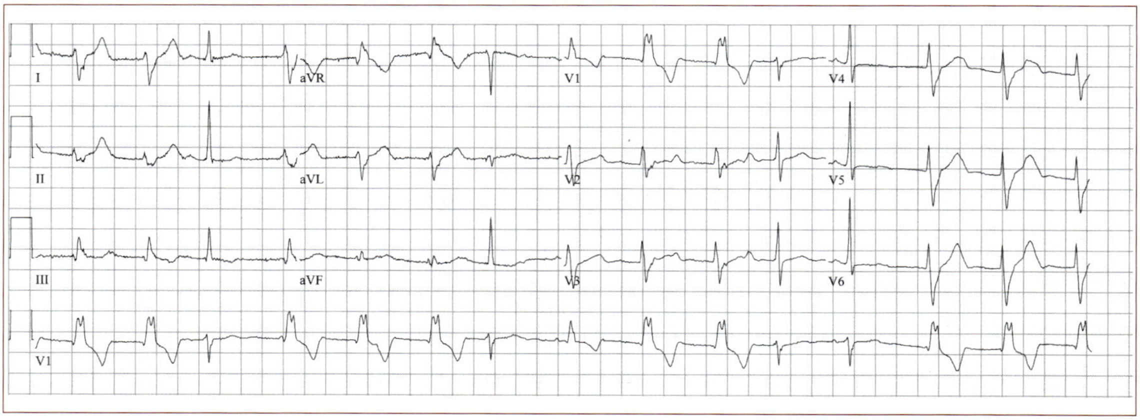

답: 자극의 심실 기원

해설: 넓은 QRS파가 앞선 P파없이 나온다. 넓은 QRS파가 M자형이고 하향 전기축이어서 전측방 유두근에서 기원하는 가속성 심실 고유율동(AIVR)이다.

078. 다음 심전도에서 심실 전도 이상의 원인은?

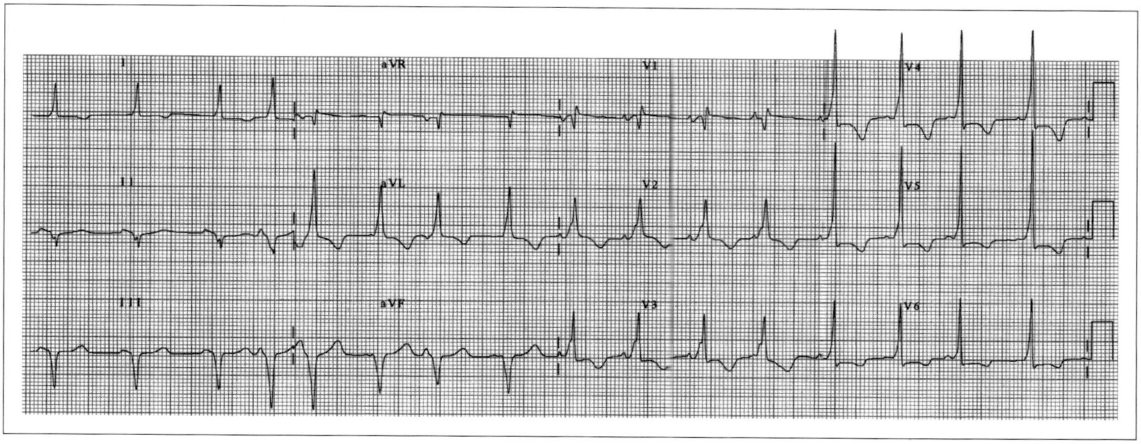

답: 심실조기흥분(WPW 형태)

해설: QRS파 폭이 넓으나 선행하는 P파가 있고 시작부 경사가 완만하며 PR간격이 짧아 방실우회로에 의해 심실의 일부가 조기흥분됨을 알 수 있다. 후중격이 우회로가 있어 하벽 유도에서 QS파가 나타나 하벽 경색처럼 보인다. 심방 조기박동도 보이며 이 때는 조기흥분이 더 심해져서 델타파가 더 커진다.

079. 다음 심전도에서 심실 전도 이상의 원인은?

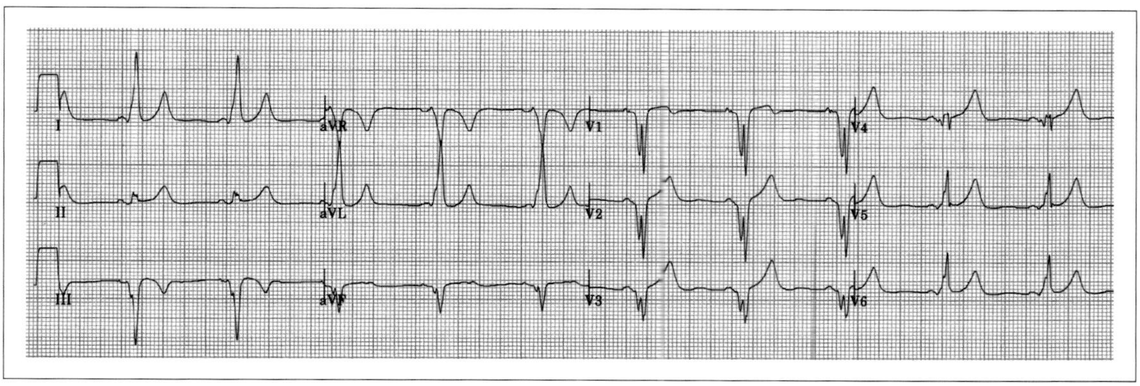

답: 심실조기흥분(WPW 형태)

해설: QRS파 폭이 넓고 시작부 경사가 완만하며 PR간격이 짧아 방실우회로에 의해 심실의 일부가 조기흥분됨을 알 수 있다. 우중격에 우회로가 있어 전중격 유도에서 QS파가 나타나 전중격 경색처럼 보인다.

080. 다음 심전도에서 심실 전도 이상의 원인은?

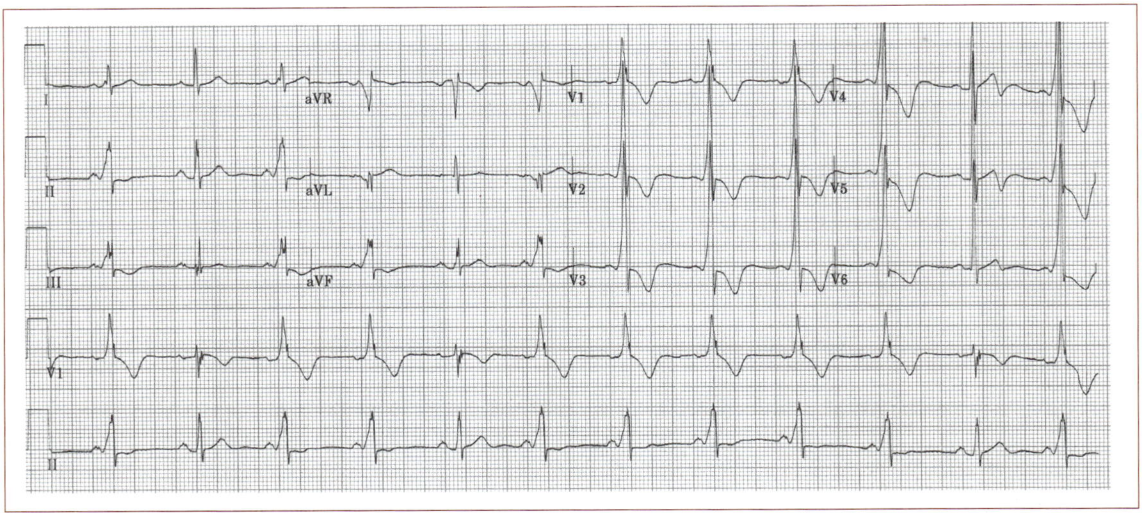

답: 간헐적인 심실조기흥분

해설: 방실우회로의 불응기가 매우 길 경우에는 동율동 중에도 전도가 차단될 수가 있다. 그 결과 심실조기흥분이 소실되어 2, 5, 11번째 QRS파처럼 델타파가 없는 정상 QRS파가 된다.

081. 다음 심전도에서 심방 전도 이상의 원인은?

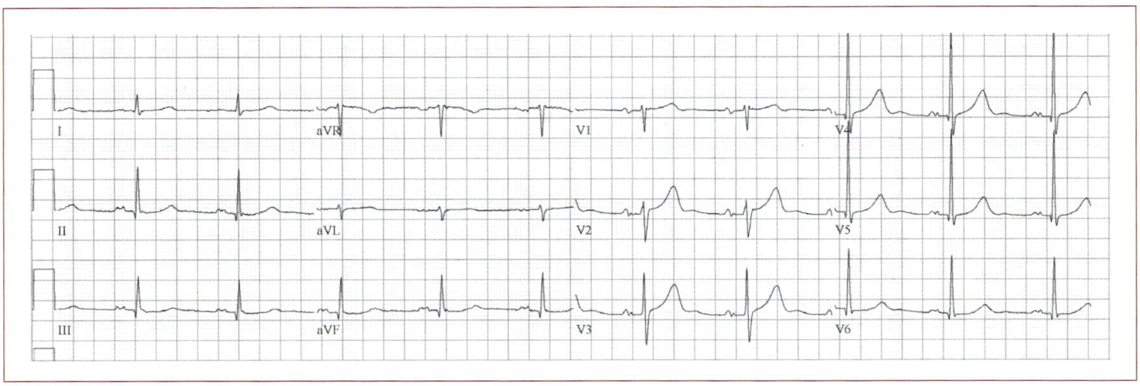

답: 1도 심방간 전도차단(바흐만속 차단)

해설: P파 폭이 120 ms로 늘어나 있고 I, V_{3-6}, II, III, aVF에서 봉우리가 두 개인 이봉성이어서 심방간 전도차단이 의심되고 V1에서 좌심방비대 소견이 없어 심방간 전도차단에 합당하다. 하벽유도 모두에서 P파 후반부가 양성이어서 1도 또는 부분 심방간 전도차단이다.

082. 다음 심전도에서 커진 심강은?

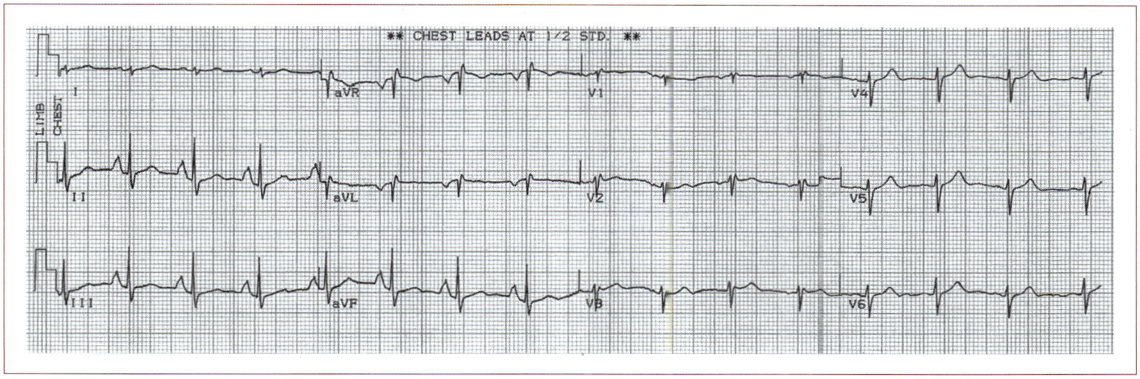

답: 우심방(폐성 P파)과 우심실

해설: 유도 II에서 P파의 전위가 4 mm로 증가되어 있어 우심방비대가 있고, QRS파 전기축이 우축편위되어 있고 흉부유도 모두에서 R <S여서 만성폐쇄성 폐질환에 의한 우심실비대도 있다.

083. 다음 심전도에서 커진 심강은?

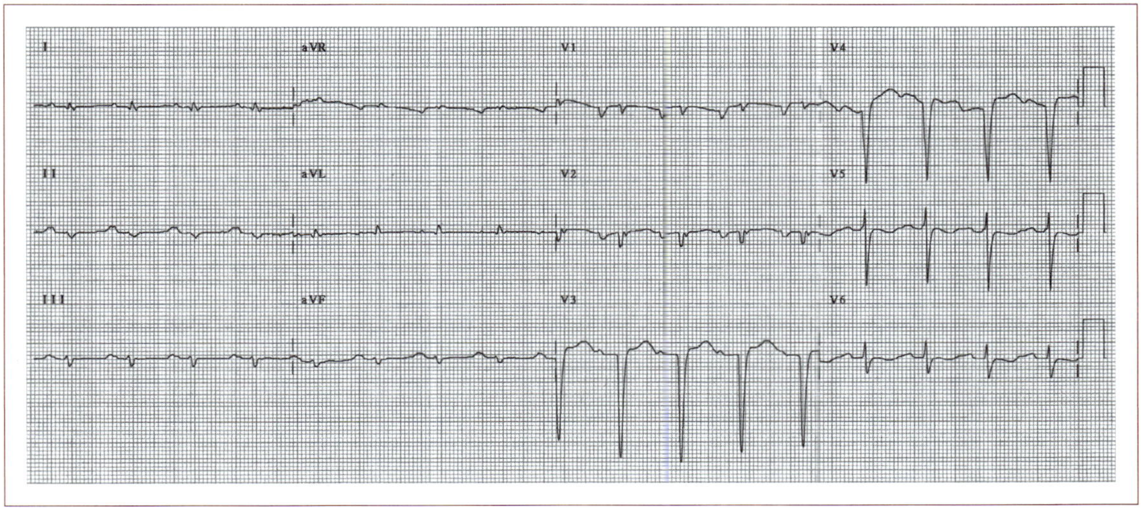

답: 좌심방(승모판성 P파)

해설: P파 폭이 유도 II에서 130 ms로 넓어져 있고 V1에서 P파 종말력이 커져 있다. V_{1-4} 유도에서 QS파가 나와 전벽 경색이 있을 것으로 생각되나 실제는 유전분증에 의한 것이었다.

084. 다음 심전도에서 커진 심강은?

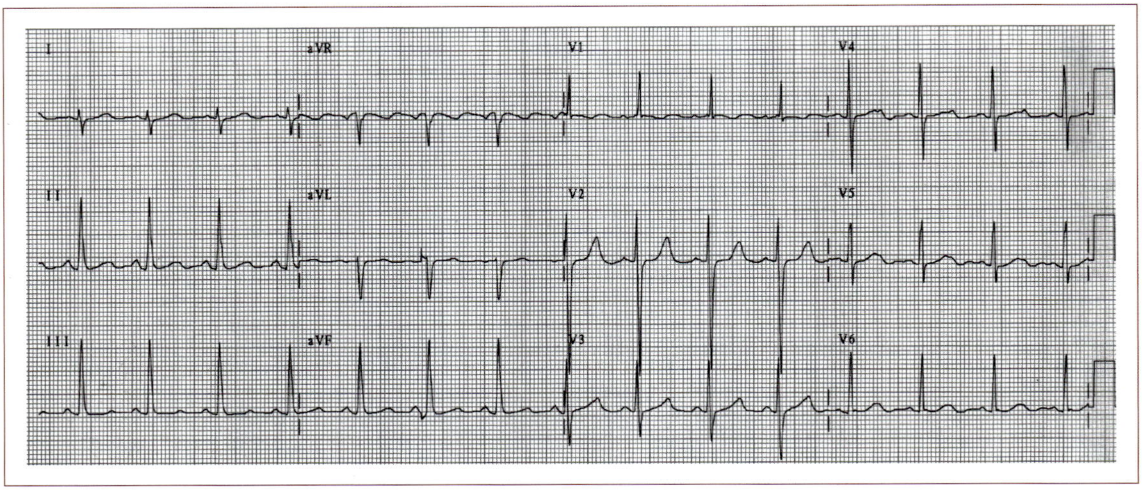

답: 우심실비대

해설: V_1에서 s파가 전혀 없이 R파로만 구성되어 폐동맥 협착증과 같은 선천성 심장병에 의한 우심실비대일 가능성 높다.

085. 다음 심전도에서 커진 심강은?

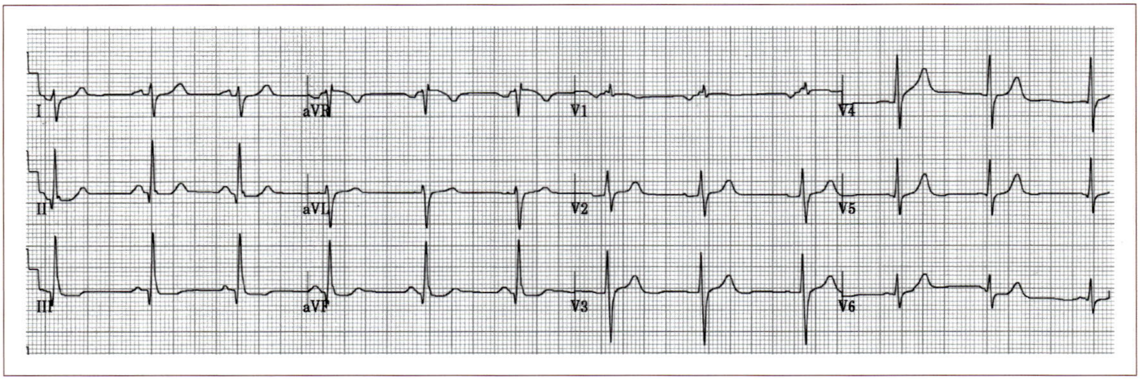

답: 좌심방과 우심실

해설: V_1에서 P파 종말력이 커져있고 R>S 이고 QRS파가 우축편위되어 있어 좌심방비대와 우심실비대가 있다. 좌심실비대가 없어 승모판막 협착증이 원인일 가능성이 높다.

086. 다음 심전도에서 커진 심강은?

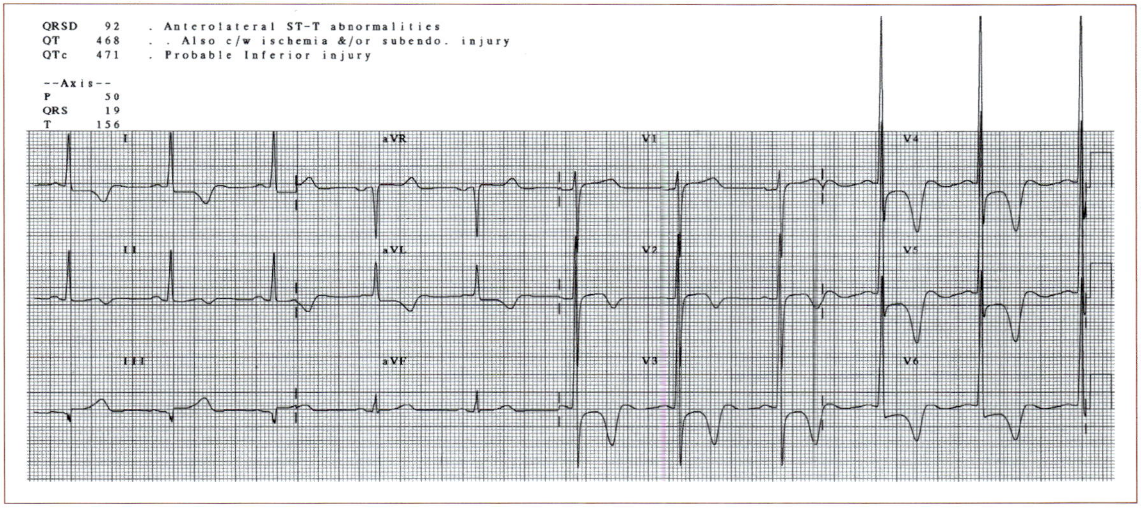

답: 좌심실

해설: V_5에서 R파가 47 mm로 커져 있다. 거대 음성 T파가 동반되어 심첨부비후형 심근증이 의심된다.

087. 다음 심전도에서 커진 심강은?

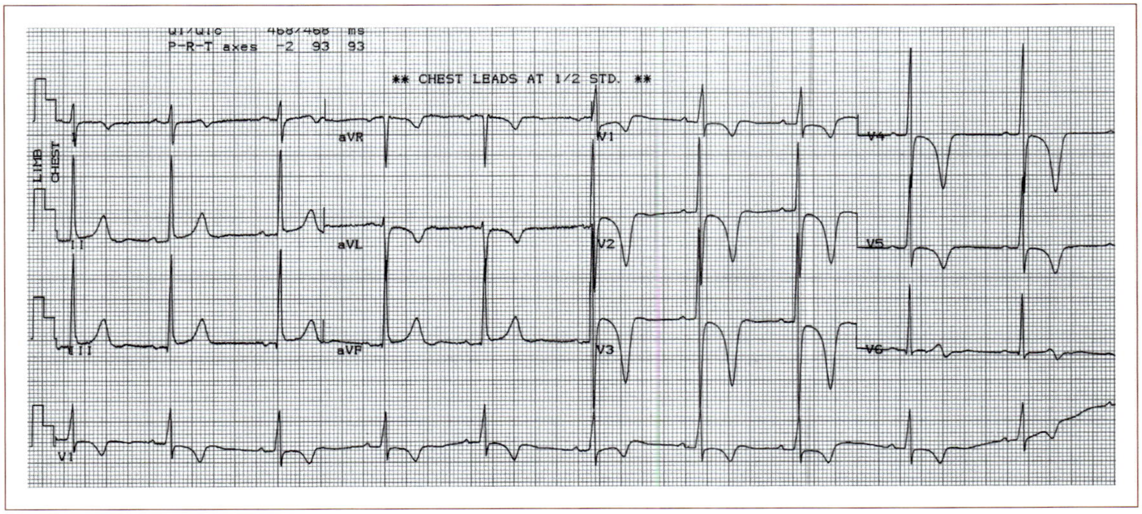

답: 양 심실

해설: 좌심실비대와 우심실비대의 전위기준을 동시에 만족하고 shallow's syndrome, Katz Wachtel sign 양성이므로 양심실비대에 합당하다.

088. 다음 심전도에서 심실파 크기의 이상은?

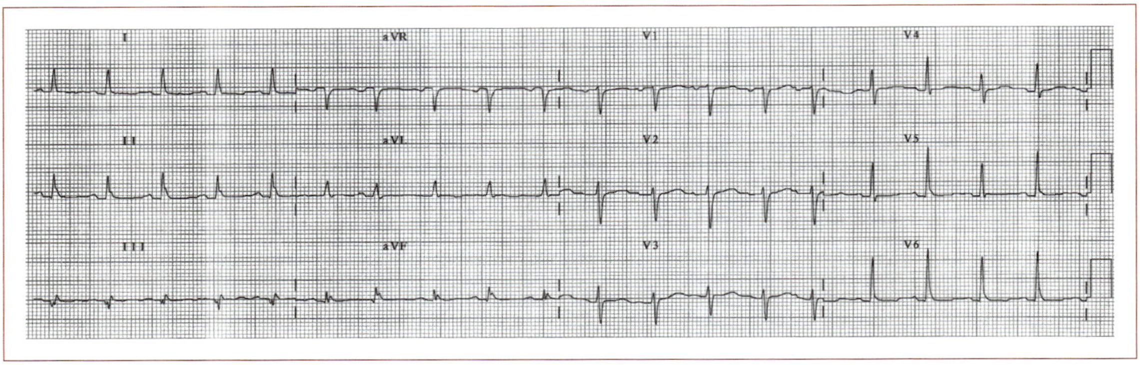

답: 저전위 및 전기적 교대(electrical alternans)

해설: QRS파 크기가 작고 교대로 크기가 변한다. 심한 심낭삼출을 시사하는 소견이다.

089. 다음 심전도로 알 수 있는 심근의 에너지 대사 상태는?

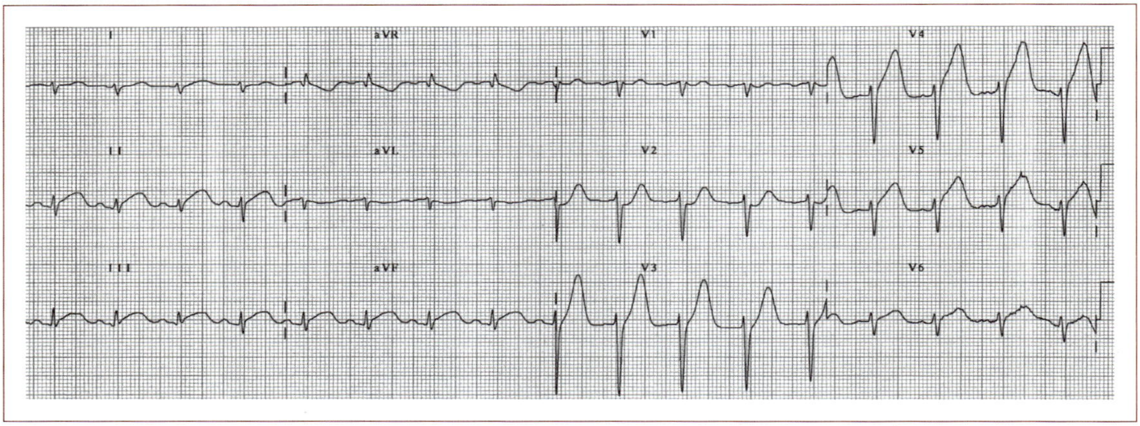

답: 초급성기 하벽 및 전측벽 심근경색

해설: ST절 상승이 $V_{5,6}$와 II, III, aVF에서 큰 양성 T파와 함께 관찰된다. 좌측우세 좌회선지와 거대 우관동맥 폐쇄를 감별해야 하는데 ST절 상승이 유도 III보다 II에서 더 심하므로 좌측우세 좌회선지 폐쇄 일 가능성이 높다.

090. 다음 심전도로 알 수 있는 심근의 에너지 대사 상태는?

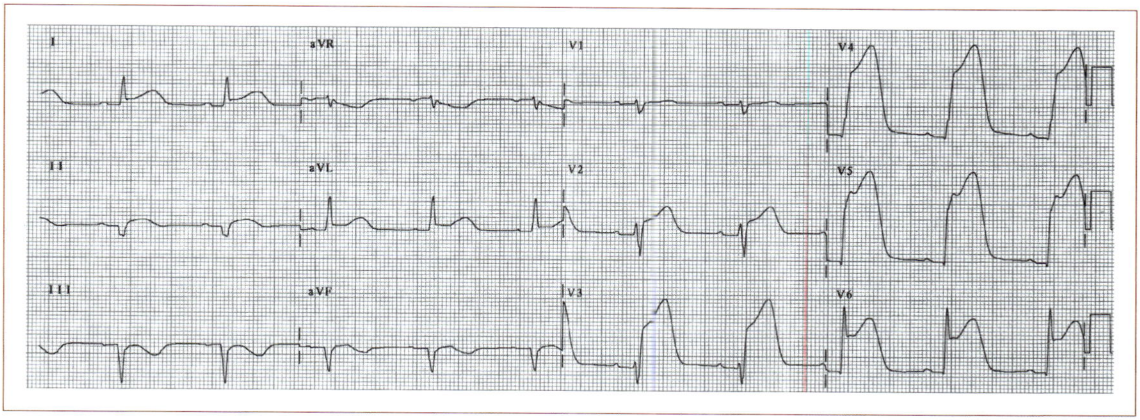

답: 묵은 하벽경색과 급성 광범위 전벽 경색

해설: 하벽 유도에 ST절의 상승이 없이 QS파가 보이고 V_{2-6}에서는 심한 ST절 상승이 보인다(Tombstone 징후 양성). 좌전하행지 근위부 폐쇄에 의한 STEMI이다.

091. 다음 심전도로 알 수 있는 심근의 에너지 대사 상태는?

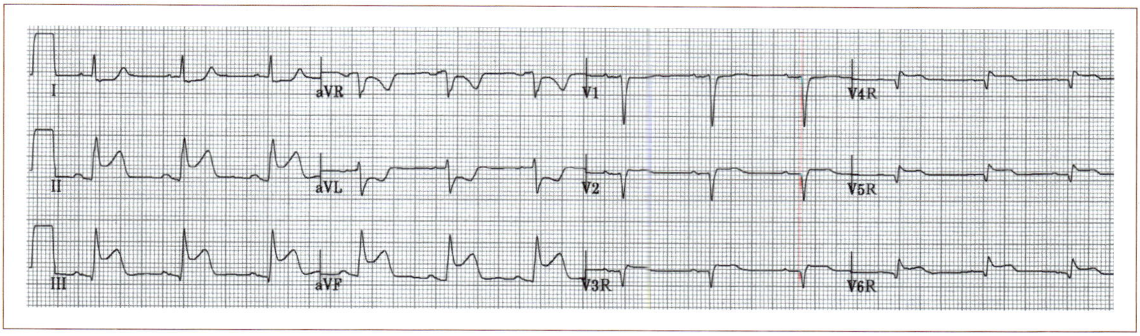

답: 급성 하벽 경색과 우심실 경색

해설: 하벽 유도에 R파에서부터 시작하는 심한 ST절 상승이 있고 우흉부유도 V_3R, V_4R에서 ST절이 1 mm 이상 상승되어 있다.

092. 다음 심전도로 알 수 있는 심근의 에너지 대사 상태는?

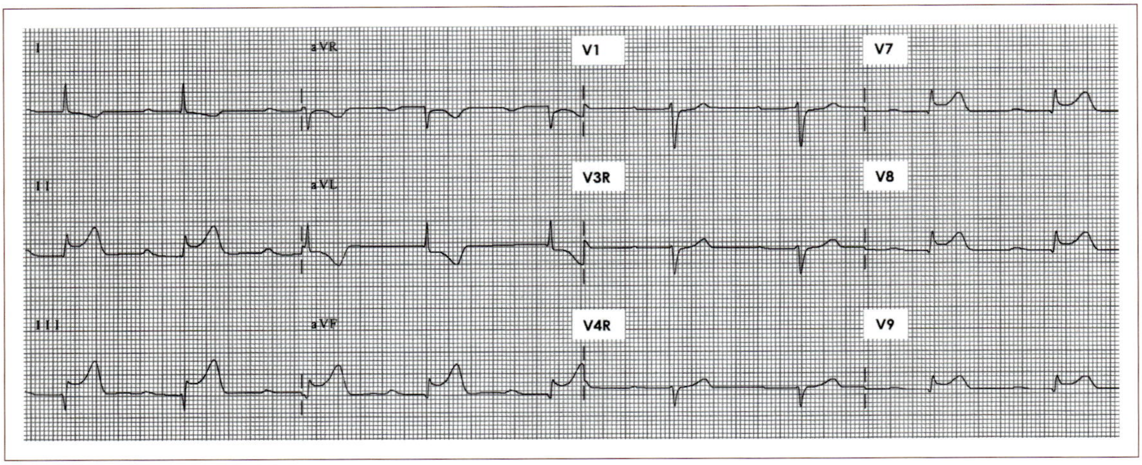

답: 급성 ST절 상승형 하벽 및 후벽 경색

해설: 1도 방실전도차단이 있고 의미있는 ST절 상승이 하벽유도인 II, III, aVF와 후벽유도인 V_{7-9}에 있어 하벽 및 후벽의 STEMI이다. 급성 하벽 경색이 진단되면 우심실 경색과 후벽 경색의 동반 여부를 직접 확인하기 위해 우흉부유도(V_{3R}, V_{4R})와 후흉부유도(V_{7-9})를 기록하는 것이 좋다.

093. 다음 심전도로 알 수 있는 심근의 에너지 대사 상태는?

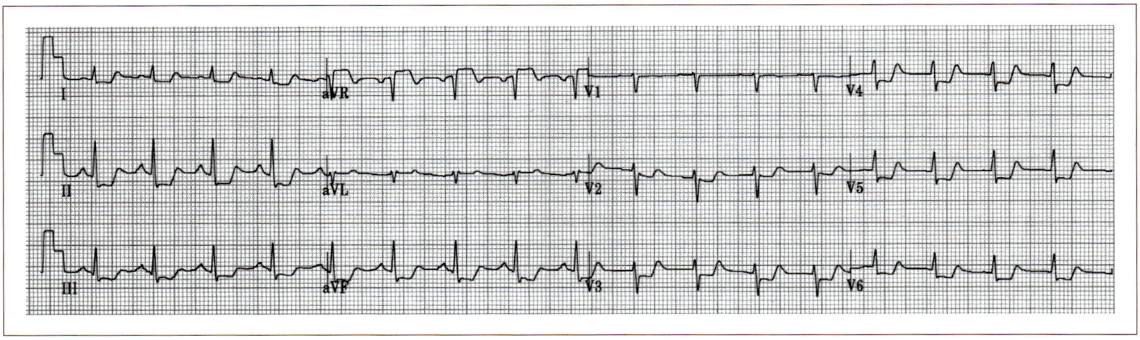

답: 기저부 중격(basal septum)의 경색(STEMI)

해설: ST절 하강이 aVR과 aVL을 제외한 모든 유도에 미만성으로 있고 aVR 유도에 ST절 상승이 있어 좌주간지(left main) 폐쇄를 시사한다. V_1에도 ST절 상승이 있고 aVR에서 보다 더 높으면 좌전하행지 근위부 폐쇄를 의미한다.

094. 다음 심전도로 알 수 있는 심근의 에너지 대사 상태는?

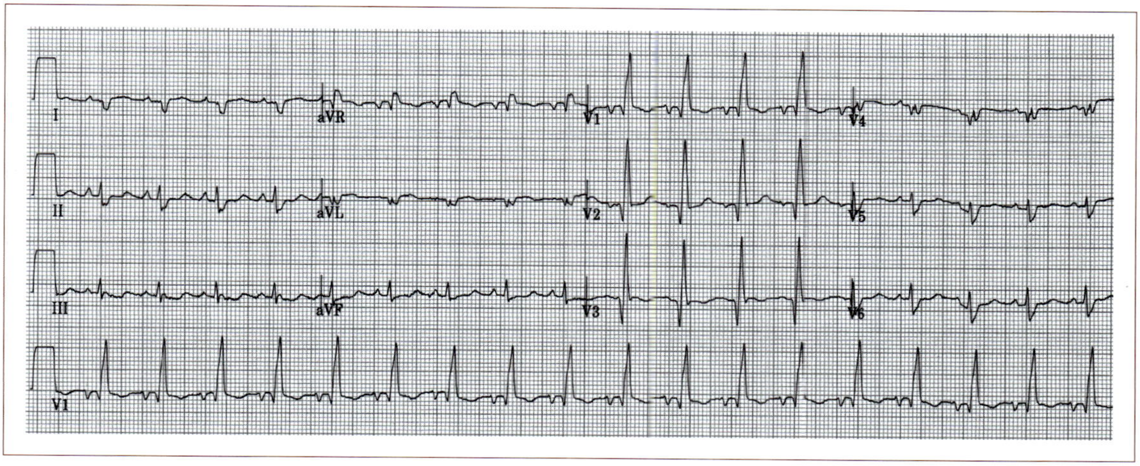

답: 묵은 전중격 및 측벽 경색

해설: 완전 우각차단이 있고 비정상 Q파가 I, aVL, $V_{1\text{-}4}$에서 관찰된다.

095. 다음 심전도로 알 수 있는 심근의 에너지 대사 상태는?

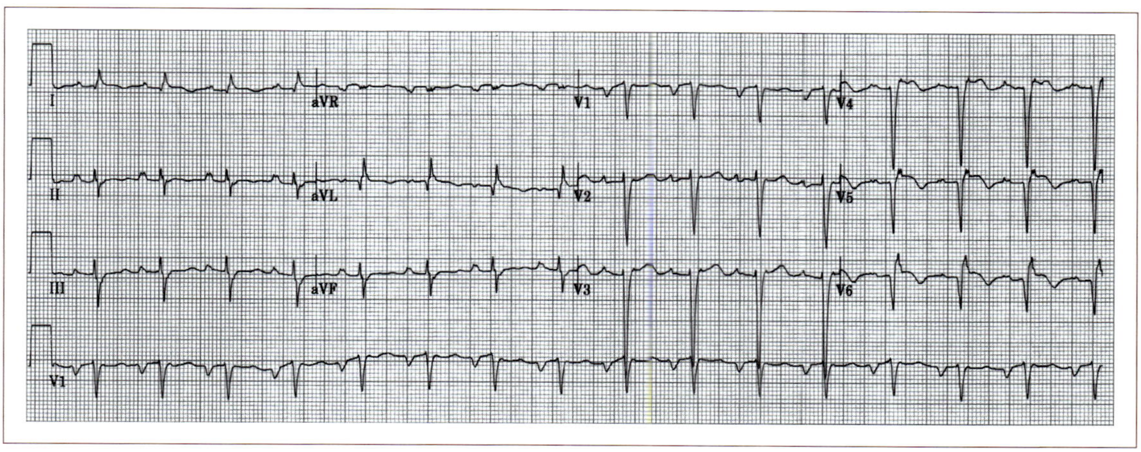

답: 묵은 전중격 경색(좌각차단 동반)

해설: 좌각차단이 있어 $V_{4\text{-}6}$에서 보이는 병적인 Q파는 전중격 경색을 의미한다(paradoxical Q in lateral leads).

096. 다음 심전도에서 재분극 이상의 원인은?

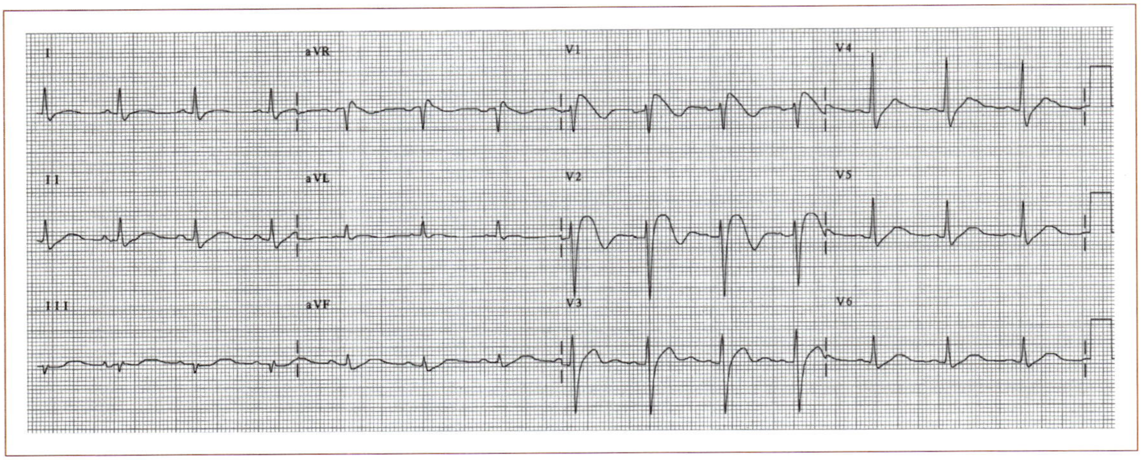

답: Brugada 증후군

해설: V_{1-2}에서 J점 상승과 활 모양의 ST절 상승이 보인다.

097. 다음 심전도에서 재분극 이상의 원인은?

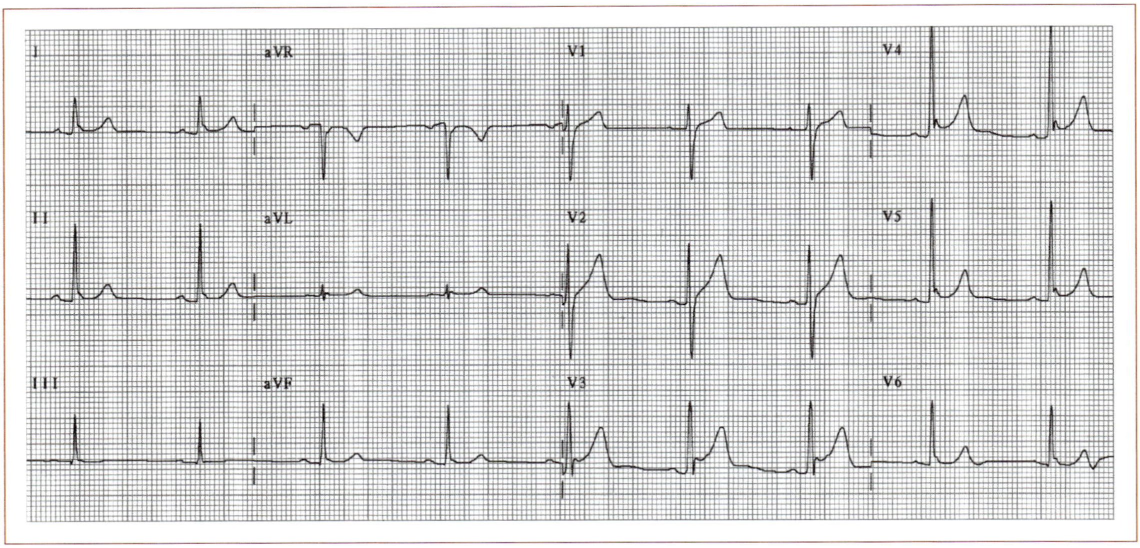

답: 조기재분극

해설: II, aVR에서는 지연형, V_{3-6}에서는 절흔형 J점 상승이 있고 ST절 상승 정도 보다 T파가 4배 더 높아 조기재분극에 합당하다.

098. 다음 심전도에서 재분극 이상의 원인은?

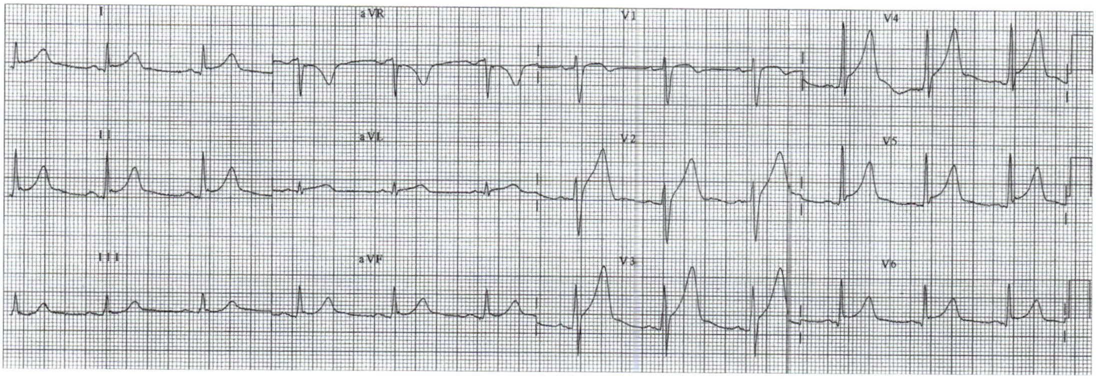

답: 급성 심낭염

해설: aVR과 V_1 유도를 제외한 모든 유도에서 PR분절의 하강과 함께 ST절이 상승되어 있고 aVR에서는 PR분절이 상승되어 있다.

099. 다음 심전도에서 재분극 이상의 원인은?

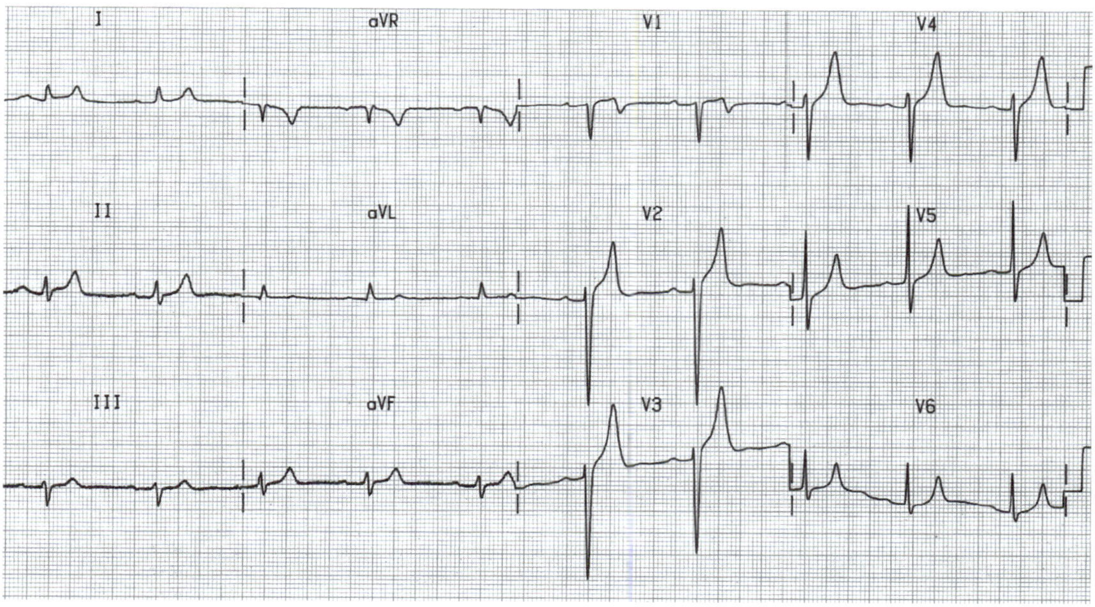

답: 고포타슘혈증

해설: T파가 좁고 뾰족하게 A형 텐트처럼 솟아 있다. K^+는 7.4 mEq/L이었다.

100. 다음 심전도에서 재분극 이상의 원인은?

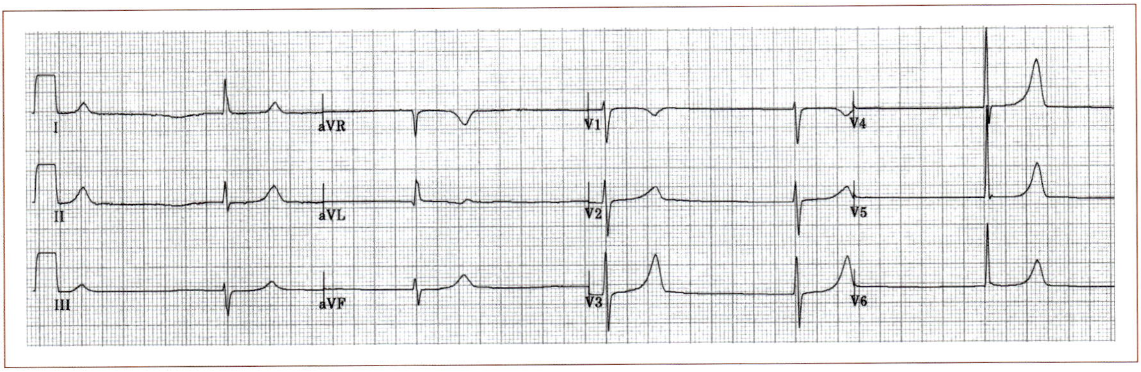

답: 고포타슘혈증

해설: P파가 소실되어 보이지 않고 T파가 A형 텐트처럼 솟아 있다(K^+: 6.8 mEq/L).

101. 다음 심전도에서 재분극 이상의 원인은?

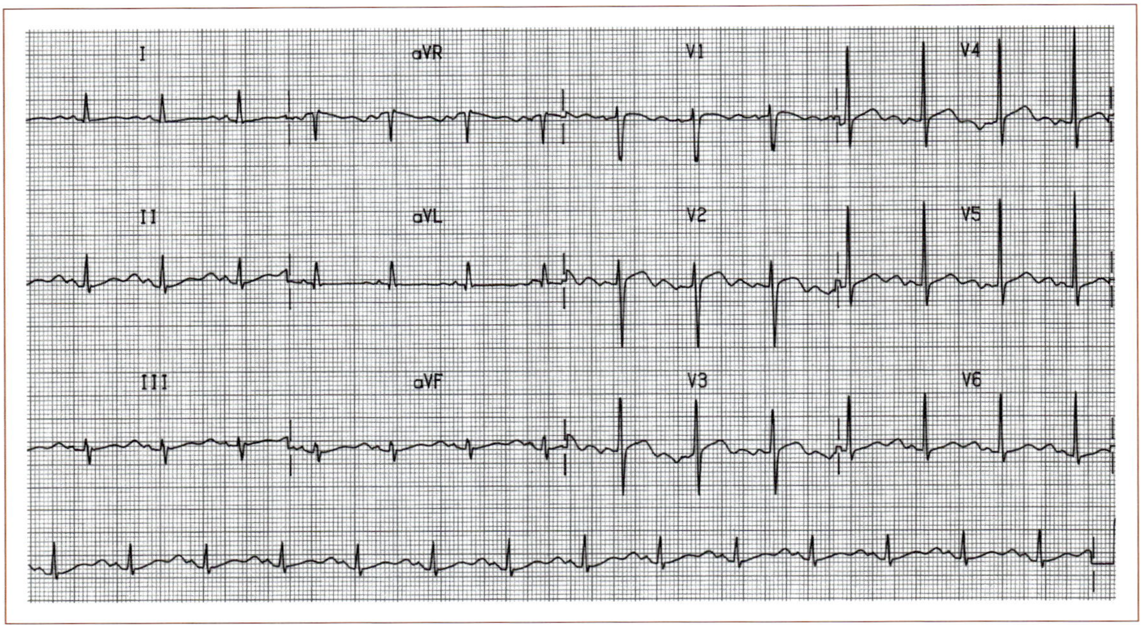

답: 저포타슘혈증

해설: U파가 매우 크고 T파와 합쳐져 QU간격이 심하게 늘어나 있다(K^+: 2.5 mEq/L).

102. 다음 심전도에서 재분극 이상의 원인은?

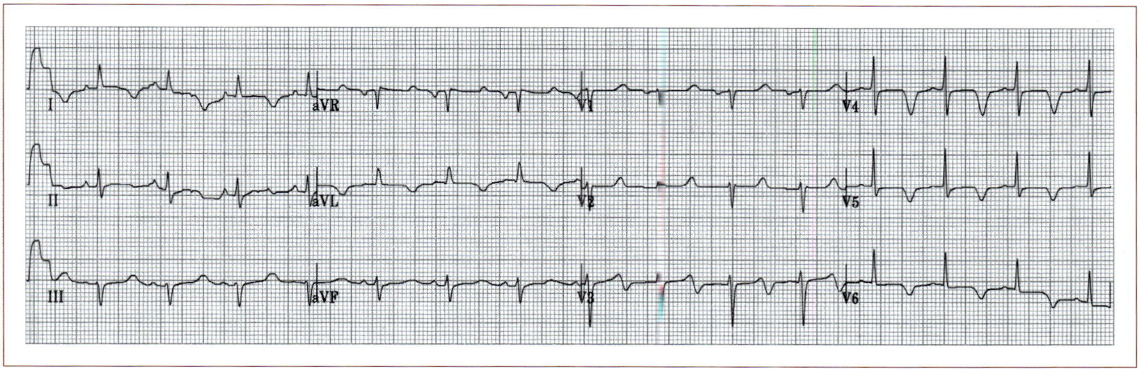

답: 저칼슘혈증

해설: QT간격이 연장되어 있는데 T파 폭은 정상이고 U파는 없으며 특이하게 ST절이 연장되어 있어 저칼슘혈증으로 생각할 수 있다.

103. 다음 심전도에서 재분극 이상 소견은?

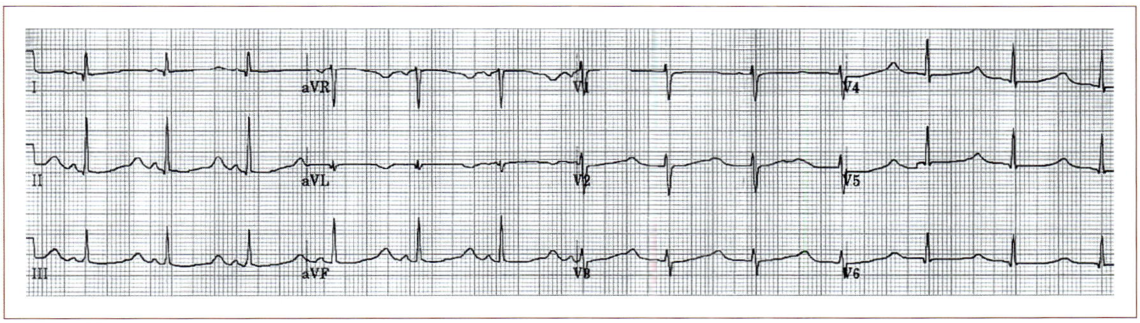

답: QT간격의 연장

해설: QT간격을 연장시킬 수 있는 다른 원인이 없어 선천성 긴QT증후군으로 생각된 환자에서 기록된 것으로 QT간격이 600 ms로 연장되어 있다.

104. 다음 심전도에서 재분극 이상 소견은?

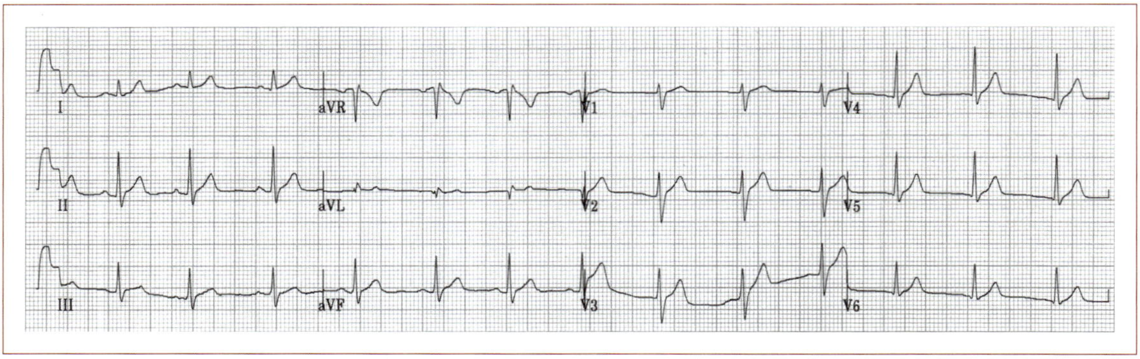

답: QT간격의 단축

해설: QT간격이 320 ms로 짧아져 있다.

105. 다음 심전도에서 이상 소견은?

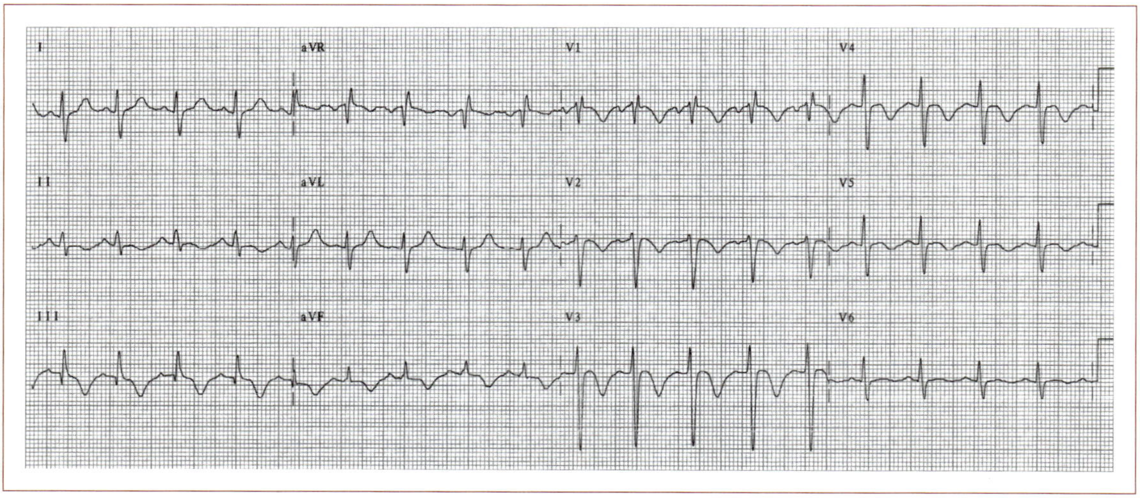

답: 동빈맥 및 $S_1Q_3T_3$ 징후

해설: 동빈맥과 유도 I에 깊은 S파, III에 Q파와 음성 T파가 있으며 $V_{1\text{-}6}$에 음성 T파가 있어 심한 폐동맥 혈전색전이 의심된다.

106. 다음 심전도로 환자가 복용하고 있을 것으로 추정되는 심장 약은?

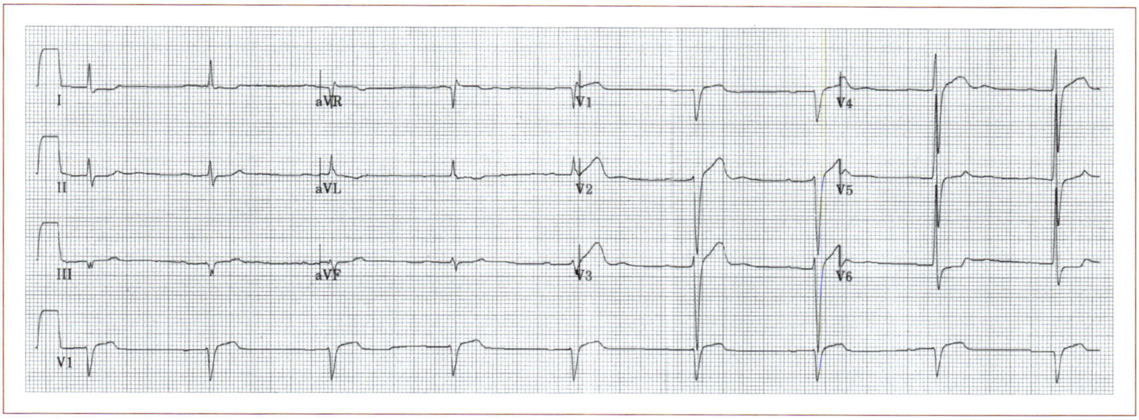

답: 디곡신

해설: 서맥, ST절 하강 및 QT 단축 및 1도 방실전도차단으로 추정할 수 있다.

107. 다음 심전도로 환자가 복용하고 있을 것으로 추정되는 심장 약은?

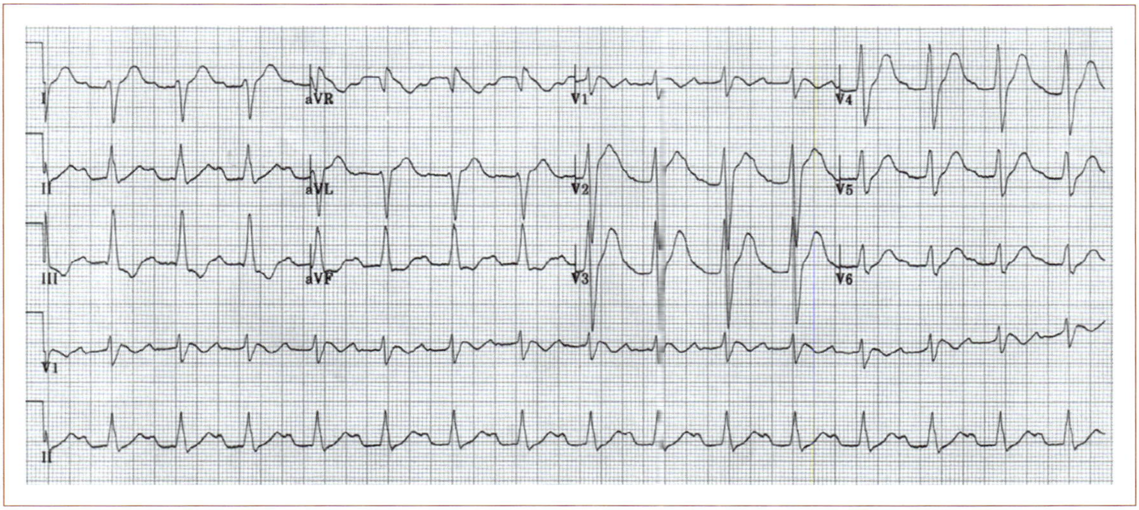

답: Class IC 항부정맥제

해설: PR간격, QRS파 폭, QT간격 모두가 연장되어 있어 전도 속도와 재분극 속도를 억제하는 class IC 제제에 의한 것으로 생각된다. 실제로 이 심전도는 심방세동의 급성 종료 목적으로 propafenone 450 mg을 투여한 3시간 후에 추가로 150 mg을 투여하고 2시간 후에 기록한 것이다.

108. 다음 심전도로 환자가 복용했을 것으로 생각되는 약초는?

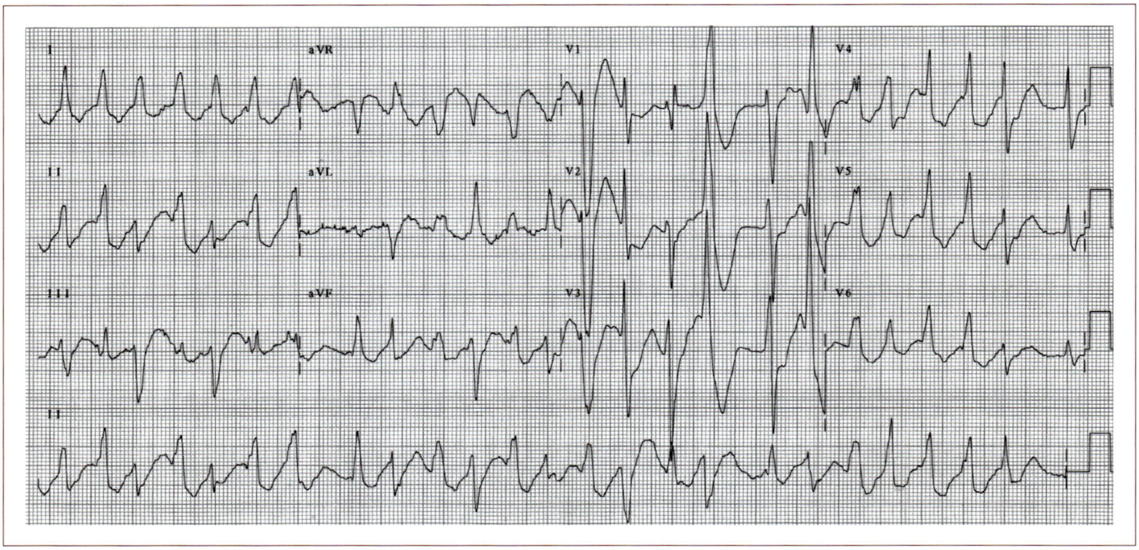

답: 초오(부자, aconitine)

해설: 무법칙적인 다형 심실빈맥이 특징이다. 정력 보강이나 진통 목적으로 흔히 사용하는 한약재이다.

덤

100세 어머니의 심전도

1918년 음력 10월 16일에 태어나신 어머님이 급성 심근경색으로 좌전하행지 완전 폐쇄 병변에 대해 스텐트 삽입술을 받고 다음 날인 2018년 11월 23일(만 100세 생일 날)에 찍은 심전도로서 좌심실비대와 측벽 허혈 외에는 정상이다. 여러분도 이처럼 건강하게 백수하시기를 기원하며 100세 어머니 심전도를 덤으로 드린다.

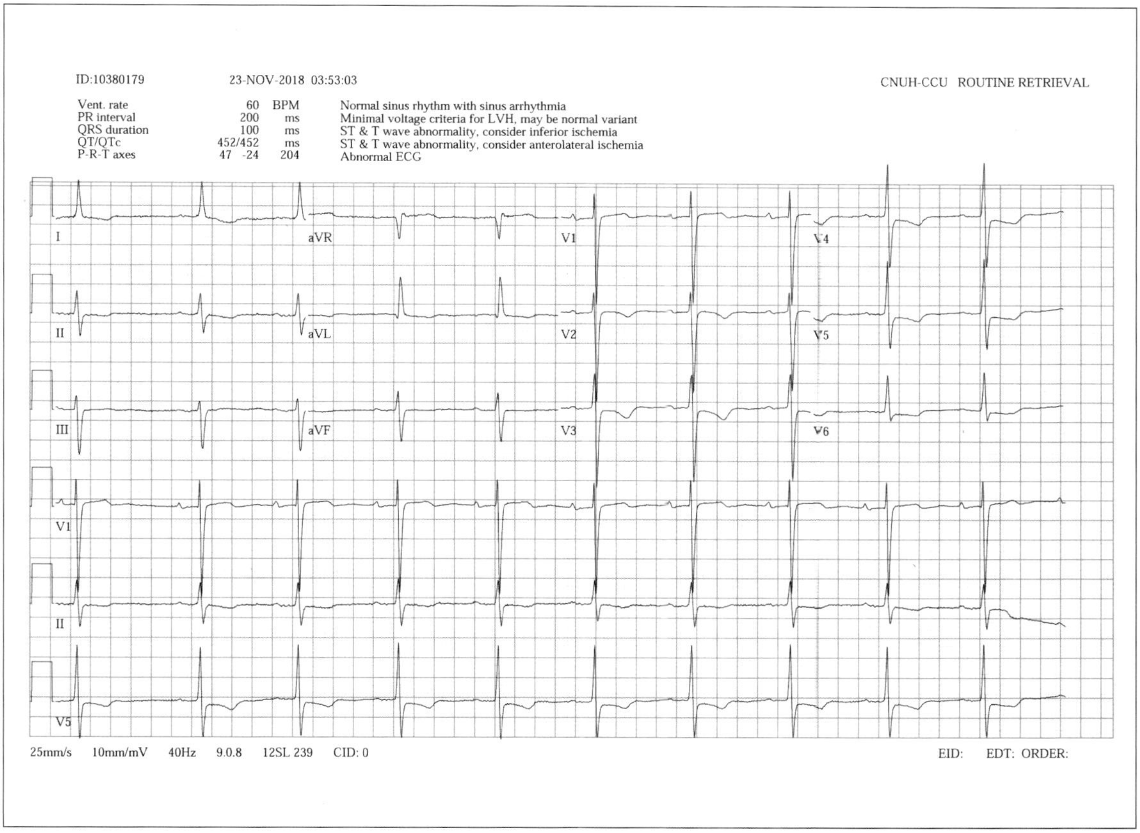

참고 문헌

1. Gertsch M. The ECG. A Two-Step Approach to Diagnosis. Berlin: Springer-Verlag, 2004.
2. Clements IP(ed). The Electrocardiogram in Acute Myocardial Infarction. Armonk, New York: Furtura Publishing Co, 1998.
3. Marriott HJL. Pearls & Pitfalls in Electrocardiography: Pithy, Practical Pointers, 2nd ed. Baltimore: Williams & Wilkins, 1998.
4. 최윤식. 임상심전도학, 제3판. 서울대학교출판부, 1997.
5. Chou PC. Electrocardiography in Clinical Practice. Adult and Pediatric, 4th ed. Philadelphia: WB Saunders, 1991.
6. Macfarlane PW, Lawrie TDV(eds). Comprehensive Electrocardiology. Theory and Practice in Health and Disease. New York: Pergamon Press, 1989.
7. Bayés de Luna AJ. Clinical Electrocardiography. A Textbook. Armonk, New York: Furtura Publishing Co, 1988.
8. Khan MG. Rapid ECG Interpretation 3rd ed. New York : HUMANA Press, 2008.

찾아보기

ㄱ

ㄴ

ㄷ

ㅁ

ㅂ

ㅅ

ㅇ

ㅈ

ㅊ

ㅋ

ㅌ

ㅍ

ㅎ

숫자

INDEX

A

B

C

D

E

F

G

H

I

J

K

L

M

N

O

P

Q

R

S

T

U

V

W

심전도 홀로서기(4판)

2006년 2월 25일 1판 발행
2008년 8월 5일 2판 발행
2015년 3월 2일 3판 발행
2020년 5월 30일 4판 발행
2024년 4월 15일 4판 2쇄 발행

정가 33,000원

저 자 : 조 정 관
발 행 자 : 최 병 진

발 행 처 : 도서출판 **고 려 의 학**
(136-821) 서울 성북구 성북구 성북로 9길 1 보문빌딩 3층
Tel. 765-0333, 0337
Fax. 743-2288

ISBN 979-11-89210-28-1

등록번호 : 제 1-519호 1978. 6. 29.